"十四五"职业教育河南省规划教材

全国高职高专院校"十三五"医学影像技术规划教材

超声诊断学

（供医学影像技术专业使用）

主　编　刘红霞　梁丽萍

副主编　李安洋　黄晓云　左　峰

编　者　（以姓氏笔画为序）

马　琼（安徽省六安市第二人民医院）

王一川（菏泽医学专科学校）

王俊魁（郑州大学第一附属医院）

韦　星（河南省人民医院）

左　峰（山东医学高等专科学校）

史学功（安徽医科大学第一附属医院）

邬彩虹（内蒙古科技大学包头医学院第二附属医院）

刘　扬（内蒙古科技大学包头医学院第一附属医院）

刘红霞（安阳职业技术学院）

杨　蓉（红河卫生职业学院）

杨冬妹（中国科学技术大学附属第一医院）

李安洋（皖西卫生职业学院附属医院）

胡　勇（毕节医学高等专科学校）

徐耀琳（安阳职业技术学院）

黄晓云（曲靖医学高等专科学校）

崔勤皓（临沂市人民医院）

梁丽萍（内蒙古科技大学包头医学院第二附属医院）

董　莹（南阳医学高等专科学校）

程　艳（曲靖市第一人民医院）

中国健康传媒集团

中国医药科技出版社

内 容 提 要

　　本教材为"全国高职高专院校'十三五'医学影像技术规划教材"之一,系根据本套教材的编写指导思想和原则要求,结合专业培养目标和本课程的教学目标、内容与任务要求编写而成。本教材具有鲜明的职教特色、专业特色,具有较强的实用性和可读性。内容涵盖超声成像的基础理论、超声操作技术、各组织器官超声声像图特征、常见疾病的超声诊断及鉴别诊断要点、超声图像的传输与存档等内容。本教材为书网融合教材,即纸质教材有机融合电子教材、教学配套资源(PPT、微课、视频等)、题库系统、数字化教学服务(在线教学、在线作业、在线考试)。

　　本教材可供高职高专院校医学影像技术专业教学使用,也可供基层超声医学工作者参考使用。

图书在版编目(CIP)数据

超声诊断学 / 刘红霞,梁丽萍主编 . — 北京:中国医药科技出版社,2020.7

全国高职高专院校"十三五"医学影像技术规划教材

ISBN 978-7-5214-1838-5

Ⅰ. ①超… Ⅱ. ①刘… ②梁… Ⅲ. ①超声波诊断－高等职业教育－教材 Ⅳ. ① R445.1

中国版本图书馆 CIP 数据核字(2020)第 085372 号

美术编辑　陈君杞
版式设计　南博文化

出版　**中国健康传媒集团** | 中国医药科技出版社
地址　北京市海淀区文慧园北路甲 22 号
邮编　100082
电话　发行:010-62227427　邮购:010-62236938
网址　www.cmstp.com
规格　889×1194mm $\frac{1}{16}$
印张　27
字数　682 千字
版次　2020 年 7 月第 1 版
印次　2022 年 6 月第 2 次印刷
印刷　三河市万龙印装有限公司
经销　全国各地新华书店
书号　ISBN 978-7-5214-1838-5
定价　**75.00 元**

获取新书信息、投稿、为图书纠错,请扫码联系我们。

版权所有　盗版必究

举报电话:010-62228771

本社图书如存在印装质量问题请与本社联系调换

全国高职高专院校"十三五"医学影像技术规划教材

出版说明

为了深入贯彻《现代职业教育体系建设规划（2014—2020 年）》以及《医药卫生中长期人才发展规划（2011—2020 年）》文件的精神，满足高等职业教育医学影像技术专业培养目标和其主要职业能力的要求，不断提升人才培养水平和教育教学质量，在教育部及国家药品监督管理局的领导和指导下，在本套教材建设指导委员会主任委员李萌教授等专家的指导和顶层设计下，中国医药科技出版社组织全国 60 余所高职高专院校、医疗机构 110 余名专家、教师精心编撰了全国高职高专院校"十三五"医学影像技术规划教材，该套教材即将付梓出版。

本套教材包括高职高专院校医学影像技术专业理论课程主干教材共计 8 种，主要供医学影像技术专业教学使用。

本套教材定位清晰、特色鲜明，主要体现在以下方面。

一、紧扣培养目标，满足职业标准和岗位要求

本套教材编写，以医学影像技术专业培养目标为导向，目的是培养具有良好职业道德、团队精神、医患沟通能力，能胜任医学影像技术工作的高素质技术技能型人才。以临床实践能力的培养为根本，满足岗位需要、学教需要、社会需要。

二、整体优化，强化临床实践产教融合

本套教材贯彻高等职业教育教学改革精神，吸收教改成果，体现高职教育特色。从医院、疾病预防控制中心吸纳具有丰富岗位实践经验的人员作为编者参与教材的编写，确保教材内容与岗位实际密切衔接，真正实现产教融合。

三、具有鲜明的医学影像技术专业特色

医学影像技术专业特色体现在专业思想、专业知识、专业工作方法和技能上。同时，基础课、专业基础课教材的内容与专业课教材内容对接，专业课教材内容与实际操作对接，教材内容着重强调符合临床需求。教材中插入大量临床实际操作及超声、CT、磁共振等影像图片，并从理论知识的深度和广度及综合素质与技能培养的要求上体现高等职业教育医学影像技术专业的特点。

四、书网融合，使教与学更便捷更轻松

全套教材为书网融合教材，即纸质教材与数字教材、配套教学资源、题库系统、数字化教学服务有机融合。通过"一书一码"的强关联，为读者提供全免费增值服务。按教材封底的提示激活教材后，读者可通过计算机、手机阅读电子教材和配套课程资源（PPT、微课、视频等），并可在线进行同步练习，实时收到答案反馈和解析。同时，读者也可以直接扫描书中二维码，阅读与教材内容关联的课程资源，从而丰富学习体验，使学习更便捷。教师可通过计算机在线创建课程，与学生互动，开展在线课程内容定制、布置和批改作业、在线组织考试、讨论与答疑等教学活动，学生通过计算机、手机均可实现在线作业、在线考试，提升学习效率，使教与学更轻松。此外，平台尚有数据分析、教学诊断等功能，可为教学研究与管理提供技术和数据支撑。

编写出版本套高质量教材，得到了全国知名专家的精心指导和各有关院校领导与编者的大力支持，在此一并表示衷心感谢。希望广大师生在教学中积极使用本套教材和提出宝贵意见，以便修订完善，共同打造精品教材，为促进我国高职高专院校医学影像技术专业教育教学改革和人才培养做出积极贡献。

全国高职高专院校"十三五"医学影像技术规划教材

建设指导委员会

主 任 委 员　李　萌（山东医学高等专科学校）

副主任委员（以姓氏笔画为序）

　　王保安（安阳职业技术学院）

　　陈国忠（江苏医药职业学院）

　　林　梅（四川中医药高等专科学校）

　　袁兆新（长春医学高等专科学校）

　　高　勇（白城医学高等专科学校）

委　　　员（以姓氏笔画为序）

　　于　晶（山东医学高等专科学校）

　　于广会［山东第一医科大学（山东省医学科学院）］

　　王晓艳［山东第一医科大学（山东省医学科学院）］

　　文兆峰（菏泽医学专科学校）

　　叶　明（红河卫生职业学院）

　　刘红霞（安阳职业技术学院）

　　肖成明（四川中医药高等专科学校）

　　初晓艺（山东药品食品职业学院）

　　张光贵（四川中医药高等专科学校）

　　季　华（山东医学高等专科学校）

高　玲（长春医学高等专科学校）

曹　阳（白城医学高等专科学校）

梁丽萍（内蒙古科技大学包头医学院第二附属医院）

韩绍磊（山东大学附属济南市传染病医院）

谭　毅（山东医学高等专科学校）

数字化教材编委会

主　编　刘红霞　梁丽萍

副主编　李安洋　黄晓云　左　峰

编　者（以姓氏笔画为序）

马　琼（安徽省六安市第二人民医院）

王一川（菏泽医学专科学校）

王俊魁（郑州大学第一附属医院）

韦　星（河南省人民医院）

左　峰（山东医学高等专科学校）

史学功（安徽医科大学第一附属医院）

邬彩虹（内蒙古科技大学包头医学院第二附属医院）

刘　扬（内蒙古科技大学包头医学院第一附属医院）

刘红霞（安阳职业技术学院）

杨　蓉（红河卫生职业学院）

杨冬妹（中国科学技术大学附属第一医院）

李安洋（皖西卫生职业学院附属医院）

胡　勇（毕节医学高等专科学校）

徐耀琳（安阳职业技术学院）

黄晓云（曲靖医学高等专科学校）

崔勤皓（临沂市人民医院）

梁丽萍（内蒙古科技大学包头医学院第二附属医院）

董　莹（南阳医学高等专科学校）

程　艳（曲靖市第一人民医院）

前言

本教材依据《现代职业教育体系建设规划（2014—2020年）》《医药卫生中长期人才发展规划（2011—2020年）》的精神，为落实《国家中长期教育改革和发展规划纲要（2010—2020年）》，适应新形势下我国"重点扩大应用型、复合型、技能型人才培养模式"的教改需求，推动高职高专院校医学影像技术专业教育教学改革，创新医学影像技术专业人才培养模式。在全国高职高专院校"十三五"医学影像技术规划教材建设指导委员会的指导下，结合超声医学临床工作实际、超声技术人员的岗位需求、超声医学专业的发展方向，由富有教育教学经验的学校教师和临床经验丰富的医院专家联合，共同编写了《超声诊断学》。

超声诊断学是医学影像技术专业的重要专业核心课程之一。本教材编写体现卫生职业教育理念，按照医学影像技术专业教学标准，坚持以学生为本、为教学服务的原则，贴近岗位、贴近学生、贴近社会，突出"五对接"（与职业标准对接、与临床需求对接、与临床过程对接、与超声医学专业发展方向对接、与超声仪器设备上岗证考试对接）。以"三基"（基本理论、基本知识、基本技能）为主线，强化技能培养；以"五性"（思想性、科学性、先进性、启发性、适用性）为重点，内容详略得当。从超声基础知识入手，简要介绍各组织器官的超声解剖、超声仪器的构造原理；以超声基本理论和操作技术为重点，系统全面讲解超声扫查方法和标准切面，以及超声声像图的观察与分析方法；从临床应用出发，注重案例教学，强调学以致用，选用临床常见病、多发病，阐述各种疾病的超声声像图特征，并结合简要的病理、生理和相关影像学知识，使学生能够知其然、知其所以然，培养学生用多视角的方法审视问题，发现问题并解决问题的能力；注重融入先进的教学理念，拓展课程知识体系，正文中穿插"案例讨论""知识拓展""知识链接""课堂互动"等模块。本教材为书网融合教材，即纸质教材有机融合电子教材、教学配套资源（PPT、微课、视频等）、题库系统、数字化教学服务（在线教学、在线作业、在线考试）。线上线下互动学习，旨在提高学生兴趣，拓宽学生视野。"课堂互动"的教师解答，放入相应章节的PPT中，扫描二维码即可查看。本教材力求使学生全面掌握超声诊断的基本内容、基本方法和主要应用领域，了解超声医学发展的最新动态和前沿问题；注重素质培养，在课程教学中融入医学人文素养教育内容，提高学生人文素质，旨在培养理论基础扎实、知识口径宽厚、实践能力强的高素质复合型技术技能型人才。

本教材总学时数118学时，实施"理实一体化教学"模式。全书共分19章，包括：绪论，超声诊断的基础和原理，多普勒血流显像，腹部超声检查方法，肝超声诊断，胆道系统超声诊断，脾超声诊断，胰腺超声诊断，泌尿系统及前列腺超声诊断，胃、肠超声诊断，腹膜后间隙及肾上腺超声诊断，妇科超声诊断，产科超声诊断，心脏超声诊断，血管超声诊断，浅表器官超声诊断，肌肉骨骼系统及周围神经超声诊断，介入性超声，超声图像传输与存档。涵盖临床超声诊断的基本内容，并简要介绍了超声医学领域新技术、新进展。本教材可供高职高专院校医学影像技术专业师生教学使用，也可供基层超声医学工作者参考使用。

本书在编写过程中得到了各位编者的工作单位共17所学校及医院的鼎力支持与帮助，谨在此表示诚挚的感谢！

受编者能力所限，加之学科发展速度快，书中难免有不足之处，恳请同行专家、广大师生和读者提出宝贵意见！

编　者
2020年4月

目 录
CONTENTS

第三章　多普勒血流显像 // 25

第四章　腹部超声检查方法 // 35

第五章 肝超声诊断 // 48

第六章 胆道系统超声诊断 // 70

第七章　脾超声诊断 // 88

第八章　胰腺超声诊断 // 99

第十一章　腹膜后间隙及肾上腺超声诊断 // 166

第十二章　妇科超声诊断 // 181

第十三章　产科超声诊断 // 205

第十四章　心脏超声诊断 // 235

第十五章　血管超声诊断 // 283

第十六章　浅表器官超声诊断 // 306

第十九章 超声图像传输与存档 // 400

第一章　绪　论

知识目标

1. **掌握**　超声诊断学的概念及主要内容。
2. **熟悉**　超声诊断学的学习方法。
3. **了解**　超声诊断学的发展概况。

技能目标

1. **学会**　正确的临床思维方法。
2. **具备**　理论与实践相结合的能力。

具有良好的职业道德、医患沟通能力和团队协作精神。

第一节　超声诊断学的概念、内容和特点

PPT

一、概念

（一）超声波

超声波是指振动频率超过人耳听阈上限20kHz（千赫兹）的机械波。超声波进入人体会遇到不同的组织界面，人体不同类型组织之间、病理组织与正常组织之间都存在着声学特性差异。

（二）超声诊断学

超声诊断学是应用超声波进行临床诊断的一门学科，是以超声医学工程学和人体解剖学、断层解剖学、病理学等形态学为基础，利用超声波的物理特性和人体组织器官声学特性相互作用，实时无创地获得组织、器官的不同角度的断层图像，以图像、数字、声音等形式显示出来，结合受检者的病史、临床表现、其他实验室或影像学等检查，综合分析，借此进行疾病判断的一种影像学诊断方法。

二、内容

（一）基本原理

超声诊断的基本原理主要是依据超声波在介质中传播的物理特性，其中最为重要的有声阻抗特性、声衰减特性、多普勒特性。

（二）探测技术

由于人体组织器官形态、位置、声学界面的差异，检查时会受到气体、肥胖等因素的影响，如果再加上仪器使用不当、探测技术不规范等，更容易造成漏诊或误诊。探测技术包括探测路径、探测方式、扫查切面及扫查方式等。

1. 探测路径　由于每个器官所处的位置不同，探测时需采取不同的探测路径。每一探测路径均可获得多个声学切面，多路径综合探测，可以多角度、多方位立体观察组织器官，获取全面客观的声像信息。

2. 探测方式　人体常用的超声探测方式有经体表超声检查、腔内超声检查、术中超声检查、介入性超声检查等，每一种探测方式都有其特点、优势与适应证。不同的组织器官可以根据需要选择不同的探测方式，在探测过程中应尽可能联合使用多种扫查手法，以保证获取检测部位全面完整的声像图信息。

3. 扫查切面　人体在标准解剖学姿势下，一般设定相互垂直的三种面（图1-1），包括矢状面（纵断面）、水平面（横断面）、冠状面。每个器官都有各自的标准切面和非标准切面，检查过程中，要注意标准切面与非标准切面的连续扫查，获取一系列的声像图信息，识别正常结构与异常病变，对病变进行准确解剖定位，避免造成误诊或漏诊。

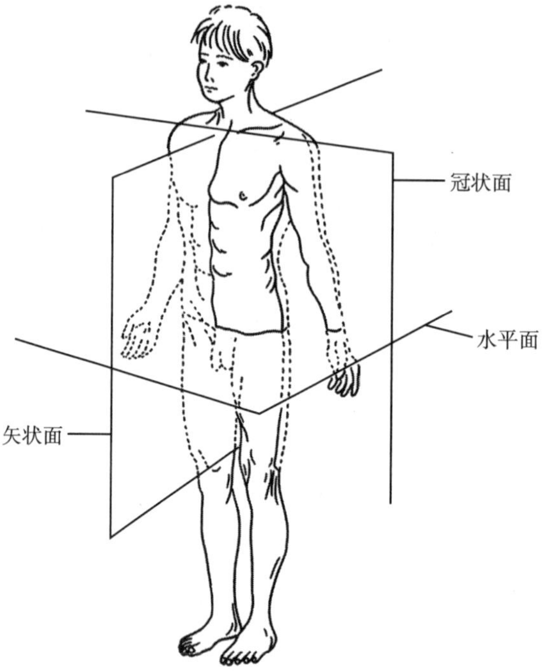

冠状面

水平面

矢状面

图1-1　超声扫查切面

4. 扫查技巧　扫查前，首先要和患者沟通，给予患者必要的人文关怀，提升患者对医生的信任度。扫查时，辅助使用一些扫查技巧方法，以获取更多诊断信息。

（1）改变体位　检测过程中，往往需要患者配合改变体位，如：改变体位观察胆囊结石的移动特征；改变体位以减少气体对声像图的干扰等，从而获取完整的声像信息。

（2）调整呼吸　利用呼吸运动，可以观察正常脏器或病灶的活动度。扫查到来源不明的病灶时，还可以根据病灶与脏器活动的"一致性"或"不一致性"，判断其来源。在观察组织器官或病变的内部结构时，嘱患者暂停呼吸，屏气观察，提高检查效果。

（3）适度加压　由于胃肠气体干扰，腹膜后间隙器官声像图往往显示欠清晰。检查过程中适度持续加压，可排除胃肠气体干扰，清晰显示其声像图。

（4）动静结合　扫查脏器活动（或活动性病变），将探头固定不动，实时显像观察其活动情况；扫查不活动脏器（或病变），要缓慢转动或侧动探头，立体观察脏器或病变及其周围组织情况。

（三）临床应用

1. 形态学检查
（1）清晰显示脏器的位置、形态、结构、毗邻关系。
（2）准确判断病灶的数量、位置、形态、回声类型、有无包膜等。
（3）动态观察病灶的活动度及其与周围组织的关系等。

2. 血流动力学检查　动态显示血液流动状态，确定血流方向和时相、判断血流性质、测量血流动力学指标、评估心血管内狭窄性病变、反流性和分流性病变的程度等。

3. 功能性检查　评估心脏收缩功能和舒张功能、胆囊收缩功能、胃排空功能、膀胱排空功能等。

4. 介入性超声　在超声显像基础上为进一步满足临床诊断和治疗需要而发展起来的一门新

技术。其特点是在实时超声监视或引导下，进行穿刺抽液、细胞学或组织学活检，置管引流及肿块消融等各种诊断和治疗。

（四）图像存储及报告书写

1.图像存储 详见第十九章。

2.报告书写 超声诊断报告是将超声探测到的全部信息，用数据、文字、图片、录像等方式记录下来，结合病史体征和其他检查进行综合分析，提出诊断意见，供临床参考。是重要的临床诊疗依据之一，是医疗文件的重要组成部分，也是临床超声医生综合素质的体现。书写超声诊断报告必须实事求是、认真负责。一张理想的超声报告单，应做到语言精练、重点突出，测量准确、超声术语运用确切、描述内容层次清楚、超声提示和建议适当。杜绝出具虚假报告！超声诊断报告一般包括以下几个方面。

（1）一般项目 包括姓名、年龄、性别、婚否、门诊号、住院号、超声号和图像记录方式等。

（2）超声测量 测量正常器官或病灶的大小、血流动力学参数等。

（3）图像记录 记录超声扫查所获得的典型图像。

（4）综合分析 分析声像图特征，提取有价值信息，结合病史综合分析，使用超声术语，做简明扼要的描述。

（5）超声提示 根据检查结果，结合临床提出确切的诊断意见，如同一患者有多种疾病，应把诊断明确的疾病放在首位。

（6）提出建议 超声扫查过程中，由于种种原因检查的脏器显示不清者，建议复查；暂时不能明确诊断者，建议随访或观察；需进一步明确诊断者，建议做进一步检查。

（7）签名和日期 检查者需亲笔签名，请上级医师会诊者应有相应的签名，做到双签名。报告单时间应精确到分。

三、特点

（一）优点

（1）超声无电离辐射，是目前临床最常用影像学诊断方法。

（2）实时显示、动态观察。

（3）既能提供组织器官解剖结构形态学信息，又能反映血流动力学变化。

（4）能获取多角度、多方位的切面图像，对部分小病灶有良好的图像显示能力。

（5）超声新技术的应用，定性、定位诊断符合率逐步提高，部分还具有较高的特异性。

（6）能进行脏器功能测定，如心脏收缩和舒张功能测定、胆囊收缩功能测定、胃排空功能测定、膀胱排空功能测定等。

（7）和患者面对面检查，有利于医患沟通，获取有利于诊断的信息。检查结果能及时报告，并可多次追踪、随访、观察。

（8）检查费用相对便宜，患者容易接受。

（二）局限性

（1）超声诊断非病理性诊断。

（2）部分声像图非特异性，如"同病异图""异病同图"现象等。

（3）骨骼、含气脏器图像显示不满意。

（4）若病灶位于超声探测"盲区"，则容易漏诊。

（5）超声伪像的干扰。

（6）诸多因素可影响超声检查的准确性

1）受检者因素，包括患者肥胖、气体干扰、检查前没有充分准备、检查时不能很好地配

医药大学堂
www.yiyaobxt.com

合、病变位置特殊等。

2）检查者因素，包括检查者的操作水平、临床经验等因素。

3）仪器设备因素。

PPT

第二节 超声诊断学的发展

一、一维超声阶段

（一）A型超声

1942年，欧美的一些医生如Dussik率先使用A型超声波探测颅脑，拉开了超声诊断的序幕，其在探查积液性改变、脑中线波测距等方面较为准确。但A型超声仪器直观性差、重现性差，限制了其发展，目前已基本淘汰。

（二）M型超声

1954年，瑞典学者Edler首次将M型超声心动图应用于临床。1961年，上海市中山医院研制了国产M型超声心动图仪器，并首次获得了二尖瓣运动曲线。M型超声心动图可检查和描记心脏、大血管的结构和活动，以判别有无心血管疾病及了解其功能情况，超声医学的发展由此迈上了新台阶。

二、二维超声阶段

1951年，JJ.Widl和JohnM.Reid成功研制出手动接触式B型扫描仪，用以观察离体组织中肿瘤和活体中的脏器。1972年，BomN研制出电子线性扫描B型成像仪，又称切面显像仪，二维超声诊断仪，可获得检测脏器的切面图像，进行直观的形态观察。1984年，实时灰阶超声的临床应用，使二维超声声像图更清，分辨率更高，能实时、动态、清晰地显示脏器形态、解剖层次、毗邻关系以及血管和其他管状结构的分布，是目前应用最为广泛的超声检查方法。

三、多普勒超声阶段

1959年，Fram Kein研制出脉冲多普勒超声。1964年，Calagan用D型超声探测胎儿和血管。1973年，Johnson等用D型超声诊断室间隔缺损。1982年，美国的Bomme和日本的Namekawa继连续波和脉冲波式多普勒谱析显示之后，又分别设计出不同型号的第三代彩色多普勒超声仪，在脉冲式多普勒技术上改良发展为彩色多普勒血流显像、能量多普勒、组织多普勒等特殊显像。20世纪90年代以后，彩色多普勒血流显像技术日臻成熟，配合二维超声可清晰显示组织结构与血流信号的相互关系，尤其是在心血管疾病的诊断和鉴别诊断中发挥着举足轻重的作用。

四、超声新技术阶段

（一）三维超声

三维超声包括静态三维、动态三维、实时三维超声。静态三维超声以空间分辨率为主，重组各种图像。动态三维超声以时间分辨率为主，起初用在产科做胎儿成像。实时三维超声应用的是容积成像技术，成像速度快，实时在机测量，一键化操作。应用于心脏、胎儿、腹腔脏器等。

（二）胎儿超声心动图

先天性心血管畸形是导致新生儿和儿童死亡的重要原因，产前行常规胎儿超声心动图检查，筛查、诊断出严重、复杂和致命性心血管畸形是目前母胎医学和超声医学的共同目标，随着医学影像技术及超声成像的不断发展，胎儿超声心动图逐步由二维超声向三维超声、四维超声模式转变。为胎儿心血管畸形的检出提供了新方法。

（三）超声弹性成像

超声弹性成像是一种检测组织硬度属性的超声成像新技术，通过显示和量化结构组织的弹性，提供其生物学特性及力学信息。现已广泛应用于临床腹部、浅表组织病灶的弹性评估。

（四）对比增强超声成像

利用造影剂微泡背向散射产生的丰富非线性信号，凸显局部病灶，通过显示微循环灌注达到诊断目的。随着具有靶向定位功能的对比增强超声成像造影剂的研发，其可作为携带药物或基因的载体，实现靶向治疗，在疾病治疗领域有着革命性意义。

（五）介入性超声

该技术产生于20世纪60年代初期，70年代中期以来，得到了迅速的发展，现已成为临床各系统疾病的一种重要诊疗手段。随着超声医学的快速发展，介入性超声在临床诊断与治疗领域逐步实现微创、精准、安全与高效，如射频消融、高强度聚焦超声等，在肿瘤、血管疾病、肌肉骨骼和外周神经疾病诊疗中发挥着重要的作用。

五、超声高新技术发展趋势

（一）快速化

目前，5G+超声诊疗项目已经应用于心血管、肿瘤、妇产科等领域，如：5G超声介入手术指导、5G移动超声远程会诊等。基层医生可通过彩超图像、语音、场景等实时同步互通，向上级专家发起超声远程会诊，让基层群众在家门口就能享受到三甲医院级别的超声检查，解决目前医疗水平资源分配不均衡等问题，推动医联体间的远程医疗协作。

（二）标准化

超声自动测量技术等的临床应用，将大大减轻超声医师的劳动强度，避免测量的人为误差，提高超声技术的规范化和标准化。

（三）小型化

手机超声仪器的诞生，一方面，可作为家用医疗小设备，为居家医疗健康辅助监测提供方便；另一方面，在医院急诊室，可辅助医生快速判断患者的基本状况，为诊断和治疗争取时间。

（四）智能化

超声AI系统能优化检查流程、规范诊断标准、缩短检查与报告时间，自动化扫描各脏器的标准切面并自动出具相关报告，在日常超负荷工作和复杂高风险的检查压力下，可为超声医生解决工作的重复性、知识的差异性等问题。目前，人工智能磁共振超声影像融合穿刺活检术的临床应用，大大提高了肿瘤的检出率，显著减轻了穿刺时患者承受的痛苦，在未来助力超声诊断与治疗技术、人才培养等方面具有广阔的创新与发展前景。

> **知识拓展**　　　　　　　　　　人工智能
>
> 人工智能（artificial intelligence，AI）是在多种学科研究的基础上发展起来的一门综合性很强的交叉学科，是一门新思想、新观念、新理论、新技术不断涌现的新兴学科，也是一门正在发展的前沿学科，发展至今已有60余年的历史。人工智能在医疗中的应用领域宽广，其中在医学影像方面的应用较为广泛。大数据+AI+超声医学的不断融合发展，使医疗服务更加精准化、个性化，颠覆了医疗行业的痛点。部署在云端的超声智能系统，可通过互联网联合多家医院建立远程会诊体系，为偏远地区较为落后的医疗服务提供技术支持，为患者提供更可靠的诊疗方案，从而提升医疗服务质量，提高基层超声医师的诊断水平，让基层患者也能获得专家医师的服务。

PPT

第三节　超声诊断学的学习指导思想

一、医学人文精神培育与专业技能培训融合

随着医学超声设备及超声诊断新技术的飞速发展，超声诊断学已成为当今医学领域中知识更新最快、临床应用最广的学科之一。临床各科对超声诊断的依赖程度愈来愈重，充满人性关怀的医学人文精神，在超声诊断的临床应用过程中，也越来越发挥着举足轻重的作用。高职医学影像技术专业学生毕业后，大部分将成为医院放射科或超声科技师，因此，如何通过各种途径，让医学生汲取医学人文精神精髓，并与超声医学专业教育形成无缝对接，是超声诊断学教学过程中值得关注的问题。在超声诊断学理论知识讲授和实践技能培训中，应坚持"以患者为中心"精心准备教学案例，而不是单纯地针对疾病本身。以案例为基础，以生命为主线，在教学目标、教学过程中融入人文内涵；在教学方法、技能考核中渗透人文情感，把传授超声医学基本理论、实践技能与传递人类文化价值观念、伦理道德规范有机融合。旨在培养医学生良好的职业道德，使其成为适应社会发展需要的高素质技术技能型人才。

二、超声诊断与相关学科融合

（一）超声诊断与基础医学融合

超声诊断与解剖学、生理学、病理学等基础医学的融合，实现了学科间的纵向连接。超声检查是一个在结构中体现功能，在功能中探索结构变化的过程，只有对组织器官从正常到异常、从结构到功能、从生理到病理改变有一个系统、完整的认识，才能在超声检查时统筹考虑、综合分析，做出正确的超声诊断。

（二）超声诊断与临床医学融合

超声诊断与临床医学的融合，架起了基本技能和临床知识沟通的桥梁。一名优秀的超声技术人员，除了要具备扎实的超声理论知识、完美的操作手法以及对切面解剖的深刻理解以外，还应具备丰富的临床知识，在超声检查过程中，才能从容面对纷扰的超声伪像、冷静分析"同病异图、异病同图"的现象，结合所学的临床知识梳理思路，对获得的声像图信息进行综合分析、判断，最终做出正确的超声诊断。

（三）超声诊断与其他影像学检查融合

超声诊断与其他影像学检查的融合，达到了医学影像各学科间的横向联系。超声成像的基本原理与CT、MRI、DR有所不同，影像特征不同，且各有其优缺点，在诊断方面具有互补性。将超声诊断和其他影像学方法进行比较，可以全面客观地分析其影像学表现，进一步了解超声在医学中的作用，进一步积累超声诊断经验，不断提高超声诊断水平。

课堂互动

患者，女性，35岁，已婚，以"右下腹疼痛"为主诉就诊。结合你学过的解剖学、临床医学知识，思考以下问题。

学生思考：1.该患者首选做哪项检查？为什么？

2.检查过程中需要着重检查哪些部位？

三、超声理论与实践技能融合

随着超声诊断技术不断提高，超声医学在临床工作中的作用日趋重要，无论是在术前辅助诊断、术中引导监测还是术后评估中，均起着极其重要的作用，是近年来发展最快、普及最广、实用性最强的学科之一。超声诊断学的特点是重在实践，超声技术人员既要有深厚的理论

医药大学堂
WWW.YIYADXT.COM

功底和敏锐的图像判别能力，还要有娴熟的手法技巧，只有通过反复不断的实践训练，让学生亲身感受、体会、理解、掌握不同切面的扫查技巧、超声声像图的观察内容及临床意义，全面分析不同疾病的超声特征等，才能完成各种切面的规范扫查，得出正确的超声诊断。

四、传统教学与信息化教学融合

传统课堂教学模式以教师讲授为主，在当今网络信息化的时代，传统的教学模式已无法实现全部教学目标。在以教学大纲为基础利用多媒体教学的同时，利用网络平台，建立网络资源库，打破教师、学生、教学资源之间的时空限制，在课前、课后给学生布置任务，有目的地让学生上网查询相关章节内容，并提出问题，激发学生的学习兴趣和参与意识，培养学生的自主学习和合作意识，形成良性循环，提高效果。

五、学习内容与专业发展融合

当今超声诊断技术已进入全新的数字化时代，已经由过去单纯的辅助检查发展成为集检查、诊断和治疗为一体的临床学科，由单纯以形态学改变进行诊断转向组织、器官的功能研究和分子水平研究。从常规超声到超声造影；从一维、二维图像到三维、四维立体成像；从经验医学的图像分析到人工智能的精准诊断；从宏观结构观察到微观分子成像。随着计算机及影像新技术层出不穷，大数据+AI+超声医学的不断融合发展，超声诊断学的内容也将与时俱进，向着更规范、更精准的方向飞速发展。

知识链接　　　　　　　　超声分子成像技术

超声分子成像技术是将超声分子探针（靶向超声微泡造影剂）经静脉注入体内，经过血液循环特异性地聚集于靶组织并特异性显像，以反映病变组织分子水平的变化。分子探针是一种能和靶组织特异性结合物质与能产生影像学信号的物质相结合而构成的复合物。借助分子探针——连接有特异性配体或抗体的微球造影剂，通过高分辨率成像系统检测扩增放大的信号改变，以间接反映靶向组织分子或基因的信息。随着超声影像技术的发展，超声分子成像成为当前医学影像学研究的热点课题，其中分子探针的设计成为该研究的重点，而超声分子成像设备、超声微泡触发装置、超声分子成像监控和超声分子探针的有机结合，有望使超声分子显像以及药物在体内的定位、定量控释和疗效评价成为可能。超声分子成像标志着超声造影学从非特异性物理显像向特异性靶分子成像的转变，体现了大体形态学向微观形态学、生物代谢及基因成像等方面发展的重要动向，代表了超声影像技术的发展方向。随着分子生物学和超声医学更好的结合与发展，超声分子成像技术在诊断与治疗方面的前景光明可期。

本章小结

本章简要介绍了超声波和超声诊断学的基本概念；超声诊断学的主要内容、特点及临床应用；超声诊断的发展历史和未来展望。提出了超声诊断学的学习建议：坚持育人为本、德育为先，强化素质教育，把医学人文精神培育与实践技能培训互相融合；加强学科之间的纵横联系，拓展知识的广度和深度，提高超声诊断的正确率；强化实践操作训练，培养理论与实践相结合的能力和团队协作精神；充分利用信息化资源，培养学生自主学习的能力，并与时俱进，跟上专业发展的步伐。

习 题

一、单项选择题

1. 超声诊断的临床应用不包括（　　）。
   A. 形态学检查　　　　　　　　B. 血流动力学检查　　　　　　C. 功能性检查
   D. 细胞学检查　　　　　　　　E. 介入性超声

2. 最早应用于临床诊断的超声检查方式是（　　）。
   A. M型超声　　　　　　　　　B. A型超声　　　　　　　　　C. B型超声
   D. C型超声　　　　　　　　　E. D型超声

3. 下列不是超声诊断报告包含内容的是（　　）。
   A. 患者基本信息　　　　　　　B. 超声测量　　　　　　　　　C. 图像分析
   D. 超声建议　　　　　　　　　E. 病理诊断

4. 超声波是指振动频率超过人耳听阈上限的机械波，其频率超过（　　）kHz。
   A. 1　　　　　B. 5　　　　　C. 10　　　　　D. 15　　　　　E. 20

5. 超声高新技术的发展趋势不包括（　　）。
   A. 小型化　　　　B. 快速化　　　　C. 大型化　　　　D. 标准化　　　　E. 智能化

二、简答题

1. 简述超声诊断的临床应用。
2. 超声诊断有哪些特点？

（刘红霞）

第二章　超声诊断的基础和原理

微课

彩图

PPT

📝 知识目标

1.**掌握**　超声诊断的显示方式及其意义。

2.**熟悉**　人体组织对入射超声的作用；常见的超声效应与图像伪差。

3.**了解**　超声的物理特性。

📝 技能目标

1.**学会**　正确识别超声的多种显示方式以及常见的超声图像伪差。

2.**具备**　初步分析显示方式的能力；分析超声图像伪差的能力。

具有良好的职业道德、医患沟通能力和团队协作精神。

第一节　超声的物理特性

一、超声医学声学基础

（一）超声波

1.定义　超声波是一种高频变化的压力波。振动频率在20~20 000Hz的机械波能被人耳感知，称为可闻声波（声音）。当振动频率超过20 000Hz，超出人耳听觉上限的机械波，称为超声波。振动频率小于20Hz的声波为次声波。

2.特性　超声在弹性介质（气体、液体、固体）中以纵波形式传播，符合机械波的物理特性，在传播过程中会产生反射、散射、折射、绕射、吸收、衰减和多普勒效应等现象，并有较好的方向性和穿透能力，当足够强的超声波在液体等介质中传播时，会产生空化和冲击现象。

3.产生　诊断用超声波一般应用压电元件所产生的压电效应，即电能与机械能的相互转换而发生。临床上用于产生和接收超声波的装置为探头，也称为换能器，探头的基本结构为压电晶体。常用压电元件有：天然晶体、压电陶瓷、有机压电薄膜。加电后高频交变的电场作用于压电晶体产生超声波，即把电能转化为声能，称为逆压电效应；反射回来的超声波被压电晶体接收，引起压电材料两端正负点位的交替变化，将声能转化为电能，称为正压电效应。计算机接受电信号后经过处理以不同的图像、波形等显示在显示器上，形成用于诊断的人体组织结构与疾病声像图。临床常用超声探头有凸阵探头、线阵探头、相控阵探头、各类腔内探头等。

（二）超声波的主要物理特性

超声的传播与频率、波长、声速有密切关系。

1.频率　表示声源在单位时间内完成的全振动的次数，单位为Hz。诊断用超声频率在1~20兆赫兹（MHz），常用频率为2~15MHz。频率越高，波长越短，穿透力越弱，分辨率越好，故高频探头适合于浅表部位组织检查；频率越低，波长越长，穿透力越强，分辨率降低，故低频探头适合于较深部位组织检查。

2.波长　表示在波的传播方向上，一个振动周期内相邻两个振动相位之间的距离。常用单位有mm、μm。

3.声速　表示单位时间内声波在介质中传播距离，单位为m/s。

三者满足以下关系式：$c = \lambda \times f$（c为声速，λ为波长，f为频率）。

声速与介质的弹性系数和密度有关，超声的声速由介质的性质决定，不同频率的超声波在

医药大学堂
WWW.YIYAODXT.COM

单一介质传播时声速相同，在不同介质传播时声速不同，一般固体>液体>气体。超声波在人体中传播速度：固体物含量高者>含纤维组织>含水较高软组织>体液>含气脏器中的气体。人体中软组织平均声速约为1540m/s。

（三）超声场

超声波的传播是有方向性的，探头向前方辐射超声能力所到达的空间，称为超声场，又称为声束（图2-1）。声束的主方向被称为声轴，在声束的不同位置上，其宽度是不完全一致的，起始段平行几乎是等宽的，达到某一点后开始向两侧扩散，在声束的平行区至扩散区以内的这部分区域被称为近场区。近场区垂直声轴同一圆截面处声强高低起伏，它的距离与声源的面积呈正比，与声波的波长成反比。离声源距离较远的声场，声束产生扩散而呈喇叭形，称为远场区。远场区中声束的扩散程度也与声源面积和超声波长有关，声源径线越大，声波波长越短，则近场区越长，远场区的声束扩散越小，其内声强分布均匀，但向周围空间扩散。

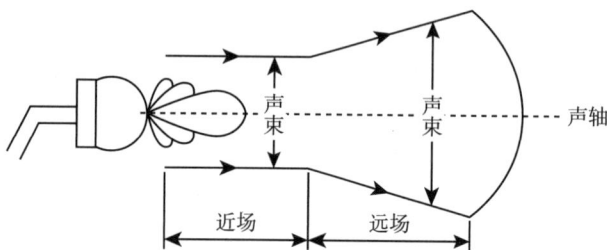

图2-1　超声场

（四）超声分辨力

分辨力是指分辨目标的能力，是评价声像图质量的重要技术指标。可分为基本分辨力和图像分辨力。

1.基本分辨力　能够分辨单一声束线上两个细小目标空间位置的能力，可分为：轴向分辨力、横向分辨力和侧向分辨力（图2-2）。

图2-2　分辨力

（1）轴向分辨力　超声在沿声束轴线传播方向能区分两个目标的最小距离。轴向分辨力高则在轴向的图像点细小、清晰。通常频率为3~3.5MHz探头的轴向分辨力在1mm左右。

（2）横向分辨力　超声在与声束轴线垂直的平面上，沿探头短轴方向上能区分两个界面间的最小距离。超声探头具有一定厚度，产生的声束亦有一定的厚度，超声切面图像是一个较厚的断面信息的叠加图像，横向分辨力是探头在横向方向上声束的宽度，横向分辨力越好，图像上反映组织的切面情况越真实，通常利用增加换能器直径和采用声透镜等方法来提高横向分辨力。

（3）侧向分辨力　超声在与声轴垂直的平面上，沿探头长轴方向上能够分辨相邻两点间的最小距离。可利用电子聚焦等方法来提高侧向分辨力。

2.**图像分辨力**　构成整幅图像的目标分辨力，包括对比分辨率及细微分辨力。

（1）对比分辨力　在灰阶或亮度上分辨不同目标的能力，主要取决于系统的信噪比和像素大小。信噪比越高，像素数越多，则灰阶越多，对比分辨力越高，声像图的层次越丰富。通常采用低噪声高增益放大电路及图像后处理技术等来提高对比分辨力。

（2）细微分辨力　用以显示散射点的大小。细微分辨力与接收放大器通道数成正比，与靶目标的距离成反比，故接收放大器通道数越多，观察的靶目标越近，细微分辨力越好；反之亦然。

二、人体组织对超声波的作用

人体组织对入射超声波可产生多种物理现象，表现为声像图的各种特征。

1.**声阻抗（Z）**　介质对声波传播的阻力。不同的介质有不同的声特性阻抗，其数值等于介质密度（ρ）与声速（c）之积，即$Z=\rho \times c$，单位为瑞利，声像图中各种回声显示主要由声阻抗差别形成。声阻抗越大，反射回来的信号越多，回声显示越明亮；声阻抗越小，反射回来的信号越少，回声显示越暗淡。

2.**界面**　声阻抗不同的两种介质的交界面。当界面尺寸大于超声波波长时，该界面被称为大界面，反之被称为小界面。当脏器由分布十分均匀的小界面组成时称均质体，当清晰的液体中各处声阻抗一致时称无界面区。

3.**反射**　在超声波的传播过程中，声束遇到大界面，部分或全部声波返回到原介质中传播的现象，称为反射，反射角等于入射角（图2-3）。反射声能与两界面的声阻抗差有关，两界面之间有1‰的声阻抗差，即可产生声反射，声阻抗越大，反射越强。

4.**折射**　在超声波传播过程中，当界面两侧的介质声速不同时，超声波进入第二种介质后其传播方向将发生改变的现象，称为折射（图2-3）。如果第二种介质的声速大于第一种介质时，则折射角将大于入射角，如入射角大于一个临界值时，则入射的声能全部返回，形成全反射，全反射会造成第二种介质的信息丢失，形成"折射声影"，在检查中要注意。

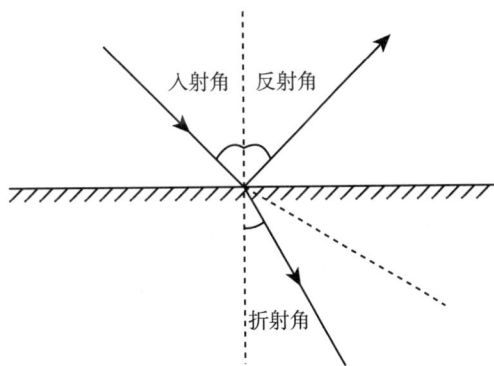

图2-3　反射和折射示意图

5.**散射**　超声波在传播中遇到小界面时会形成散射（图2-4）。散射使一部分入射超声的能量向各个方向辐射，无方向性，散射回声来自脏器内部的细小结构，有十分重要的临床意义。人体内界面的反射与散射是超声成像的基础。

6.**绕射**　超声波遇到界面径线与入射声波波长接近时则绕过界面继续向前传播的现象，称为绕射（图2-5）。

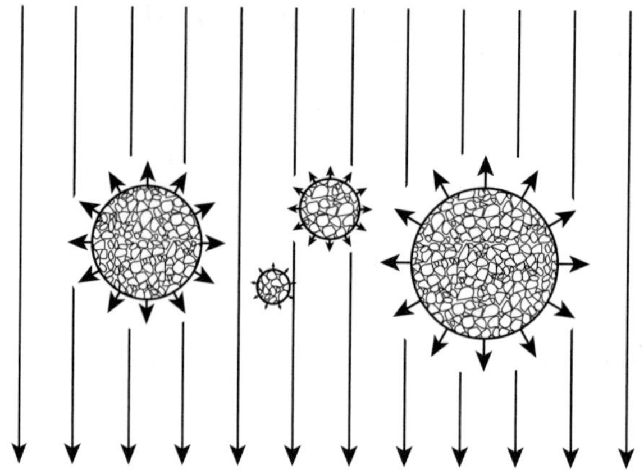

图2-4 散射示意图

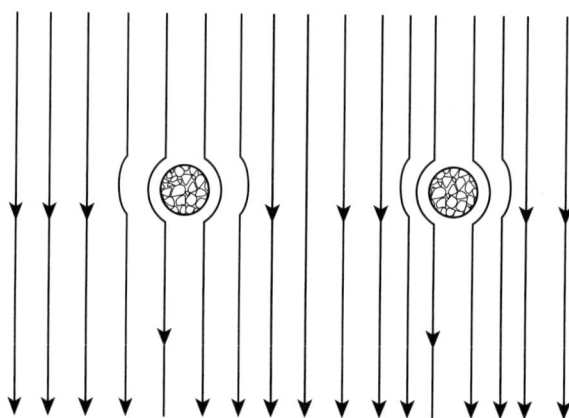

图2-5 绕射示意图

7.衰减 超声波在介质传播过程中声能随传播距离的增加而减少的现象，称为衰减（图2-6）与声反射、散射、吸收、扩散等因素有关。不同组织对入射超声的衰减是不一样的，譬如蛋白质对超声的衰减比水要大。在仪器设置中，可以利用深度增益补偿调节技术来实现图像深浅均匀一致。

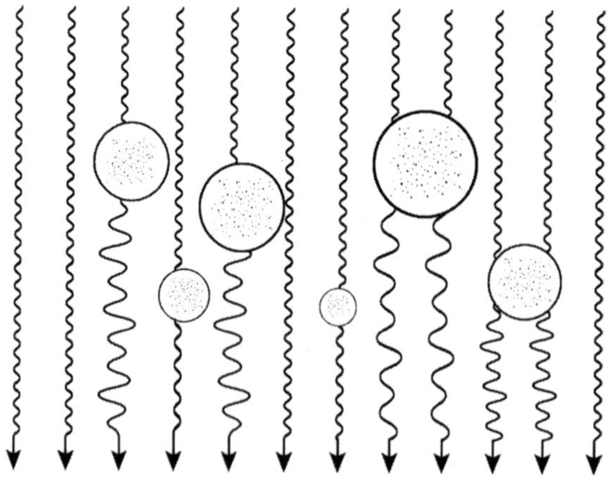

图2-6 衰减示意图

8.多普勒效应（Doppler effect） 1842年，奥地利物理学家多普勒通过研究发现，当声源与接收器做相对运动时，接收器接收的声波频率与声源发出的频率不一致，这一现象称为多普勒效应（图2-7）。入射声波遇到运动界面后，反射或散射回声的频率发生了改变，改变的频率值称为频移，界面朝向探头运动时，回声频率高于入射频率，为正频移；反之为负频移。利用多普勒效应可以检测组织器官（心脏、血液、胎儿等）的运动情况。

图2-7 多普勒效应示意图

课堂互动

学生思考：1.超声波是一种机械波，在人体传播的时候会与人体组织发生哪些作用？

2.超声波用于探测人体组织对人体是否有伤害？

三、超声波的生物效应

超声波是具有一定能量的机械波，当一定剂量的超声波在生物体内传播时，就会与生物组织相互作用，引起生物体的功能、结构或状态发生变化，称为超声生物效应。常见的超声生物效应如下。

1.热效应 超声在生物组织中传播时，将会有一部分能量被组织吸收而转化为热能，使局部组织温度升高，称为热效应。介质的吸收系数、超声波强度、超声波照射时间均是引起热量变化的变量，为了防止超声探测或治疗过程中局部温度过高，应不断地移动探头探查位置。

2.机械效应 在超声传播过程中，所经过的生物组织会在声场的作用下产生剧烈的机械运动，由此会对于生物组织的结构、功能和生理活动产生影响。

3.空化效应 当足够强的超声作用于液体介质时，液体介质中稀区受拉，特别是在含有杂质和气泡处受拉能力很差，拉断后形成空腔，即产生空化气泡。超声空化效应是指空化气泡或体外注入的微气泡在一定的超声声场中可产生的如高温效应、放电效应、发光效应等基本效应。

4.化学作用 增加化学反应速度，促进氧化、分解，特别是对胶体系统的化学键和范德瓦尔斯型的分子键有明显作用。影响超声化学作用的因素有频率、强度、持续时间和温度。

一般认为，低声强长辐照时间引起组织损伤主要以热效应为主；而高声强短辐照时间造成损伤主要以空化效应为主；在两者之间的损伤主要由机械效应产生。

知识链接 常规超声检查安全原则及时间

在保证获得必要诊断信息的前提下，采用最小强度和最短辐照时间，检查时应不断移动探头。早孕胚胎期检查时每一固定切面不应超过1分钟，对3个月以上胎儿脑、脊髓、眼、心等脏器检查时每一固定切面照射应控制在2分钟，其他部位可适当延长；新生儿颅脑检查时每一固定切面持续检查时间不应超过1分钟，新生儿心脏检查时每一固定切面持续检查时间不应超过2分钟；成人颅脑检查时每一固定切面持续检查时间不应超过2分钟，成人眼球检查时每一固定切面持续检查时间不应超过30秒，成人卵巢、睾丸检查时每一固定切面持续时间不应超过1分钟。

第二节 超声诊断的显示方式

超声诊断显示方式较多，根据显示方式不同，有以下几种：A型超声、B型超声、M型超声、

PPT

医药大学堂 WWW.YIYADXT.COM

多普勒超声（D型）等。A型超声为一维幅度调制型，目前临床已很少使用。

一、B型超声

以不同亮度的点状回声反映界面回声强弱，并以断面图像方式显示出来，为辉度调制型。在B型超声检查中，探头为单晶片或多晶片，顺序发出多条平行排列（常规B超检查）或相互成一定的角度（复合B超检查）的声束进入人体，在体内不同界面上的反射回声以不同亮度的点构成图像在显示器上显示，故又称切面超声显像或灰阶超声显像。超声仪器成像速度较快，可以显示脏器在检查时的活动状态，故称实时超声显像（图2-8）。

图2-8　B型超声声像图

二、M型超声

包括传统M型和解剖M型超声。传统M型超声用一维声束取样，显示界面回声和活动的超声诊断。在单声束扫描中加入慢扫描锯齿波，使回声点自左向右移动显示，纵坐标表示不同界面相对探头的空间位置及深度变化，横坐标为声束扫描时间。解剖M型超声通过电子计算机数字化处理系统，将隐含在序列B超图像中的运动信息提取出来，即显示了取样线上各点的灰度随时间的变化。从成像原理看，解剖M型超声与二维超声本质相同，都是灰度调制型，它可以在任意角度、任意切面灵活变化和调整。M型超声主要用于分析心脏和大血管的运动。在M型超声上可对幅度、间期、速度、内径、厚度等进行定量分析（图2-9）。

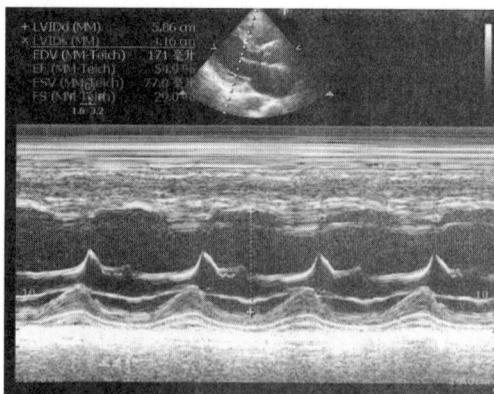

图2-9　M型超声心动图

三、三维成像

人体脏器组织结构及其形态各异，常规超声仅能显示二维结构，具有一定局限性，为了更好地显示不同器官和病变的形态、结构、空间位置及毗邻关系，利用计算机技术及图像处理技术将超声切面图像进行重建，重现器官或病灶的立体形态、内部结构及毗邻关系，此即三维超声成像。高质量三维数据的采集是三维重建图像质量好坏的关键，其探头多为容积探头，通过机械或电子学的方法进行二维扫查实现三维空间数据采集，分静态三维图像和动态三维图像。人体内多数实质性器官本身活动度较小，受呼吸、心跳等影响也较小，利用容积成像技术能清晰获得三维图像以静态方式显示的称静态三维图像；把心脏、胎儿等扫查图像重建后将不同时相的三维图像顺序显示，即形成动态三维超声图像；当三维成像速度达到每秒24幅时，称为实时动态三维成像。实时三维超声应用范围涉及心脏、血管、妇科、产科、前列腺、乳腺等，其中在心血管和产科应用尤为广泛（图2-10），有表面成像和透明成像显示方式，前者是一种轮廓成像，显示感兴趣结构的立体形态、表面特征、空间位置关系，后者用来显示实质性脏器内部结构的三维成像。

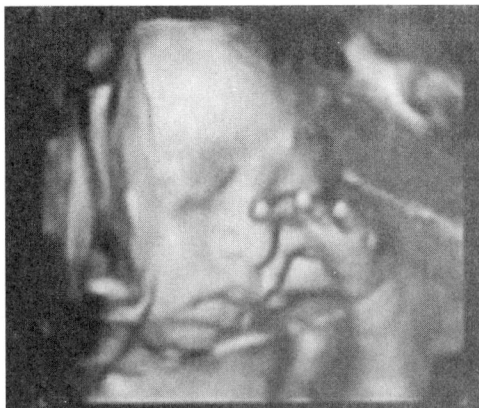

图2-10　超声三维成像

四、多普勒超声

发生多普勒效应时，将频率改变了的回声信号与发射信号进行比较得到的频率差，即为频移，将频移值转换以不同的方式显示，可分为频谱多普勒超声与彩色多普勒超声。根据发射超声方式频谱多普勒超声可分为脉冲多普勒和连续多普勒。

五、超声造影

又称声学造影，是一种利用造影剂使后散射回声增强，明显提高超声诊断的分辨力、敏感性和特异性的技术。在常规超声检查基础上，超声造影成像可以增强病变组织的回声或者减低周围背景回声，从而可以使病灶与其周围的正常组织回声有明显区别。常用造影剂有血管内造影剂和非血管造影剂。血管内造影剂通过周围静脉注射超声造影剂，使其进入血液循环到达靶器官，利用微气泡的声散射性能，形成灌注部位与周围组织的声阻抗对比；同时，通过造影剂增强血液的背向散射，使血流灌注清楚显示，形成了病变部位与正常组织的显影差异，以实现对某些疾病的诊断及鉴别诊断。其中心肌声学造影、心腔内造影和肝胆超声造影应用最为广泛。非血管造影即把液体造影剂通过口服、灌肠或其他途径进入人体的管道、体腔，利用液体的无回声区或悬浮于液体中的微小粒子的散射回声做对比造影诊断，其中胃肠造影、宫腔造影及尿路应用最广泛（图2-11）。目前国内普遍应用的造影剂是声诺维，它是由磷脂包裹的六氟化硫微泡，直径仅2.5μm。经周围静脉注射后能达到脏器或病灶的实时灰阶增强的效果。采用二次谐频成像技术可明显增强造影剂区域，抑制周围组织，提供清晰的超声造影图像。

六、弹性成像

利用超声对组织进行激励，提取与组织弹性有关的参数并通过图像反映出来的成像方法，称为超声弹性成像。它是一种对组织力学特征成像的技术，可以用于任何可用超声探测成像、

医药大学堂 www.yiyaodxt.com

可以接受静态或动态压力的组织系统。弹性系数小的组织受压后位移变化大，显示为蓝色；弹性系数大的组织受压后位移变化小，显示为红色；以绿色表示感兴趣区域的平均硬度。常应用于乳腺、甲状腺、前列腺、肝脏等脏器疾病的检查与诊断（图2-12）。

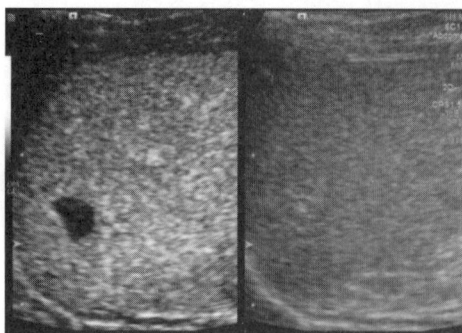

图2-11　超声造影（肝右后叶病灶）　　　　图2-12　弹性成像（乳腺癌）

📖知识拓展　　　　　　　　　　**超声二维斑点追踪成像**

二维灰阶图像中小于入射超声波长的细小结构产生散射、反射、干扰等现象，形成心肌组织中所谓的"回声斑点"，超声斑点追踪成像技术（STI）技术是在二维高帧频超声图像的基础上，应用矩形匹配和自动跟踪技术测量心肌的运动，在心动周期中逐帧扫描感兴趣区域的像素位置，通过与最初的位置比较来计算各节段心肌的变形，并通过运算重建心肌组织的实时运动和变形，自动计算出两点间的运动轨迹，不基于多普勒原理，无角度依赖性，能够定性及定量地显示心肌运动速度、应变、应变率以及心脏整体的旋转角度和旋转速度，在与核磁共振做对照的临床研究中，均有良好的相关性与一致性。STI检测参数包括心肌速度、应变、应变率和扭转，其中应变应用最广泛，包括纵向应变、径向应变和圆周应变。通过检测心肌各项应变/应变率，能够评价心肌功能。

第三节　常见的超声效应与图像伪差

🏫案例讨论

案例　患者，女性，48岁，既往有胆囊结石病史，行常规体检，图2-13为患者胆囊结石声像图。

PPT

图2-13　患者胆囊结石声像图

讨论　1.结石的后方是什么回声？

　　　2.产生这种回声的原因是什么？

　　　3.超声常见的图像伪差还有哪些？

医药大学堂

超声伪像是指超声图像与相应的解剖相比不真实或不完整或位置不正确或灰度、形状、尺寸不相符。伪像产生的原因有以下方面：由超声诊断成像原理引起，由超声波在体内传播固有的特性与规律引起，由超声仪器本身性能引起，仪器调节控制不当等。

一、混响效应

1.常见发生部位 膀胱前壁、胆囊底、大囊肿前壁等；胆囊壁内胆固醇结晶、金属节育器后方及穿刺针后方属于内部混响效应（图2-14a）。

2.产生原因及显示形态 属多次反射形成的多重回声伪差。超声入射人体内部平滑大界面时，部分超声能量反射回到探头表面后，又从探头的平滑面再次反射并进入人体内，超声波如此在探头和界面之间多次反射，在声像图上显示形态为回声强度逐渐减弱的等距离多条线状回声。内部混响效应指声波进入靶目标内部，由于靶目标的平行结构导致声波在其内来回反射，在声像图上显示形态为回声强度逐渐减弱的强回声，呈"彗星尾征"（图2-14b）。

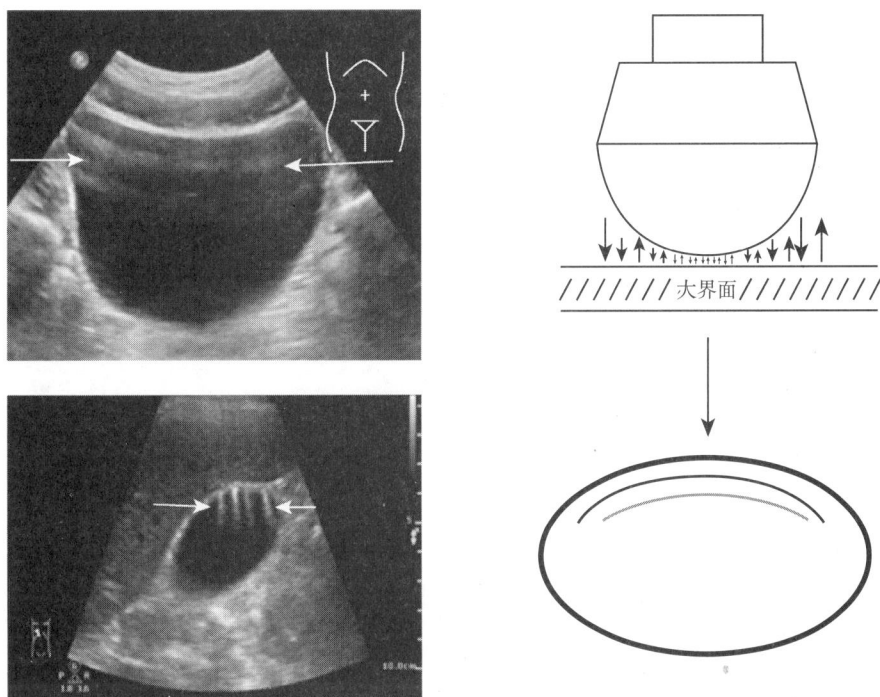

a.膀胱前壁混响效应及胆囊胆固醇结晶"彗星尾征"   b.混响效应产生原理

图2-14 混响效应

二、振铃效应

1.常见发生部位 胃肠道及肺部的含气组织，探头与皮肤局部耦合不好时（图2-15a）。

2.产生原因及显示形态 当超声在传播过程中，遇到较薄的液体层和极强的声反射界面时，由于声阻抗差别较大，透射超声能量在气泡四面体包绕的液体形成共振，这一共振产生持续声波返回探头，在声像图上显示形态为长条状多层重复纹路分布的光亮带（图2-15b）。

三、镜像效应

1.常见发生部位 常见于横膈附近，肝脏肿瘤（图2-16a）。

2.产生原因及显示形态 也称为镜面折返虚像。当超声遇到深部大而平滑的镜面时，镜面把声波反射到与之接近的界面，靶区的反射回声沿原路径达镜面再次反射回探头，在声像图上显示形态为镜面两侧距离相等、形态相似的声像图。横膈的浅侧为实影，深者为虚影或镜像（图2-16b）。

a.肠道内气体后方振铃效应

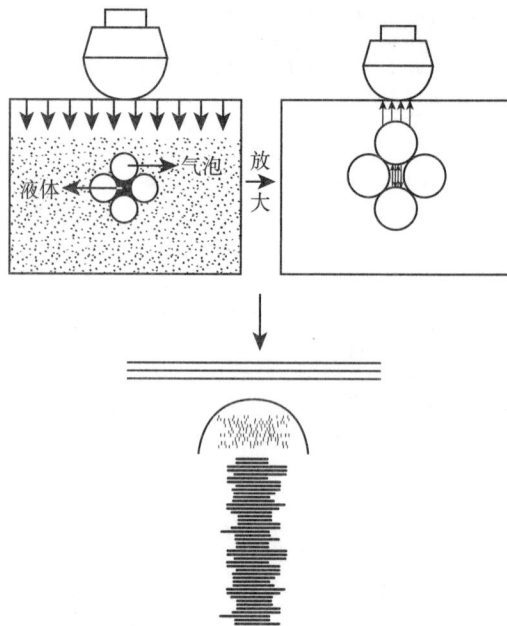

b.振铃效应产生原理

图2-15 振铃效应

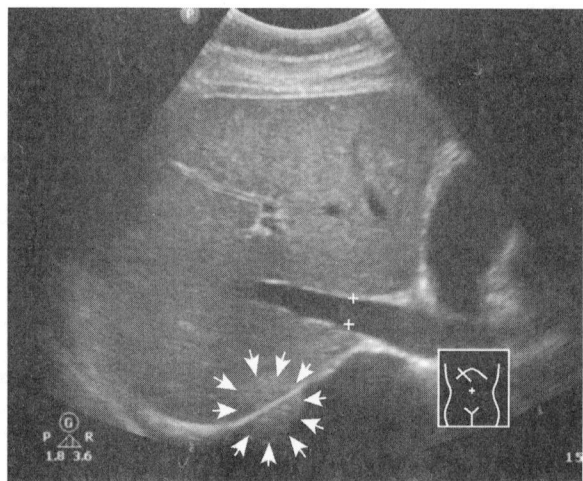

a.肝脏血管瘤镜像效应

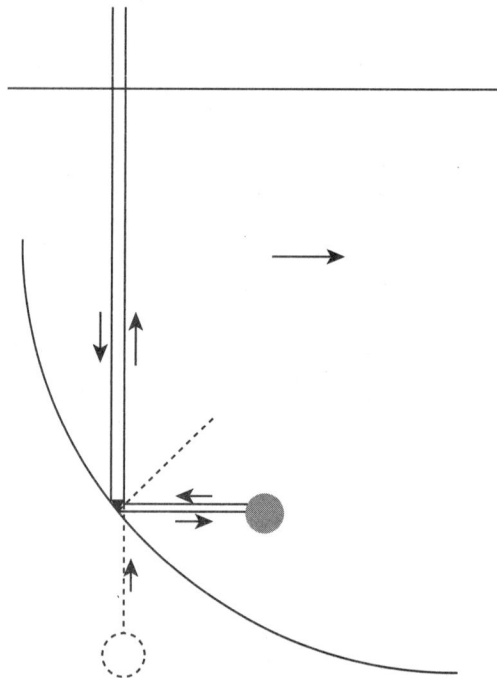

b.镜像效应产生原理

图2-16 镜像效应

四、后壁增强效应

1.常见发生部位 囊肿、脓肿及含液结构的后壁（图2-17a）。

2.产生原因及显示形态 超声在介质传播过程中，声能随深度的增加而不断衰减，故应进行深度增益补偿，随深度增加而加大增益，使声像图上深浅回声一致，但当某区域声衰减特别小时，则此区的增益补偿会超过实际衰减，使后壁因补偿过高而较同等深度的周围组织回声强，在声像图上显示形态为带样强回声（图2-17b）。

a.肝囊肿后壁增强效应

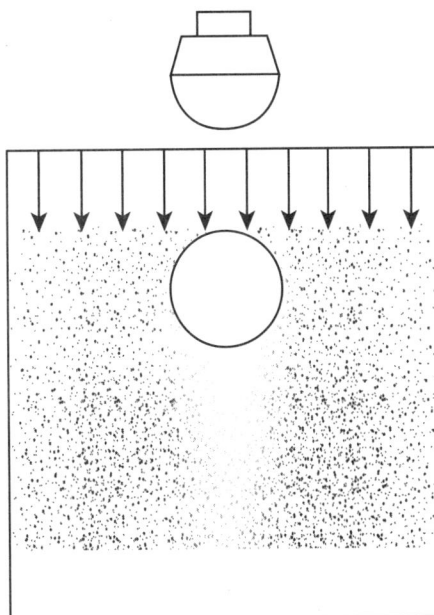

b.后壁增强效应产生原理

图2-17　后壁增强效应

五、声影

1.常见发生部位　气体、骨骼、结石、钙化斑块等后方（图2-18a）。

2.产生原因及显示形态　超声传播过程中，当遇到强反射或高衰减的组织或病变时，其后方在声像图上显示形态为带状无回声（图2-18b）。

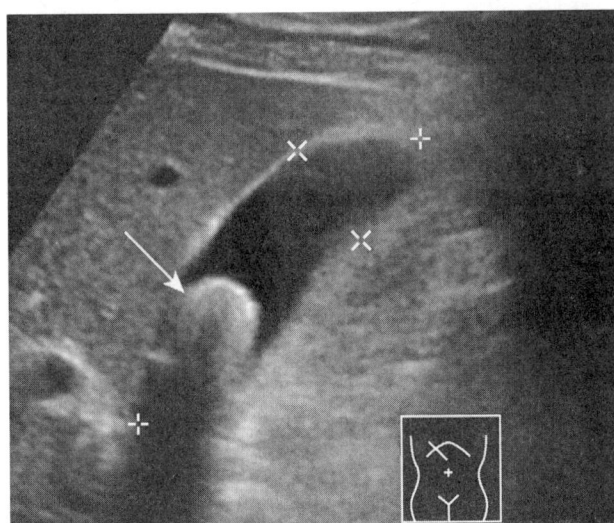

a.胆囊结石后方声影

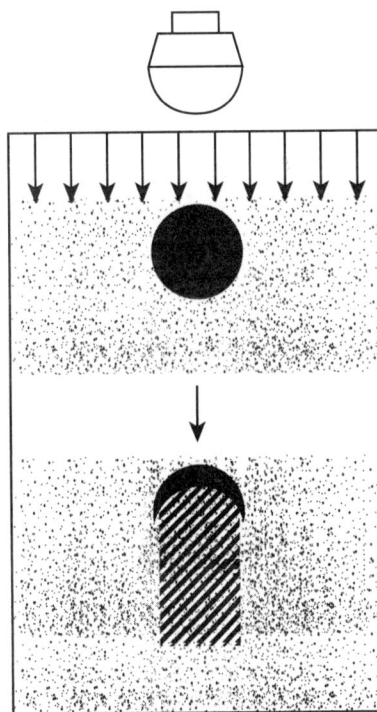

b.声影产生原理

图2-18　声影

医药大学堂
WWW.YIYAOXT.COM

六、部分容积效应

1.常见发生部位 在扫查腹部大血管和肝、肾小囊肿时，部分容积效应会显示组织内部出现细小的回声；在扫查胆囊时，含气的十二指肠与胆囊切面重叠，会产生胆囊内结石的伪像（图2-19a）。

2.产生原因及显示形态 超声图像显示为检查组织中一定厚度范围内信息的叠加，检查目标与周围组织的回声重叠，则产生部分容积效应，声像图显示形态为失真的检查目标（图2-19b）。

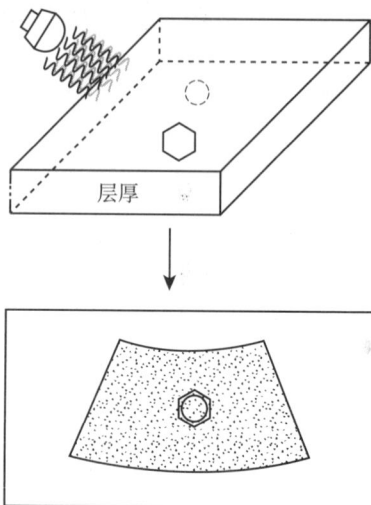

a.膀胱侧壁部分容积效应

b.部分容积效应产生原理

图2-19 部分容积效应

七、折射重影效应

1.常见发生部位 上腹部剑突下横切，肠系膜上静脉及腹主动脉旁（图2-20a）。

2.产生原因及显示形态 声束经过梭形或者圆形低声速区时，产生折射现象。折射使声束偏向，但处理器假定声束直线传播，声束折射途经的物体会被错置，成像于垂直的示波屏扫描线上。显然，由于折射致使实物与图像间产生了空间位置的伪差。由于双侧的内向折射，则一个靶目标可同时被两处声束所测到，在声像图上显示形态为两个一样的图像并列一起，如同两个真实的结构（图2-20b）。

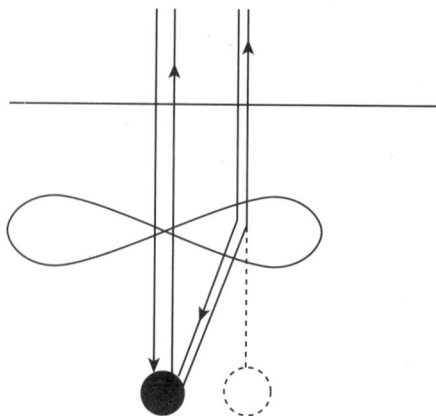

a.腹主动脉折射重叠效应

b.折射重叠效应产生原理

图2-20 折射重叠效应

八、侧壁失落效应

1. 常见发生部位　囊肿或具有纤维包膜的肿瘤侧壁、血管侧壁（图2-21a）。

2. 产生原因及显示形态　大界面回声具有明显角度依赖现象。入射角较大时，回声转向他侧不复回探头，则产生回声失落现象。声像图上显示形态为回声失落区无回声带。超声常可清晰显示其细薄的前、后壁，侧壁不能显示（图2-21b）。

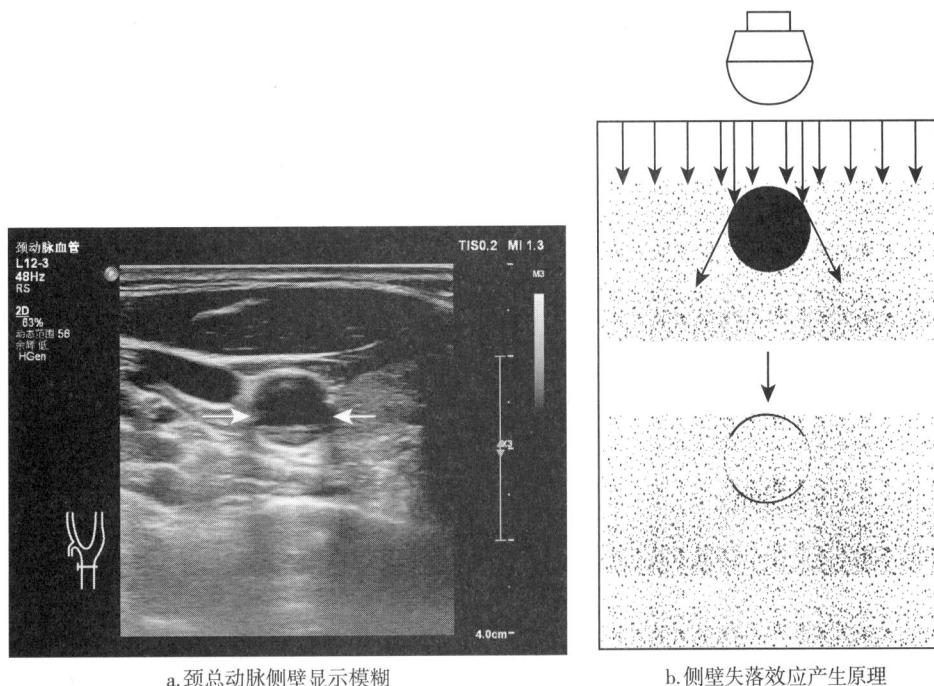

a. 颈总动脉侧壁显示模糊　　　　　b. 侧壁失落效应产生原理

图2-21　侧壁失落效应

九、旁瓣效应

1. 常见发生部位　子宫、胆囊、横膈等的检查中。充盈膀胱下方的子宫时，在后缘面上方出现的淡淡的浅弧状线条或结石前缘两侧"狗耳状"弧形线条，以及胆囊无回声区内的斜形细小点状回声分布呈"披纱状"（图2-22a）。

2. 产生原因及显示形态　第1旁瓣成像重叠效应。声源所发射的声束具有最大的主瓣，它一般处于声源的中心，其轴线与声源表面垂直。主瓣周围存在对称分布的数对小瓣称旁瓣。旁瓣声轴与主瓣声轴间形成大小不同的角度。主瓣扫查的同时，旁瓣亦发出声能扫查物体（黑圆），超声探头无法区分主瓣、旁瓣的回波信号，显示器便假定从黑圆返回的回波从主瓣束发出，错位并复制，叠在主瓣图上，旁瓣所成图像测距长且图形甚淡，使图像质量下降，分辨率降低。声像图上显示形态为弧状回弱声或斜形细小点状弱回声（图2-22b）。

十、各向异性

1. 常见发生部位　肌腱、神经和肌肉的检查中（图2-23a）。

2. 产生原因及显示形态　各向异性是当声束与线性结构入射角不同时，造成该结构内部回声不均匀的现象。检查肌腱时，声束垂直于肌腱，则可显示肌腱特有的纤维状高回声，但如果声束略倾斜，肌腱的特征性的超声表现可消失，倾斜角度越大，肌腱回声越低，可被误认为肌腱病变。在检查时可通过对探头做上下倾斜或左右侧动来消除此伪像（图2-23b）。

a.膀胱侧壁示"狗耳征"

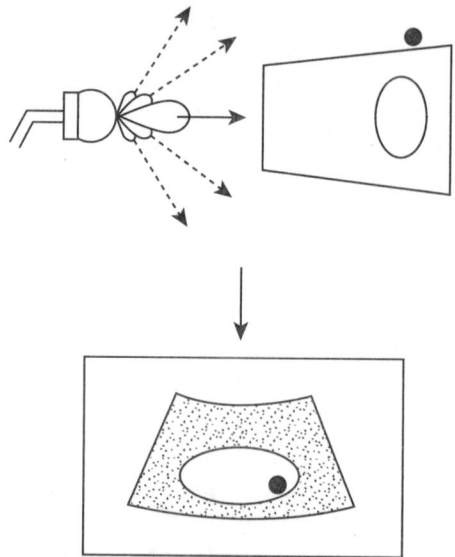

b.旁瓣伪像产生原理

图2-22 旁瓣效应

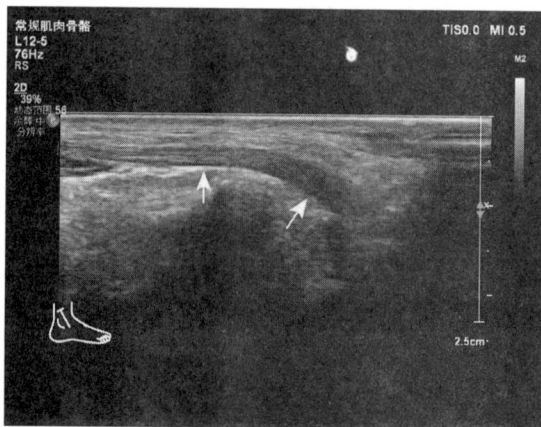

a.各向异性（箭头所示回声不一致）

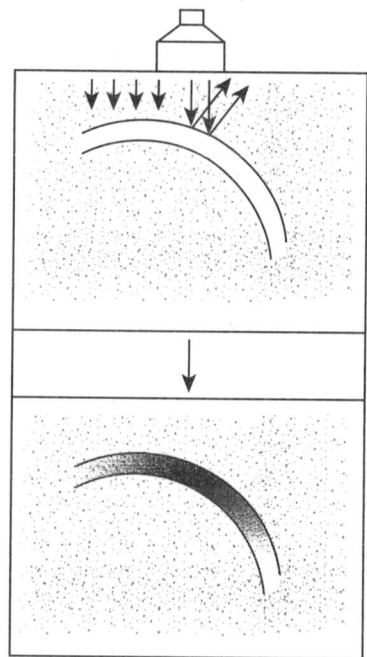

b.各向异性产生原理

图2-23 各向异性

十一、声速失真伪像

1.常见发生部位 较大的脂肪瘤测量值偏大，探头与胎儿股骨不垂直时测值偏小，当声束遇见局灶性脂肪或肝脏内较大钙化灶时后方肝被膜显示不光整，当声束通过肋软骨后，其后方胸膜线弧形前移（图2-24a）。

2.产生原因及显示形态 物体内的声束与它的密度和弹性有关，超声成像处理假定人体组织的声速为一定值1540m/s，通常对肝、脾、子宫等进行测量不会产生明显的误差。当声束在物质内传播的速度显著低于假定的1540m/s时，回声将需要更多时间以返回探头，成像处理器假定回声的时间长度只与回声的距离有关，回声就显示为比实际位置深，当对于声速较高的组织时，回声显示比实际位置浅（图2-24b）。

a.声速失真伪像   b.声速失真伪像产生原理

图2-24　声速失真伪像

💡 **本章小结**

　　超声在组织中传播可发生反射、折射、散射、绕射、衰减等多种物理现象，表现为声像图的各种特征。超声显示方式有B型超声、M型超声、多普勒超声、超声造影、超声三维成像、弹性成像及A型超声等，根据不同检查部位及诊断需要采取不同的显示方式。常见超声伪像有混响效应、振铃效应、镜面效应、侧壁失落效应、后壁增强效应、声影、折射重影效应、旁瓣效应、部分容积效应、各向异性、声速失真伪像等。正确识别伪像很重要，一方面，可以避免伪像可能引起的误诊和漏诊；另一方面，还可以利用某些特征性的伪像帮助诊断，提高我们对于某些特殊病变成分或结构的识别能力。

习　题

习题

一、单项选择题

1.下列介质中声波传播速度最快的是（　　）。

A.血液　　　　　　B.水　　　　　　C.骨骼　　　　　　D.空气　　　　　　E.软组织

2.医用超声仪器探头发射声波的基本原理是（　　）。

A.正压电效应　　　　　　B.逆压电效应　　　　　　C.空化效应

D.机械效应　　　　　　E.热效应

3.结石后方的声影是超声诊断结石的重要特征之一，导致这一现象的基本声学原理是（　　）。

A.绕射　　　　　　B.相干　　　　　　C.反射　　　　　　D.折射　　　　　　E.散射

4.薄壁囊肿的两个侧壁在声像图上常不能显示，出现侧壁声影，导致该现象的可能原因是（　　）。

A.声波的发散　　　　　　B.声波的散射　　　　　　C.声波的绕射

D.声波的相干　　　　　　E.角度依赖，致回声失落

5.关于超声仪器分辨力,不正确的描述是(　　)。

A.超声显像的分辨力分为纵向、横向及侧向分辨力

B.纵向分辨力取决于探头的发射频率,频率越高,纵向分辨力越大

C.横向分辨力取决于声束的宽度

D.同一种探头频率,在同一组织不同深度上的分辨力是相同的

E.目前的超声仪器,其分辨力尚不能检测单细胞的变化

二、简答题

1.常见的超声伪像有哪些?

2.声影常见发生部位有哪些?

(左　峰　崔勤皓)

第三章　多普勒血流显像

知识目标

1. **掌握**　多普勒效应的基本概念及临床应用价值。
2. **熟悉**　彩色多普勒血流显像的基本原理、使用注意事项及血流特征。
3. **了解**　高脉冲重复频率多普勒显像和组织多普勒显像。

技能目标

1. **学会**　识别各种多普勒血流显像；调节彩色多普勒。
2. **具备**　分析多普勒频谱的能力；显示正确且美观的血管图像的能力。

具有良好的职业道德、医患沟通能力和团队协作精神。

第一节　多普勒效应

一、概念

当声源以固定的频率发出声波探查移动的界面时，反射声波频率与入射声波频率将出现差异：界面朝向声源运动时反射声波频率增加，背离声源运动时反射声波频率变低，这种现象是由奥地利学者Chtiatian Johann Doppler首先提出的，故称为多普勒效应（图3-1）。多普勒效应在日常生活中经常可以观察到，例如，当汽车迎面而来时，尽管鸣笛声本身的音调即声音频率保持不变，但站立在路边上的人却感到鸣笛声变高尖，即声波频率增高；反之，当汽车背离而去时，鸣笛声变得低顿，即声波频率降低。这是因为当汽车迎面而来时，声波波长变短，从而使频率增加；背离而去时声波波长变长，频率降低。这种随声源与接收体之间相对运动而产生的发射频率与接收频率之间的差值称为"多普勒频移"。

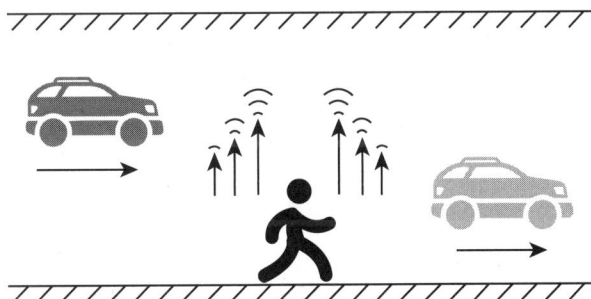

图3-1　多普勒效应

二、多普勒方程

运动物体对入射超声的回波产生频移，其频移量（f_d）与运动速度（v）成正比，与探头发射频率（f_0）成正比，与声束–血流方向夹角（θ）的余弦成正比，而与介质中声速（c）成反比，即式3-1。

$$f_d = \frac{2v\cos\theta}{c} \times f_0 \tag{3-1}$$

血流中的血细胞（主要是红细胞）就是血液中的散射体，它们在心脏及血管内流动，所以它的运动速度代表着血流的流速，分析血细胞反向散射波中所含的多普勒频移信号实际上就是分析血流速度和血细胞运动状态。因此，用多普勒效应原理来测定血流速度时，实际上是通过测定血细胞的多普勒频移，利用多普勒方程计算出血细胞的运动速度并进行成像显示与分析，于是形成了多普勒超声成像技术。血细胞流向或背离探头的情形与上述汽车鸣笛声情形相似，血流速度和方向通过发射和接收到的超声频率差值，即多普勒频移来确定。

多普勒超声成像技术中，探头的发射晶片与接收晶片之间不会发生相对运动，多普勒频移信号的产生是被检查目标相对于探头之间的运动引起的。频移为接收器接收到的反射超声频率与发射超声频率的差，即式3-2。

$$f_d = f_r - f_0 = \pm \frac{2v\cos\theta}{c} \times f_0 \quad (3-2)$$

式中，v为被检查目标运动速度；c为超声速度；θ为目标运动方向与入射超声声束夹角。实际上，血细胞的多普勒频移可由多普勒超声诊断仪测得，血流速度是我们想要测量的参数，因此可得式3-3。

$$v = \pm \frac{f_d \times c}{2f_0\cos\theta} \quad (3-3)$$

式中，声速、入射超声频率和夹角是固定的，得到的被检查目标速度与频移量成正比关系，正负号则表示运动同向或反向，通过傅立叶变换即可得到红细胞的速度显示，即3-4。

$$v = |\bar{v}|\cos\theta \quad (3-4)$$

式中，$|\bar{v}|$为真实的目标速度；v为计算速度；$\cos\theta$为声束与血流速度夹角。

从式3-3、式3-4中可以看出v主要与θ有关。

当$0°<\theta<90°$时，$\cos\theta$为正值，f_d为正向频移。

当$90°<\theta<180°$时，$\cos\theta$为负值，f_d为负向频移。

当$\theta=0°$或$\theta=180°$时，$\cos\theta=\pm 1$，即血流方向与声束在同一线上相向或相背运动。

当$\theta=90°$时，$\cos\theta=0$，即血流方向与声束垂直，检测不到血流信号。

所以当同一频率的超声探头检测同一处的血流信息时，v主要取决于声束与血流方向的夹角数值。从式3-3中可以看出，当f_d固定时，f_0越小，则可测量的血流速度就越大，所以测量高速血流时选择较低频率的探头。超声多普勒技术提供了人体内部有关血流的速度和方向的信息，即多普勒"频移-时间"曲线（图3-2）。横轴表示检查目标的运动时间，纵轴表示频移大小，以速度表示，接收频率大于发射频率时，即正向频移时，血流频谱在基线以上呈正向；反之负向频移时，频谱在基线以下呈负向。

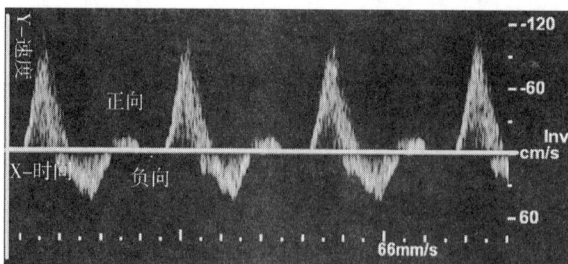

图3-2 多普勒"频移-时间"曲线

三、多普勒超声

利用多普勒效应原理，入射声波遇到运动界面后，散射或反射回声的频率发生了改变，将频率改变了的回声信号与发射信号进行比较得到频率差，即频移，将频移值转换不同的方式显示，常用的有：脉冲多普勒、连续多普勒、彩色多普勒超声、能量多普勒超声、多普勒组织显像、高脉冲重复频率多普勒等。

知识拓展 血液的层流和湍流

1.层流 由于血液中血细胞的存在，血液流动时具有黏滞性，血管内各处流体粒子的流速不同，中轴线上流速最大，离开轴线，速度就开始减小，起初减小较慢，然后减小较快，管壁处流体粒子附着其上，流速为零，形成流速逐渐减小的同心圆柱形等速度流层，每层的流速相等，液体的这种分层流动称层流。多普勒技术所探查的只是管腔中的局部流速，因此这一流速能否代表整个管腔中的平均流速将取决于探查部位的流速分布。

2.湍流 当规律的层流状态在一定的条件下被破坏时，液体开始不稳定，流速增加到一定程度，层流状态破坏，出现漩涡，流体粒子的流向和流程呈随机变化，这种流动状态称湍流。湍流常发生在血流从高压腔经过一窄孔进入低压腔时，常见为狭窄瓣口、狭窄隔膜、反流瓣口、异常缺损或分流通道。

第二节　常用多普勒技术及特点

一、脉冲多普勒

1.概念及原理 脉冲多普勒（PW）：探头内单一晶片完成超声信号的发射和回声信号的接收。探头以脉冲的方式发出声波，通过距离选通技术接受在特定时间（深度）内反射的声波，在进行定位探查的区域称取样容积控制。分析取样容积内的反射声波和探头发出声波之间频率的差异，经过一系列复杂的处理后以频谱的方式在显示器上显示，就可获取人体某一血管内的血流信息（图3-3）。

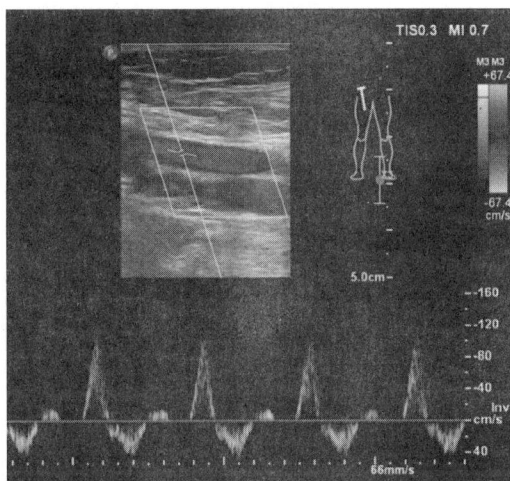

图3-3　脉冲多普勒显像

取样容积是一个三维的体积，其宽度和高度等于探查区域超声束截面的宽度和高度，其长度等于脉冲群的长度，即脉冲波的波长和脉冲波数目的乘积。在大多数仪器中，取样容积的宽度和高度是不可调的，但通过调节发射脉冲波的数目，可达到调节取样容积长度以改变取样范围的目的，通过改变加在晶片上的电压的时间可调节取样容积的长度，多数仪器可调节范围为1~10mm。在一个脉冲周期内，接收信号时间间隔越长，取样门就越大，当脉冲频率固定时，接收信号时间间隔长就造成发射信号时间短，超声强度会减弱，会影响声像图质量（图3-4）。

PPT

图3-4 取样门

脉冲多普勒探头在发出一个脉冲之后，要在接收到这个脉冲从探查深度产生的散射信号后，才能发射第二个脉冲，这样，由于超声在组织里传播速度有限，单位时间内可发射的脉冲数即脉冲重复频率（PRF）就会受到探查深度的限制。因为每收到一个散射信号就相当于对感兴趣的深度取了一次样，所以又称脉冲重复频率为取样频率。对于一个周期性变化的量，取样频率必须大于多普勒频移的2倍，才能够准确显示频移的方向和大小，否则就会出现频率失真，此为取样定理。即：$f_d = \dfrac{1}{2}$PRF，式中，PRF称为尼奎斯特频率极限，如果多普勒频移值超过这一极限，脉冲波多普勒所检出的频移改变就会出现频率失真，超过部分的频谱将在基线的下方显示，甚至与较低流速部分的频谱重叠，影响频谱的观察，这种现象称为"混叠"（图3-5）。

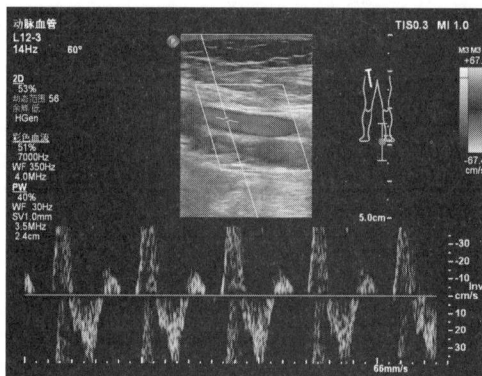

图3-5 混叠现象

2.优点 具有距离选通功能，即定点测量能力。由于脉冲多普勒接收器不是接收所有的回声，而是通过距离选通器来选择特定深度的信号，具有距离选通功能，可选择不同的检查深度，与二维超声结合，测量小容积血流，所以可用于正常瓣口或血管低速血流的定量分析。

3.缺点 其最大显示频率受到脉冲重复频率的限制，在检测高速血流时容易出现混叠，对像二尖瓣狭窄、主动脉瓣狭窄等这类疾病的检查十分不利。

二、连续多普勒

1.概念及原理 连续多普勒（CW）：探头为双晶体，一个晶片连续地发射超声束，另一个晶片连续地接受回声信号，对声束方向上的所有血流都能获得多普勒回声信息（图3-6）。

2.优点 最大可测10m/s的血流速度，但人体内的最大血流速度不可能达到这一数值，故认为连续多普勒最大可测血流速度是不受限的，能检测高速血流。

3.缺点 采集超声束发射路径上所有血细胞的散射回声信号，不能确定声束内回声信号的深度，不能进行定位诊断，即无距离选通功能。

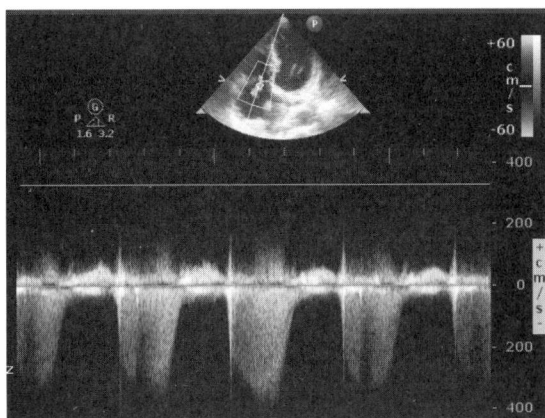

图3-6　连续多普勒显像

三、彩色多普勒

1.概念及原理　彩色多普勒超声（color Doppler flow imaging，CDFI）：将获得的目标检测区域多普勒频移信息进行彩色编码，叠加在B型图像的相应位置上，实现解剖结构与目标运动状态相结合的实时显示。显示解剖结构实时切面的同时又能显示动态变化的彩色血流声像图（图3-7）。彩色编码由红、蓝、绿三种基本颜色组成，通常朝向探头方向流动的血流以红色表示，背离探头方向流动的血流以蓝色表示，即"迎红离蓝"；色彩的亮度与血流速度成正比，速度高，色彩亮度强，速度低，色彩亮度低；单一方向的层流血流显示为单一色彩，涡流血流显示为混合的色彩。常用来检测心脏和血管，以分析血流方向、速度和性质等。

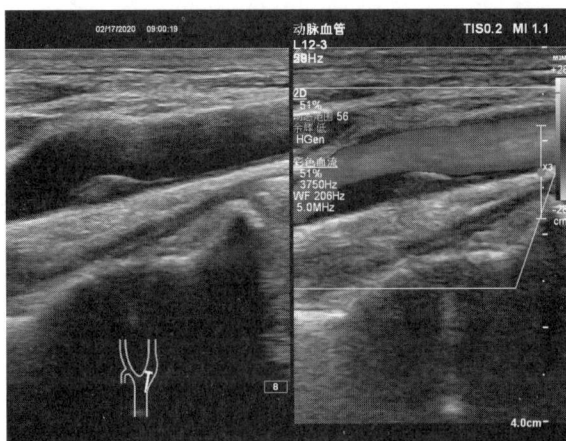

图3-7　彩色多普勒显像

2.优点　与连续多普勒和脉冲多普勒不用，可在二维切面上直观地显示血流方向、血流速度和血流状态等重要血流信息。可明确分流和反流的起源、部位、方向和性质，并提供狭窄病变部位的血流速度分布情况。可以快速、及时地确定异常血流出现时间，全面显示各部位的血流情况。

3.缺点　彩色多普勒在本质上属于脉冲式多普勒，显示血流速度范围受尼奎斯特频率极限的限制，在显示高速血流时，出现频率失真。为获得较大范围的彩色血流显示，每秒帧数必须减少，这将导致二维图像质量下降。彩色多普勒血流成像得到的是平均血流速度，对血流定量分析不如脉冲和连续多普勒成像。

课堂互动

学生思考：可以利用哪种多普勒显像技术进行血管的辨别？

四、能量多普勒

1.概念及原理 彩色多普勒能量图（color Doppler energy，CDE），又称为多普勒能量显像（Doppler power imaging，DPI）、振幅超声血管造影（amplltue ultrasonic angiography，AUA）、彩色能量造影图（color power angio，CPA）、能量多普勒超声（power doppler ultra sonography，PD-US）、能量彩色血流成像（power color flow imaging，PCFI）、超声血管造影真彩色显像等，目前尚未统一，但以称"彩色多普勒能量图"较为普遍。从超声物理上来讲，探头接受从血管内红细胞反射回来的多普勒信号，包括频移和振幅（能量）。这种信号被分解并能提取和显示三种多普勒参数：平均血流速度、速度变量和能量（信号强度）。CDE成像原理与CDFI有所不同，后者仅利用频移信号，用自相关频率分析法提取平均速度和加速度两种多普勒参数，即能反映血流速度、方向和速度变量（加速度），但这些信号的显示由于探测角度的影响，测定低速血流的能力受到限制。CDE则利用血流中红细胞的密度散射强度或能量分布，即单位面积红细胞通过的数量及信号振幅大小进行成像。所有CDE中彩色信号的色彩和亮度代表着多普勒信号能量的大小，因此，其能量大小与红细胞数目相关，且显示的是血流中与散射体相对应的能量信号参数，不是速度参数。图3-8为指间关节滑膜丰富血流信号。

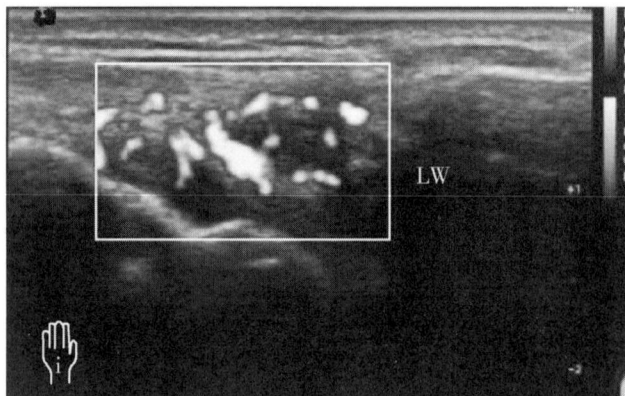

图3-8　能量多普勒显像

2.优点 CDE利用多普勒信号的功率进行编码，显示的是能量参数，不受血流速度影像，因而不会出现彩色混叠显像。显示能量大小不受角度影响，血流信号显示丰富，显示血管的连续性好，特别是对微小血管或迂曲血管的显示效果明显。血流显示灵敏度高且范围较广，有利于显示末梢血流和低速血流。可以显示平均速度为零的灌注区，常用于显示肾脏灌注和心肌灌注，具有较高的临床应用价值。

3.缺点 由于CDE成像彩色编码所取参数为能量，因而不能显示血流速度、方向和血流状态；再者由于其显示信号范围广，需要对更多信号进行平均处理，因此成像速度减慢、帧频较低，较彩色多普勒血流成像更易产生由于组织运动引起的闪烁伪影，对深部及图像质量差的血流信号显示欠佳。

五、组织多普勒

1.概念及原理 组织多普勒显像（tissue Doppler imaging，TDI）：采用低通滤波器并确定适当的频率阈值，用于检测心脏室壁反射回来的低频高振幅频移信号，同时滤除心血管内血流反射回来的高频低振幅频移信号，对代表心肌运动的多普勒频移信息进行彩色编码，朝向探头运动的心肌被编码成暖色，运动速度由低到高依次被编码成红色、橙色和白色；背离探头运动的心肌被编码成冷色，由低到高依次被编码成蓝色、浅蓝色和白色，无色表示心肌无运动（图3-9）。

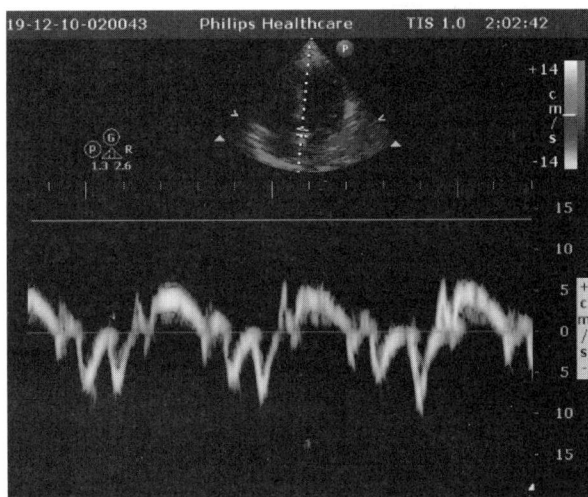

图3-9　组织多普勒显像

成像方式包括脉冲TDI和彩色TDI，彩色TDI包括：组织速度成像、组织位移成像、组织应变成像、组织应变率成像，分别用于检测心肌运动速度、位移、应变和应变率。脉冲TDI多用于直接检测二尖瓣环和三尖瓣环的运动速度。

2.优点　可以间接反映窦性心律失常的异位起搏点位置，同时可引导射频消融，提高射频消融的效率，缩短手术时间；可以准确显示预激综合征室壁异常加速度改变的起始点，从而确定旁道的位置，评价起搏器电极的起搏效果；评价心脏收缩和舒张功能，可以早期识别各种病因引起的心脏功能异常、评价缺血性心肌的活性。

3.缺点　图像帧频是影响TDI加速模式观察的最主要因素，提高图像采集的帧频有助于提高诊断的准确性；心脏不同结构之间以及室壁不同层次心肌运动失常亦可干扰异位起搏点的观察，同时图像质量、声束与被检结构表面的夹角会影响观察结果。

六、高脉冲重复频率多普勒

1.概念及原理　高脉冲重复频率多普勒是对脉冲多普勒的一种改进，即保留脉冲多普勒定位诊断的优点，又弥补测量目标速度有限的缺点，将脉冲多普勒与连续多普勒的成像方式相结合的一种成像技术。其原理是当探头在发射一组超声脉冲波之后，不等到取样门的回声信号返回到探头，就再次发射新的超声脉冲，然后接收到的回声信号是第一组脉冲的回声，这种方式相当于在固定脉冲超声中插入新的信号，提高了发射脉冲频率，频移增加了一倍，最大可测目标速度的范围也相应地成倍增加。

2.优点　高脉冲重复频率多普勒介于脉冲多普勒和连续多普勒之间，它测量的最大目标速度量程明显提高。

3.缺点　高脉冲重复频率多普勒定位准确性不如脉冲多普勒，频谱质量也较脉冲多普勒差些。

第三节　多普勒技术使用注意事项

案例讨论

案例　患者，男性，56岁，以"阵发性头痛7天，伴乏力、嗜睡"为主诉就诊。既往有糖尿病病史。图3-10为患者颈总动脉超声图。

PPT

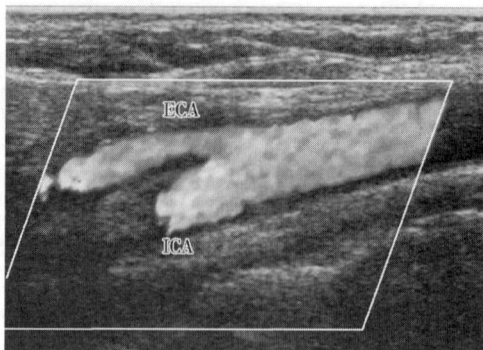

图3-10　患者颈总动脉超声图

讨论　1.这种超声图像采用的是哪种超声显示方式?
　　　 2.彩色多普勒超声调节的要点有哪些?

一、频谱多普勒超声仪功能键调节

1.探头频率　对目标取样深度，探头频率越低，最大可测血流速度越高。

2.取样线位置与角度　频谱多普勒取样线应通过彩色流道直径的中轴，应尽量与所测血流方向平行或一致，从式3-4得知当夹角大于60°时，计算误差较大，当夹角小于30°时，误差小于13%，故二者夹角应小于60°，方可获得具有代表性的血流曲线（图3-11）。

图3-11　取样线位置与角度

3.取样容积　频谱多普勒通过检测取样容积范围内的频移信号评估血流速度及其变化，取样容积的部位常规置于血管中央，不超过管腔内径2/3，通常设为1~2mm。

4.速度标尺　根据被检测血流速度的范围调节速度标尺的高低，以略高于被检测血管内的峰值流速为宜。

5.基线调节　根据被检测血流的方向和速度的范围调节基线的位置；如果基线位于频谱的中央，脉冲式多普勒所测量的正向和负向血流速度将受尼奎斯特频率极限的限制；如果基线调到频谱图的最高或最大位置，可使流速测量范围较中间位置增大1倍。

6.取样深度　在检查高速血流时，应尽量选距取样点较近的超声窗口，探查深度越深，最大可测血流速度越小，故应减小探查深度。

二、彩色多普勒超声仪功能键调节

1.速度范围　检查超声仪速度范围设置是否正确。如果是用于检查动脉的速度范围设置，检查静脉血流就不敏感，反正亦然。根据所检测血管中血流速度的快慢给予适当调节，以稍高于被检测血管内的峰值流速但不会出现混叠现象为宜。根据要检查的血管，将脉冲重复频率和速度范围调整至合适水平。

2.观察范围　扫查深度的显示按需调节，增加深度，就会延长脉冲返回时间、降低脉冲重

医药大学堂

复频率、降低单位组织中接收的脉冲数量、延长信号处理时间，最终导致血流显示能力降低。

3.**取样部位**　取样范围与观察范围相同，扩大彩色取样框时，脉冲回声信号就会相应稀疏，其大小取决于取样区（感兴趣区域）的大小，以调至略大于需要观察的区域为宜，若取样区太大会降低图像帧频。

4.**彩色增益**　其大小应根据被检测血流速度的快慢适中调节，以显示取样框内血管内的全部血流而又不溢出为佳。调节过低可出现假阴性，过高则出现血流溢出、噪音。

5.**多普勒角度**　对彩色血流成像影响极大，当彩色多普勒角度接近90°时，即声束与血流方向垂直，彩色血流图像强度明显减弱。通过移动取样框或探头位置以改善多普勒角度。

6.**彩色偏转**　在调节彩框左右偏转时，常可使彩色翻转。

7.**彩色优先**　大多数（虽然不是全部）可选择彩色优先还是灰阶优先，增加血流图像质量，选择彩色优先。

8.**滤波器**　应根据血流速度大小适当调节彩色滤波，以能滤除正常血管以外其他组织活动所致的干扰信号或彩色伪像为宜。如滤波阈值过高可造成低速血流的丢失；反之，阈值过低及横膈、脏器等运动可产生"闪彩"伪像。

三、正常多普勒血流特征

1.**正常血流性质**　正常血管内血流为层流，血红细胞平行于血管壁运动，血管中央的血流速度略快于血管边缘处的血流速度。彩色多普勒显示为红色（血流朝向探头方向流动）或蓝色（血流背离探头方向流动），中间比边缘要亮些，频谱多普勒显示窄带未填充，频谱与基线之间有明显的空窗。正常情况下心脏与血管内的血流速度都有一定的范围。

2.**血流方向**　人体正常心脏及血管的血流方向是固定的，如动脉内血流是由大血管向远端方向流动，即一般动脉内血流是离心性的，静脉内血流是向心性的。

3.**血流时相**　正常动脉血流有收缩期和舒张期两个时期。收缩期速度快，舒张期速度慢。近心端静脉血流亦可受心脏收缩和舒张的影响，呈周期性改变，个别静脉血流方向受呼吸运动的影响，也呈节律性改变。

知识链接　　　　　　　　　　　　　　波形和搏动性

每个心动周期，从收缩期开始到舒张末期，动脉都会在多普勒频谱上形成一个完整的波形，这种形状定义了一个非常重要的血流特征，即搏动性。通常，多普勒波形有低、中、高三种搏动性特征。低搏动性多普勒波形收缩峰较宽，又称单相波，指血流总朝一个方向流动，整个波形都位于基线的上方或者下方，常见于正常颈内动脉、椎动脉、肾动脉以及腹腔动脉；中搏动性多普勒波形介于低阻力与高阻力之间，收缩缝高尖，整个舒张期内均为正向血流（有时可能会有舒张早期的反向血流），临床常见于颈外动脉和禁食的肠系膜上动脉；高搏动性多普勒波形具有窄而高尖的收缩峰，舒张期血流逆转或缺失，表明血流阻力（外周阻力）很高，常见于静息状态时下肢动脉的三相波。

本章小结

多普勒效应是指当声源以固定的频率发出声波探查移动的界面时，反射声波频率与入射声波频率出现差异：界面朝向声源运动时反射声波频率增加，背离声源运动时反射声波频率变低的现象。多普勒超声分为脉冲多普勒、连续多普勒、高脉冲多普勒和彩色多普勒显示方式。脉冲多普勒具有距离选通性，可测量小容积血流，但不能检测高速血流；连续多普勒速度分辨力强，可以检测高速血流，但不能区分远近距离的血流信号，不具备距离选通能力。

医药大学堂
www.yiyaodxt.com

习题

习 题

一、单项选择题

1.关于彩色多普勒血流显像原理，不正确的描述是（　　）。

A.颜色的亮暗表示血流速度的高低

B.颜色均一表示层流

C.五色镶嵌代表湍流

D.红色代表动脉，蓝色代表静脉

E.颜色的均一性表示血流离散度

2.采用多普勒超声测量血流速度，声束与血流方向最好一致，否则即使做角度校正，其测量值的准确性与重复性也会明显受影响，夹角不应超过（　　）。

A.70°　　　　　B.60°　　　　　C.45°　　　　　D.30°　　　　　E.15°

3.关于连续多普勒、脉冲多普勒与高脉冲重复频率多普勒技术，不正确的描述是（　　）。

A.HPRF技术增加了速度可测范围，但牺牲了距离分辨能力

B.CW能测量高速血流

C.CW常用于定点测量血流速度

D.PW具有距离选通能力

E.PW所测血流速度范围受脉冲重复频率（PRF）限制，不能精确测量高速血流

4.血液在血管内的流动状态，正常情况下为（　　）。

A.湍流　　　　B.反流　　　　C.涡流　　　　D.层流　　　　E.分流

5.下列说法中错误的是（　　）。

A.界面朝向声源运动时反射声波频率增加

B.界面背离声源运动时反射声波频率增加

C.脉冲多普勒探头是由单一晶片完成超声信号的发射和回声信号的接收

D.连续多普勒探头是双晶体，一个晶片发射超声，另一个晶片接受回声信号

E.取样容积的部位常规置于血管中央，通常设为1~2mm

二、简答题

1.什么是多普勒效应？

2.常用的多普勒超声技术有哪些？

（左　峰　崔勤皓）

第四章　腹部超声检查方法

微课

PPT

知识目标

1.**掌握**　超声检查前的准备；超声探测的方法；超声扫查常用切面与图像方位；超声回声的描述。

2.**熟悉**　超声诊断仪的构造与使用要求；探头的选择、维护与保养；超声图像观察与分析的内容；超声检查报告的书写要求。

3.**了解**　超声探测的方式、途径、程序及临床应用价值。

技能目标

1.**学会**　超声检查的基本手法运用及基本切面的扫查。

2.**具备**　识别常见回声类型及观察分析超声声像图的能力。

具有良好的职业道德、医患沟通能力和团队协作精神。

第一节　超声检查前的准备

一、受检者准备

（一）腹部超声检查

（1）检查肝、胆、胰、脾等脏器时，需要空腹8小时以上，检查前一天应少食产气多的食物，以减少胃肠道气体的干扰。

（2）检查胃、胰腺及腹部血管时，可以饮水500ml，使胃部充盈，以清晰地显示图像。

（3）经直肠探测，需要清洁灌肠，做好肠道准备。

（4）需要评价胆囊收缩功能时，备用脂肪餐。

（5）患者同时有X射线钡餐造影、胃镜等检查时，应优先行超声检查。

（二）盆腔超声检查

（1）经阴道超声检查妇科、早孕需排空膀胱。

（2）经腹壁超声检查妇科、早孕、前列腺、膀胱需检查2小时前饮水500ml，使膀胱适度充盈，以膀胱作为透声窗进行观察。

（三）其他超声检查

（1）心脏、血管、浅表组织和颅脑检查一般不需特殊准备。

（2）婴儿不配合者可在临床医生指导下使用镇定药物。

（3）介入超声检查需按照操作规程做好相应准备。接受介入性超声检查的患者应有知情权，了解检查的方法及检查目的，以及可能出现的不适感和并发症。检查前医生需与患者及家属沟通，取得患者的同意，并由患者亲自或委托其亲属代理签字相关手续。

（四）受检者体位

1.**仰卧位**　超声检查最常选用的体位，适用于检查胸部、腹部、盆部等，如肝、胆、胰、脾、双肾、膀胱、子宫及附件、前列腺等。

2.**侧卧位**　检查显示不清时，常辅助侧卧位检查。如观察胆囊、肝右叶、右肾及右肾上腺、心脏等器官时，常辅助采用左侧卧位；观察脾脏、左肾及左肾上腺等器官时，常辅助采用右侧卧位。

医药大学堂
YIYAODXT.COM

3.俯卧位 双肾等器官检查时，若腹腔内气体较多，仰卧位、左右侧卧位均显示不清时采用该体位检查。

4.坐位 常用于测定胸腔积液、心功能不全或其他原因而不能平卧的患者；饮水后观察胰腺的患者。

5.立位 常用于检查腹股沟斜疝或股疝、隐睾、游走肾或肾下垂等。

6.膝胸位 常用于检查肛周脓肿；观察胆管结石的移动等。

二、检查者准备

（一）准备好设备与环境

（1）校对电源电压以及接地装置是否正常，待仪表正常后，方可开主机开关。

（2）正确调节好各个控钮至最佳工作状态。

（3）调节室内温度和光线，使患者处于比较安静、舒适的环境中。

（4）根据患者的检查部位，选择合适的探头及频率。

（二）做好医患沟通

（1）认真阅读申请单，核对患者信息，询问患者病史，了解患者病情，明确检查目的。

（2）注意和患者交流沟通，给予患者适宜的人文关怀，以取得患者信任，主动配合检查，取得满意的检查效果。

（三）做好消毒隔离

（1）对患传染性疾病的患者进行检查时，按照消毒隔离程序处理，所有器械应严格消毒，以防止交叉感染。

（2）介入性超声、腔内超声、术中超声检查，按照操作规程严格消毒。

课堂互动

学生思考：1.为什么超声检查过程中需要做好医患沟通？
2.如何沟通才能获得满意的效果？

第二节 超声诊断仪的构造与使用

一、构造

超声诊断仪主要由探头、显示器、面板控制单元、主机、记录和打印装置构成。

（一）探头

1.构造 探头是超声诊断仪的重要组成部分，又称超声换能器，具有发射超声波及接收超声波的作用，是电能和声能相互转换的装置。主要由压电材料、垫衬吸声材料、保护层、声匹配层、外壳等组成（图4-1），决定声能和电能互换能力的核心部件是压电材料。

2.类型及用途 医用超声探头种类繁多，有电子扫描式（凸阵、线阵、相控阵）、机械扫描式（摆动式、旋转式）以及一些满足临床特殊需要的不同用途的超声探头。

（1）凸阵探头 常用于检查腹、盆腔脏器等。

（2）扇形探头 常用于检查心脏、颅脑等。

（3）线阵探头 常用于检查甲状腺、乳腺、外周血管、肌肉骨骼、浅表淋巴结等。

（4）腔内探头 包括经食道探头、经阴道探头、经直肠探头等，根据临床需要选用。

（5）穿刺探头 借助超声图像指导穿刺，准确定位。

3.频率及选择 探头常用的频率为2~14MHz，根据声衰减的特性、探测部位的不同来选择

不同频率的探头。一般情况下，频率越高，波长越短，穿透力越弱，衰减越多；频率越低，波长越长，穿透力越强，衰减越少。因此，检测浅表器官和外周血管，通常选用高频探头；检测胸、腹、盆腔等部位器官，通常选用低频探头。

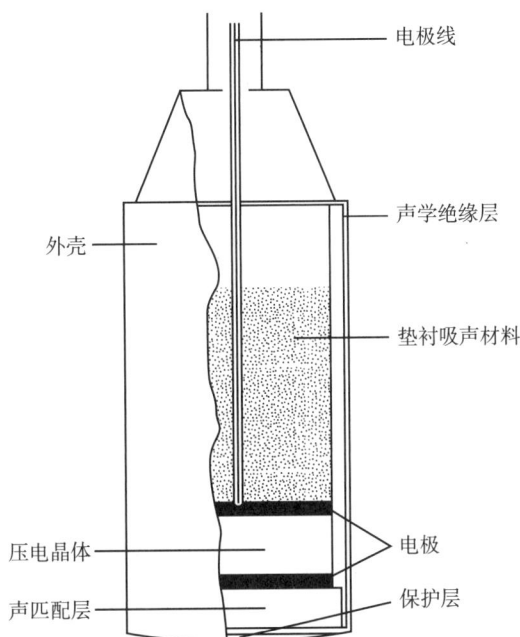

图4-1　探头的组成

（二）显示器

从人体反射回来的超声信息，最终在显示器或记录仪上以图形、曲线等形式显示，供检查者观察所检查器官的断层图像，目前常用的有荧光显示器、激光显示器、液晶显示器等。

（三）面板控制单元

运用仪器面板上的旋钮、开关等可对仪器的功能进行调节，在超声检查时优化检查条件，并进行相关测量。功能调节分为灰阶成像调节、多普勒成像调节（详见第三章），灰阶成像调节需注意以下几个方面。

（1）适度调节显示器的亮度、对比度、饱和度等。

（2）调节深度增益补偿调节（DGC）/时间增益补偿（TGC），实性脏器扫查，声束因距离增加造成回声衰减，需补偿调节保证图像质量；含液空腔器官后方回声增强，当后方回声过强时，会影响后壁结构的显示，要调节TGC抑制远场回声强度。

（3）调节聚焦点，设置单个或多个聚焦点（但不可过多），将其调节至超声检查或测量、观察的区域，以增加图像的分辨力。

（4）调节图像深度，检测目标要完整显示并处于中央区域，必要时，运用局部放大功能，重点观察某一区域。

（5）适度调节总增益，图像亮度较低时，易引起有效的弱信号信息丢失，导致漏诊，图像亮度太高，容易造成图像失真。

（四）主机

主要包括超声信号电路板和数字扫描变换电路板，由超声发射电路、回波接收电路、信号储存等构成，可将（发射/接收）单元进入的超声回波信号首先进行（模拟/数字）的转换变成数字信号，并完成各项后处理的功能，所有将要显示的信号都要在变换器中完成转换，最后变成视频信号显示，供检查者观察分析。

（五）记录、打印装置

目前，临床常用的是将计算机、打印机直接连接至超声诊断仪上，利用超声工作站系统储存图像、打印报告或进一步研究使用。

二、使用与保养

（一）工作环境和电源要求

（1）室温以25℃±3℃为佳；相对湿度30%~80%；避免高温、潮湿、灰尘和易燃气体。室内保持良好的通风。

（2）不能进入使用乙醚的手术室。

（3）远离高频磁场、电场、强电流环境，如发电机组、放射科等。

（4）超声诊断仪在室内应远离窗户，避免显示器阳光直射。

（5）应使用自动稳压电源，保证持续稳压电源供应，防止经常断电。

（6）在搬动或移动超声诊断仪时应注意防震。

（二）仪器的维护保养

1.主机

（1）超声诊断仪需要专业人员定期维护保养，并做好记录。操作主机时应用力适度，严格按照使用说明操作，禁止在不了解的情况下操作。

（2）开机前认真检查电源，做到"四看"：看标准电压、看地线接头、看控钮位置、看探头连接，各项均符合要求方能开启。开机使用时，先开稳压器电源开关，待电源电压稳定后再开启主机电源开关；检查间隙应冻结，减少仪器损耗；使用结束时，恢复各旋钮位置，先关闭主机电源，再关闭稳压器电源。不得在短时间内反复开关电源。

2.探头

（1）探头要轻拿轻放，防碰撞。

（2）用柔软纸巾擦拭脏污，防磨损。

（3）常规超声探头禁止使用液体浸泡法消毒，部分穿刺探头需浸泡消毒但不可超过探头电缆线连接处。

（4）避免用力牵拉、扭曲、踩压探头电缆。拆卸探头时，应先关闭整机电源。

3.耦合剂

（1）作用　减少探头与组织之间的气体，减少声阻抗差，保护皮肤和探头。

（2）性状　主要成分是水，为了防止流淌加入了适当的黏稠剂，此外为了防止干燥还加入了保湿剂。特殊部位检查时（如术中探查），使用灭菌耦合剂。耦合剂的质量跟图像的清晰、探头的寿命和患者有关，在使用时应选用非油性、无腐蚀的耦合剂，具有透声好、无毒性、无腐蚀性、无杂质、无气泡、不刺激皮肤、容易擦拭等特性，禁止使用液体石蜡、甘油等耦合剂。

（3）涂布　采用挤牙膏式涂抹到探头表面，请勿对着探头甩动耦合剂瓶，防止耦合剂瓶尖头损害探头外层声学匹配层。仪器使用后必须及时擦拭探头上的耦合剂。

> **📖 知识拓展**　　　　　　　　　　　　　　血管内超声
>
> 血管内超声（IVUS）是将无创的超声技术和有创的心导管技术相结合，对心血管病变进行诊断的一种方法。将微型化的高频（20~40MHz）超声探头安装于导管顶端，随导管插入心血管腔内进行探测，能够显示血管组织结构和几何形态的细微解剖信息，了解管腔的形态，显示管壁的结构，了解动脉粥样硬化的病理生理变化，显示管壁病变的性质，被认为是血管检查的新的"金标准"。

PPT

第三节 超声探测的方法

一、方式与途径

（一）探测方式

1.直接法 探头与受检查者的体表或黏膜直接接触探测，是最常用的探测方式。

2.间接法 探头与受检部位之间放置水囊间接探测，主要用于浅表器官组织检查，目前此法已很少使用。

（二）探测途径

1.经体表超声检查 常规采用的超声探测途径，在临床上应用最广。

2.腔内超声检查 包括经直肠、经尿道、经阴道、经食管等途径，通过相应的体腔，接近被探测的部位，避开肺气、胃肠气和骨组织干扰，提高了检查效果。

3.术中超声检查 在手术过程中，通过超声引导监控，显示体内结构及手术器械位置，为临床外科诊断和治疗提供帮助。

4.介入超声检查 在实时超声图像的监视引导下，完成各种活检、穿刺、抽液、置管引流、造影、注药等操作，以达到诊断和治疗的效果。

二、程序与方法

根据检查部位，正确调节仪器至最佳状态、选择合适的探头及频率、尽量避免超声检查的盲区、清除声路中的气体干扰等，是获得理想图像的基本程序。除此之外，还要注意综合运用一些操作方法技巧，以达到满意的检查效果。

（一）探头掌控方法

持握探头要放松腕部，在体表滑动探头要匀速、轻柔。

1.执笔法 用于短小探头，如手术探头、相控阵探头等。

2.握持法 用于腔内探头等。

3.抓控法 用于较大探头，如凸阵探头、线阵探头等。

（二）探头放置方位

根据检查部位确定探头放置方位。

1.垂直扫查 探头直立，与扫查部位体表相垂直。

2.倾斜扫查 探头与体表成一定角度。

3.肋下扫查 探头在肋缘下按一定角度扫查。

4.肋间扫查 探头置于肋间，可进行垂直、倾斜扫查。

5.旋转扫查 探头方向与皮肤垂直或呈一定角度，正反两个方向缓慢转动扫查。

6.滑动扫查 探头向一个方向平行的缓慢滑动，遇到可疑病变时探头加以往返滑动。

（三）探头移动手法

根据扫查脏器或病灶切面，运用一种或多种探头移动手法。

1.顺序连续平行探测法 根据检查部位需要，探头在一定范围内轻柔、缓慢、匀速不间断滑行，做纵、横、斜或任意方向的连续平移扫查。

2.十字交叉探测法 探头在纵、横两个相互垂直平面相交的扫查方法。如在超声扫查某一切面中出现的圆形图像，为了鉴别其是圆球形还是管形等，常用此种方法。

3.定点摆动探测法 检查部位固定，探头在体表的位置不移动，探头按一定角度上下或左右连续侧动，立体观察脏器及病灶的整体图像。有骨、气体等干扰时，常采用此法扫查。

4.对比加压探测法 扫查人体对称性器官时，需要双侧对比扫查，如乳腺、甲状腺等。扫查腹部时，根据检查需要，探头施加适当压力，即加压探测法，以清晰地显示图像。

三、超声扫查常用切面与图像方位

（一）超声扫查常用切面

常用的超声扫查切面包括以下几种（图4-2），扫查时根据检查部位灵活运用，以不同部位和角度能获取组织器官最清晰图像、最特征的信息为原则。

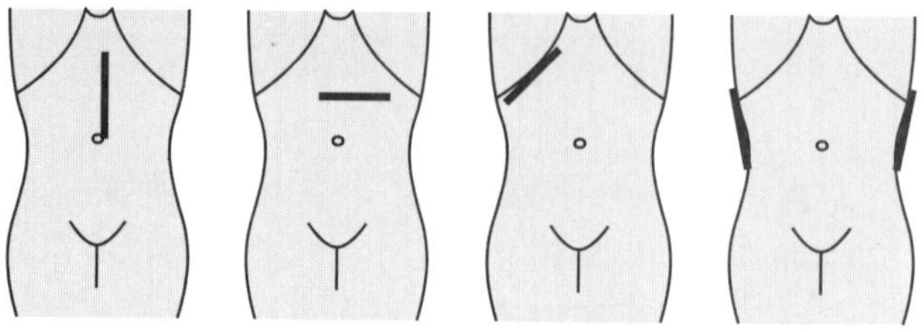

| 纵切面 | 横切面 | 斜切面 | 冠状切面 |

图4-2 超声扫查常用切面

1.矢状面扫查（纵切面） 扫查面由前向后并与人体的长轴平行、与人体冠状面垂直的系列切面。需要标明切面的体表位置，如腹部正中线、锁骨中线、腋前线、肩胛线等。

2.冠状面扫查（冠状切面、额状切面） 扫查面与人体额状面平行，与人体矢状面垂直的系列切面。

3.横向扫查（横切面、水平切面） 扫查平面与身体长轴垂直的系列切面。需要标明切面的水平，如剑突水平、脐水平、髂前上棘水平等。

4.斜向扫查（斜切面） 扫查面与人体长轴呈一定角度，根据检查部位的不同，倾斜的角度不一。如沿肋间的肝脏切面，沿胆囊长轴的切面等，均为斜切面。

（二）超声图像方位

超声监视器上显示的声像图方位，是由体位（仰卧位、侧卧位、俯卧位）和探头位置及其声束扫查平面决定的。在分析声像图时，首先要明确探头的体表位置，进而确认解剖切面。超声探头的标志与显示屏上的标志相对应，如探头侧标志指向患者头端，则朝向头部的结构会出现在屏幕上有标志的一面（图4-3）。

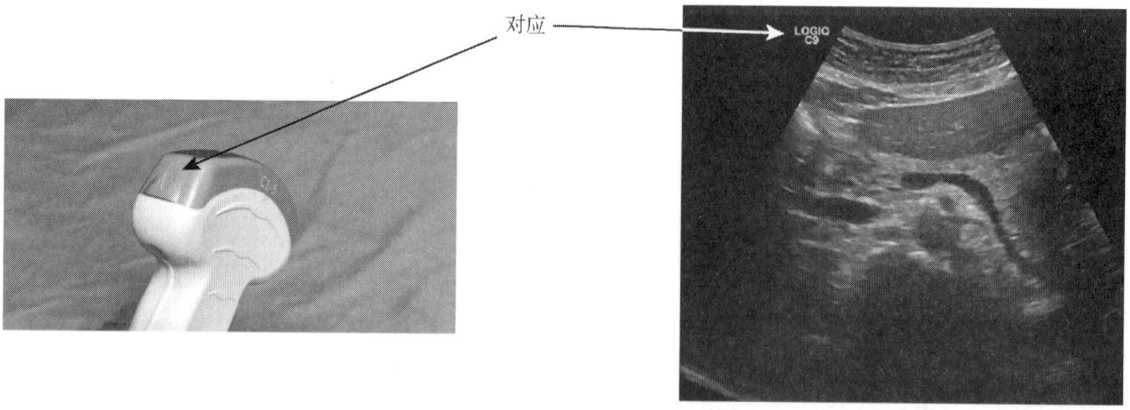

图4-3 超声图像标志示意图

1.仰卧位探测

（1）矢状面 图像左侧有标志方向代表受检者的头侧结构，声像图右侧代表受检者的足侧，图像浅部或前方（距探头近侧）为受检者的腹侧结构，图像深部或后方（距探头远侧）为受检者的背侧结构（图4-4）。

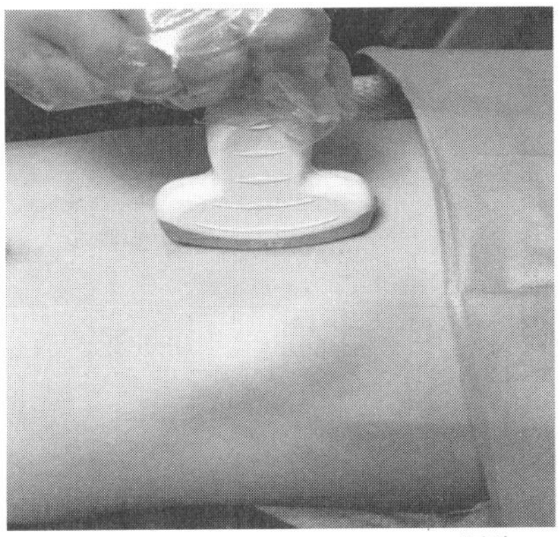

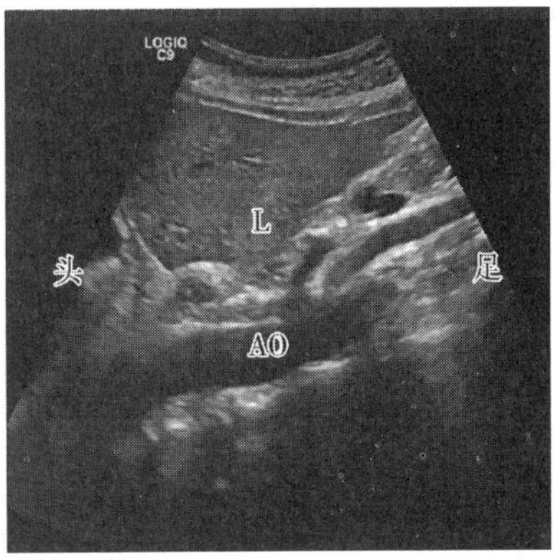

L：肝脏；AO：腹主动脉

图4-4　上腹部矢状位切面扫查及声像图

（2）冠状面　图像左侧有标志方向代表受检者头侧结构，图像右侧代表受检者足侧结构（图4-5）。

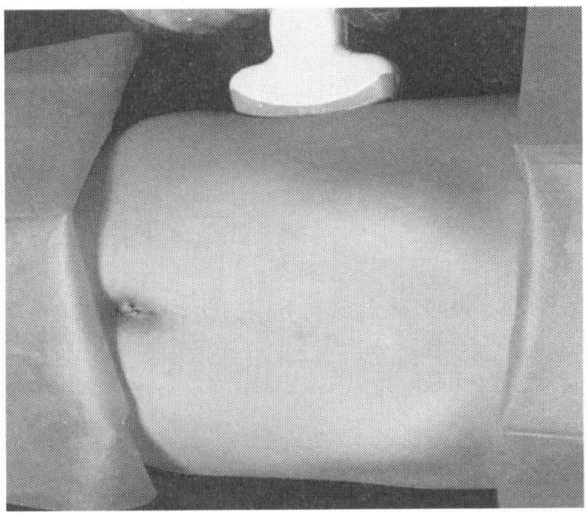

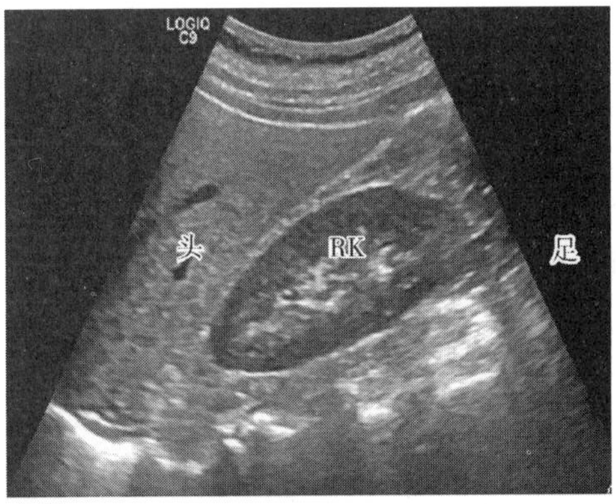

RK：右肾

图4-5　右肾冠状切面扫查及声像图

（3）斜切面　探头倾斜角度不大，斜切面近乎横切面时，则以横切面为标准，探头倾斜角度过大，斜切面近乎纵切面时，则以纵切面为标准（图4-6）。

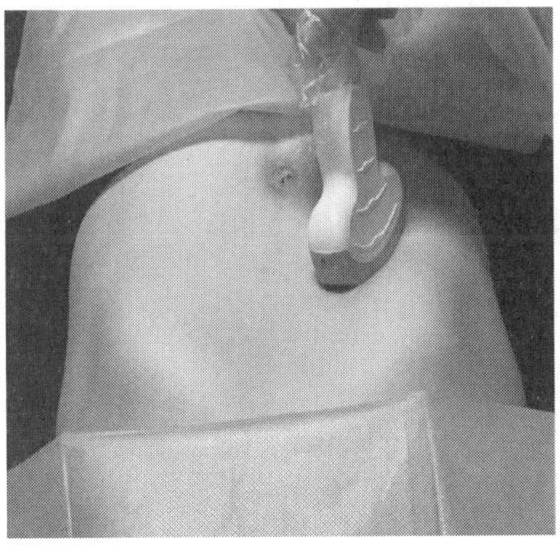

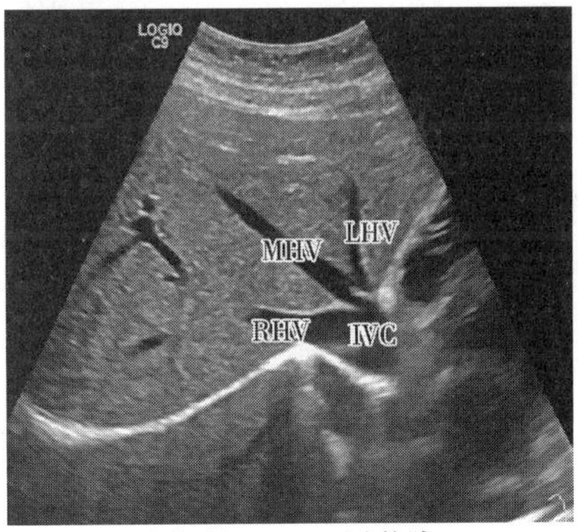

LHV：肝左静脉；RHV：肝右静脉；MHV：肝中静脉；IVC：下腔静脉

图4-6　右肋缘下斜切面扫查及声像图

（4）横切面　图像左侧有标志方向代表受检者的右侧，图像右侧代表受检者的左侧结构。图像浅部或前方代表受检者的腹侧，深部或后方代表受检者的背侧结构（图4-7）。

2.俯卧位探测

（1）矢状面　声像图左侧有标志方向代表受检者的头侧结构，声像图右侧代表受检者的足侧结构，浅部或前方代表受检者的背侧结构，深部或后方代表受检者的腹侧结构（图4-8）。

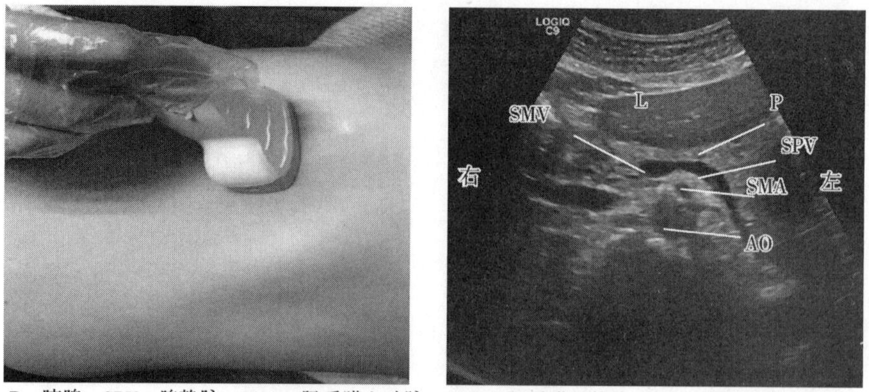

P：胰腺；SPV：脾静脉；SMA：肠系膜上动脉；SMV：肠系膜上静脉；AO：腹主动脉；L：肝

图4-7　上腹部横切面扫查及声像图

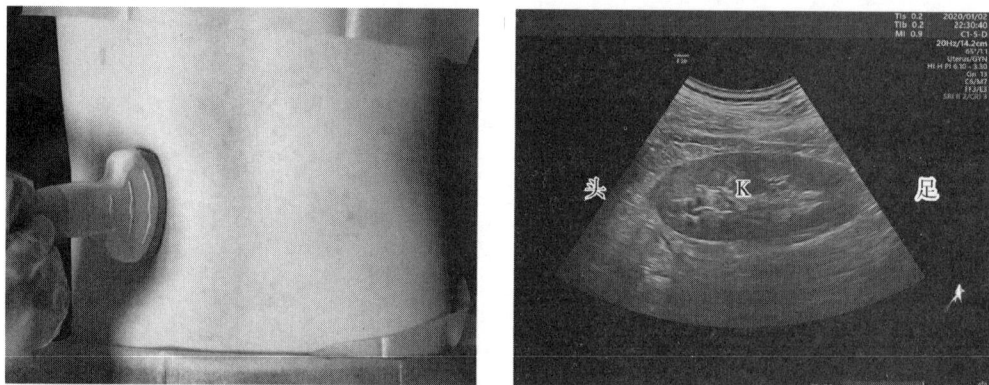

K：肾

图4-8　左肾背部矢状切面扫查及声像图

（2）横切面　声像图左侧有标志方向代表受检者的左侧结构，声像图右侧代表受检者的右侧结构。浅部或前方代表受检者的背侧结构，深部或后方代表受检者的腹侧结构（图4-9）。

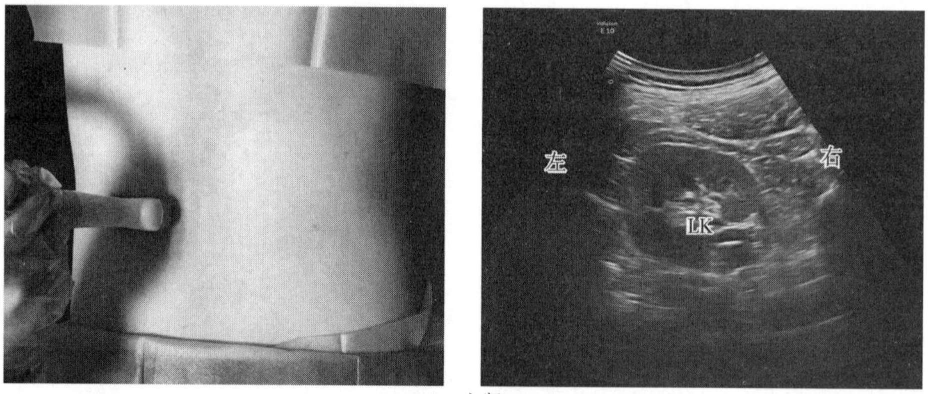

LK：左肾

图4-9　左肾背部横切面扫查及声像图

第四节　超声回声描述与超声图像分析内容

案例讨论

案例　患者，男性，56岁，日常无明显身体不适，来院健康体检，进行腹部超声检查，超声描述为肝实质内探及无回声区，图4-10为患者腹部超声图。

PPT

图4-10　患者腹部超声图

讨论　1.该病变有什么特征？该声像图的形成原理是什么？

　　　2.常见的超声回声类型有哪些？该如何描述？

一、超声回声的描述与命名

（一）回声强度与命名

超声图像是由黑白之间不同灰度组成的，像素的亮暗反映了回声的强弱，将回声信号的强弱，变换成荧光屏上最亮到最暗的像素变化过程，即从白到灰再到黑的过程称灰度，将灰度分为若干等级称为灰阶。根据回声的强弱可分为以下几种常见的类型（图4-11）。

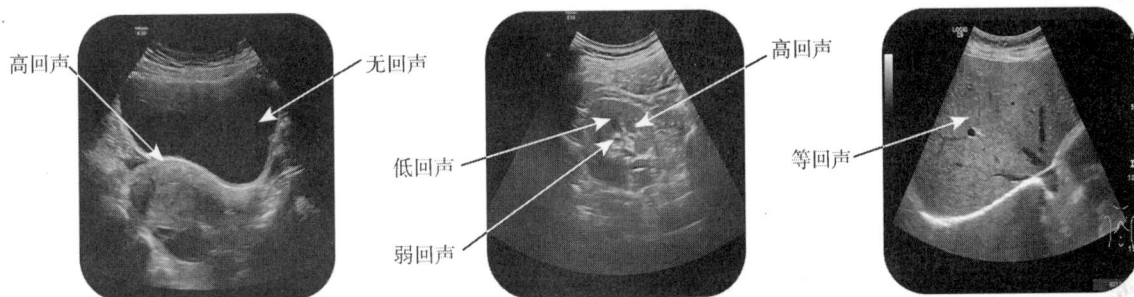

图4-11　超声回声强度的类型

1.无回声　灰度极暗的黑色区域，相当于灰标的最暗端。为均匀的液体回声，正常情况下如尿液、胆汁、血液等，病理情况下如囊肿、胸腔积液等。

2.弱回声　比低回声更暗，接近无回声，需提高增益观察，如正常淋巴结、肾椎体。

3.低回声　灰度暗淡的均质细小点状回声，亮度介于弱回声与等回声之间，如肾皮质回声。

4.中等回声　呈灰度中等的回声，亮度相当于灰标中段，如正常肝实质和脾实质回声。在灰阶图像中，病灶与周围组织的回声强度一致或近似，称为等回声。

5.高回声　呈灰度较亮的回声，亮度介于强回声与等回声之间，后方无声影，多见于纤维组织、肾窦等。

6.强回声　灰度明亮，达到灰标最亮端亮度的回声，后方伴有声影，如结石、气体、致密骨、钙化、金属等。

人体组织回声强度的一般规律：骨骼>肾窦>胰腺>肝，脾实质>肌肉>肾皮质>肾髓质（肾锥体）>血液>胆汁和尿液。需要注意的是，组织回声的强弱与其内部不同构成部分的声阻抗差别有关。切记不要与X射线成像的密度概念混淆。对组织的回声特征判断，必须结合声像图表现综合分析。

（二）回声形态及分布

1.点状回声　明亮细小颗粒状回声，通常小于0.2cm。常见于肝、脾等实质性脏器的内部回声。

2.斑状回声　回声密集呈明亮的小片状，大小为0.3~0.5cm，边界清楚，如钙化灶、正常肝圆韧带横断面等。

3.团块状回声　大于0.5cm，聚集呈团块状（图4-12）明亮回声或呈低回声，如结石、脏器内占位性病变等。

图4-12　超声回声的形态示意图

4.环状回声　呈环形或圆环形的亮环回声。如宫内节育器、囊肿边缘等。

5.带状或线状回声　呈带状、线样明亮回声，如韧带、脏器包膜、血管壁等。

6.特殊征象　某些具有特征性的回声，临床上常对其进行形象化的描述或命名，如肝硬化时肝包膜的"驼峰征"，转移性肝癌的"牛眼征"，畸胎瘤的"脂液分层征"，乳腺癌的"太阳征"、胃肠道肿瘤的"假肾征"等（图4-13）。

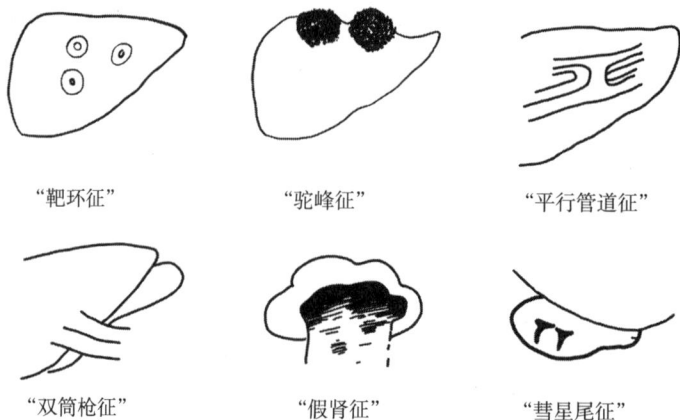

"靶环征"　　　　　"驼峰征"　　　　　"平行管道征"

"双筒枪征"　　　　　"假肾征"　　　　　"彗星尾征"

图4-13　超声特殊征象示意图

7.回声分布情况　脏器回声一般用均匀或不均匀描述，病灶内部回声一般用均质、非均质描述。

二、超声图像的观察与分析

（一）主要内容

1.位置、形态、大小　观察组织器官的位置是否正常，外形是否肿大或缩小，有无形态失常，如局部边缘膨出或局限性隆起。

2.边界和包膜回声　观察实性脏器的包膜是否连续完整，有无粗糙、不平、中断的现象。若发现结节状或团块状肿块，应观察其周围是否围绕无回声的"暗环"或高回声的"光环"等。观察囊性器官应注意囊壁是否增厚、有无肿物及异常回声。

3.内部回声　观察实性器官内部回声是否有弥漫性或局限性回声异常，内部管道的分布、走行及管腔结构的情况。观察囊性器官腔内是否透声良好。发现局限性回声异常时，要观察分析其声像图特点，确定是实性病变还是囊性病变（表4-1）。

表4-1　实性病变与囊性病变声像图的区别

	实性病变	囊性病变
病变形态	规整或不规整	圆形或椭圆形
边缘回声	包膜光滑或不光滑	囊壁光滑
侧壁失落	无	有
内部回声	有高/等/低回声	无回声
周围组织	视病灶不同，周围组织可有反应性改变	较小者无明显改变，巨大者可压迫周围组织
彩色血流	病变内部或周边可见血流信号	囊壁可有点状血流信号，囊内无血流信号

4.后方及后壁回声　观察组织器官或病变组织后方及后壁回声情况，有无增强效应或减弱及后方声影的形成等。

5.毗邻关系　观察病变与周围相邻脏器及血管的位置关系，有无压迫变形、粘连或浸润。是否有肿大淋巴结或远处转移，根据组织器官毗邻关系的变化，对于判断病变的存在及其严重程度有重要意义。

6.功能评估　胆囊收缩功能、胃排空功能、心脏收缩与舒张功能、胎儿生理功能等。

7.血流动力学　观察血管有无异常扩张、狭窄，管腔内是否有异常回声；测定血流动力学参数（速度、加速时间、阻力指数），分析多普勒频谱是否异常，病变部位及其近段和远段血流的状态（层流、湍流、涡流）是否正常。

（二）注意事项

（1）观察与分析声像图，应首先对临床申请检查的部位，如血管、脏器、淋巴结等，进行解剖定位、仔细检查、认真观察、综合分析。

（2）注重结合病史及有关临床资料综合分析。既不能脱离临床妄下诊断，也不能将超声声像图与临床表现生拉硬套，迎合临床诊断或其他影像诊断。避免就"影像"谈"诊断"，注意"同病异图、异病同图"现象。

（3）避免把超声检查的结论提升到病理诊断的高度。超声诊断是依靠声像图诊断，不等同于病理诊断，超声诊断是否正确，最终需要病理诊断来验证。对一些常规超声诊断较困难者，可建议超声引导下穿刺活检，以获得病理诊断结果。

（4）分析过程中，不论声像图典型与不典型，都不要忽视鉴别诊断。

（5）注意识别各种伪像，切忌将图像中的伪像误认为病变，导致误诊。

📖 知识链接　　　　　　　　　　**后方回声**

组织器官或病变组织的后方回声，一般包括以下几种情况。

1.后方回声增强　声波穿过含液性器官或病灶时，不发生衰减，其后方回声增强。

2.后方回声衰减　声波穿过疤痕、纤维组织、某些结构复杂的肿瘤时，其后方回声与同深度周围组织相比明显减低。

3.后方声影　声波遇到结石、骨骼、钙化灶等时，超声能量明显衰减不能穿过，其后方形成无回声声影。

4.中间声影　不均质病变的局部区域，声波不能穿过或极少穿过，病灶后方仅局部区域出现声影。如肿瘤内部微小钙化后方的声影。

5.侧后声影　声波遇到球形病灶或囊性病变侧面边缘时，后方两侧方产生的对称性带状无回声侧影。

医药大学堂
www.yiyaoxt.com

三、超声检查报告的书写

（一）总体要求

超声报告是临床诊断治疗的重要依据之一，是病历文书的重要组成部分，也是开展教学科研的原始资料。书写超声报告是超声科医生的一项基本功，书写质量是评价超声科医生书写报告能力、知识水平和责任心的依据。在保证测量数据准确的前提下，综合超声所见及临床表现认真分析后，正确地运用超声术语，内容简洁，层次分明，重点突出，写出检查报告，提出诊断意见，为临床诊断治疗提供可靠依据。

（二）要点及注意事项

（1）实质性脏器的形态、大小、包膜、边界及主要测值，脏器实质光点均匀性、粗细、血管清晰度、管道走行、血流情况。

（2）空腔脏器的形态、大小、腔壁厚度、是否光滑、延续性、层次、液体透声及排空情况。

（3）成对脏器需双侧对比描述。

（4）发现异常回声或病灶时，应描述病变的形态、边界、包膜、回声强度、均质性，侧方声影及后方回声的变化，病变周围变化、病变部位的血流情况等。声像图描述要用公认的超声术语描述其声像图特征，避免使用疾病名称或组织学名称。

（5）来源不明的病变，可结合其他辅助检查明确病变部位。有些病例需随访观察，了解病灶的动态变化。多次复查的病历应与前次比较，提示病情进展情况供临床医生参考。

（6）某些病灶的声像图具有高度特异性、准确性、可重复性，可报告充分肯定或否定的结论，如结石、囊肿等。如果发现异常回声，图像不典型，难以下肯定的结论时，可对声像图客观描述，结合临床做出恰如其分的推断，提出合理化建议。

（7）超声提示要注意按病变的主次顺序，将主要诊断放在前面，次要诊断在后；原发病在前，继发改变在后；肯定的诊断在前，不肯定的推测在后。

（三）示例

1.正常实质性脏器（以肝脏为例）

超声所见：肝脏左叶大小约＿＿＿cm×＿＿＿cm，肝右叶最大斜径约＿＿＿cm。肝形态正常，被膜平滑，呈线状高回声，实质回声均匀，呈均匀点状中等回声。肝内管状结构清晰，走行自然，腔内呈无回声。门静脉主干内径约＿＿＿cm。胆总管上段内径约＿＿＿cm。

CDFI：肝脏内血管血流方向正常，血流充盈良好。

超声提示：肝脏未见异常。

2.正常空腔脏器（以胆囊为例）

超声所见：胆囊大小约＿＿＿cm×＿＿＿cm，形态正常，囊壁光滑，壁厚约＿＿＿cm。囊内呈液性无回声，透声好。

CDFI：胆囊壁未见异常血流信号。

超声提示：胆囊未见异常。

3.正常成对脏器（以肾脏为例）

超声所见：双肾轮廓清晰，形态正常，左肾大小为＿＿＿cm×＿＿＿cm×＿＿＿cm，实质厚＿＿＿cm；右肾大小为＿＿＿cm×＿＿＿cm×＿＿＿cm，实质厚＿＿＿cm。被膜光滑，实质呈低回声，皮髓质分界清晰，集合系统排列整齐，肾盂、肾盏、输尿管未见明显扩张。

CDFI：双肾血流灌注良好。

超声提示：双肾未见明显异常。

4.实性占位性病变（以血管瘤为例）

超声所见：肝脏左叶大小约____cm×____cm，肝右叶最大斜径约____cm。肝脏大小正常（肿大、缩小），形态正常（异常）。肝脏左叶（右叶）可见一个（多个）强（高/低/混合）回声团，（最大者）大小约____cm×____cm，边界清晰，边缘回声增强，可见"裂隙征"，后方回声无明显变化（增强），内部回声均匀（不均匀）。

CDFI：回声团周边（内部）可见（未见）血流信号，周围血管（肝脏静脉或门静脉）可见（未见）绕行。

超声提示：肝脏实质性占位（考虑肝脏血管瘤可能性大）。

建议：超声造影或其他影像检查。

5.囊性占位性病变（以囊肿为例）

超声所见：脾脏长径____cm，厚径____cm。脾脏大小正常（增大），形态正常（失常），内部回声不均匀，实质内可见液性无回声区，大小约____cm×____cm，边缘清晰，壁薄光滑，内透声好，侧壁回声失落，后方回声增强。余脾实质回声均匀。

CDFI：脾动静脉血流充盈良好，走行正常。

超声提示：符合脾脏囊肿声像图。

本章小结

本章简要介绍了超声检查前的准备、超声仪器的构造与使用要点。详细叙述了超声探测的方法、超声回声的描述、超声声像图观察的内容与方法、超声检查报告的书写规范。本章具有承上启下的作用，识别超声回声的类型、理清图像观察与分析的思路，是学好超声诊断的基础，娴熟的扫查技术是提高超声诊断正确率的关键。规范的超声检查报告，是临床诊断与治疗的依据。

习 题

习题

一、单项单选题

1.心脏超声检查时使用（ ）探头。

A.凸阵 　　　B.扇形 　　　C.线阵 　　　D.腔内 　　　E.内窥镜

2.超声检查时膀胱内尿液呈（ ）。

A.低回声 　　　B.高回声 　　　C.无回声 　　　D.强回声 　　　E.等回声

3.超声检查时结石、胆汁、肝实质分别呈（ ）。

A.高回声、无回声、中等回声 　　　B.强回声、无回声、弱回声

C.强回声、无回声、中等回声 　　　D.高回声、弱回声、中等回声

E.低回声、无回声、中等回声

4.下列不属于超声诊断仪组成部分的是（ ）。

A.探头 　　　B.主机 　　　C.显示器 　　　D.面板控制单元 　　　E.U盘

5.超声检查中最常用的体位是（ ）。

A.仰卧位 　　　B.侧卧位 　　　C.坐位 　　　D.侧卧位 　　　E.立位

二、简答题

1.超声常见的扫查切面有哪些？

2.超声常见的回声强度描述有哪些？

（刘红霞　王一川）

医药大学堂
www.yiyaoddkt.com

微课

彩图

PPT

医药大学堂
www.YIYAODXT.COM

第五章　肝超声诊断

📖 **知识目标**

1.掌握　肝脏的解剖结构、超声检查方法、正常超声声像图特点。

2.熟悉　脂肪肝、肝淤血、肝硬化、原发性肝癌、肝血管瘤、转移性肝癌、肝外伤、肝囊肿和肝脓肿的声像图特点和鉴别诊断，以及其病因病理、临床表现和临床价值。

3.了解　肝局灶性结节增生局灶性病变的病因病理、临床表现、超声检查、鉴别诊断。

📖 **技能目标**

1.学会　肝脏常规标准切面的扫查方法。

2.具备　观察与分析正常及异常超声声像图的能力；将基础理论、基本知识和基本技能融会贯通的能力。

具备良好的职业道德、医患沟通能力和团队协作精神。

第一节　肝解剖概要

一、肝的位置

肝大部分位于右季肋区和腹上区，少部分位于左季肋区。肝上界与膈穹隆一致。右叶上界最高点在右锁骨中线与第五肋相交处，肝下界成人不超出肋缘下0.5~1.0cm。肝的位置可随呼吸、体位的改变而发生移动。

二、肝的形态、大小

肝的形态近似楔形，通常分为前、后、左、右四个缘和上、下两个面。肝的上面又称膈面，向上膨隆，此面借矢状位的镰状韧带将肝分为小而薄的左叶和大而厚的右叶。肝的下面又称脏面，脏面有三条互连而成的"H"形沟，即两条纵沟及一条横沟，横沟称肝门（第一肝门），有胆管、肝固有动脉、门静脉、神经及淋巴管等出入口，左纵沟的前半部为肝圆韧带，后半部为静脉韧带。右纵沟的前半部是胆囊窝，容纳胆囊，后半部有下腔静脉通过，称腔静脉窝。

三、肝的毗邻关系

肝的膈面光滑隆凸，与膈肌相贴。脏面邻接腹腔多个脏器，自右至左紧邻的脏器有右肾、结肠肝曲、横结肠、胆囊、十二指肠、胃、食管等脏器。肝右侧缘紧邻腹壁，左侧缘与胃、脾和左肾相邻。

四、肝的管道

肝是由许多个肝小叶及一系列管道和结缔组织构成。肝内的门静脉、肝固有动脉、肝管和肝静脉组成肝内四套管状结构，其中前三者相互伴行。门静脉主干在胰头和胰颈交界处的后方，由肠系膜上静脉和脾静脉汇合而成，向右前方延伸，与躯干约成60°，至肝门后方分成左支和右支。肝门静脉汇集成三大主干（肝左静脉、肝中静脉、肝右静脉）注入下腔静脉，为第二肝门。

五、肝的解剖分区

通常利用肝裂和肝静脉的走行将肝分为左右半肝、五叶、八段。目前临床多采取以肝内血管为界，进行肝脏分叶分区，即以肝静脉为区域分界，以门静脉分支为中心，结合静脉韧带进行分区。利用正中裂将肝分为左、右半肝，正中裂内有肝中静脉，以肝中静脉为界将肝脏分为左半肝和右半肝：利用左叶间裂将左半肝分为左内叶和左外叶，肝左静脉和肝门静脉左支矢状部走行于左叶间裂内。利用右叶间裂（肝右静脉走行于右叶间裂内）将右半肝分为右前叶和右后叶。左内叶背侧由静脉韧带将肝尾状叶（S1区）与左内叶分开，余左外叶、右前叶、右后叶分别分为上下两个区域：左外叶上段为S2区，下段为S3区，左内叶为S4区（肝圆韧带在其内），右前叶下段为S5区，右后叶下段为S6区，上段为S7区，右前叶上段为S8区；由此肝脏共分为8个区域。除S1以外，S2~S8区域内均以相应门静脉分支为中心。

PPT

第二节　肝超声检查方法和正常声像图

一、肝超声检查方法

（一）仪器条件及受检者准备

1.仪器条件　常规B型超声诊断仪均适用，首选具有动态聚焦、分辨率高的实时灰阶超声诊断仪。探头频率一般用3.0~3.5MHz，肥胖者可用2.5MHz。

2.受检者准备　常规超声肝脏检查前不需要患者做特殊准备。对于某些腹腔胀气明显，影响到肝脏显示的患者，可建议其空腹清晨检查，以便能更好地显示肝脏及肝门部的结构。

（二）检查方法

1.体位选择

（1）平卧位　主要用于扫查大部分肝左、右叶（图5-1）。

（2）左侧卧位　主要用于扫查肝右叶（图5-2）。

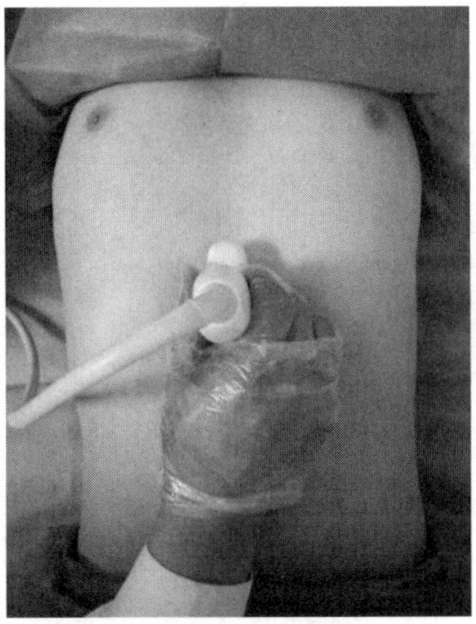

图5-1　平卧位

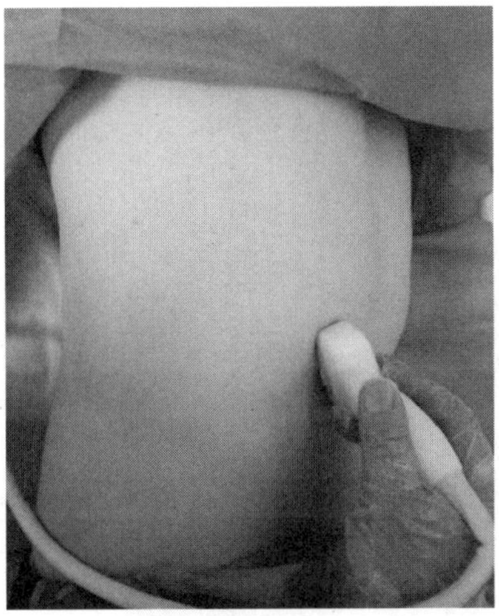

图5-2　左侧卧位

（3）右侧卧位　主要用于显示左外叶（尤其是胃胀气时）（图5-3）。

（4）坐位或半卧位　主要用于扫查肝位置较高的患者（图5-4）。

2.扫查方法

（1）左上腹及剑突下纵切面　探头与腹壁垂直，自左向右缓慢移动探头扫查，可获得肝左叶的连续矢状断面以及其后方的腹主动脉和下腔静脉，探头沿矢状面朝受检者头部方向倾斜，同时嘱受检者深吸气后屏气，可充分显示肝脏膈面。

（2）剑突下横切面　探头置于剑突下横切，声束斜向深部和头背部缓慢侧动探头探测，嘱受检者深吸气后屏气，使扫查范围更大，图像显示更清晰。

医药大学堂 WWW.YIYAOXT.COM

图5-3 右侧卧位

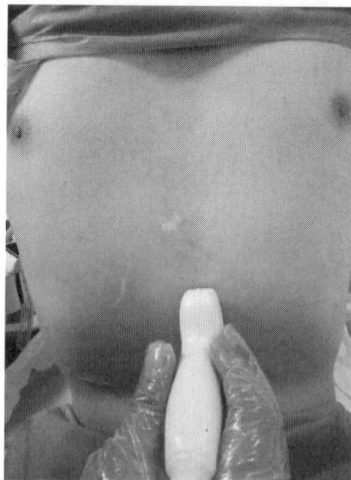

图5-4 坐位

（3）右肋缘下斜切面 探头置于右肋缘下，声束朝向受检者右肩方向缓慢扫查，探头可与肋缘平行或垂直，直至显示膈肌回声，嘱受检者深吸气后屏气，缓慢侧动探头连续扫查可获得一系列肝脏切面声像图。

（4）右肋间斜切面 探头置于右侧肋间，自第4或第5肋间开始逐渐向下逐个肋间扫查，声束垂直于胸壁并侧动探头连续扫查，直至肝下缘。

3.标准切面图

（1）肝-腹主动脉矢状切面 将探头置于剑突下（图5-5），使声束平行于腹正中线自右向左缓慢移动探头至显示腹主动脉长轴切面（图5-6）。可显示左叶前缘、左叶下缘、左横膈面、腹主动脉、肠系膜上动脉及胰体部等。

图5-5 肝-腹主动脉矢状切面扫查

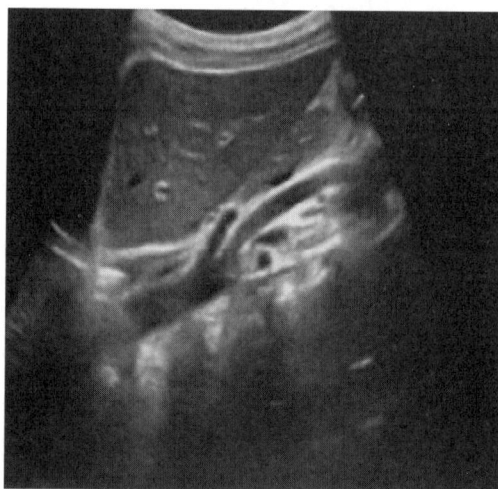

图5-6 肝-腹主动脉矢状切面标准切面声像图

（2）肝-下腔静脉矢状切面 探头置于剑突下（图5-7），显示肝、胰头以及肝深部并纵贯全腹的长带状无回声结构，即下腔静脉长轴（图5-8）。

（3）肝-胆矢状切面 嘱患者取仰卧位，探头与右肋缘平行置于右肋缘下（图5-9），声束方向斜向右上方。标准切面图为通过第一肝门的声像图（图5-10）：右肝、胆囊、门静脉、左右肝管。

（4）肝-右肾矢状切面 嘱患者取仰卧位（图5-11），沿右侧锁骨中线与腋前线之间矢状切面，显示肝、右肾和结肠的关系（图5-12）。在此断面上位于肝、右肾之间的右肝下间隙称为肝肾隐窝，仰卧位时少量腹腔积液可使这一间隙增宽，声像图呈无回声。

图5-7　肝-下腔静脉矢状切面扫查

图5-8　肝-下腔静脉矢状切面标准切面声像图

图5-9　肝-胆矢状切面扫查

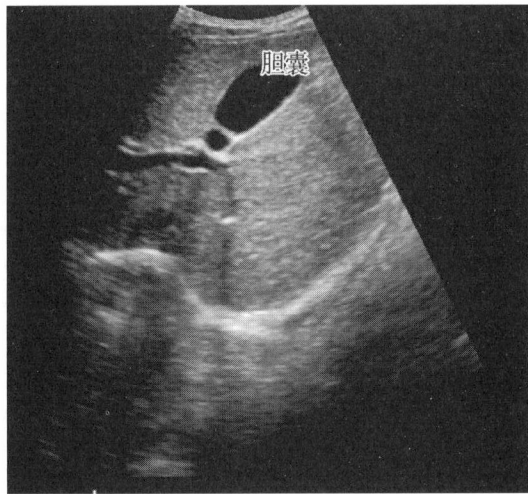

图5-10　肝-胆矢状切面标准切面声像图

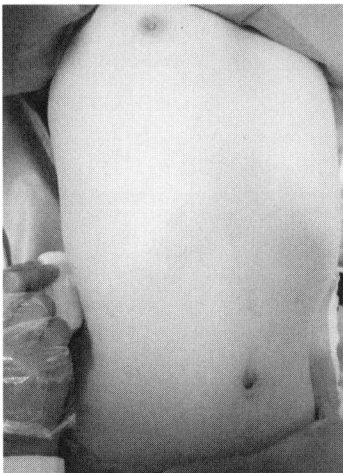

图5-11　肝-右肾矢状切面扫查

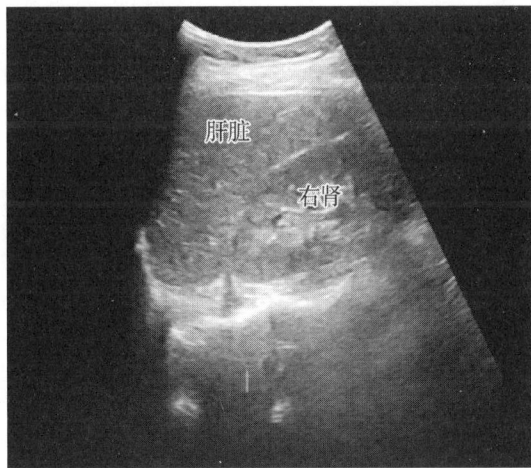

图5-12　肝-右肾矢状切面标准切面声像图

（5）经第一肝门横断面　探头置于剑突下横切，声束斜向深部和头背部缓慢侧动探头探测（图5-13），显示粗大横行走向的门静脉及其分支，重点显示门静脉及其右肝内分支（图5-14）。

图5-13　经第一肝门横断面扫查　　图5-14　经第一肝门横断面标准切面声像图

（6）经第一肝门右肝斜切面　探头置于右肋缘下，声束方向斜向右上后方（图5-15），显示第一肝门横沟处结构，即门静脉主干横切面和门静脉右支纵切面（图5-16）。

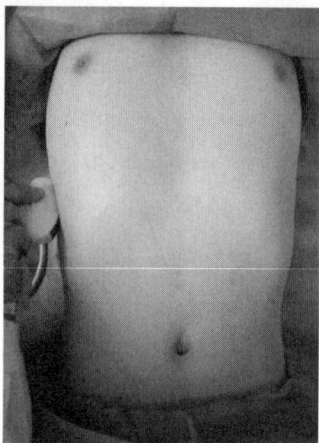

GB：胆囊；IVC：下腔静脉；RPV：门静脉右支

图5-15　经第一肝门右肝斜切面扫查　　图5-16　经第一肝门右肝斜切面标准切面声像图

（7）肝左叶斜断面　将探头置于剑突横切或稍向左侧斜切面，适当侧动探头并使声束平面对准肝门的双管结构（图5-17），常用于显示肝外胆管和"工"字形门静脉的主干和分支。可显示门静脉左支矢状段、门静脉左支横段、门静脉主干、门静脉右支、门静脉右前支、静脉韧带裂、门静脉右后支、膈顶部和下腔静脉等（图5-18）。

S1：尾状叶；S2：左外叶上段；S3：左外叶下段；
S4：方叶；S5：右前叶下段；IVC：下腔静脉

图5-17　肝左叶斜断面扫查　　图5-18　肝左叶斜断面标准切面声像图

（8）经第二肝门斜断面　在显示第一肝门切面的基础上继续向横膈方向偏移探头（图5-19），至清晰显示肝中静脉和肝右静脉的全长。可显示肝左静脉、肝中静脉、肝右静脉、门静脉右支和膈面等（图5-20）。

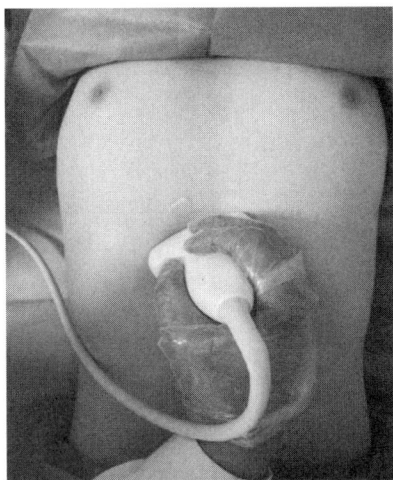

图5-19　经第二肝门斜断面扫查

图5-20　经第二肝门斜断面标准切面声像图

4.注意事项

（1）仪器调节要适当，使增益调节到显示肝实质呈均匀分布的细小点状回声为宜，回声强度要适中，并注意调节远场和近场的增益。

（2）探测时，探头应置于探测区连续滑动进行观察，应避免做跳跃探测，进而影响观察结果。亦应避免将探头置于一点而长时间凝视图像，如需仔细研究分析图像，应将图像冻结，再进行观察。

（3）在每一探测切面进行观察时，应将探头做最大范围的弧形转动，以便连续、广泛地对肝内结构和病灶进行观察。

（4）在肋间斜断探测时，应让患者做缓慢的深呼吸运动，以便观察到大部分肝脏或全部肝脏，减少盲区。特别是肝上缘近横膈区，深呼气后观察到的肝脏范围要比深吸气时更为广泛，常常可以发现近膈区的较小占位性病变。

课堂互动

学生思考：1.肝脏超声检查的盲区有哪些？

2.肝脏盲区超声检查时要注意什么？

二、肝正常声像图及超声测量

（一）正常声像图

1.形态、边缘和质地　肝外形横切面近似楔形、纵切面略呈三角形，随呼吸和心脏搏动而稍有改变。肝轮廓光滑规整，肝包膜光滑纤细呈线状高回声，肝膈面呈弧形，脏面内凹或平坦、边缘锐利。

2.实质回声　肝实质内部呈细密较均匀的中低点状回声。其回声强度高于肾皮质而低于胰腺，实质内可见小管道切面。

3.肝内管道结构　正常的Glinsson系统分支及肝静脉分支在肝内交叉、自然走行。门静脉管壁呈稍高回声，肝静脉管壁菲薄，声像图上无明显的管壁回声。

4.肝血管多普勒　肝的血管系统包括门静脉、肝动脉和肝静脉三种。

（1）门静脉血流　入肝血流、红色，较平稳，静脉曲线频谱随呼吸略有变化。肝门部门静脉主干的平均血流速度为0.15~0.20m/s（图5-21）。

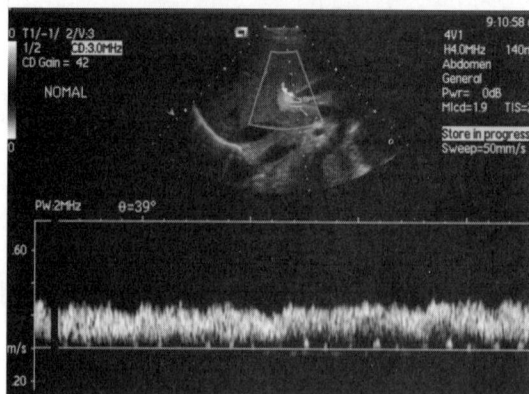

图5-21　门静脉频谱

（2）肝动脉血流　入肝血流、红色，流速曲线呈搏动状，最高流速0.57~0.66m/s，阻力指数RI<0.70（图5-22）。

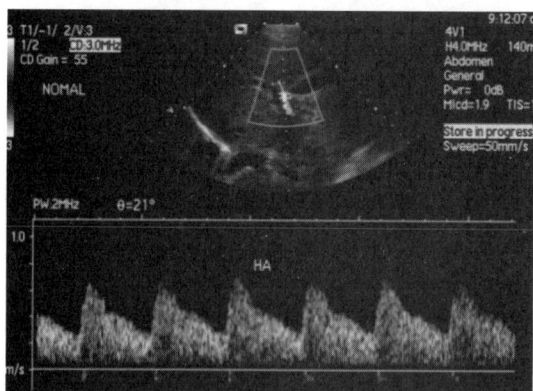

图5-22　肝动脉频谱

（3）肝静脉血流　离肝血流、蓝色，三支主干的流速曲线多呈三角形或呈四相波形，与下腔静脉波形相似，与右心房的收缩和舒张密切相关（图5-23）。

图5-23　肝静脉频谱

（二）超声测量和正常值

1.肝右叶最大斜径测量

（1）测量标准切面　肝右静脉和肝中静脉汇入下腔静脉的右肋下最大斜切面。

（2）测量方法　测量点分别置于肝右叶前、后缘包膜处，测量其最大垂直距离（图5-24）。

（3）正常值　成年人10~14cm。

2.肝左叶前后径和上下径测量

（1）测量标准切面　通过腹主动脉的肝左叶矢状切面。

（2）测量方法　左叶前后径测量点分别置于肝左叶前后缘包膜处，测量其最大垂直距离。左叶上下径测量点分别置于肝左叶的最上下缘包膜处，并与肝前部表面接近平行，测量其最大上下径（图5-25）。

（3）正常值　成人肝左叶前后径≤6cm，成人肝左叶上下径≤9cm。

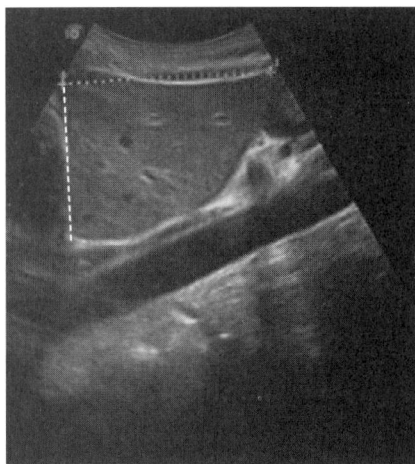

图5-24　肝右叶测量

图5-25　肝左叶测量

第三节　肝弥漫性病变超声诊断

案例讨论

案例　患者，男性，58岁，以"食欲不振、疲倦乏力右上腹隐痛"为主诉就诊。实验室检查：三酰甘油2.60mmol/L，低密度脂蛋白3.3mmol/L。超声检查：肝脏弥漫性增大，表面平整，边缘变钝。实质回声细密、增强，肝内管道显示不清，图5-26为患者肝超声声像图。

图5-26　患者肝超声图

讨论　1.观察以上超声图像，描述上述疾病超声声像图表现。

2.结合案例综合分析，超声提示是什么？为什么？

3.与本疾病相关的鉴别诊断有哪些？

PPT

一、脂肪肝

【病因病理】

各种原因引起肝细胞变性的肝脏疾病，都可以形成脂肪肝。本病是一种常见的肝脏病理改变，而非一种独立的疾病。正常人肝组织中含有少量的脂肪，如三酰甘油、磷脂、糖脂和胆固醇等，其重量为肝重量的3%~5%，如果肝内脂肪蓄积太多，超过肝重量的5%，或者在组织学上50%的肝细胞有脂肪变性时，就可称为脂肪肝。常见的原因有：单纯性肥胖、酒精性肝病、中毒性肝病、代谢障碍性肝病等。

【临床表现】

脂肪肝的临床表现多样，轻度脂肪肝多无临床症状，中、重度脂肪肝有类似慢性肝炎的表现，可有食欲不振、疲倦乏力、恶心、呕吐、肝区或右上腹隐痛等症状。

【超声表现】

1.弥漫性脂肪肝　肝脏弥漫性增大，表面平整，边缘变钝。实质回声细密、增强，深部回声减弱，脂肪浸润严重的患者，即使增益开到最大，也不能显示远场肝脏。肝内管道显示模糊或不显示（图5-27）。

2.非均匀性脂肪肝　因脂肪浸润程度不同而表现差异较大。早期，小片肝实质浸润时，呈高回声区，形态不规则。随着浸润范围的扩展，可呈现以肝裂为分界的肝叶段强回声改变。到后期，整个肝脏几乎被脂肪浸润，回声增强，残存小片相对正常肝组织表现为弱回声区，边界清楚，无占位效应，较小时可呈圆形，较大时形状多不规则，常见分布于胆囊床旁、门静脉左支及肝右叶包膜下等区域（图5-28）。

图5-27　均匀性脂肪肝声像图

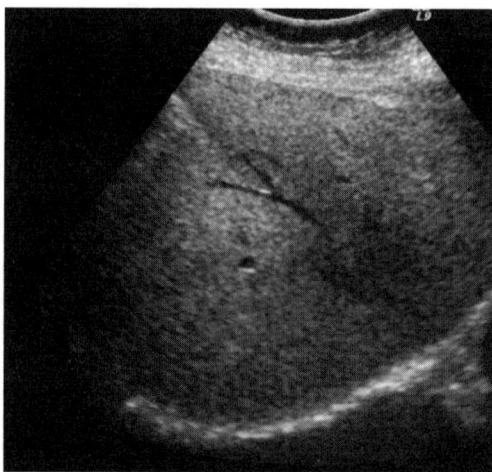

图5-28　非均匀性脂肪肝声像图

【鉴别诊断】

1.均匀性脂肪肝与正常肝组织鉴别　肝实质回声的高低有时由仪器调节不当造成，对比肝肾实质的回声强度有助于鉴别。脂肪肝时肝实质回声明显高于肾皮质，当仪器调节不当时常导致肝实质与肾皮质回声均增强。

2.非均匀性脂肪肝与肝肿瘤鉴别　非均匀性脂肪肝病变区无明显球体感，肝实质回声增高；肝肿瘤病灶动态扫查时有明显的占位效应，挤压周围的结构时肝实质多无脂肪肝背影。

【临床价值】

超声诊断脂肪肝无创伤，价格低廉，分辨率高，可以清楚地显示肝脏图像及回声，对于脂肪肝可以做到早发现、早治疗，值得临床推广。

二、肝硬化

【病因病理】

引起肝硬化的病因很多，可分为病毒性肝炎肝硬化、酒精性肝硬化、代谢性肝硬化、胆汁淤积性肝硬化、肝静脉回流受阻性肝硬化、自身免疫性肝硬化、毒物和药物性肝硬化、营养不良性肝硬化、隐源性肝硬化等。肝细胞弥漫性变形坏死，继而出现纤维组织增生和肝细胞结节状再生，这三种改变反复交错运行，导致肝小叶结构和血液循环逐渐被改建，使肝变形、变硬而形成肝硬化。

【临床表现】

本病早期无明显症状，后期则出现一系列不同程度的门静脉高压和肝功能障碍，甚至出现上消化道出血、肝性脑病。

【超声表现】

（1）肝左叶、右叶缩小，尾状叶呈代偿性增大，肝包膜不平整，呈"锯齿状"或"凹凸状"。肝实质回声增强、粗大、分布不均匀（图5-29）。

（2）有时肝内出现低回声结节，大小为5~10mm，边界整齐，为肝硬化增生结节。

（3）肝静脉内径明显变细，走向迂曲。肝内门静脉尤其是门静脉右支内径变细，肝外门静脉内径增宽，肝动脉内径增宽，肝内肝动脉较正常，易于显示。

（4）彩色多普勒显示肝静脉呈迂曲、粗细不一的彩色血流；门静脉呈淡色低速血流或双向血流（图5-30）。当门静脉内有血栓形成时，在血栓处出现彩色血流充盈缺损区，肝动脉呈搏动性条状花色血流。

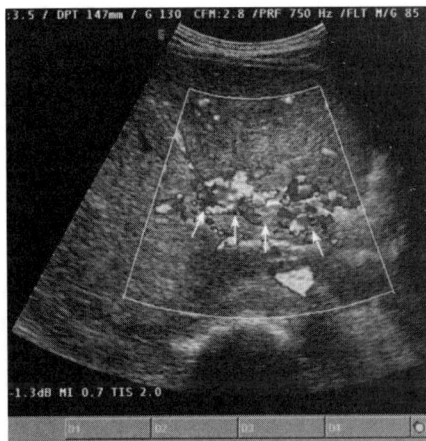

图5-29　肝硬化声像图　　　　图5-30　肝硬化门静脉彩色多普勒血流显像

（5）脐静脉重新开放使肝圆韧带内已闭塞的脐静脉分离而出现管状无回声区，自门静脉左支囊部延向腹壁。彩色多普勒显示门静脉左支彩色条状管道沿圆韧带方向直通向肝表面，并穿过肝包膜及肌层至腹壁。

（6）脾脏径线测值增大，脾静脉内径增宽。

（7）肝前、肝肾间隙、腹侧、盆腔出现无回声区，形态不定，且随体位改变而有相应变化。

【鉴别诊断】

1.与弥漫性肝癌鉴别　鉴别要点是弥漫性肝癌多并发门静脉及其分支内癌栓。较大的单发肝再生结节与结节型肝细胞癌的鉴别诊断有困难，可进行超声引导下穿刺活检。

2.与脂肪肝、慢性肝炎和其他弥漫性肝实质性病变鉴别　上述疾病与早期肝硬化声像图改变相似，超声引导下穿刺活检是主要的鉴别手段。

【临床价值】

常规超声对典型肝硬化诊断较容易，特别是已经形成门静脉高压者，其诊断肝硬化的准确率较高。但在早期肝硬化或肝纤维化时，常规超声诊断较困难，需经超声引导下肝穿刺才能确诊。

三、肝血吸虫病

【病因病理】

血吸虫病是由血吸虫寄生于人体门静脉系统所致的一种有严重危害性的地方病。病变主要是虫卵引起的肝、肠损害。血吸虫卵在肝内可形成虫卵肉芽肿，随后肝纤维组织增生，最终导致肝硬化。早期肝脏明显增大，如虫卵不断分批侵入肝脏，虫卵及其病变造成汇管区和较大的门静脉分支阻塞和血管纤维化。可直接影响胃、食道静脉的血流，易引起胃底、食道静脉曲张和破裂出血。随着病情进展，肝胶原蛋白合成增加、分解减少、肝纤维化越来越严重，导致肝脏体积缩小、表面凹凸不平，尤以左叶最为显著。

【临床表现】

本病起病较急，有畏寒、发热、腹痛、腹泻、食欲不振和肝脾轻度肿大等症状。反复多次感染血吸虫，大多表现为慢性血吸虫病。轻者无自觉症状。重者常腹痛、腹泻和黏液血便，并有不同程度贫血、消瘦、营养不良、肝脾肿大。晚期患者出现肝硬化、腹水及门静脉高压症。

【超声表现】

1.急性期　肝脏增大，肝表面光滑，肝内回声增强，粗糙，分布不均。少数可见小低回声区，散在分布，边界欠清晰（图5-31）。

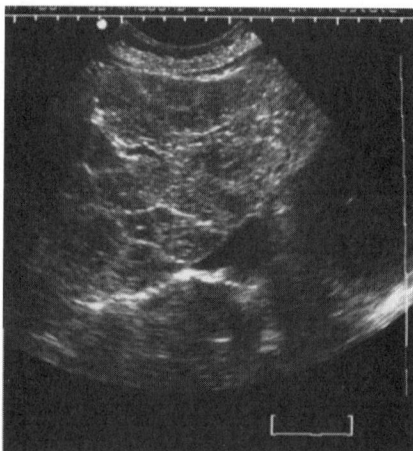

图5-31　急性期血吸虫感染声像图

2.慢性期和后期　可表现为肝叶比例失调，左叶增大，表面高低不平可呈结节状；肝内呈密集中等或较大的高回声斑；也可呈现高回声纤维条索或网格样结构，将肝实质分隔成不同大小的区域，类似地图，故称"地图肝"。同时，门静脉管壁可增厚变亮，脾显著增大。晚期可出现肝硬化、门静脉高压、腹水等改变。

彩色多普勒主要显示晚期门静脉高压的征象，包括门静脉血流降低、血流反向、静脉曲张等。

【鉴别诊断】

急性期肝脏声像图无特异性，但是皮疹、腹泻对诊断很有帮助，大便涂片找出虫卵或肠黏膜活检虫卵阳性为确诊依据。晚期肝脏声像图呈"地图样"改变，并有消瘦、贫血、巨脾、肝硬化、腹水等临床表现。

医药大学堂

【临床价值】

慢性和晚期血吸虫肝病超声图像有一定的特征，结合患者有流行区疫水接触史，有助于诊断和鉴别诊断。但血吸虫病治疗前后，声像图无明显变化，所以单从图像不能判断病变是否为活动性。

四、肝淤血

【病因病理】

肝淤血在临床上主要由Budd-Chiari综合征、缩窄性心包炎以及严重的右心衰竭等疾病所造成。其病理改变是肝小叶中央静脉及其附近的肝血窦高度扩张淤血，肝细胞因缺氧和受压而发生萎缩，甚至消失。严重的肝淤血还有可能引起肝细胞坏死，而肝小叶周边部的肝血窦淤血、缺氧较轻，肝细胞可以出现不同程度的脂肪变性。肝小叶周边部分的肝细胞内，还可见多个脂肪空泡。病变可以造成肝脏的体积增大，因此可以刺激肝包膜，出现肝区疼痛以及触痛的症状和体征。

【临床表现】

肝脏急性充血、增大，肝包膜被拉紧，患者可出现右上腹疼痛症状。体检可见肝颈静脉反流征和轻度肝功能异常。当心脏病患者反复发生心力衰竭，肝大可达肋缘下2~10cm，硬度增加，表面尚光滑。

【超声表现】

（1）肝脏体积常增大，各径线测值均增大，三支肝静脉扩张，直径达0.8~2.0cm。

（2）下腔静脉明显增粗，最大者内径达2.5~4.4cm（图5-32），其波动状现象减弱或消失，并时而可见腔内由于血流速度缓慢所致的"云雾状"回声。

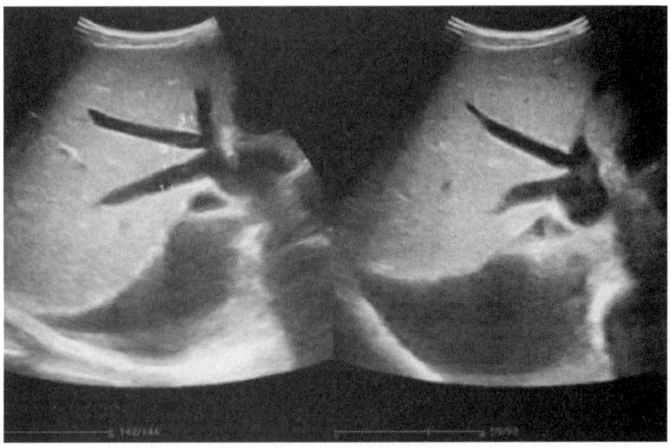

图5-32　肝淤血声像图

（3）肝内回声细密集、增强，病程长者可增粗增强。同时，还可发现肾静脉和下肢静脉内径均增宽，门静脉可在正常范围内。

（4）彩色多普勒显示下腔静脉和肝静脉内的血流颜色变暗，闪烁现象变弱；脉冲多普勒显示肝静脉的离肝血流及下腔静脉回流速度降低，并且其两相或三相波形减弱甚至消失。

【鉴别诊断】

根据临床表现，二维超声表现三支肝静脉增宽、下腔静脉明显增粗，再结合彩色多普勒表现，诊断肝淤血并不困难。

【临床价值】

淤血性肝大是右心衰竭、心包积液的重要病征。超声发现肝静脉扩张应注意与Budd-Chiari综合征鉴别，两者肝淤血表现相似，但病因不同。

PPT

第四节　肝局灶性病变超声诊断

案例讨论

案例　患者，男性，68岁，无明显不适症状。体格检查：脾大（肋下1指）。实验室检查：乙肝小三阳，AFP>2000ng。

灰阶超声：肝硬化。肝右叶见25mm×25mm稍低回声不均质团块，周围见浅淡暗环，边界不清（图5-33）。彩色多普勒超声：肿瘤内部点线状血流，阻力指数（RI）>0.74（图5-34）。

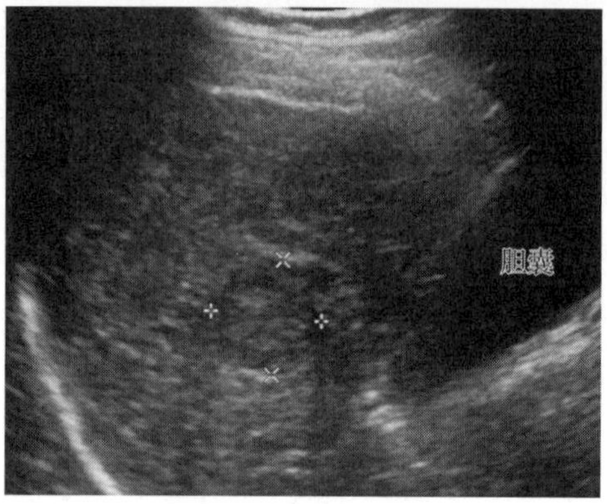

图5-33　患者灰阶超声图

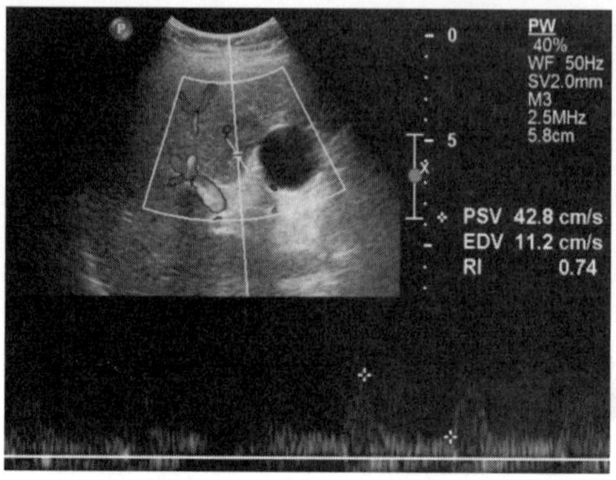

图5-34　患者彩色多普勒超声图

讨论　1.观察以上超声图像，描述上述疾病超声声像图表现。

2.结合病史综合分析，本病的主要诊断依据有哪些？

3.如何与相关疾病进行鉴别？

一、原发性肝癌

【病因病理】

原发性肝癌是指肝细胞和胆管细胞的癌肿，其病因与肝炎病毒感染、黄曲霉素 B_1 和其他化学致癌物等诸多因素作用有关。原发性肝癌在病理上多数为肝细胞癌，其余为胆管细胞癌和少见的混合型癌。

【临床表现】

半数以上患者以肝区疼痛为首发症状，多为持续性钝痛、刺痛或胀痛。主要是由于肿瘤迅速生长，使肝包膜张力增加所致。消化道症状主要表现为乏力、消瘦、食欲减退、腹胀等。部分患者可伴有恶心、呕吐、发热、腹泻等症状。晚期则出现贫血、黄疸、门静脉高压等表现。

【超声表现】

1.**分型**　从组织学类型可分为肝细胞型肝癌、胆管细胞型肝癌和混合型肝癌三类。肝细胞型肝癌多在肝硬化背景上发生，根据大体形态，通常分为结节型、巨块型和弥漫型。

2.**典型声像图**　表现为肿瘤周围有"晕征"，较小者有"侧方声影"，肿块内由极细的带状分隔构成"镶嵌征"；较大肿瘤出现质地回声不同的"块中块征"。彩色多普勒多显示肿块内及周边血供丰富，频谱多普勒测量为动脉及门静脉血流信号，较大肿瘤及较粗大血管多为高速动脉血流。肝癌的声像图较复杂，典型的原发性肝癌图像有下列特点。

（1）**直接征象**　肝实质内有一个、数个或弥散的异常回声团。一般与正常肝组织分界清楚，但边界多不规则。回声可为高回声型、等回声型、低回声型及混合回声型四类，且内部回声多不均质（图5-35）。由于声能在癌肿组织中丧失明显，因此，在病变后方可见超声衰减，部分病灶还可能见到外展的侧方声影。当肿瘤组织内部发生坏死、液化或出血时，则在其相应

医药大学堂
WWW.YIYAODXT.COM

部位呈现不规则的无回声区，随液化、出血的范围而大小各异。

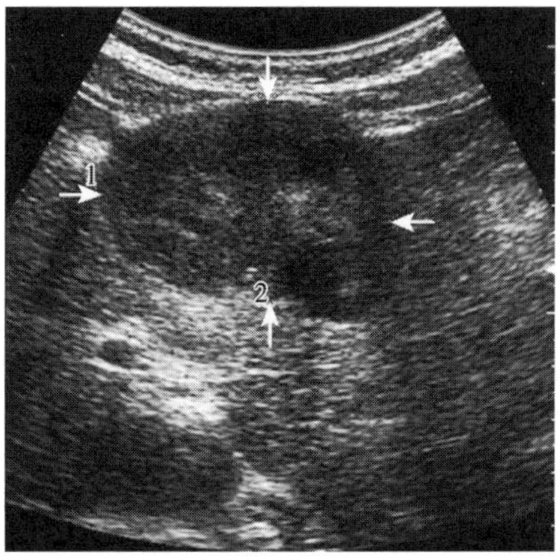

图5-35　原发性肝癌（箭头）声像图

（2）间接征象　肿瘤所在的肝叶呈非对称性肿大，形态失常，肝脏正常锐利的下缘角可变钝，即所谓的"角征"阳性；接近肝包膜的肿瘤灶可向肝表面突出，形成"驼峰征"；癌瘤组织压迫肝内血管时，可见血管扭曲、迂回、狭窄或推移；癌肿结节压迫肝外胆管时，可致肝内胆管扩张；晚期病例可在门静脉或肝静脉内发现癌栓的实性回声，或在腹腔内见到腹水的无回声区等转移征象。

【鉴别诊断】

1.与肝血管瘤鉴别　肝血管瘤如为网格状高回声，边界呈花瓣状改变时诊断较容易，但有的血管瘤会出现不均匀低回声及晕环样改变，在二维超声很难与原发性肝癌鉴别。但肝血管瘤的彩色多普勒显示病灶内无血流信号，或者是超声造影显示周围向中央的增强方式，都有利于二者鉴别。

2.与肝脓肿鉴别　较典型的肝脓肿壁厚，内膜粗糙呈"虫蚀状"，为无回声或不均匀回声团块，诊断比较容易。近几年由于抗生素的广泛应用，肝脓肿的超声和临床表现不典型，声像图显示肝内有单个比正常组织回声稍低的区域，分布不均匀，边界模糊，包膜较薄，二维超声诊断较为困难，彩色多普勒显示内部有条状彩色血流，脉冲多普勒可测及动脉血流，阻力指数较低，以及超声造影显示"蜂窝状"增强改变对诊断有意义。

【临床价值】

超声检查为诊断原发性肝癌首选的影像诊断方法，对肝癌的早期发现、早期诊断和早期治疗有重要的临床价值，目前对直径1.0cm的肝癌病灶能容易发现。

二、转移性肝癌

【病因病理】

原发病灶从肝外转移至肝内的肿瘤称为转移性肝癌，以腹部脏器的癌肿多见，如结肠癌、胃癌、胰腺癌、子宫癌和卵巢癌，乳腺、肺、肾、鼻咽等部位恶性肿瘤也可以转移到肝脏。转移途径主要有门静脉、肝动脉及淋巴道。邻近脏器的恶性肿瘤也可以直接浸润至肝脏。转移性肝癌常为多发性的、散在分布的结节，大小不一，质地多较硬。

【临床表现】

临床上转移性肝癌早期多无症状，多因术前常规检查发现。可仅有原发性肝癌的表现而无肝脏受累的症状。但发生肝广泛性转移时，可出现上腹胀痛、发热、腹水等症状。

【超声表现】

（1）常见多发肿瘤，大小相近，单发灶较少见。

（2）呈圆形或类圆形结节，边界清楚，形态规整，较大肿瘤或多发融合状呈不规则形或分叶状。

（3）典型征象呈"牛眼征"或"同心圆征"，即中心为坏死液化的弱回声或无回声，其外围为非液化坏死的强回声，最外侧为癌组织，呈弱回声晕环状。

（4）转移性肝癌多数周边有弱回声晕，此晕一般较原发肝癌宽，并且外线较清晰，内线较模糊（图5-36）。

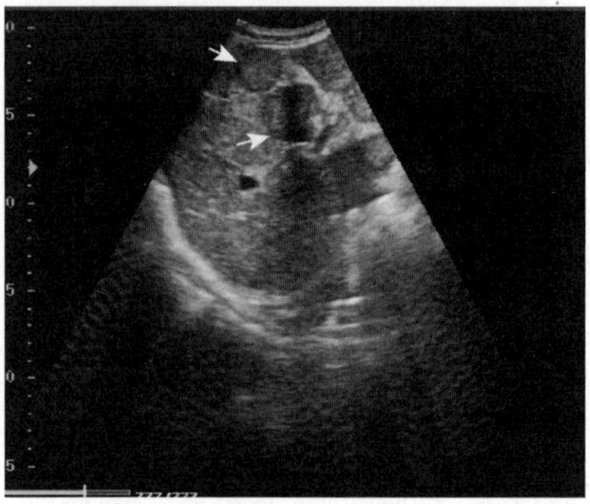

图5-36　转移性肝癌（箭头）声像图

（5）好发于肝周边区域，尤其以肝表面的小病灶易漏诊。

（6）彩色多普勒显示转移性肝癌多数血供不丰富，可见周围血管环绕，也可有血供丰富的转移性肝癌。

【鉴别诊断】

转移性肝癌需与原发性肝癌相鉴别。原发性肝癌单发相对较多，多以单一低回声不均质型为主，边界常模糊，无晕环。彩色多普勒血流显示血流较丰富，并可检测出高阻力型动脉血流。

【临床价值】

超声检查中，当发现肝内见多个有晕环的高回声团、中央液化的环状低回声或多种回声型的团块时，应考虑转移性肝癌的可能。应寻找原发病灶并结合原发病的病史以明确诊断。超声检查也有局限性，不容易发现原发灶，而且转移性肝癌多为散在分布，声像图表现多样，有时同一种转移癌也会有多种表现。所以，仅从超声表现推断原发性为何种脏器是有困难的。

知识链接　　　　　　　　转移性肝癌血清学检查

1.肝脏酶谱　对于肝脏小转移灶，生化指标可以完全正常。多数肝转移癌患者肝功能检查多属于正常，晚期患者或者部分患者血清胆红素、碱性磷酸酶、乳酸脱氢酶、γ-GT等可以有升高。凝血异常和白蛋白降低提示广泛性肝转移。当血清胆红素不高或者排除骨转移时，AFP升高对诊断肝转移癌具有参考价值。

2.CEA　消化道肿瘤，尤其是结直肠癌患者血清CEA的检测，对于监测术后肝转移的发生十分重要，敏感性可以达到84%~93%。

三、肝血管瘤

【病因病理】

血管瘤形成原因不明，有人认为是先天发育异常，也有人认为与雌激素水平有关。多在中年以后发病，女性多于男性。肉眼呈紫色或蓝色，边界清楚，多无包膜，切面蜂窝状，含有血腔。镜下血腔有薄的结缔组织间隔。

【临床表现】

肝血管瘤可发生于任何年龄。小血管瘤多无临床症状，常在体检中经超声波偶然发现，出现的症状大都是消化不良、嗳气、恶心、腹胀，或肝区胀痛不适等。血管瘤生长缓慢，当发展到一定程度时可出现肝大。

【超声表现】

1.分型　肝血管瘤是肝脏最常见的良性肿瘤。可分为四型：海绵状血管瘤、硬化性血管流、血管内皮细胞瘤及毛细血管瘤。其中以海绵状血管瘤最为常见。

2."海绵状"血管瘤声像图

（1）瘤体可呈高回声、弱回声和混合回声，以高回声型多见（图5-37）。

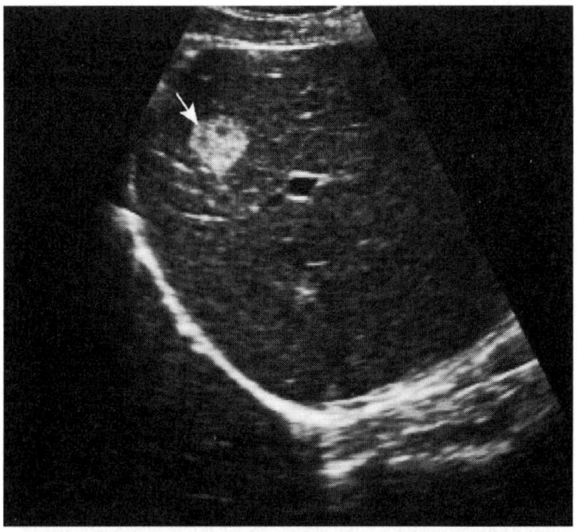

图5-37　高回声型肝血管瘤（箭头）声像图

（2）根据肿瘤大小表现不同。直径小于2cm的小血管瘤多呈圆形或椭圆形的致密高回声结节，境界极为分明。直径在2~4cm的血管瘤亦多为高回声型，但在肿块内可见虫蚀状的小弱回声区。大于4cm的血管瘤多为混合回声，呈椭圆形或多边形，边界多较清楚。

（3）低回声型血管瘤少见，其周边的高回声带是其重要特征。脂肪肝中的血管瘤亦可呈弱回声。

（4）剑突下巨大的血管瘤探头加压后可有压缩变形。

（5）多数病变轮廓清晰，边缘呈纤细"包膜样"强回声，无肿瘤周边的弱回声晕，边缘不光滑，多数强回声型血管瘤后方回声不增强。

【鉴别诊断】

1.与肝癌鉴别　高回声型肝癌与高回声型血管瘤较难鉴别，此型肝癌内部回声比血管瘤更高，周边有浅淡晕环，可以鉴别。低回声型肝癌内部回声多不均匀，呈结节镶嵌状，如有晕环就容易鉴别。肝癌在彩色多普勒上对能检测出高速度低阻动脉血流信号，超声造影呈"快进快出"的表现，这些均对鉴别有很大的帮助。

2.与局灶性结节增生鉴别　局灶性结节增生病灶常无周围高回声带环绕，彩色多普勒常在病灶中央出现分支状或轮辐状血流，对鉴别帮助比较大。

【临床价值】

超声检查诊断肝血管瘤方便、价廉，对于高回声型小血管瘤的诊断具有非常高的准确性，但对于声像图不典型的，特别是低回声型及混合回声型的血管瘤定型诊断比较困难，需要结合其他影像学检查。

四、肝囊肿

【病因病理】

肝囊肿大多数为先天性，一般认为是肝内胆管胚胎发育障碍所致，但是也有部分是脏器退行性病变所致。肝囊肿的大小不一，囊壁比较薄，内壁衬有上皮细胞，有分泌蛋白的功能。少数囊肿是由于肝被膜下或者深部组织的创伤引起，比如肝脏手术、肝挫伤，这种囊肿称为创伤性肝囊肿，囊壁内层没有上皮细胞，囊液多为血液、胆汁，所以容易合并化脓性感染。还有肿瘤性的囊肿，囊肿通常由乳头突入腔内。

【临床表现】

先天性小肝囊肿常无症状，增大至相当大时可有上腹胀痛、腹块、肝大等症状，如合并感染则有发热、疼痛等炎症表现。

【超声表现】

1.单纯性肝囊肿

（1）囊肿呈圆形或椭圆形无回声暗区，囊壁回声纤细而光滑，后方回声明显增强（图5-38）。

（2）较小的囊肿仅显示前后壁亮线而侧壁不清。位于非聚焦区的小囊肿，液性暗区可不显示，但其后方会出现明显的长条状强回声带。

（3）囊腔深部常可见点状回声，可能为伪像，也可能为胆固醇结晶或出血、感染引起的沉积性回声。

2.多囊肝

（1）肝脏弥漫性肿大，表面不规则。

（2）肝内多发大小不等的液性囊腔，弥漫整个肝脏，囊壁线明亮而光滑，囊腔透声好。囊肿之间回声较强。密集的小囊肿表现为高回声区（图5-39）。

（3）常合并有多囊肾。

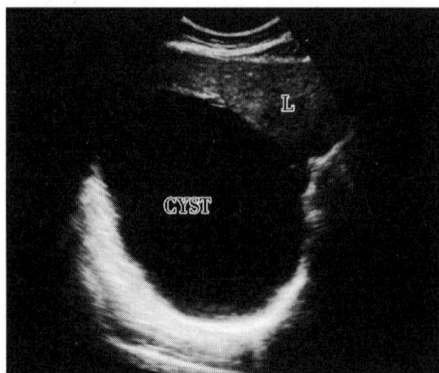

L：肝；CYST：囊肿

图5-38　单纯性肝囊肿声像图　　图5-39　多囊肝声像图

【鉴别诊断】

1.与肝脓肿鉴别　肝脓肿多为低回声团块，液化脓液可随体位改变而移动，并有高回声的炎性反应圈，与一般的肝囊肿容易鉴别。

2.与肝包虫病鉴别　肝包虫病患者有疫区接触史。声像图上可表现为囊性病灶，但可呈囊中囊或"葡萄串征"等表现，囊壁较厚可呈双层改变。

【临床价值】

肝囊肿在超声表现上比较典型，并且对小于1cm的肝囊肿亦有较高的敏感性和特异性，因此，超声对肝囊肿的诊断准确率较高，是肝囊肿诊断及随访的首选检查方法。

五、肝脓肿

【病因病理】

肝脓肿是全身性细菌感染，特别是腹腔内感染时，细菌侵入肝脏，如果患者抵抗力弱，则可发生肝脓肿。细菌可以下列途径进入肝脏：①胆道：胆道蛔虫症，胆管结石等并发化脓性胆管炎时，细菌沿着胆管上行，是引起细菌性肝脓肿的主要原因。②肝动脉：体内任何部位的化脓性病变，特别是在发生脓毒血症时，细菌可经肝动脉进入肝脏。③门静脉：如痔核感染、坏疽性阑尾炎、菌痢等，能引起门静脉属支的血栓性静脉炎，脓毒栓子脱落进入肝内，即可引起脓肿。④肝外伤：特别是由于肝的贯通伤或闭合伤后肝内血肿的感染而形成脓肿。

【临床表现】

不规则的脓毒性发热，尤以细菌性肝脓肿更显著。肝区持续性疼痛，随深呼吸及体位移动而剧增。由于脓肿所在部位不同可以产生相应的呼吸系统和腹部症状。阿米巴肝脓肿常有痢疾史。肝脏多有肿大，多数在肋间隙相当于脓肿处有局限性水肿及明显压痛。部分患者可出现黄疸。

【超声表现】

可分为细菌性及阿米巴两类。

1.细菌性肝脓肿 特点：①肝脏常肿大，腹肌运动受限，可并发右侧胸腔积液或膈下积液；②脓肿单发或多发，呈圆形、椭圆形；③囊壁多数较厚，内缘不整齐（图5-40），与肝实质分界不清，少数边界模糊；④根据液化程度的不同，脓腔可呈弱回声、等回声或强回声，分布不均匀；⑤病灶后方回声显著增强；⑥腹腔内可出现气体强回声团；⑦脓肿早期，液化不明显时，病变区呈实性回声或强回声，边缘可出现弱回声带，后方回声可轻度增强。动态观察，可与实性肿块鉴别。

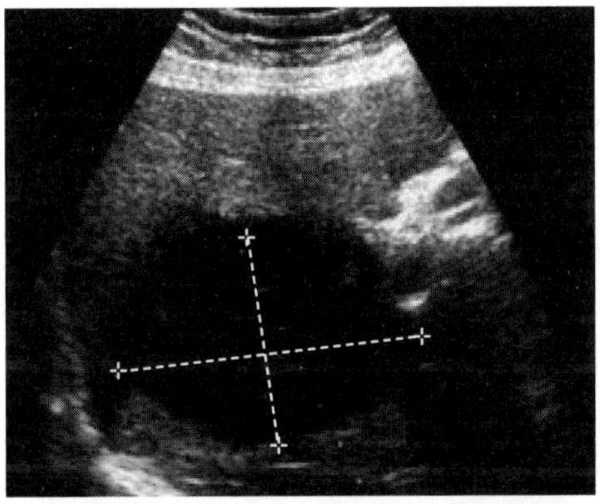

图5-40 细菌性肝脓肿声像图

2.阿米巴肝脓肿 特点：①囊腔一般较大，多位于肝的边缘部；②提高增益，囊腔内呈现细小、均匀的弱回声点；③囊肿后方回声仅轻度增强；④囊肿壁较不清楚；⑤病变区肝脏局部肿大明显。

【鉴别诊断】

肝脓肿以其囊壁厚、不光滑、边界不清、脓腔内可浮动点状回声及短期内呈动态改变为特点，结合患者肝区触痛、发热感染中毒表现、白细胞高等可与其他病变鉴别。超声引导下病灶区穿刺抽脓可确定诊断，亦为治疗手段。

1.与肝囊肿鉴别 肝囊肿囊壁光滑、完整，壁的厚度均匀一致，囊内为无回声区，透声好，其内无杂乱回声。

2.与肝血肿鉴别 肝实质内血肿常呈不规则形，内部回声不均匀，常有外伤史。

3.与肝恶性肿瘤鉴别 部分肝脏恶性肿瘤可因其内部出血或坏死呈现无回声区，容易与脓肿混淆。肝脏恶性肿瘤内有实质回声并可测及高阻动脉血流信号。

【临床价值】

典型的肝脓肿超声诊断比较容易，结合病史，其诊断符合率可达100%。肝脓肿在整个病程中表现不同，超声声像图也多样化。由于抗生素的广泛使用，肝脓肿的临床表现愈加不典型。

六、肝包虫病

【病因病理】

肝棘球蚴病又称肝包虫病，是畜牧地区常见的寄生虫病，绝大多数是犬绦虫（细粒棘球绦虫）的蚴侵入并寄生在人体肝脏所引起的单房性包囊肿（肝棘球蚴病），少数是由泡状棘球绦虫的蚴所引起的泡状棘球蚴病（肝泡球蚴病），多流行于我国西北地区、内蒙古、四川西部地区。棘球蚴在肝内寄生时，首先发育成小囊肿，初时不含头节，随着囊肿不断增大，它的周围由中间宿主组织形成一个纤维性包膜，即外囊；囊肿本身的壁称为内囊；内囊又发育成为内外两层，外层为白色半透明膜即角质层，内层为生发层，即棘球蚴本身，它可产生生发囊、头节、子囊，子囊又可产生子囊。囊内含弱碱性透明囊液，少量蛋白，无机盐和大量头节、子囊。包虫囊肿在肝内多为单发性，其部位又以肝右叶最多见。

【临床表现】

包虫囊肿在肝内逐渐长大，依所在部位引起邻近脏器的压迫症状，并可发生感染、破裂播散及空腔脏器阻塞等并发症。会有上腹部胀满、右上腹包块、肝区坠痛或钝痛、恶心、呕吐、皮肤瘙痒等症状，胆道受压可出现黄疸，门静脉受压可出现脾大、腹水等门静脉高压的症状。

【超声表现】

1.分型

（1）单囊型　表现为肝内出现单个圆形或类圆形无回声区，囊壁增厚完整，为中高回声，可呈双层，同时可出现细小的点状反射堆集于囊底，随体位改变而漂浮，形成"飘雪征"（图5-41）。

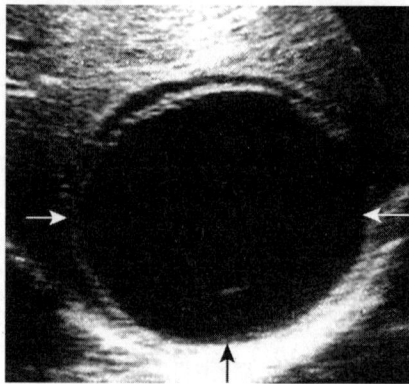

图5-41　肝包虫病"飘雪征"（箭头）声像图

（2）多囊型　表现为大的囊肿内有多个大小不等的圆形小囊，呈葡萄状或蜂窝状，形成特征性的"囊中囊"征象。

（3）混合型　多由于老化和机械、化学损伤以及感染使包虫囊肿出现一系列变性、退化、坏死等改变，超声可显示内囊分离、内囊破裂塌陷、囊实变等改变，呈现高低不等、点状片状回声夹杂的混合回声团块。

2.彩色多普勒　一般表现为无彩色血流信号，但若病灶并发感染，则可在炎性区出现彩色血流。

3.超声造影　病灶未见增强，呈无回声团块，境界清楚。

【鉴别诊断】

1.与肝囊肿鉴别　肝囊肿呈圆形、无回声团块，囊壁薄而且光滑，后方回声增强。

2. 与肝脓肿鉴别 肝脓肿常有厚薄不均的囊肿壁，脓肿腔内可有无回声或低回声，彩色多普勒常能在实质部分或囊壁上探及彩色血流信号。

【临床价值】

肝包虫病有明显的畜牧接触史。超声上的"囊中囊"、内囊分离、破裂、内壁钙化等特征性表现使其诊断率可达97%。因此，超声是肝包虫病检查的首选方法。在流行地区进行普查，对早期发现和早期治疗具有积极意义。

七、肝外伤

【病因病理】

肝外伤分为开放性损伤和闭合性损伤。闭合性损伤导致的肝破裂包括以下几种：①肝包膜下血肿：受损位于肝浅表部，但肝包膜完整，血液局限在肝实质与包膜之间。②真性肝破裂：肝实质与肝包膜同时发生破裂，与腹腔相通。③中央型破裂：破裂发生在中央实质，常伴有肝内血管和胆管的破裂，但肝表面无破裂或裂口很小。

【临床表现】

右上腹或全腹疼痛、失血性休克、腹膜炎症状和体征。

【超声表现】

1. 肝包膜下血肿 无回声区位于肝包膜与肝实质之间，边界清楚。前缘可向肝表面膨出，后方肝实质可受压呈凹陷形。

2. 真性肝破裂 肝包膜回声中断或不光滑，且可见无回声区或低回声区向肝实质延伸，形态欠规则。在肝肾隐窝、下腹部或盆腔探及出血所致的无回声区。

3. 中央型破裂 如肝实质发生挫伤但未形成血肿，可表现为不规则的高回声区，有的无明显异常表现；如有血肿形成，可见形态不规则的无回声区，或表现为低回声，边界不清，形态不规则，其内可见小片状的无回声区。

需要注意的是，有的肝破裂肝脏声像图表现正常，仅表现在肝脏周围和腹腔出现无回声区，肝实质内由于血肿所致的无回声区或低回声区，不能探及血流信号。

【鉴别诊断】

临床有外伤史，肝包膜与肝实质之间探及边界清楚无回声区，即可诊断肝包膜下血肿；肝实质探及不规则的高回声区或形态不规则的无回声区，或边界不清，形态不规则的低回声，即可诊断中央型破裂；肝包膜回声中断或不光滑，可见无回声区或低回声区向肝实质延伸，形态欠规则且腹腔探及无回声区，即可诊断真性肝破裂。

【临床价值】

超声检查诊断肝创伤简便、迅速，对于大多数患者能明确肝破裂的部位和类型，能非常敏感地发现是否合并腹腔内出血，还能对保守治疗的患者进行动态观察，为临床诊断提供了较大的帮助。

📖 **知识链接**　　　　　　　　　　急腹症

急腹症是指腹腔内、盆腔和腹膜后组织和脏器发生了急剧的病理变化，从而产生以腹部为主要症状和体征，同时伴有全身反应的临床综合征。常见的急腹症包括：急性阑尾炎、溃疡病急性穿孔、急性肠梗阻、急性胆道感染及胆石症、急性胰腺炎、腹部外伤、泌尿系统结石及异位妊娠子宫破裂等。

急腹症在超声检查前充分了解病史，患者不需特殊的准备。超声常规检查要对腹腔脏器全面了解，根据病史重点检查；变换体位，探头适当加压；确定病变后，注意有无并发症存在。腹腔游离气体扫查要注意肝前和膀胱上方。

八、肝局灶性结节增生

【病因病理】

肝局灶性结节增生为一种非常少见的良性占位性病变，实际上并非真正的肿瘤。病因不明，多见女性。病变主要由正常肝细胞、胆管、肝巨噬细胞等组成，虽无包膜，但与周围组织界线清楚，肿瘤内可见放射状纤维疤痕组织由内向外分布构成的纤维分隔，隔内含动脉、静脉及增生的胆管。

【临床表现】

绝大多数患者无临床症状，只有不到1/3的患者因为轻微的上腹疼痛不适或腹部肿块等就诊。通常情况下是在剖腹手术或体检时偶然发生。有症状的患者可表现为右上腹疼痛不适、肝大或右上腹包块。体检可发现肝脏位于右肋缘下或右上腹有一质硬肿块，有压痛、表面光滑，随呼吸上下移动。

【超声表现】

（1）通常以低回声或等回声为主，很少为高回声，肿块内部回声可均匀或欠均匀，可有暗环（图5-42）。

（2）该病常伴有脂肪肝，多无肝硬化等肝病背景。

（3）彩色多普勒显示病灶血供一般较丰富，内部可见到线状或分支状彩色血流（图5-43），特征性表现为有粗大的血管进入病灶中央，随后从中央呈"轮辐状"走向病灶周边或呈"星状"血流，RI多小于0.6。

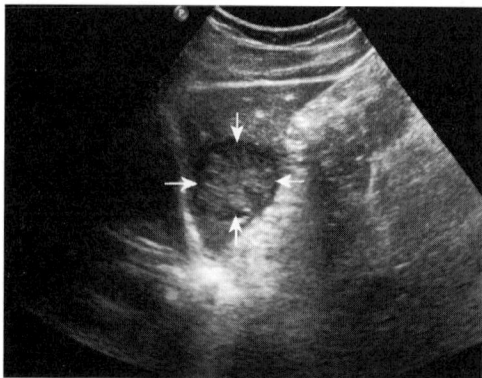

图5-42　肝局灶性结节增生（箭头）声像图

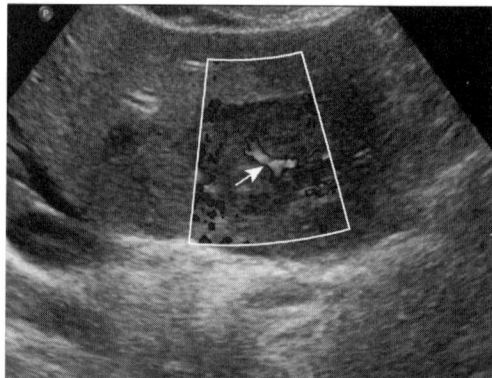

图5-43　肝局灶性结节增生分支状彩色血流

【鉴别诊断】

1.与原发性肝癌鉴别　原发性肝癌常伴肝硬化背景，肝内病灶常以不均匀低回声为主，彩色多普勒可测及高阻型动脉血流。

2.与肝血管瘤鉴别　高回声型血管瘤容易被鉴别。低回声型肝血管瘤与肝局灶性增生结节在二维超声上鉴别有一定的困难，彩色多普勒显示病灶无彩色血流，或少部分出现周围线状血流有助于鉴别。

【临床价值】

肝局灶性结节增生是一种良性病变，近年来随着超声技术的普及和推广，该病的发现率逐渐增高。彩色多普勒的应用，尤其结合了超声造影技术，显著提高了该疾病诊断的准确性。

本章小结

超声检查是肝脏检查的主要检查方式，能较好地观察肝脏的解剖结构和典型病变特征。做好超声检查前的准备，运用正确的扫查方法，辅以灵活的扫查技巧，可清晰地显示肝脏的形态大小、内部回声以及与周围脏器的毗邻关系；可以显示肝静脉、门静脉、胆管与相邻的脏器之间的关系；显示肝脏系统常见病的声像图特征，如肝硬化、肝囊肿、肝脓肿、脂肪肝、肝癌、肝血管瘤等，显示病灶部位、形态、大小、边缘以及内部回声等声像图改变，了解病变与周围组织器官的毗邻关系，有助于肝脏疾病的早期发现，为临床诊断和治疗提供可靠的依据。

习 题

习题

一、单项选择题

1.关于肝脏横沟，正确的描述是（　　）。

A.为第二肝门所在　　　　　　　　B.为第一肝门所在

C.由脐静脉窝和静脉韧带构成　　　D.由胆囊窝和下腔静脉沟构成

E.为第三肝门所在

2.关于肝脏脏面"H"形的两条纵沟和一条横沟，不正确的描述是（　　）。

A.横沟内有肝管、门静脉、肝固有动脉

B.横沟为第一肝门所在

C.左纵沟由脐静脉窝和静脉韧带构成

D.左纵沟的前部有肝圆韧带

E.右纵沟由胆囊窝和肝静脉构成

3.下列属于Glisson系统结构的是（　　）。

A.门静脉、胆管、肝固有动脉　　　B.三条肝静脉

C.肠系膜上动脉、肠系膜上静脉　　D.肠系膜下动脉、肠系膜下静脉

E.脾静脉、肠系膜下静脉

4.局限性脂肪肝的典型超声表现是（　　）。

A.单发或多发边界清楚的强回声结节

B.无占位效应的片状细密强光点回声，内有正常走行的血管

C.占位效应明显的低回声

D.周边血管绕行的强回声结节

E.外周有晕圈的低回声结节

5.下列肝硬化声像图表现中不正确的是（　　）。

A.肝回声增高、增粗　　　　　　　B.肝表面凹凸不平

C.左叶及尾状叶增大　　　　　　　D.肝静脉细窄、管壁不平整

E.以上说法均错误

二、简答题

1.简述肝脏的正常声像图表现。

2.简述肝脏的血管和解剖学分区。

3.肝的囊性病变有哪些？超声如何鉴别诊断？

（胡　勇　刘红霞）

微课

彩图

PPT

第六章　胆道系统超声诊断

知识目标

1. **掌握**　胆囊及胆管的解剖结构、超声检查方法、正常超声声像图特点。

2. **熟悉**　胆囊炎、胆石症、胆囊息肉、胆囊癌、胆道蛔虫的声像图特点和鉴别诊断，以及其病因病理、临床表现和临床价值。

3. **了解**　先天性胆管囊状扩张症的病因病理、临床表现、超声检查、鉴别诊断。

技能目标

1. **学会**　胆囊与胆管常规标准切面的扫查方法。

2. **具备**　观察与分析正常及异常超声声像图的能力；将基础理论、基本知识和基本技能融会贯通的能力。

具有良好的职业道德、医患沟通能力和团队协作精神。

第一节　胆道系统解剖概要

肝脏分泌的胆汁输入十二指肠的管道结构，统称胆道系统，包括胆囊和胆管两大部分。胆道的主要生理功能为储存、浓缩、输送胆汁。

一、胆囊

（一）位置、分部

位于肝右叶脏面下方的胆囊窝内，分为底、体、颈三部分。胆囊底部游离，体表投影在右腹直肌外缘与右肋弓交界处，胆囊体在近肝门右侧与胆囊颈相接。胆囊颈后壁膨出形成一个漏斗状的囊，称为哈氏囊，胆囊结石很容易嵌顿于此处而引起梗阻和急性胆囊炎，是超声探测需注意的部位。胆囊管由胆囊颈延伸而成，胆囊管内壁黏膜形成螺旋状黏膜皱襞，具有调节胆汁进出胆囊和防止胆囊管扭曲的作用。

（二）形态、大小

正常胆囊外形呈梨形、长茄形，大小存在很大的个体差异，同时与进食情况密切相关。空腹状态下，胆囊一般长径为7~9cm，前后径2~3cm，囊壁厚1~2mm。

（三）毗邻关系

胆囊的前面与外侧是肝右叶脏面，内侧后方有十二指肠及胰头，下方为横结肠，左为幽门，右为结肠右曲。

（四）胆囊三角

胆囊管、肝总管和肝脏面围成胆囊三角，其内有胆囊动脉通过，是胆囊手术中寻找胆囊动脉的标志。

二、胆管

胆管以肝门为界，分为肝内胆管和肝外胆管。目前超声诊断仪能常规显示左右肝管、肝总管及胆总管。

（一）肝内胆管

起始于肝内毛细胆管，由肝内毛细胆管汇合成小叶间胆管，再汇合成段胆管、叶胆管，在近肝门处汇合成左、右肝管。其在肝内的走行与分布和肝门静脉、肝固有动脉基本一致。三者的关系如下：肝内胆管在前，肝固有动脉居中，肝门静脉居后。

（二）肝外胆管

左、右肝管汇合成肝总管，肝总管与胆囊管汇合成胆总管。胆总管长4~8cm，直径0.6~0.8cm，依行程分为四段。除十二指肠上段外，其余各段易被十二指肠和横结肠遮挡。

1.十二指肠上段 位于门静脉右前方，肝固有动脉右侧。

2.十二指肠后段 位于门静脉前右侧，下腔静脉前方。

3.十二指肠下段（胰腺段） 位于下腔静脉前方。其1/3位于胰背侧沟，2/3穿过胰腺实质。

4.十二指肠壁内段 斜行穿入十二指肠壁内，有85%的人的此段与主胰管汇合形成共同的通道，并膨大形成Vater壶腹，开口于十二指肠大乳头，Vater壶腹、胆总管和胰管的末端均有括约肌环绕，统称为Oddi括约肌，是调节胆道系统内压力的重要结构。

第二节　胆道系统超声检查方法和正常声像图

一、胆道系统超声检查方法

（一）仪器条件及受检者准备

1.仪器条件 采用高分辨力彩色多普勒实时超声仪，根据患者年龄、体型选择合适的探头及频率。常用频率2.0~5.0MHz，小儿可选择5.0~7.0MHz。仪器调节：经腹扫查增益调节至稍低于肝超声检查的条件，聚焦在目标区域设置，使胆汁呈无回声，囊壁或管壁清晰可见。

2.受检者准备

（1）检查前一天需清淡饮食，停用影响胆汁排空的药物，次晨空腹检查，以减少胃肠道内容物和气体的干扰，并使胆囊充盈胆汁。

（2）胃肠气体干扰较明显者，可在医生指导下口服消胀药或胃肠超声造影剂，必要时清洁灌肠。

（3）已做胃肠钡剂或胆管X射线造影检查、胃镜检查者，应在2~3天后行超声检查。

（4）急诊患者随时检查。急诊患者因腹胀气体干扰显示不清者，可消胀气之后再查。

（二）检查方法

1.体位选择

（1）仰卧位　胆道常规的检查体位，主要观察肝内胆管、胆囊。

（2）左侧卧位　与仰卧位配合，扩大胆囊与肝脏的透声窗，能清晰显示肝外胆管的长轴。

（3）坐位、半坐位或站立位　主要用于肝脏、胆囊位置较高者。便于胆囊的显示，易于观察结石的移动情况。

（4）胸膝位　主要用于观察胆囊颈部结石、胆管结石的移动情况。

2.扫查方法与标准切面图 胆囊检查最常采用的是右肋缘下扫查和右肋间扫查，在最大切面测量胆囊大小。胆管检查常采用剑突下、右肋缘下和右肋间扫查，肝内胆管检查时常沿伴行门静脉追踪扫查，肝外胆管检查时，首先在肝门部门静脉主干旁寻找肝外胆管上段，之后加压并下移探头，追查肝外胆管，观察胰头段肝外胆管时，加压探头清楚显示胰头部，并以胰头作为透声窗观察胰头段肝外胆管，正常情况下，胆管内径小于伴行的门静脉内径。

（1）剑突下横切面　嘱患者取仰卧位，探头横置于剑突下方（图6-1），声束方向斜向头侧，做立体扇形扫查，如肝位置过高，可嘱患者深吸气屏气后扫查。标准切面图为门静脉左支的"工"字形结构声像图（图6-2），以及与之伴行的左肝内胆管。肝内胆管检查时常沿伴行门静脉追踪扫查。

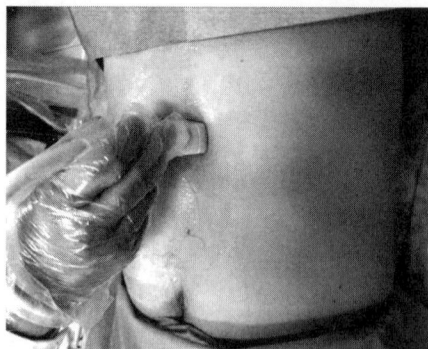

图6-1 剑突下横切面扫查

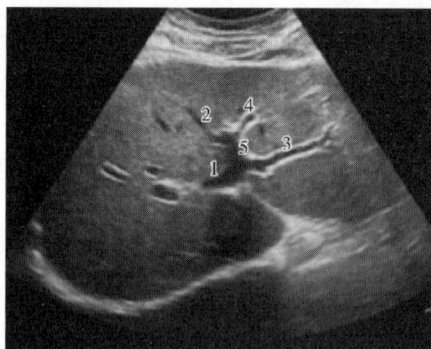

1.门静脉左支的横部；2.左内叶支；3.左外叶上段支；
4.左外叶下段支；5.门静脉左支的矢状部

图6-2 剑突下横切面标准切面声像图

（2）右肋缘下斜切面 嘱患者取仰卧位，探头与右肋缘平行置于右肋缘下（图6-3），声束方向斜向右上方。标准切面图为通过第一肝门的声像图（图6-4）：右肝、胆囊、门静脉、左右肝管。

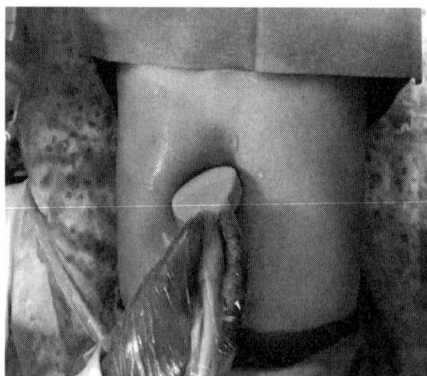

图6-3 右肋缘下斜切面扫查

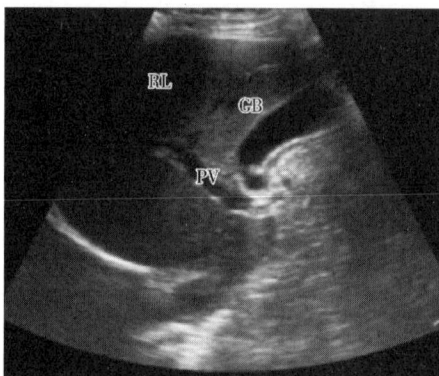

GB：胆囊；PV：门静脉；RL：右肝

图6-4 右肋缘下斜切面标准切面声像图

（3）右肋间斜切面 嘱患者取仰卧位，探头置于右侧肋间（图6-5），从第6肋间开始，沿肋间逐一立体扇形扫查，显示右肝、肝门静脉右支及与之伴行的右肝管。右肋间扫查有利于显示胆囊颈部。

标准切面图为"飞鸟征"声像图（图6-6）：门静脉右支斜行，紧贴其前方可见与之伴行的右肝管。胆囊斜向第一肝门，下腔静脉断面呈椭圆形。

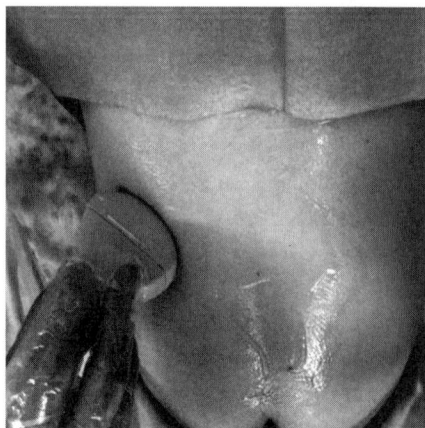

图6-5 右肋间斜切面扫查

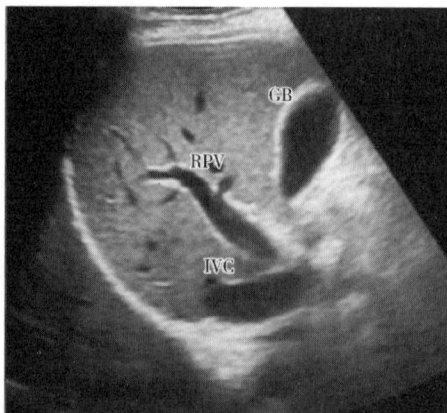

GB：胆囊；RPV：门静脉右支；IVC：下腔静脉

图6-6 右肋间斜切面标准切面声像图

（4）右肋缘下腹直肌外缘斜纵切面　嘱患者取仰卧位，探头置于右上腹腹直肌外缘与右肋弓交界处（图6-7），嘱患者深吸气后屏气，调整探头方位，适当加压，与胆囊长轴平行扫查，可显示右肝、胆囊的长轴以及第一肝门的结构。标准切面图为经胆囊长轴切面的声像图（图6-8）。在显示肝外门静脉主干的基础上，再向上斜切扫查，以门静脉主干为轴心调整探头方位，扫查与之伴行的肝外胆管上段，之后加压并下移探头，追查肝外胆管，观察胰头段肝外胆管时，加压探头清楚显示胰头部，并以胰头作为透声窗观察胰头段肝外胆管。

图6-7　右肋缘下腹直肌外缘纵切面扫查

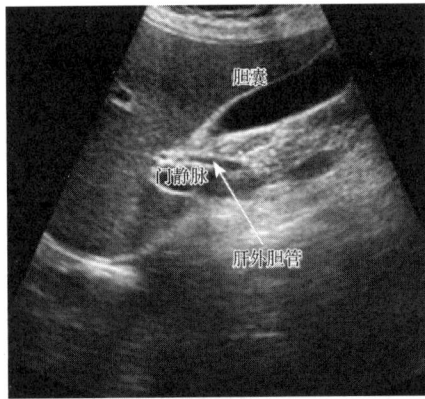

图6-8　右肋缘下腹直肌外缘斜纵切面标准切面声像图

3.注意事项

（1）正常情况下，肝外胆管上段的扫查不难，下段由于肠气干扰较难清晰显示。扫查时常用连续追踪法、探头加压法，必要时使用脂餐法，使肝外胆管产生不同程度的扩张；辅以饮水法或口服胃肠对比剂法，辅以右侧卧位，以排除十二指肠气体，通过胃透声窗观察胆总管中下段病变。对各种体位和断面的应用，要根据患者体型的胖瘦、胃肠积气情况、肝脏位置的高低和大小灵活掌握、综合运用，以清晰显示脏器结构。

（2）肝固有动脉或副肝动脉、肝动脉右支位于门静脉主干前方，易误认为是胆总管，可利用彩色多普勒血流成像鉴别。

（3）胆囊颈部结石，可辅助俯卧位，以避开多重反射伪影和肠气干扰，将探头放在右腋中线处利用肝脏作为透声窗经肋间扫查。

（4）中肝裂内有脂肪及结缔组织，约70%的人在超声上显示为连接胆囊颈部和门静脉右支根部的线样高回声。当胆囊高度收缩、萎缩或充满结石显示不清时，中肝裂是寻找胆囊的线索。

（5）常见的胆囊伪像如混响伪像、旁瓣伪像、声束厚度伪像，均可影响胆囊病灶的显示或被误诊为病灶，可通过改变体位或扫查方向、调节仪器条件等方法辨别。

（6）上腹部有明显疤痕的患者，探头要避开疤痕扫查。

课堂互动

学生思考：1.超声扫查未显示胆囊回声，常见原因有哪些？扫查要点有哪些？

　　　　　2.改善肝外胆管超声显像的方法有哪些？

二、胆道系统正常声像图及超声测量

（一）胆囊正常声像图

胆囊位置较深，胆囊体部紧贴肝实质，胆囊底部游离于肝下缘。纵切面胆囊颈指向第一肝门，自胆囊颈部至肝门静脉右支或肝门静脉主干之间的肝中裂内有脂肪组织和结缔组织，在声像图上表现为一条线状高回声带，这是识别胆囊解剖位置的重要标志。正常情况下胆囊管不易显示。胆囊因呼吸及断面的不同，可有位置、形态、大小的变化。有时因折叠可显示隔样回声，形成两个无回声暗区，可转动探头观察，和双胆囊进行鉴别。

1.形态 正常胆囊轮廓清晰，不同个体间胆囊大小差异较大，形态多变，长轴切面多呈梨形或椭圆形，少数呈圆形或长条形。横断面底部呈圆形，向颈部移行，逐渐变小。胆囊的颈部和体部常可见皱襞，多处的皱襞常可使胆囊呈"S"形。

2.胆囊壁 呈带状或线状高回声，轮廓平滑清晰，后壁回声增强。

3.实质回声 内部呈液性无回声，透声良好。但胆囊底部因肠道气体干扰，常出现强回声或高回声（图6-9），颈部因皱褶和螺旋形瓣引起折射和散射，常出现杂乱的点状回声，要注意识别。

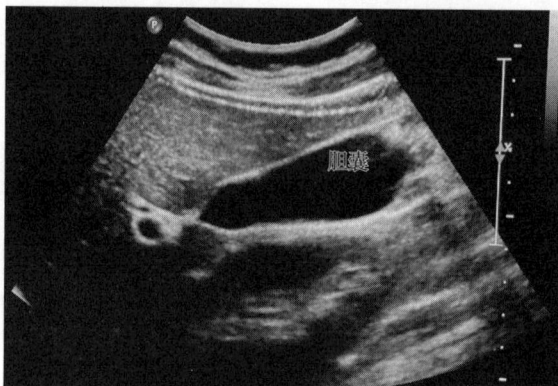

图6-9 胆囊底部气体干扰声像图

（二）胆管正常声像图

1.肝内胆管 包括左、右肝管及其分支，在肝内与门静脉伴行，二级以上分支正常情况下往往很难显示。

2.肝外胆管 通常分为上段和下段，一般将肝总管和胆总管十二指肠上段称为肝外胆管上段，其余部分称为下段，肝外胆管下段由于气体干扰经常不能显示。

（1）上段 与肝门静脉伴行。声像图表现为在肝门静脉腹侧伴行的管状无回声区，其内径相当于与其伴行肝门静脉内径的1/3。在肝门附近横切时，肝外胆管有时和肝固有动脉、肝门静脉共同显示为三个圆形的管腔结构，称为"米老鼠征"（图6-10）。米老鼠的"头"为肝门静脉，"右耳"为肝外胆管，"左耳"为肝固有动脉。

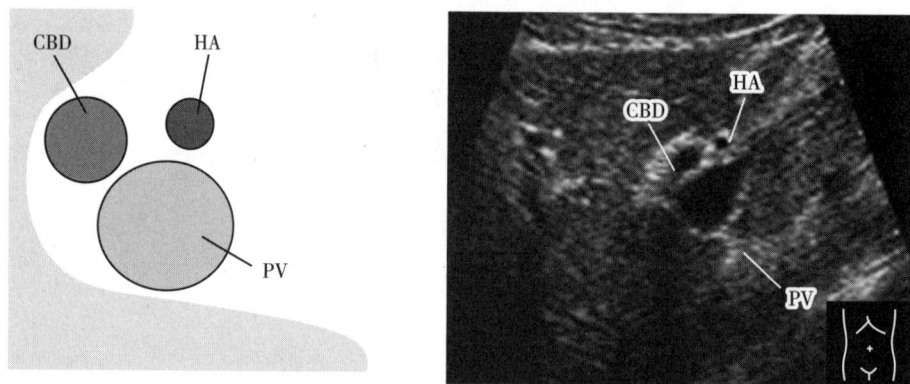

CBD：肝外胆管；HA：肝固有动脉；PV：肝门静脉

图6-10 "米老鼠征"声像图

（2）下段 包括胆总管的十二指肠后段、十二指肠下段（胰腺段）和十二指肠壁内段，向下与下腔静脉伴行，直至延伸到胰头部。肝外胆管下段由于气体干扰经常不能显示。

（三）超声测量和正常值

1.胆囊测量

（1）测量方法　在胆囊长轴切面上测量胆囊的长径和前后径（图6-11），测量时不包括胆囊壁，均测内径。对于折叠胆囊，测长径时可分段测量并累加；选择胆囊体部前壁，探头垂直于胆囊壁测量其厚度。

（2）正常值　成年人长径不超9cm，前后径2~3cm，一般不超过4cm。胆囊壁厚度为1~2mm，一般不超过3mm。

2.肝外胆管内径测量

（1）测量方法　在肝外胆管长轴上，测量管腔最大内径（图6-12），测量时不包括管壁。

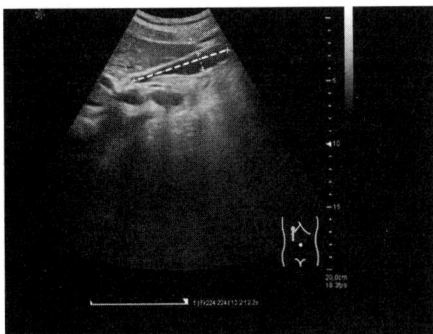

图6-11　胆囊长径和前后径测量

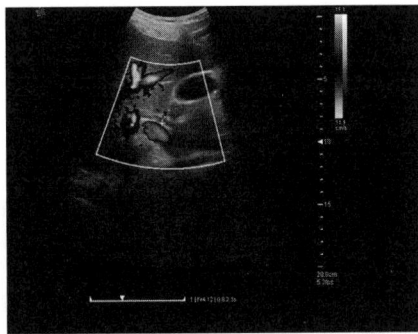

图6-12　肝外胆管内径测量

（2）正常值　肝外胆管上段内径一般5~8mm，部分胆囊切除患者及老年人肝外胆管会稍增宽，一般不超过10mm。部分人在深吸气状态下的测量值比呼气状态下要大1mm或更多。

第三节　胆囊疾病超声诊断

案例讨论

案例　患者，女性，45岁，以"持续性右上腹部疼痛3天，伴阵发性加剧，恶心、呕吐1天"为主诉就诊。既往有反复发作的右上腹隐痛不适，并有厌油腻食物、腹胀等症状。查体：体温38.5℃，巩膜轻度黄染，右上腹明显压痛，Murphy's征（＋）。实验室检查：血常规显示白细胞总数升高，中性粒细胞百分比升高，血清总胆红素及结合胆红素增高。行肝胆超声检查，图6-13为患者胆囊超声声像图。

PPT

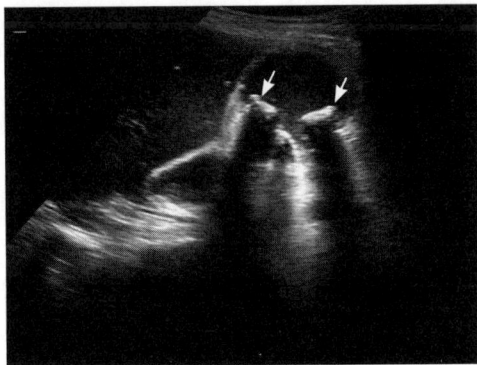

图6-13　患者胆囊超声图

讨论　1.观察以上超声图像，描述上述疾病超声声像图表现。

2.结合案例综合分析，超声提示是什么？为什么？

3.与本疾病相关的鉴别诊断有哪些？

一、胆囊结石

【病因病理】

由于胆汁理化状态的改变、胆汁淤积、感染，导致胆汁中的某些成分（色素、胆固醇、黏液物质及钙等）析出、凝集形成结石。我国胆囊结石患者，以原发性、色素性居多。色素类结石因地区特点及饮食条件不同而异。

【临床表现】

胆结石的典型症状是胆绞痛，疼痛开始于右上腹部，放射至后背和右肩胛下角。每次发作可持续数分钟或数小时。部分患者疼痛发作伴发热和轻度黄疸。疼痛间歇期有厌油腻食物、腹胀、消化不良、呕吐等症状。

【超声表现】

1.**典型表现** 胆囊腔内形态大小不同的强回声（图6-14），可单发或多发，后方回声衰减，伴"干净"声影（边缘锐利，内部无多重反射）。体位改变时，结石沿重力方向迅速移动至胆囊内最低的位置。

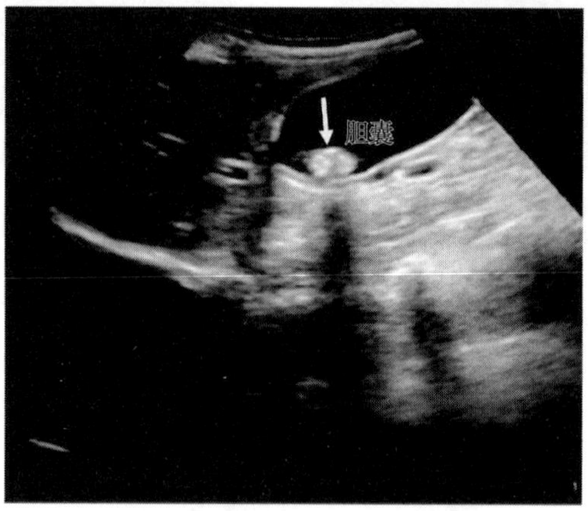

图6-14 胆囊结石（箭头）声像图

2.**非典型表现**

（1）充满型胆囊结石 胆囊内充满结石，胆囊腔的液性无回声消失。胆囊前壁呈弧形强回声带，后伴较宽的声影带，胆囊后半部和后壁轮廓完全不显示，构成"囊壁-结石-声影"三合征，即"WES（wall-echo-shadow）征"。

（2）泥沙样结石 胆囊外形显示一般较完整，结石呈颗粒状或沙粒样，沉积于胆囊后壁，坐位时，积聚于胆囊底部，后多伴声影。

（3）胆囊颈部结石 胆囊颈部可见强回声伴声影，横断面上可出现"靶环征"。胆囊体积增大，形态饱满。胆囊颈部皱襞多表现为高回声，致其内小结石易漏诊，检查时应多角度、多体位进行观察。

（4）胆囊壁内结石 胆囊壁增厚，内可见单发或多发的强回声斑，直径数毫米，后伴间隔相等、逐渐衰减的多次反射回声线段，即"彗星尾征"，改变体位时不移动。

（5）无声影胆囊结石 小于2mm的、结构疏松的结石，超声表现为高回声。其后方无声影，改变体位可见移动。

【鉴别诊断】

1.**与胆囊旁的肠道气体鉴别** 改变探头检查位置，可发现气体位于胆囊壁外，且不随体位改变而移动，其形态和位置可随肠道蠕动而发生变化。

2.**与胆囊高回声病变鉴别** 如凝血块、脓性分泌物等，其后方无声影，当体位发生改变时，其运动缓慢，可形变。

3.与钙胆汁或钙化胆囊鉴别 本病与钙盐在胆囊内沉积有关，胆囊壁增厚模糊，囊内充满强弱不均点状回声，其后伴有清晰的声影，鉴别困难。

4.与胆囊过小或先天缺如鉴别 肝门附近含气的胃肠道易被误诊为胆囊内充满结石。

5.与胆囊切除术后瘢痕组织或胆囊窝纤维化鉴别 应结合病史诊断。

6.与使用头孢曲松钠后引起的胆囊假性结石鉴别 这是由于头孢曲松钙盐沉积所导致的。声像图多表现为多发的粉末状、团状、悬浮状或沉沙状，后方声影较淡，并随体位改变缓缓移动，形态可变。停药后短期内复查会逐渐消失。

【临床价值】

胆囊结石的超声显示率在95%以上，超声诊断准确率较高，诊断价值较大，尤其是对X射线造影胆囊不显影的病例，超声检查有助于临床确诊，是首选的检查方法。但部分患者由于肥胖、肠腔积气、操作者技术不熟练等因素，会造成一些假阳性和假阴性，要注意鉴别。

二、急性胆囊炎

【病因病理】

急性胆囊炎是临床常见的急腹症之一，主要诱因有细菌感染、胆石梗阻、缺血和胰液反流。多数患者有胆囊结石的病史，结石梗阻会引起胆汁淤积、胆囊内压力增高、胆囊血液供应障碍等综合作用，导致胆囊壁炎性坏死。根据炎症改变的程度不同，分为三种病理类型：急性单纯性胆囊炎、急性化脓性胆囊炎、急性坏疽性胆囊炎。

【临床表现】

本病发病迅速，主要症状是持续性上腹部疼痛，伴阵发性加剧，右上腹压痛和肌紧张。墨菲征阳性。重症感染时可有轻度黄疸。

【超声表现】

（1）初期轻度、单纯性胆囊炎，超声显示胆囊增大、囊壁轻度增厚，张力增高，前后径往往超过4cm，缺乏诊断性特征。急性化脓性胆囊炎时，胆囊壁弥漫性增厚，呈强回声带，其间出现间断或连续的弱回声带，形成胆囊壁的"双边影"表现（图6-15）。有的甚至可出现双层或多层弱回声带，系重症急性化脓性胆囊炎的表现，又称为"条纹征"。

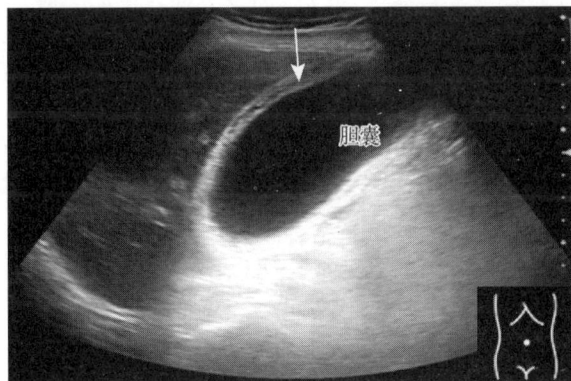

图6-15 急性胆囊炎"双边影"（箭头）声像图

（2）囊内透声差，充满稀疏或密集的细小或粗大点状回声，无声影，不形成沉积带，为胆囊蓄脓的表现，囊内出现稀疏或密集的分布不均的"云雾状"回声。如有黏稠胆汁或脓团块，声像图显示为团块状回声，团块可随体位改变缓慢移动。

（3）胆囊内可见结石样强回声，大多嵌顿于胆囊颈管处，引起胆囊张力性肿大。

（4）超声墨菲征（ultrasonic Murphy sign）阳性，探头在胆囊体表区，稍用力加压或嘱患者深呼吸，患者疼痛加重。

（5）坏疽性胆囊炎，进一步发展可穿孔。胆囊壁局部回声缺损，胆囊周围可见界限不清的液性暗区，内可见点状或带状回声。可伴有腹腔积液及腹膜刺激征阳性。

（6）胆囊收缩功能差或消失。

【鉴别诊断】

1.与胆囊体积增大鉴别

（1）胆总管远端梗阻时，胆囊增大往往伴有肝内、外胆管扩张。

（2）患者长时间禁食或胃肠外营养时胆囊增大常以长径为主，胆囊内可出现浓稠胆汁；胃大部切除术后所致的胆囊增大、胆囊张力、长形、有悬垂感、胆囊壁无明显增厚，结合病史鉴别不难。

2.与胆囊壁增厚鉴别　呈双层，不是急性胆囊炎特有的表现，化脓性胆囊炎、肝硬化、右侧心力衰竭及肾脏疾病均可引起胆囊壁增厚，呈"双边影"，要结合病史、临床表现、实验室检查综合判断。

3.与胆囊结石鉴别　胆囊增大，形态饱满，胆囊壁可增厚呈双层或多层弱回声带，部分也可在正常范围。胆囊内常呈带有细光点的无回声区。脂肪餐试验胆囊收缩功能减弱或消失，多伴有胆囊颈部结石，超声检查时探头触压胆囊区，压痛明显，即墨菲征阳性。

4.与胆囊内沉积物鉴别　化脓性胆囊炎囊内出现沉积物以脓性分泌物和坏死组织细胞为主，回声杂乱、不均；稠厚的胆汁呈密集的细点样低回声，分布均匀。

5.与胆囊周围局限性少量积液鉴别　急性胆囊炎穿孔、胆囊炎的炎性渗出、少量腹水均可以在胆囊周围形成少量积液，要改变体位，多角度、多方位扫查。若胆囊壁穿孔太小超声声像图显示不清，可用局部放大或高频探头观察。

【临床价值】

与X射线平片和X射线造影相比，具有明显优势：可清晰显示胆囊壁的炎性增厚和胆囊内积脓，判断有无胆囊颈部梗阻和胆囊功能异常。急性胆囊炎发作时，胆囊的形态、大小、壁厚度、腔内回声是一个急骤变化的过程，超声可随时观察，及早发现并发症。

三、慢性胆囊炎

【病因病理】

慢性胆囊炎多由急性胆囊炎症反复发作迁延而来，往往同时存在胆囊结石。炎症、结石的反复刺激，使胆囊壁纤维化、萎缩或增厚，胆囊体积缩小，功能减退甚至丧失。

【临床表现】

大多数慢性胆囊炎患者有胆绞痛病史。可有腹胀、嗳气、厌食油腻等消化道症状。部分患者表现为右肩、右季肋区隐痛。急性发作时临床表现与急性胆囊炎类似。

【超声表现】

（1）病程较短者，胆囊体积可增大或正常，病程较长者可见胆囊缩小变形。

（2）胆囊壁稍增厚，不光滑，呈均匀中高回声，壁厚度一般超过3mm。

（3）胆囊内可见结石样强回声（图6-16），胆囊内沉积物回声。

（4）胆囊与周围组织粘连萎缩时，胆囊轮廓及囊腔模糊不清。

（5）部分病例合并充满型胆囊结石，胆囊壁低回声与结石强回声及结石声影构成"WES征"。

（6）增生性胆囊炎的胆囊壁显著增厚，可超过1.5cm，壁呈低回声或等回声，多均匀增厚，也可结节样增厚，黏膜面表现平滑自然。

（7）萎缩胆囊炎的表现以胆囊缩小最显著，囊壁稍增厚，严重者囊腔消失，超声检查难以发现胆囊。

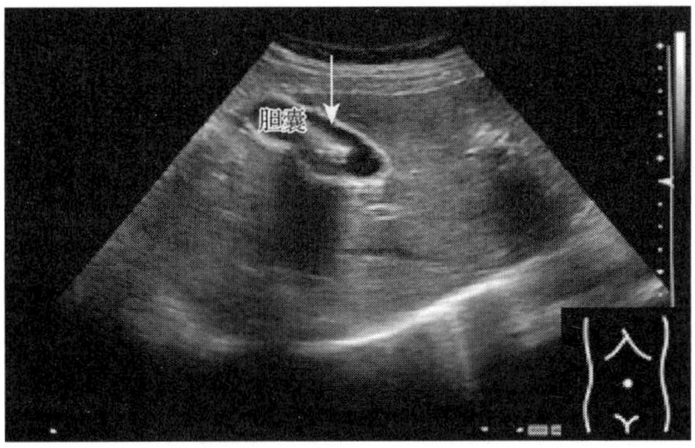

图6-16　胆囊结石（箭头）合并慢性胆囊炎声像图

【鉴别诊断】

1.与非胆囊病变所致胆囊壁增厚鉴别　结合病史进行鉴别。

2.胆囊壁增厚与厚壁型胆囊癌鉴别　厚壁型胆囊癌胆囊壁多局限性增厚，黏膜面凹凸不平，与周围肝实质分界不清；慢性胆囊炎囊壁多均匀增厚，黏膜面平滑自然，与周围肝实质分界较明显。

3.胆囊"WES征"与十二指肠气体鉴别　后者随十二指肠蠕动发生位置变化和形态改变。

【临床价值】

轻度慢性胆囊炎声像图无特异性，超声诊断困难。胆囊壁增厚、囊腔缩小、收缩功能减退或丧失是超声诊断慢性胆囊炎的重要依据。

知识拓展　　　　　**胆囊收缩功能检查**

患者检查前一天晚餐后禁食，次晨空腹常规扫查胆囊、肝内外胆管情况，记录胆囊的长径、横径、宽径及胆囊内结石的情况。嘱受检者脂餐（进食2个油煎鸡蛋）后1小时，2小时由同一位医师在同样的体位和测点测量胆囊的3个径线并记录。检查结果分为4级：正常（餐后2小时内收缩>2/3，66%）；尚可（收缩在66%~50%）；较差（餐后2小时内收缩33%~50%，属可疑）；差（餐后2小时内收缩<33%）。如脂餐后2小时，胆囊仍不见收缩，则为无收缩功能。

四、胆囊息肉样病变

【病因病理】

胆囊息肉样病变是胆囊壁向囊腔内隆起的软组织病变的统称，既包括胆囊的炎症性或代谢性增生疾病，如炎性或胆固醇性息肉、腺肌增生等，也包括胆囊良、恶性肿瘤（小的腺瘤、胆囊癌等）。本章主要介绍胆固醇息肉。胆固醇息肉是由于胆固醇代谢的局部紊乱，使胆汁中胆固醇含量增高而沉积，逐渐形成向黏膜表面突出的黄色小结节，呈弥漫性和局部性分布，以后者居多。

【临床表现】

一般无明显临床症状，部分患者表现为右上腹隐痛、不适，进食脂肪餐后加重等，与慢性胆囊炎和胆囊结石临床表现类似。

【超声表现】

（1）胆囊形态、大小　一般正常，无明显改变。

（2）囊内可见自囊壁向囊腔隆起的高回声或等回声小结节（图6-17）。体积多较腺瘤小，大者一般不超过10mm，常见多发多数有蒂，不随体位改变移动。一般无声影。

（3）息肉大小如超过10mm，癌变的发生率为3%~13%，需特别注意观察病灶内部回声的均一性和表面是否规则。

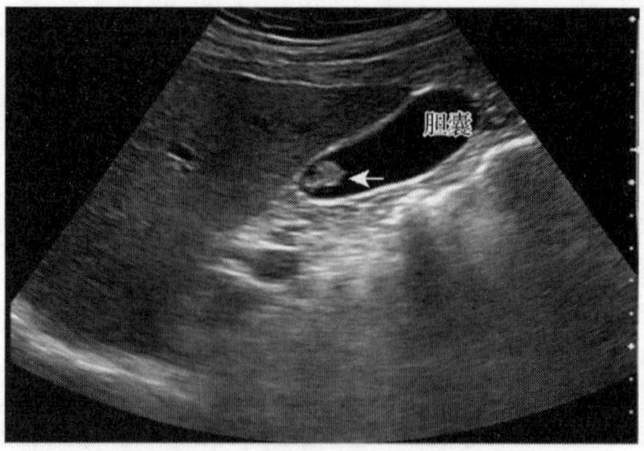

图6-17 胆囊息肉（箭头）声像图

【鉴别诊断】

1.与胆囊结石鉴别 根据能否随体位移动与胆囊内小结石很容易鉴别，但当小结石黏附于胆囊壁且声影不明显时，与息肉不易鉴别。

2.与胆囊皱襞鉴别 通过多角度、多方位扫查可以鉴别。

3.较大的胆囊息肉与较小的胆囊腺瘤鉴别 二者不易被鉴别，需动态观察。

【临床价值】

临床常见类型是胆固醇息肉，体积小、多发，形态特征明显，二维超声可清晰显示，是诊断该病的重要手段，但是与较小的胆囊腺瘤鉴别诊断有些困难。

五、胆囊癌

【病因病理】

原发性胆囊癌是一种恶性程度较高的肿瘤，发病原因有胆囊结石、胆囊慢性炎症的长期反复刺激、乳头状瘤或息肉恶变、胰胆汇合异常、胆系感染、肥胖和糖尿病等，有胆囊癌、胆囊结石家族史者，胆囊癌发病风险增加。胆囊癌发病率随年龄增加呈上升趋势，女性发病率较男性高2~6倍。胆囊癌70%~90%为腺癌，腺癌可分为浸润型、黏液型、乳头状癌三种。早期浸润型腺癌局限于胆囊颈部壁内，晚期囊壁弥漫性增厚；乳头状癌呈息肉样向囊腔内突出，晚期胆囊形态失常、囊腔消失，呈实性肿块。

【临床表现】

胆囊癌多伴有胆石症的病史，表现为右上腹部隐痛、食欲减退、恶心、呕吐，晚期症状加重，伴有发热、腹水，出现进行性加重的黄疸。

【超声表现】

根据胆囊癌形态和分期不同，分为息肉型、厚壁型、肿块型。

1.息肉型

（1）可单发或多发，形态不规则的结节样，基底部宽，突向胆囊腔。

（2）可合并胆泥淤积或胆囊结石。

（3）CDFI 未检测到明显血流信号。

2.厚壁型

（1）胆囊壁弥漫性或局限性不均匀增厚。

（2）肿块形态不规则，表面不光滑，往往以胆囊颈部、体部增厚显著。

（3）CDFI可检测到高阻血流信号。

3.肿块型

（1）胆囊消失，胆囊区可见不均匀回声实性肿块，一般以低回声为主，肿块形态多不规则，内可合并结石（图6-18）。

（2）肿块与周围组织分界不清晰，肝脏及周围脏器常常受侵。肝门部或胰头周围检查常常发现肿大淋巴结回声。

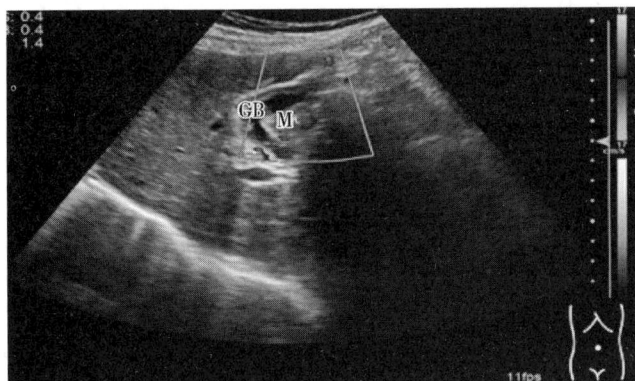

GB：胆囊；M：肿瘤

图6-18 肿块型胆囊癌声像图

（3）压迫侵犯胆总管时，可导致肝内胆管扩张。

（4）CDFI可检测到高阻血流信号。

【鉴别诊断】

常见胆囊疾病超声鉴别诊断要点见表6-1。

表6-1 常见胆囊疾病超声鉴别诊断

	胆囊形态	胆囊壁厚度	后方声影	移动度	病变区声像图
胆囊结石	正常	无增厚	有	随体位改变移动	形态稳定的强回声团
胆囊息肉	正常	内壁乳头状结节	无	体位改变无移动	胆囊内壁乳头状高回声结节，常带蒂或呈窄基底状
慢性胆囊炎	增大或缩小	增厚、模糊	无	体位改变无移动	囊壁增厚、毛糙
胆囊腺肌病	缩小	局限性或弥漫性增厚	无或有	体位改变无移动	增厚的胆囊壁内可见多个微小的圆形无回声区，有时可见强回声斑点，后方伴"彗星尾征"
胆囊癌	失常	局限性或弥漫性增厚，可见宽基的乳头状突起	无	体位改变无移动	胆囊腔不规则狭窄或宽基的乳头状突起，边缘不规整。晚期囊腔消失，胆囊呈实性回声

【临床价值】

原发性胆囊癌早期无特殊症状和体征，X射线造影时多不显影。超声检查能清晰显示胆囊壁的增厚、胆囊腔内的肿块以及肝脏和淋巴结的转移灶，根据肿瘤的形态、胆囊壁有无浸润、单发或多发、彩色血流显像等方面，对良、恶性肿瘤做出初步鉴别诊断，常作为胆囊癌的首选筛查手段。必要时，可行CT或MRI、EUS检查。

第四节 胆管疾病超声诊断

一、胆管结石

（一）肝内胆管结石

【病因病理】

肝内胆管结石在我国发病率较高，多为胆色素混合结石，常多发，形态不整、大小不等。好发部位是左、右肝管汇合部和左肝管。其病理变化主要是肝胆管的梗阻、炎症和不同程度的肝实质损害，肝胆管炎是最基本的病理改变。

PPT

医药大学堂

【临床表现】

肝内胆管结石好发于中、青年，一般无明显症状，有时感觉上腹部不适、腹部胀满等消化不良症状。急性发作时表现为寒战、高热、全身感染等，病程晚期有轻度黄疸。

【超声表现】

（1）沿肝内胆管走行分布的强回声，形态稳定，呈条索状、斑片状的强回声后方伴声影，形态不规则（图6-19）。

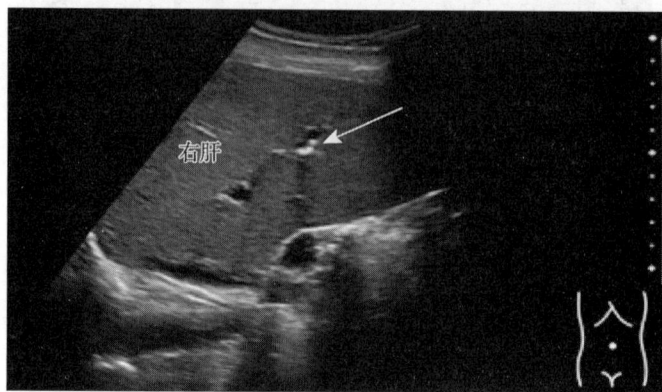

图6-19　肝内胆管结石（箭头）声像图

（2）结石常多发堆积。

（3）结石远端的肝内胆管多有不同程度的扩张，与伴行门静脉形成"平行管征"。

（4）可伴有相应肝段、肝叶的萎缩，导致肝脏形态不规则。

【鉴别诊断】

1. 与肝内钙化灶鉴别　钙化灶常见于肝周边区域或肝静脉旁，不与肝门静脉伴行，不伴远端肝内胆管扩张。但发生于胆管壁或其周围肝实质的钙化灶则较难与肝内胆管结石鉴别。

2. 与肝内胆管积气鉴别　肝内胆管积气表现为沿肝内胆管分布的高回声，后伴"彗星尾征"，位置随体位改变向上方移动，胆管扩张不明显，多有胆道手术史。

3. 与肝圆韧带横断面鉴别　肝圆韧带表现为肝左叶的高回声，后常伴声影，纵切面则与门静脉左支矢状部延续并向腹壁方向延伸出肝。

【临床价值】

超声检查通过肝脏作为透声窗，能清晰显示肝内胆管结石，并通过观察其与门静脉的关系、结石以上的胆管扩张情况等，一般可明确诊断。

（二）肝外胆管结石

【病因病理】

肝外胆管结石在我国发病率较高，约占胆石症的85%，以原发性胆总管结石多见，其在肝外胆管内形成或来源于肝内胆管结石。其特点为胆管梗阻和感染，胆管壁充血、水肿、增生和纤维化，导致管壁增厚。

【临床表现】

肝外胆管结石多见于壮年和老年，多有长期反复发作的胆系感染等病史。临床表现与结石阻塞的部位、梗阻程度和感染轻重有关。典型症状是间歇发作的上腹痛、恶寒、黄疸、恶心、呕吐等。急性发作时表现为腹痛、高热、寒战及黄疸。重症病例全身情况恶化，甚至危及生命。

【超声表现】

（1）肝外胆管内可见强回声（图6-20），后方伴声影，胆总管下段结石由于位置较深且受肠道及气体影响，往往表现为稍高回声甚至等回声，后方有弱声影。

（2）结石与胆管壁界限清晰，部分结石可在胆管内移动。

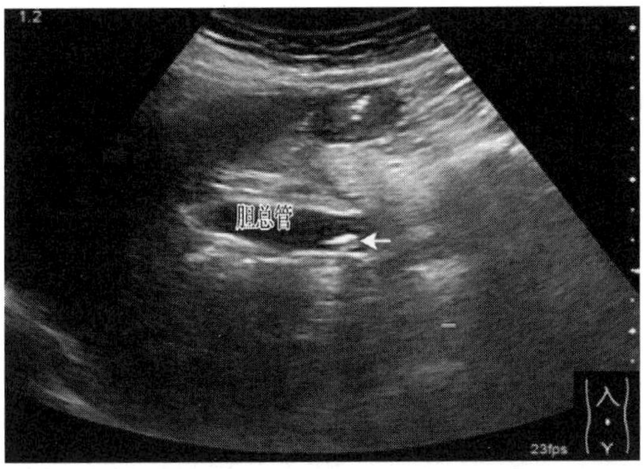

图6-20 胆总管结石（箭头）声像图

（3）结石梗阻部位以上胆管及肝内胆管扩张，有时可见胆管内胆泥回声。

（4）根据梗阻部位或程度不同，胆囊体积可增大、缩小或正常范围，胆囊内可有胆泥回声。

【鉴别诊断】

鉴别肝内或肝外梗阻的关键在于肝内胆管是否扩张，一般认为结石性胆道疾病患者扩张程度轻，肿瘤性胆道疾患扩张较明显。除鉴别肝内、外梗阻外，尚需确定梗阻部位，如胆总管全段均扩张，病变多在壶腹部及胰头部，此时一定要探测胰腺。

（1）壶腹部占位性病变胆管壁无明显分界，后无声影。

（2）可运用彩色多普勒对扩张胆管及血管进行鉴别。

（3）肝外胆管内径个体差异较大，故在轻度扩张时应结合其症状、有无黄疸及其他检查情况来下结论，可行脂肪餐试验或静脉注射缩胆囊素鉴别。

【临床价值】

受胃肠内气体的干扰，常规超声诊断肝外胆管结石，尤其是胆总管下段结石，较胆囊结石、肝内胆管结石困难。采用胸膝位、探头加压扫查、脂肪餐试验，配合检查前胃肠道准备等方法，可提高肝外胆管结石的检出率。

二、胆道蛔虫病

【病因病理】

蛔虫一般寄生在小肠中，常导致肠道病变。另一方面由于蛔虫有钻孔的特性，蛔虫逆行经Oddi括约肌钻入胆道，以肝外胆管多见，也可钻入肝内胆管，个别钻入胆囊。其引起的主要病变是化脓性胆管炎、胆道出血、败血症等。

【临床表现】

本病多发生在学龄儿童，常有排蛔虫甚至呕吐蛔虫的病史。患者突然发病，剑突下偏右侧阵发性"钻顶样"剧烈疼痛，向右肩放射。恶心呕吐，可发生寒战、高热等胆道感染症状。查体：剑突下偏右侧深压痛，无反跳痛，无腹肌紧张。疼痛剧烈而体征轻微是本病的特点。

【超声表现】

（1）蛔虫所在的胆管呈不同程度的扩张。

（2）扩张的胆管内有数毫米宽的双线状平行高回声带（图6-21），虫体内呈无回声，前端圆钝，边界清晰、光滑，中间的无回声是蛔虫的假体腔。活体蛔虫在胆管内蠕动是确诊的特异性表现。蛔虫死后，其间的无回声带逐渐变得模糊甚至消失。

（3）胆囊蛔虫病，在胆囊内呈双线平行高回声带，多为弧线或卷曲状。

图6-21　胆道蛔虫（箭头）声像图

【鉴别诊断】

胆道蛔虫病需与穿行于门静脉和胆总管之间的肝固有动脉、胆囊管、胆管内引流管或内支架等相鉴别。结合临床特点及典型声像表现诊断不难。

【临床价值】

二维超声可通过扩张的胆管清晰显示蛔虫特征性的声像图——"平行双线状"的高回声带，实时超声探测可见活体在胆管内蠕动，具有诊断意义。检查方便，准确率高。

三、胆管癌

【病因病理】

胆管癌好发于肝门部左右肝管汇合处、胆囊管与肝总管汇合处以及壶腹部，以腺癌多见。腺癌分乳头状腺癌与黏液腺癌。胆管因癌细胞的浸润，变硬、增厚，或呈乳头状突入管腔，导致胆管腔狭窄或堵塞。

【临床表现】

胆管癌的临床表现与肿块的部位及病程长短有密切关系。主要表现为阻塞性黄疸合并进行性加重，可有上腹痛、发热、乏力、体重减轻等症状。

【超声表现】

（1）胆管内乳头状或结节样低-高回声，与胆管壁分界不清晰（图6-22），CDFI部分癌肿内可显示血流信号。

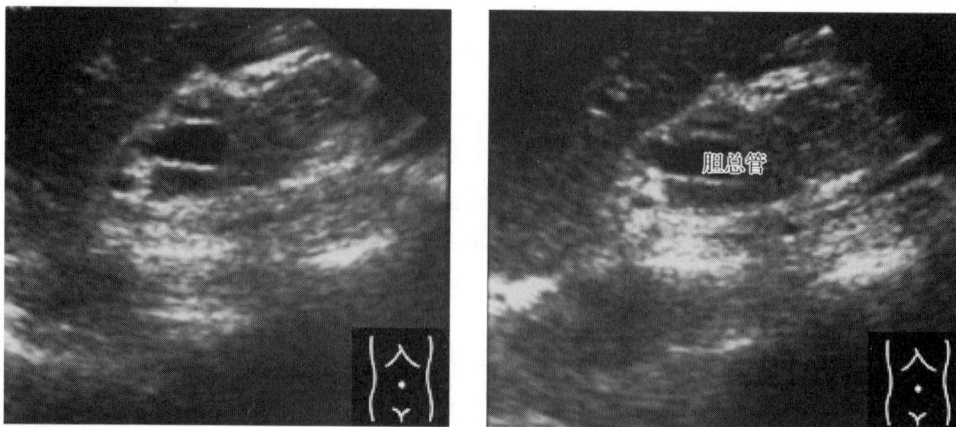

图6-22　胆管癌声像图

（2）梗阻部位以上胆管扩张，根据梗阻位置不同，胆囊可增大或萎缩。

（3）肝门部胆管细胞癌癌肿多显示不清，但肝门部回声紊乱，左、右叶肝内胆管于肝门部被截断。

（4）相邻门静脉受压变窄，受侵犯时门静脉管壁显示不清。

（5）肝门区、胰头周围可见肿大淋巴结回声，肝内转移时可见转移灶。

【鉴别诊断】

（1）引起胆管扩张的非肿瘤性病变，如低回声结石或胆泥，鉴别时注意观察病变与胆管壁是否分界清晰，超声造影有助于鉴别诊断。

（2）原发性肝癌侵犯胆管引起癌栓，由于存在原发癌灶，鉴别并不困难。

（3）胰头癌压迫胆总管下段时，可引起远端胆管扩张，由上段向下追踪胆总管，可发现胆总管下段逐渐狭窄、闭塞。

（4）壶腹部癌与胆管下段癌不易鉴别，需十二指肠镜、超声内镜等协助诊断。

【临床价值】

二维超声能显示胆管走行、有无扩张或狭窄，准确判断胆管内肿块的形态、大小、回声等，对于胆道梗阻性病变的诊断、鉴别诊断以及梗阻部位的确定均具有重要的临床价值。超经皮肝穿刺、逆行胰胆管造影、胆道造影有助于诊断断胆管癌。

📖 知识链接　　　　　　　　　胆道梗阻的超声鉴别

1.肝内胆管扩张，胆囊及胆总管正常

（1）怀疑肿瘤性病变引起梗阻时，应注意寻找胆管截断处或胆管内有无实性回声。

（2）如果单侧肝叶胆管扩张，应注意同侧肝叶二级胆管内有无结石或肿瘤。

（3）胆管炎可引起肝内及肝门部胆管不均匀狭窄或扩张，常伴有肝内胆管结石。

（4）肝门部淋巴结肿大或淋巴结转移可压迫或侵犯胆管导致肝内胆管扩张。

2.肝内胆管及胆总管扩张，胆囊增大

（1）当胆总管结石表现回声低且无声影时，可借助超声造影与肿瘤鉴别。

（2）胆总管癌。

（3）胆总管囊肿时，胆管"纺锤状"扩张，病变水平以上胆管扩张。

（4）壶腹周围癌同时伴有胰管扩张。

四、先天性胆管囊状扩张症

【病因病理】

先天性胆管囊状扩张症可发生在胆管的任何分支，常见原因是先天性胆管壁薄弱、胆道阻塞导致胆管腔内压增高，管腔扩大形成囊肿。根据胆管扩张的部位和形态，分为5型：Ⅰ型：胆总管囊肿（图6-23）；Ⅱ型：胆总管憩室；Ⅲ型：十二指肠壁内段胆总管囊状膨出；Ⅳ型：多发性肝内、外囊肿；Ⅴ型：肝内多发性囊肿（Caroli病）。超声检查一般能发现Ⅰ、Ⅱ、Ⅳ、Ⅴ型，但对Ⅲ型则基本无能为力。

【临床表现】

腹中部或右上腹部绞痛或牵拉痛，并伴有发热、恶心、呕吐。感染、疼痛时，约70%的病例有黄疸，约90%的病例在右上腹触及囊性弹性肿块。

【超声表现】

（1）肝内、外胆管走行区囊性扩张改变（图6-23），呈球形、椭圆形或纺锤形，与邻近胆管相通。

（2）囊壁薄，囊内无回声，囊后方回声增强。

（3）囊性扩张表现为全程均匀扩张或节段性扩张。

（4）囊内可伴有结石、胆泥等，恶变时，表现为胆管内实性肿物，与胆管壁界限模糊不清，CDFI其内可有血流信号。

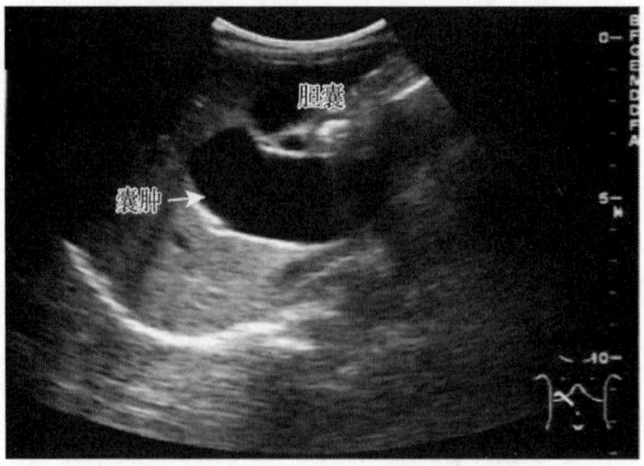

图6-23　胆总管囊状扩张声像图

（5）发生于肝内胆管者，称为先天性肝内胆管囊状扩张症（Caroli病），超声可见与门静脉走行一致的囊状或柱状无回声，诊断时要排除多囊肝及其他原因引起的肝内胆管扩张。

【鉴别诊断】

1.与囊性病变鉴别　肝囊肿、多囊肝、胰头囊肿等囊性病变，均不与胆管相通，鉴别时需仔细观察囊肿与相近胆管的关系。

2.与胆管梗阻性疾病鉴别　胆管梗阻性疾病，如结石、肿瘤等，梗阻部位以上胆管呈均匀性的扩张，在梗阻部位可见结石或肿瘤回声。

【临床价值】

二维超声能清晰显示肝内、外胆管扩张的程度，根据其与近端肝管相连的声像图特征，准确诊断先天性胆管囊状扩张症，具有重要的临床价值。经皮肝穿刺、内镜下逆行胰胆管造影、胆道造影对诊断有确定价值。

本章小结

超声检查是胆道系统检查的主要检查方式，能较好地观察胆囊胆管的解剖结构和典型病变特征。做好胆道系统超声检查前的准备，运用正确的扫查方法，辅以灵活的扫查技巧，可清晰地显示胆囊的形态大小、囊壁厚薄、内部回声以及与周围脏器的毗邻关系；可以显示胆管走行、管壁厚薄、管腔内径，以及胆管与相邻的门静脉之间的关系；显示胆道系统常见疾病的声像图特征，如胆囊结石、急性胆囊炎、慢性胆囊炎、胆管结石、胆囊癌、胆道蛔虫病等，显示病灶部位、形态、大小、边缘以及内部回声等声像图改变，了解病变与周围组织器官的毗邻关系，有助于胆囊胆管疾病的早期发现，为临床诊断和治疗提供可靠的依据。

习　题

一、单项选择题

1.左、右肝管扩张，胆囊不大，提示梗阻在（　　）。

A.胆总管　　　　　　B.肝总管　　　　　　C.胆囊管　　　　　　D.Vater壶腹　　　　　　E.胰管

2.胆囊结石的典型声像图特征是（　　）。

①囊内出现单枚或多枚团块状强回声

②强回声团可随体位改变而移动

③强回声团后方伴有声影

④胆总管扩张

A.①②③　　　　　　B.①③　　　　　　C.②④　　　　　　D.④　　　　　　E.①②③④

医药大学堂
WWW.YIYAODXT.COM

3.下列选项中，与急性胆囊炎无联系的是（　　）。

A.胆囊壁增厚超过3mm　　　　　　B.胆囊体积增大

C.胆囊管阻塞　　　　　　　　　　D.肝静脉扩张

E.超声墨菲征阳性

4.胆囊颈部成袋状扩张，称为哈氏（Hartman）囊，是超声探测必须注意的部位，它的临床意义是（　　）。

A.是胆囊癌多发部位　　　　　　　B.是胆囊结石常嵌顿部位

C.是变异较大的地方　　　　　　　D.易穿孔

E.是息肉易发部位

5.患儿，男性，8岁，突发剑突下阵发性钻顶样剧痛，超声探查发现胆囊内长条形双线状回声。最可能的诊断是（　　）。

A.胆囊炎　　　　B.胆囊蛔虫症　　　C.胆囊癌　　　　D.化脓性胆管炎　　E.胆结石

二、简答题

1.胆道超声检查常用的扫查方法及标准切面图的特点有哪些?

2.简述急性胆囊炎与慢性胆囊炎的超声诊断要点。

（徐耀琳　刘红霞）

微课

彩图

PPT

医药大学堂
yiyaodxt.com

第七章　脾超声诊断

 **知识目标**

1.掌握　脾脏的解剖结构、超声检查方法、正常超声声像图特点。

2.熟悉　弥漫性脾大、脾血管瘤、脾淋巴瘤、脾破裂、脾囊肿、脾脓肿的声像图特点和鉴别诊断，以及其病因病理、临床表现和临床价值。

3.了解　副脾及先天性脾缺如的病因病理、临床表现、超声检查、鉴别诊断。

技能目标

1.学会　脾脏常规标准切面的扫查方法。

2.具备　观察与分析正常及异常超声声像图的能力；将基础理论、基本知识和基本技能融会贯通的能力。

具有良好的职业道德、医患沟通能力和团队协作精神。

第一节　脾解剖概要

一、脾的位置

脾位于左季肋部后外侧腹膜腔内，被第9~10肋骨包绕，紧贴于横膈之下，其长轴与第10肋骨一致。脾脏为人体最大的淋巴器官，属于腹部实性器官。脾实质由红髓和白髓组成，含有丰富的血窦和网状内皮系统，外有包膜包绕。脾脏质地柔而脆，腹部外伤时容易造成脾损伤，甚至破裂。

二、脾的形态、大小

脾形态个体差异甚大，大致呈"橘瓣形"。脾分为膈面和脏面，膈面光滑隆起，脏面向内凹陷而不规则。在脏面的脾门部有脾血管、神经和淋巴管出入。脾有两缘，即前缘和后缘，前缘稍钝，有2~3个切迹，脾还分上下两端，上端朝向背内侧，与第11胸椎同高，下端比较宽钝，朝向腹外侧，贴近胸壁。脾切迹是脾触诊的标志，正常成人脾长8~12cm，厚度3~4cm，宽度6~8cm，重100~200g。

三、脾的毗邻关系

脾脏面右前方与胃底相邻，后方与左肾相贴，下方与结肠脾曲相接，脾门部与位于腹膜后的胰尾部相连。脾正常位置易受腹内压、胸膜腔内压和膈肌位置及运动的影响。因此，超声检查时可以通过改变被检者的体位，如右侧卧位和呼吸的深度，使脾得以更清晰地显示。

四、脾的血管

脾的血管供应：脾动脉起自腹腔动脉，沿胰腺上缘走行，至脾门附近分若干细支进入脾门。脾静脉与脾动脉伴行并靠近胰腺背侧，脾静脉与肠系膜上静脉在胰颈背面汇合形成门静脉主干。正常脾静脉宽5~8mm，脾动脉管径4~5mm。在脾门区的附近，特别是在胃脾韧带和大网膜中可存在副脾，位置、大小不定，数目可以不止一个。

第二节　脾超声检查方法和正常声像图

一、脾超声检查方法

（一）仪器条件及受检者准备

1.仪器条件　采用高分辨力彩色多普勒实时超声仪，根据患者的年龄、体型选择合适探头及频率。常用频率2.0~5.0MHz，小儿可选择5.0~7.0MHz。

2.受检者准备　一般无须特殊准备，空腹情况下进行检查图像更清晰。空腹检查后饮水300~500ml，可以提高脾脏及其周围脏器的清晰度和显示率，有利于脾脏肿物的鉴别诊断。

（二）检查方法

1.体位选择

（1）右侧卧位　常用于脾脏的厚径和长径测量。寻找位于左肾外上方的脾脏长轴图像，选择脾脏最长径及有脾门的血管测量脾长径和厚径。检查此体位时脾较接近探头，能减少肋骨声影及肺内气体的干扰，有利于脾的观察和测量。

（2）仰卧位　也是常用的探测体位，将探头放在腋后线附近，可做脾冠状扫查，以显示脾、肾及其与脊柱关系，但容易受肋骨声影的干扰，且检查时操作不够方便，但可补充右侧卧位扫查的不足，尤其适合于危重病患者。

（3）俯卧位　不常用，多在脾萎缩或少数脾显著肿大，需在与腹膜后肿瘤鉴别时应用。

2.扫查方法

（1）左肋间斜切面　患者向右侧卧45°~90°，左手举起放于头侧，将探头置于左侧腋前线至腋中线第8~11肋间隙做一系列脾长轴切面扫查（图7-1a），可获得左肋间脾斜切面图像。由于脾上极易受肺气干扰，故扫查中应配合呼吸并向两侧侧动探头，以最大限度地显示并切出通过脾门的脾长轴图像。这是观察脾的轮廓、实质回声、脾门部血管最常用的切面。

（2）前倾冠状切面　患者取仰卧位，探头在左侧腋后线第8~11肋间进行脾长轴切面扫查（图7-1b），直至能清楚显示脾门血管为止。此切面可供脾厚径的测量。

（3）左上腹部横切面　患者取仰卧位，探头置于前腹壁相当于第1~2腰椎平面做横切面扫查（图7-1c），可显示脾门处脾动脉和脾静脉。

（4）左肋下斜切面　用于脾大时，观察脾肋缘下的厚度。

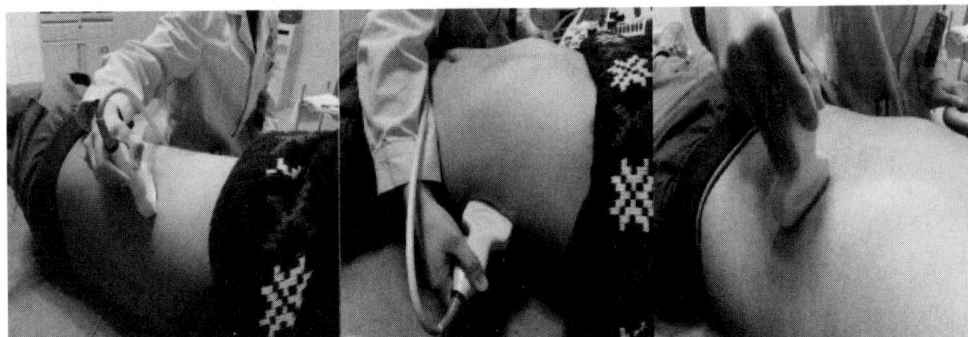

a.左肋间斜切面扫查　　b.前倾冠状切面扫查　　c.左上腹部横切面扫查

图7-1　脾的扫查方法

3.注意事项

（1）扫查脾必须全面，由于脾膈面常被左肺外下缘遮盖，易形成盲区，所以必须采用多种体位，使用凸阵探头，以便观察到脾的各个部分，减少漏诊。

（2）必须注意脾的正常生理变异，如脾下极边缘和内部回声的变异，切忌认作占位性病变。

（3）脾是内凹的曲面体，不同的手法、不同的断面测量值误差较大，对此应特别注意。

（4）超声测量脾时应尽量利用脾静脉作为超声解剖标志，以便减少误差。

（5）密切结合临床进行动态观察，定期随访，尤其是对有腹部外伤史者，应仔细扫查，以免漏诊，延误病情。

二、脾正常声像图及超声测量

（一）正常声像图

正常脾纵断图略呈"半月形"，边缘稍钝。膈面呈整齐而光滑的弧线形回声，部分被肺气混响遮挡，脏面略凹陷，回声较高，有特征性的脾门切迹和脾血管断面。脾实质比左肾皮质回声稍高，略低于肝实质，表现为非常均匀的点状中等水平回声（图7-2）。

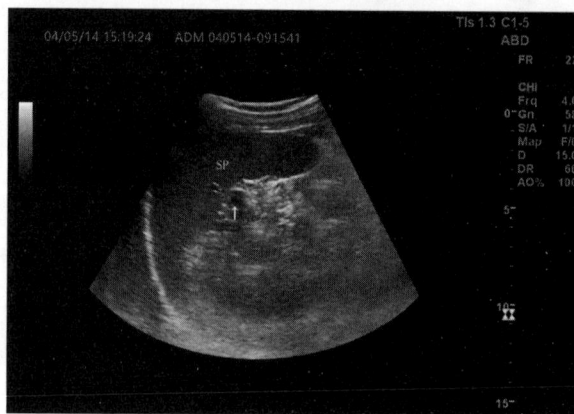

图7-2　正常脾脏声像图和长径、厚径测量方法

（二）超声测量和正常值

1.脾长径测量

（1）测量方法　通过左侧肋间扫查显示脾最大长轴切面图像，测量脾上极最高点到下极最低点的间距即脾长径。

（2）正常值　正常值范围为8~12cm。

2.脾厚径测量

（1）测量方法　通过左侧肋间前倾冠状断面清晰显示脾长轴切面的脾门及脾静脉，测量脾门到脾膈面的间距即脾厚径。

（2）正常值　正常值范围为3~4cm。

3.脾宽径测量

（1）测量方法　垂直于脾长轴切面的最大横径即脾宽径。

（2）正常值　正常值范围为6~8cm。

课堂互动

学生思考：当脾脏大小超过了屏幕的界限，应该如何进行脾脏径线的测量呢？

第三节　脾疾病超声诊断

案例讨论

案例　患者，男性，46岁，平时无不适，体检时超声显示脾脏大小、形态正常，实质内可见1.5cm×1.5cm大小的实性高回声结节，彩色多普勒血流显示结节内不伴有血流信号。图7-3为患者脾脏超声声像图。

图7-3 患者脾脏超声图

讨论 1.观察以上超声图像，描述上述疾病超声声像图表现。

2.结合案例综合分析，超声提示是什么？为什么？

3.与本疾病相关的鉴别诊断有哪些？

一、弥漫性脾大

【病因病理】

脾大的病因很多。常见病因如下：①感染性疾病和急性、亚急性感染性疾病，如传染性肝炎、细菌性心内膜炎、败血症、传染性单核细胞增多症、伤寒等；慢性感染如慢性肝炎、粟粒性结核等；②淤血性疾病，如肝硬化继发门静脉高压、门静脉血栓形成、Budd-Chiari综合征、脾静脉阻塞综合征和慢性心力衰竭；③血液病，如红细胞、淋巴细胞生成异常性疾病和骨髓增生性疾病；④先天性代谢性疾病，如戈谢病、糖原沉着病等；⑤自身免疫性疾病，如系统性红斑狼疮、结节性动脉周围炎等；⑥寄生虫性疾病，如疟疾、血吸虫病等。

【临床表现】

弥漫性脾大常为全身性疾病的一部分，临床上主要表现为引起脾大疾病的相应症状，以及由脾大压迫周围器官所致的左上腹部不适、食欲缺乏、腹胀和疼痛等。

【超声表现】

1.超声对脾大指标的确定

（1）成年人 成年男性脾厚径>4cm，成年女性脾厚径>3.8cm；脾长径>12cm，脾下缘超过肋缘线。弥漫性脾大的超声声像图见图7-4。

（2）婴幼儿和儿童 脾长径超过正常相同年龄组上限值，或脾/左肾长径比值>1.25。

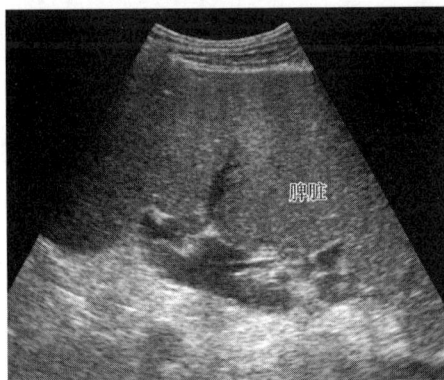

脾脏

图7-4 弥漫性脾大声像图

2.超声对脾大程度的确定

（1）轻度脾大 仅表现为超声径线测值超过正常标准，脾形态无明显改变，仰卧位平静呼吸时不超过肋缘线，深吸气时可达到肋缘下2~3cm。

（2）中度脾大　脾各径线显著增加，脾失去正常形态，仰卧位平静呼吸时在肋缘下可探到脾下缘，深吸气时超过3cm，但未超过脐水平，脾静脉稍增宽。

（3）重度脾大　脾的体积进一步增大，明显失去正常形态，对邻近器官如肾脏产生压迫性移位、变形或伴有横膈明显抬高，脾前缘可超过左锁骨中线，甚至抵达腹正中线，脾下缘可超过脐水平线以至抵达盆腔，脾静脉明显增宽。

【鉴别诊断】

1.与左肝巨大肿瘤鉴别　肿瘤可占据左季肋区，使脾脏发生移位，易与脾大相混淆，通过该肿块的回声与正常的脾可以鉴别。

2.与脾下垂和游走脾鉴别　脾下垂常合并其他内脏下垂，且多数脾下垂患者脾体积正常，这些都有助于鉴别。游走脾多位于左侧盆腹腔，其回声与脾相似，努力寻找脾门血管和脾切迹有助于鉴别。

【临床价值】

超声检查已成为影像学检查脾大的首选方法。有助于迅速诊断弥漫性脾大及其程度，与左上腹部其他肿物鉴别。正常人脾脏大小存在较大的差异，需要医师结合临床资料全面评估来决定。CDFI对于门静脉高压和脾静脉阻塞综合征等血液循环所致的脾大，还可提供血流动力学和病理生理学的诊断信息。

知识拓展　　　　　　　　　　　**生理性脾大**

引起脾大的原因很多，除大部分为病理性脾大外，还有少部分生理性脾大。有关资料显示：约25%的正常健康检查的儿童可触及脾脏，并被超声检出测值增大，不少身体强健的职业运动员超声检查常提示有"脾大"。因此，若脾脏超声测量超过正常值，不能一概视为病理性脾大，应结合受检者年龄、职业、病史、临床表现、实验室检查等，在医生指导下综合判断。

二、脾囊肿

【病因病理】

脾囊肿分为寄生虫性和非寄生虫性囊肿，非寄生虫性囊肿又可分为真性和假性囊肿两类。真性囊肿的囊壁有分泌细胞，假性囊肿的囊壁无内衬的分泌细胞，多由脾损伤和梗死演变而来，少数由胰腺炎累及脾或脾内异位胰腺炎所致。

【临床表现】

单纯性脾囊肿一般无自觉症状，假性脾囊肿常有外伤史和左季肋部胀痛不适。表皮样囊肿和包虫囊肿多表现为左上腹包块，脾包虫囊肿比较少见，多与肝包虫病或其他脏器包虫囊肿伴发。

【超声表现】

1.单纯性脾囊肿　少见，多为单发，大小不等。脾实质内可见圆形或椭圆形无回声区（图7-5），囊壁光滑清晰，其内偶见分隔，后壁和后方组织回声增强。脾一般无明显增大，外形无改变，有时囊肿较大并位于浅表处，可见局部隆起。

2.表皮样囊肿　一般较大，故常伴有脾体积增大和形态改变，囊肿形态近圆形，边界清晰，囊壁较光滑可伴有轻度不规则，有时可见分隔，囊内常为无回声或浮动的细点状中强水平回声，后壁及后方组织回声增强。

3.脾包虫囊肿　脾大，脾内出现圆形或椭圆形无回声区，囊壁厚，清晰光滑，囊壁可见"双边"结构，厚约1mm，具有特异性诊断价值，可出现不同类型的声像图改变，如单囊型、多子囊型、混合囊型等。

4.假性脾囊肿　较多见，通常由外伤性血肿演变而来。可位于脾实质内或包膜下，呈圆形、椭圆形、梭形或不规则形，囊肿内壁欠光滑、略厚，偶尔可发生囊壁钙化，囊腔内可有分隔、低水平回声和分层沉淀现象。

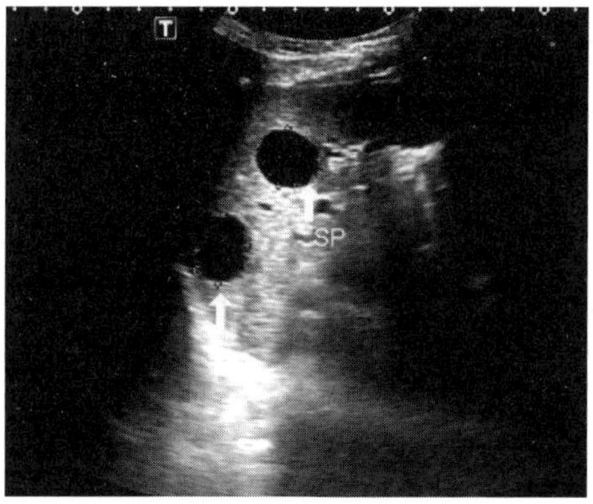

图7-5 单纯性脾囊肿声像图

【鉴别诊断】

1.与脾包膜下血肿鉴别 脾包膜下血肿应与脾假性囊肿鉴别，前者多为"新月形"，内部有"细点状"回声，脾区疼痛和叩击痛较明显，一般较易鉴别。

2.与脾脓肿鉴别 脾脓肿也可表现为脾内无回声区，边缘回声较强、不清晰，内部畅游"云雾样"点状及带状回声，并有全身感染及脾区疼痛和叩击痛。

3.与胰腺假性囊肿、肾积水及腹膜后囊肿鉴别 以上三种疾病均呈无回声区，可与脾囊肿混淆，仔细探查无回声区与脾关系可相互鉴别。

4.与脾动脉瘤鉴别 脾门附近的脾囊肿与脾动脉瘤在二维超声上较难区别，可用彩色多普勒和频谱多普勒加以鉴别。

【临床价值】

超声检查是脾囊肿首选的影像学检查方法，它可提供重要的诊断和鉴别诊断信息。彩色多普勒血流显像还有助于确定或排除酷似脾囊肿的少见病，对于门静脉高压和脾静脉阻塞综合征等血液循环所致的脾大，还可提供血流动力学和病理生理学的诊断信息。此外，对于体积较大并且有症状的脾囊肿，介入性超声尚有助于进一步诊断与处理。

三、脾脓肿

【病因病理】

少见，常为全身感染性疾病经血液循环至脾。近年来多见于因静脉内药物的使用，脾栓塞后或脾内血肿并发感染及腹部穿透性创伤等。

【临床表现】

脓肿可单发或多发。临床早期诊断困难，当脓肿形成后超声诊断较为容易。患者可出现高热，左上腹疼痛及包块，白细胞计数增多。

【超声表现】

脾体积增大，实质回声增高、增密。脾实质内出现类圆形无回声区，壁较厚，内缘不整（图7-6），无回声区内可见"细点状""絮片状"回声，可随体位变动或探头挤压而浮动。

【鉴别诊断】

1.与脾囊肿鉴别 脾囊肿常为单个或多个，壁薄，后壁回声增强，液性无回声区内透声性良好。

2.与脾血肿鉴别 脾血肿多为不规则低回声型，多有新近外伤史可参考做鉴别。

3.与脾梗死鉴别 脾梗死形状多为楔形或不规则低回声区，边界清晰，但无明确包膜，可用超声造影加以区别。

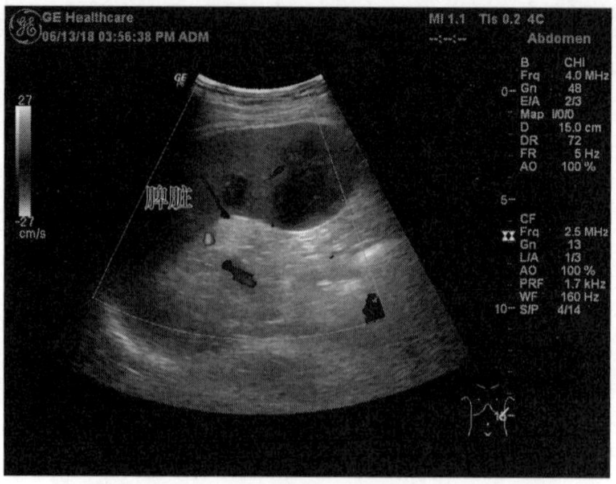

图7-6　脾脓肿声像图

【临床价值】

超声可作为脾脓肿的首选检查方法，脾脓肿较少见，但近年来由于超声设备的发展，检出率有增多趋势。

四、脾肿瘤

【病因病理】

脾肿瘤比较罕见，有原发性（良性、恶性）和转移性两类。原发性良性脾肿瘤以血管瘤相对常见。原发性恶性肿瘤多为淋巴肉瘤。脾转移性肿瘤多来自消化道、胰腺、肺、乳房、卵巢等处。

【临床表现】

脾脏良恶性肿瘤早期多无症状，脾大或肿物较大时可致左上腹不适、隐痛等。恶性肿瘤晚期可出现全身乏力、倦怠、体重减轻、发热、贫血等恶病质症状。

【超声表现】

1.脾血管瘤

（1）可单发也可多发，二维超声图像脾内出现圆形或椭圆形的病变，通常边界清晰、规整，多为高回声型，亦可呈低回声或混合回声，当瘤体内出现纤维化等改变时，其内回声分布稍欠均匀。

（2）彩色多普勒探测病变内外可见点状血流。

2.脾淋巴瘤

（1）非Hodgkin淋巴瘤和Hodgkin淋巴瘤患者可伴有弥漫性脾大，脾内局限性病变，多由非Hodgkin淋巴瘤引起，结节一般呈圆形或椭圆形，境界较清晰，按照病变大小可分为：小结节型，直径<1cm；大结节型，直径1~3cm；大块型，直径>3cm。

（2）彩色多普勒瘤体及周边可显示彩色血流，并可测及高速高阻动脉血流频谱，超声造影表现为"快进快退"。

3.脾转移性肿瘤

（1）脾转移性肿瘤的声像图表现与原发肿瘤病理组织结构有关，多为低回声，部分呈高回声及混合回声，内部回声分布不均，边界清晰，少数可出现周围晕环，病变常多发，病灶增大可相互融合成团块状。

（2）彩色多普勒多不能显示瘤体内的彩色血流，个别可在周边显示高阻动脉血流，超声造影与淋巴瘤相似。

【鉴别诊断】

脾肿瘤需与脾梗死、脾血肿、脾脓肿、脾结核等局灶性病变相鉴别。超声造影和增强CT

有助于鉴别诊断。鉴别诊断有困难时，超声引导细针组织学活检常能明确诊断。

【临床价值】

超声检查能早期发现脾肿瘤，对脾囊实性病变的鉴别具有很高的准确性，对肿瘤的定性诊断存在着一定的困难。CDFI虽能反映脾肿瘤的血供情况，但对脾肿瘤的定性诊断也同样存在局限性。

五、脾外伤

【病因病理】

在腹部闭合性损伤中，脾破裂居于首位。可分为自发性和外伤性两种，自发性脾破裂多见于血友病、白血病性巨脾患者；外伤性脾破裂为常见腹部损伤之一。根据损伤的范围和程度脾破裂可分为三种类型：真性脾破裂、脾实质破裂与包膜破裂，可引起不同程度的出血，即脾周围血肿或游离性腹腔内出血，大量时导致失血性休克。中央型脾破裂，脾包膜完整，破裂发生在脾实质内，易形成小血肿或较大血肿，导致脾在短期内不同程度增大；包膜下脾破裂，脾包膜完整，血液积聚在包膜下，引起包膜下血肿。

【临床表现】

脾破裂的临床表现与破裂类型、失血量和速度有关。患者可出现不同程度的腹痛、左肩胛牵涉痛、左上腹压痛和腹肌紧张、贫血貌、心率加快、移动性浊音阳性，甚至休克等症状，脾破裂需要及时诊断和抢救，危重患者短时间内可因失血过多而死亡。

【超声表现】

1.中央型脾破裂 脾轮廓有不同程度增大，包膜光滑完整，实质回声不均匀，可见片状或团块状回声增强或强弱不均回声（图7-7a），代表新鲜出血或血肿。

2.包膜下脾破裂 脾有不同程度增大，包膜完整，包膜下血肿部位可见局限性无回声区（图7-7b），多数呈梭形或不规则形，其内可见细小点状回声，血肿通常位于脾的膈面或外侧，当血肿较大或内部压力较高时，脾实质可受压出现凹状压痕。

3.真性脾破裂 脾包膜的连续性中断，常可见脾实质出现裂口与裂隙，甚至大部分断裂，局部回声模糊，脾周围出现低回声或无回声的周围积液征象（图7-7c），适当加压扫查可见积液宽度发生改变，这是脾周围血肿的表现，为真性脾破裂的重要间接征象。腹膜腔游离积液及活动性出血征象，系真性脾破裂的又一重要的继发性征象，急性脾破裂应当动态观察出血量变化，若在最初几小时内出血量明显增多，应提示活动性出血。

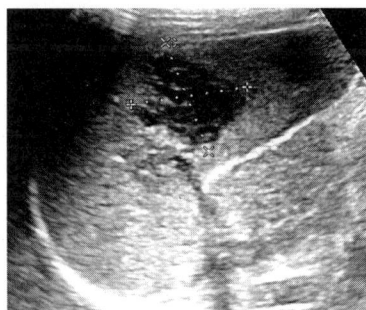

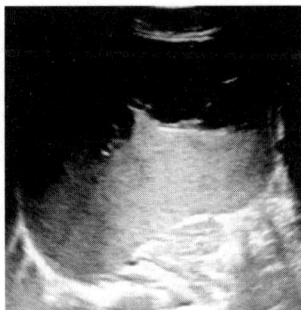

a.中央型破裂　　　　　　　b.包膜下脾破裂　　　　　c.真性脾破裂（测量标志所示为脾周积液）

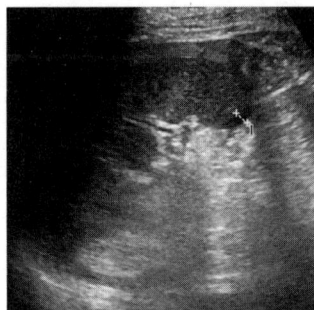

图7-7 脾破裂声像图

【鉴别诊断】

1.与脾囊肿性疾病鉴别 脾囊肿表现为实质内出现圆形或椭圆形无回声区，边缘清晰，后方回声增强，结合有无外伤病史和其他临床资料，认真进行图像分析，不难加以鉴别。

2.与脾先天性畸形鉴别 脾分叶畸形可见深陷的脾切迹表现为自脾表面向内延伸的裂缝状回声带，脾呈分叶状，内部回声正常，亦需结合有无外伤病史和其他临床资料加以鉴别。

3.与少量腹水鉴别 脾破裂有相应部位的外伤史，短期内连续观察有量的变化，脾破裂出血的无回声区内有点状弱回声。

【临床价值】

常规超声检查有助于脾外伤的诊断并确定其类型，然而超声诊断急性脾破裂的敏感性和准确性有较大的局限性，难以判断急性损伤的类型，漏诊率较高，不及增强CT和超声造影，但是，超声特别有助于急性脾破裂合并腹膜腔出血的迅速诊断和果断处理。

知识链接 脾外伤的超声造影表现

脾外伤超声造影明显优于常规超声检查，它能显示脾脏损伤病变的部位、大小和范围，从而明确脾脏损伤类型，做出分级诊断。注射造影剂后，脾破裂区域显示为边缘清晰的不增强或轻度增强区，在增强晚期尤其明显。实时超声如果发现造影剂外溢至脾周围，或浓聚的形态发生改变时，提示脾活动性出血。

第四节 脾先天异常超声诊断

一、副脾

【病因病理】

副脾为脾常见的先天性异常，指游离于主脾之外的正常脾组织，由于胚胎时期脾芽未融合或部分脾组织脱离主脾所致，单发多见，发生率为10%~30%。多位于脾门血管和胰尾附近，也可见于脾的上下极，副脾体积较小，易被误认为是肿大的脾门淋巴结或胰尾部肿瘤，故需相互鉴别。

【临床表现】

一般无症状。

【超声表现】

（1）副脾多呈圆形或椭圆形，包膜光滑完整，内部回声均匀与正常脾实质回声一致，多位于脾门处，血管可与脾血管相连（图7-8）。

（2）多普勒可显示脾血管的彩色血流进入副脾，频谱多普勒可测得其血流频谱。

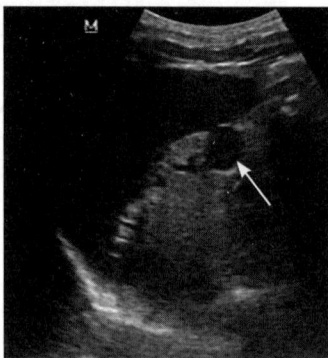

图7-8 副脾（箭头）声像图

【鉴别诊断】

1.与脾门淋巴结鉴别 脾门淋巴结可为多发性，呈圆形均匀的低回声肿块，其内部回声比正常脾回声低，彩色多普勒未能显示脾血管与淋巴结相通。

2.与胰尾肿瘤鉴别 胰尾肿瘤可在胰尾部出现低回声肿块，内部回声不均，彩色多普勒可

探及血流信号。

【临床价值】

二维超声对副脾的诊断性较高，诊断副脾的关键是其回声强度与脾实质相似，且与脾分界清楚。单个脾门及周围淋巴结肿大与副脾鉴别有困难时，可定期复查，观察有无明显改变，有助于诊断。

二、先天性脾缺如

【病因病理】

临床少见，可伴有先天性心脏病。

【临床表现】

一般无症状。

【超声表现】

在脾区及其他部位仔细扫查，不显示脾声像图。

【鉴别诊断】

脾位置异常时，可在身体其他部位探测到脾的声像图。

【临床价值】

超声可准确地诊断先天性脾缺如。

本章小结

脾脏是人体最大的淋巴器官，位于腹腔内左季肋区，大致呈"橘瓣形"，脾脏的扫查以右侧卧位及平卧位为主要探测体位，左肋间斜断面为常用切面。本章重点讲述了脾脏的正常声像图表现为均匀的点状中等回声；脾脏常见病的超声诊断，如脾大的原因及轻度、中度、重度脾大的超声测量指标，脾囊肿、脾脓肿、脾肿瘤、脾外伤的超声声像图表现及鉴别诊断；脾脏先天性疾病的超声诊断及声像图特征，脾脏疾病的诊断中应注意随诊观察，结合临床病史，以免误诊，使病情恶化。

习 题

习题

一、单项选择题

1.关于脾脓肿的超声造影表现，不正确的描述是（　　）。

A.可表现为边缘清晰，周围回声环状增强

B.可表现为内部轻度增强，尤其在造影晚期

C.病灶内部坏死、液化部分未见明显增强

D.脾包膜下或脾周脓肿病灶表现为中心增强，周围未见明显增强

E.脓肿内部的分隔可见增强表现

2.关于脾血管瘤的超声特征，不正确的描述是（　　）。

A.多为类圆形的实质团块，边界清晰

B.多为高回声

C.多数彩色多普勒可显示丰富彩色血流

D.当伴有瘤体内栓塞时，内部回声可不均匀

E.超声造影可显示较大的血管瘤，表现为快速呈向心性或弥散性增强，持续时间较长

3.患者，男性，40岁，因左上腹及锁骨上淋巴结肿大就诊，超声见脾脏增大，内可见小而弥漫的低回声小结节。最可能的诊断是（　　）。

医药大学堂 www.yiyaoxt.com

A.脾血管瘤　　　　　　　　　B.脾脏恶性淋巴瘤　　　　　　　C.脾梗死

D.脾转移性肿瘤　　　　　　　E.脾错构瘤

4.关于脾轻度肿大，正确的描述是（　　）。

A.超声测值脾厚度超过5cm

B.深吸气时脾下缘超过肋缘下2指

C.右侧卧位平静呼吸时，肋缘下超声可探及脾脏

D.多见于感染性疾病或门静脉高压引起的脾大

E.呼气时脾下缘超过肋下5cm

5.一慢性粒细胞白血病患者，脾明显肿大，脾实质内见多发不均匀低回声区，病变形状为楔形，基底较宽位于包膜面，尖段指向脾门，或为三角形及不规则形，彩色多普勒显示病变区域无血流信号。最可能的诊断是（　　）。

A.脾血管瘤　　　B.脾破裂　　　C.脾囊肿　　　D.脾转移癌　　　E.脾梗死

二、简答题

1.简述脾大的分度标准。

2.简述包膜下脾破裂的声像图特点。

（黄晓云）

医药大学堂
WWW.YIYAODXT.COM

第八章 胰腺超声诊断

微课

彩图

PPT

📝 **知识目标**

1.**掌握** 胰腺的超声检查方法、正常超声声像图特点。

2.**熟悉** 胰腺的解剖结构；急性及慢性胰腺炎的声像图特点和鉴别诊断，以及其病因病理、临床表现和临床价值。

3.**了解** 胰腺囊肿及胰腺肿瘤的病因病理、临床表现、超声检查、鉴别诊断。

📝 **技能目标**

1.**学会** 胰腺常规标准切面的扫查方法。

2.**具备** 观察与分析正常及异常超声声像图的能力；胰腺常见疾病诊断和鉴别诊断能力。

具有良好的职业道德、医患沟通能力和团队协作精神。

第一节 胰腺解剖概要

一、胰腺的位置、分部

（一）位置

胰腺是人体第二大消化腺，是腹膜外位器官。其长轴呈头低尾高位，由浅入深横置于腹膜后，横贴于腹后壁，平对第1~2腰椎体。其体表投影为上缘相当于脐上10cm，下缘相当于脐上5cm。

（二）分部

胰腺分为头部、颈部、体部、尾部四个部分，各部位之间没有明显分界。在胰头下部有突向左后上方的钩突，胰头与胰体之间的狭窄部分为胰颈。

胰管位于胰腺实质内，分主胰管（Wirsung管）和副胰管（Santorini管）。主胰管直径2~3mm，为胰液的主要排泄管，从胰腺尾部起，贯穿整个胰腺并逐渐变粗，沿途有小叶间导管汇入，约85%的主胰管末端与胆总管汇合。主胰管进入胰头后与胆总管汇合形成肝胰壶腹，即乏特壶腹（Vater壶腹），开口于十二指肠大乳头。副胰管短而细，常位于胰头部和主胰管的前上方，主要引流胰头前上部的胰液，开口于十二指肠小乳头。该乳头位于十二指肠降部纵襞大乳头前上方2cm处。副胰管与主胰管之间有吻合管。

二、胰腺的形态、大小

（一）形态、分型

胰腺质地柔软，活体呈灰红色，长棱柱状，无真正包膜，仅有纤细的纤维组织包绕于其周围。胰腺具有内分泌和外分泌功能，分别分泌胰岛素和胰液。胰腺按其形态可以大致分为以下三型：

1.**蝌蚪型** 最常见，胰头部粗，体尾部逐渐变细；反向的蝌蚪型比较少见。

2.**腊肠型** 头、颈、体、尾粗细相似。

3.**哑铃型** 胰体细窄，头部和体尾部粗大。

（二）大小

成人胰腺重85~95g，长12~20cm，胰颈长2.0~2.5cm，厚1.5~2.5cm。

医药大学堂
WWW.YIYAOBKT.COM

三、胰腺的毗邻关系

胰腺位置较深，其前面被胃、横结肠和大网膜遮盖，后面与下腔静脉、胆总管、肝门静脉和腹主动脉等结构相邻。胰头部被十二指肠降部及水平部包绕，其后方为下腔静脉；胰颈后方有肠系膜上静脉穿过，肠系膜上静脉与脾静脉于此处汇合为门静脉主干；胰体部前方隔小网膜囊与胃窦部、胃体部相邻，后面与腹主动脉、肠系膜上动脉直接相邻；胰体、胰尾部后方有脾静脉伴行，下方有左肾静脉穿行；胰尾前方是胃体，尾部大多可抵达脾门。胰腺上缘可见腹腔动脉及其向左走行的脾动脉分支和向右走行的肝总动脉。胆总管穿行于胰头深部或后方。

四、胰腺的血管

（一）动脉

胰腺具有非常丰富的血液供应，腹腔动脉的分支胰十二指肠上、下动脉在胰头前后形成动脉弓，供应胰头和部分十二指肠；胰体尾部的血供来自脾动脉的分支胰背动脉和胰大动脉，通过胰横动脉构成胰腺内动脉网。

（二）静脉

胰腺的静脉多与同名动脉伴行回流入脾静脉、肠系膜上静脉，最终汇入门静脉。

第二节　胰腺超声检查方法和正常声像图

一、胰腺超声检查方法

（一）仪器条件及受检者准备

1.仪器条件　采用彩色多普勒超声诊断仪，根据患者年龄、体型选择合适的探头及频率。常用频率2.0~5.0MHz，小儿可选择5.0~7.0MHz或更高。仪器调节：调节聚焦位置将胰腺显示在焦区以内，适当调节增益，以清晰显示胰腺轮廓及内部结构，要求胰腺内部回声细小均匀，一般情况下回声强度应略高于肝脏。

2.受检者准备

（1）检查前一天需清淡低脂饮食，检查当日空腹或禁食8小时以上，以减少胃肠内容物和气体的干扰。

（2）对于腹部胀气和便秘患者，可在检查前一晚服用缓泻剂，必要时饮水400~500ml或服用胃肠对比剂，以改善超声图像。

（3）胰腺检查宜在消化道钡剂造影和胃镜检查前进行。若已做胃肠钡剂检查、胃镜检查，超声检查在次日或以后进行为宜。

（4）小儿或不合作者，可在临床医生指导下使用安眠药，在睡眠状态下检查。

（二）检查方法

1.体位选择

（1）**仰卧位**　胰腺超声检查最常用的体位（图8-1），患者暴露上腹部，平静呼吸；必要时配合深吸气，可使肝下移作为透声窗，以便于观察胰腺。

（2）**侧卧位**　当胃肠气体较多时，饮水500ml左右，辅助采用该体位检查。左侧卧位时，胃内气体向右侧移位，便于显示胰尾；右侧卧位时，胃内气体向左移位，便于显示胰头和胆道。另外，可于左侧腋中线肋间斜纵切扫查，通过脾观察胰尾。

（3）**半坐位或站立位**　当胃及横结肠肠内气体较多时，辅助采用该体位（图8-2），使肝充分下移、推移胃肠气体，改善胰腺的显示效果。

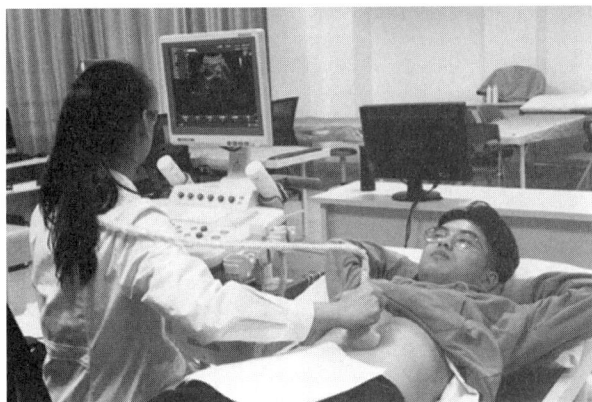

图8-1 仰卧位扫查

图8-2 半坐位扫查

（4）俯卧位 探测胰尾常采用的体位，通过左肾作为透声窗观察脾肾夹角或脾门处胰尾，若疑有胰尾肿瘤时，可采用此体位。

2.扫查方法与标准切面图

（1）经上腹部横切面 探头横置于剑突下（图8-3），与水平线呈10°~30°，向左上适当倾斜，上下移动探头扫查，直至获得胰腺长轴标准切面（图8-4），显示胰头、胰体、胰尾等结构。胰头部位于下腔静脉前方，其右侧为十二指肠降部，前为胃幽门部，后为胆总管短轴切面；胰头向左延伸变窄的部分即胰颈，其后方是脾静脉和肠系膜上静脉汇合处，前为胃窦；胰体部横置于脊柱前，后方为平行走行的脾静脉；胰腺跨越脊柱及腹主动脉左侧，斜向左上深部即胰尾。胰尾部前方为胃体，后方为脾静脉，尾部与脾门相邻。胰腺背侧的标识血管有脾静脉、下腔静脉、腹主动脉及肠系膜上动（静）脉，其中以脾静脉最为重要。

图8-3 经上腹部横切面扫查

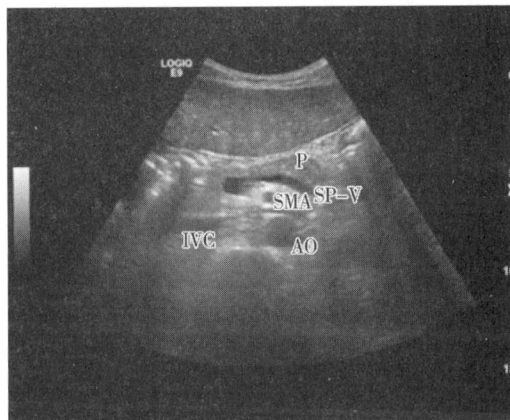

P：胰腺；IVC：下腔静脉；AO：腹主动脉；
SMA：肠系膜上动脉；SP-V：脾静脉

图8-4 经上腹部横切面标准切面声像图

（2）经上腹部纵切面（胰腺短轴切面） 常用切面有上腹偏右系列纵切面（图8-5），如：经下腔静脉长轴矢状扫查，显示肝左叶、下腔静脉、胰头短轴和钩突部、胆总管、门静脉、肠系膜上静脉等结构（图8-6）；上腹偏左系列纵切面，如：经腹主动脉长轴矢状扫查，显示胰体短轴、腹主动脉、肠系膜上动脉、脾静脉、胃体等结构；经胰尾矢状扫查，显示胰尾、胃、脾血管、左肾等结构。

（3）经左肋间斜切面 以脾作为透声窗，沿脾门血管显示胰尾与脾门、左肾上极、左肾上腺的关系。

（4）经腰部纵切面 以脾或肾作为透声窗，在肾上极前方并紧贴肾上极显示胰尾部。

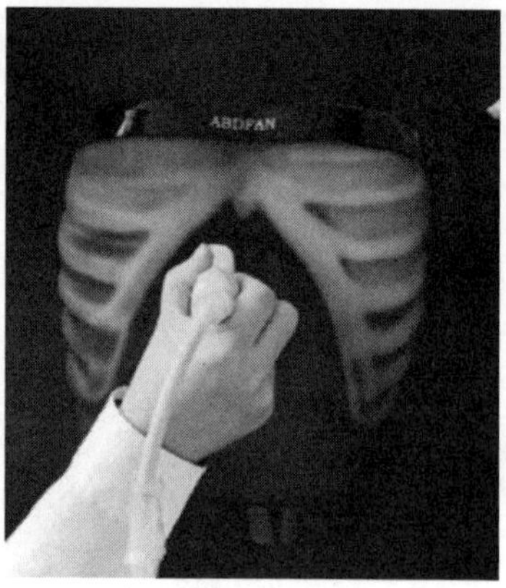

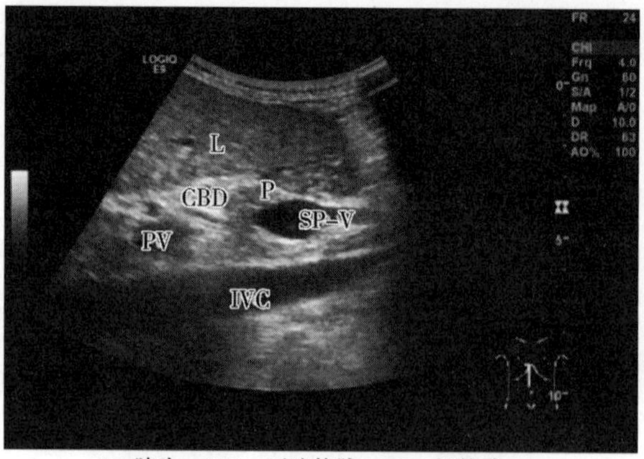

P：胰头；IVC：下腔静脉；PV：门静脉；
CBD：胆总管；SP-V：脾静脉；L：肝

图8-5　经上腹部纵切面扫查　　　　　图8-6　经上腹部纵切面标准切面声像图

3.注意事项

（1）对于体型较胖者、胰腺超声显像不理想者，可在患者饮水500~1000ml后坐位和右侧卧位下检查。

（2）胃肠胀气者，需探头加压扫查或服消胀片后检查，以排除局部肠道气体干扰，提高胰腺的显示率。

（3）检查过程中，根据需要改变检查体位、调整探头角度，确保显示满意的声像图。

（4）腹膜后占位性病变或淋巴结肿大等病变均可使脾静脉向前移位；胰腺本身的占位可将脾静脉向后挤压移位。观察占位性病变和标识血管的关系有利于占位性病变的定位。

（5）如变换体位或饮水后，胰腺仍显示不佳，应嘱咐患者改日再来检查。

（6）注意十二指肠内积液易与胰腺囊性病变混淆，可通过改变体位，观察有无肠蠕动来分辨。

课堂互动

学生思考：1.超声扫查未显示胰腺回声，常见原因有哪些？扫查要点有哪些？
　　　　　　2.改善胰腺超声显像的方法有哪些？

二、胰腺正常声像图及超声测量

（一）正常声像图

1.轮廓、边界　胰腺无包膜，正常胰腺边界显示清晰，其清晰程度取决于胰腺周围相邻脏器及脂肪组织的声差。但是肝左叶的大小、胃的形状和位置、呼吸运动及胃肠道气体均会影响胰腺轮廓显示的清晰度。

2.实质回声　胰腺内部呈均匀、细小的中等或低回声（图8-7），较肝脏回声稍高。儿童胰腺回声略低，随年龄增长，胰腺组织萎缩，脂肪及纤维组织比例增加，胰腺回声逐渐增强，故老年人及肥胖者胰腺回声明显增高。

3.胰管　高分辨力实时超声诊断仪能清楚显示主胰管，正常人主胰管呈贯穿胰腺实质的平行管状结构。胰管在胰尾部较细，至头部、体部逐渐增粗。副胰管较细，一般难以显示。

4.彩色多普勒　胰腺位置较深，且易受到胃肠气体干扰，所以正常胰腺实质内部彩色多普勒血流显像检测多不能显示明显的血流信号（图8-8）。但当胰腺内有肿瘤时，彩色多普勒检查具有诊断价值。

（二）超声测量和正常值

胰腺的测量方法常用的有最大前后径测量法和切线测量法。最大前后径测量值见表8-1、表8-2，切线测量值见表8-3、表8-4。

PANCREAS：胰腺

图8-7　正常胰腺声像图

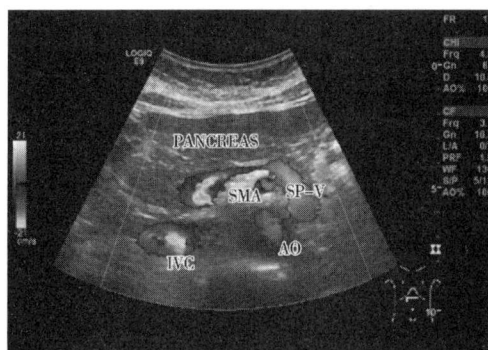

PANCREAS：胰腺；IVC：下腔静脉；AO：腹主动脉；
SMA：肠系膜上动脉；SP-V：脾静脉

图8-8　正常胰腺彩色多普勒血流显像

表8-1　成人胰腺前后径（cm）

部位	最大前后径（均数 ± 标准差）	95%位数
胰头	2.2 ± 0.3	2.6
胰体	1.8 ± 0.3	2.2

表8-2　0~19岁胰腺最大前后径（cm）

年龄	最大前后径（均数 ± 标准差）		
	胰头	胰体	胰尾
1个月	1.0 ± 0.4	0.6 ± 0.2	1.0 ± 0.4
1个月~1岁	1.5 ± 0.5	0.8 ± 0.3	1.2 ± 0.4
1~5岁	1.7 ± 0.3	1.0 ± 0.2	1.8 ± 0.4
5~10岁	1.6 ± 0.4	1.0 ± 0.3	1.8 ± 0.4
10~19岁	2.0 ± 0.5	1.1 ± 0.3	2.0 ± 0.4

表8-3　成人胰腺厚径（cm）

部位	正常	可疑	增大
胰头	< 2.0	2.1~2.5	> 2.6
胰体、胰尾	< 1.5	1.6~2.0	> 2.1

表8-4　小儿胰腺厚径（cm）

年龄（岁）	胰头	胰体	胰尾
0~6	1.6（1.0~1.9）	0.7（0.4~1.0）	1.2（0.8~1.6）
7~12	1.9（1.7~2.0）	0.9（0.6~1.0）	1.4（1.3~1.6）
13~18	2.0（1.8~2.0）	1.0（0.7~1.0）	1.6（1.3~1.8）

1.最大前后径测量

（1）胰头　在下腔静脉前方，胰腺后缘中点向前引垂线至前缘（图8-9）。

（2）胰体　在主动脉前方测量。

（3）胰尾　在主动脉左侧方或左前外侧测量。

2.切线测量　1977年由Weill提出。其根据胰腺走行弯曲度，在前缘画出切线，并在头、体、尾测量处（切点）做垂线测量胰腺厚度（图8-10）。

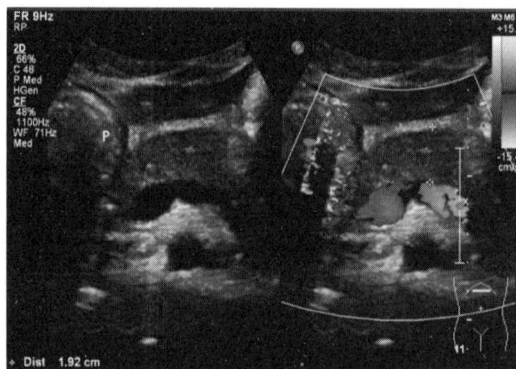

图 8-9　胰腺最大前后径测量

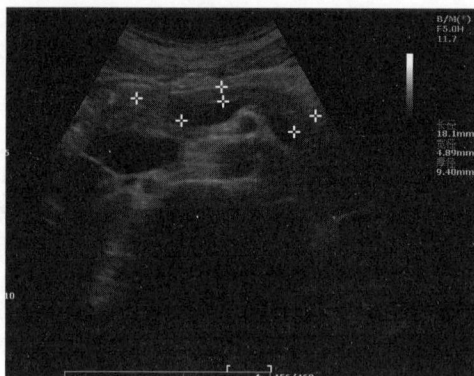

图 8-10　胰腺切线测量

（1）胰头　在下腔静脉前方测量，应清晰显示胰头内侧缘（脾静脉与肠系膜上静脉汇合处）。

（2）胰体　在腹主动脉（或肠系膜上动脉）前方测量。

（3）胰尾　在腹主动脉左侧方或左前外侧测量。

第三节　胰腺疾病超声诊断

案例讨论

案例　患者，女性，42岁，既往有胆结石病史，于6小时前出现上腹部持续性疼痛，疼痛向背部放射，伴恶心、呕吐。查体：中上腹压痛，肠鸣音消失。实验室检查：血清淀粉酶升高。图 8-11 为患者胰腺超声声像图。

图 8-11　患者胰腺超声图

讨论　1.观察以上超声图像，描述上述疾病超声声像图表现。

2.结合案例综合分析，超声提示是什么？为什么？

3.与本疾病相关的鉴别诊断有哪些？

一、急性胰腺炎

急性胰腺炎（AP）是一种常见的急腹症，是由多种病因导致胰腺组织自身消化所致的胰腺水肿、出血及坏死等炎症性损伤。轻症常呈自限制性，预后良好。重症出现胰腺坏死，并发腹膜炎、休克，继发全身多器官功能衰竭，病死率高。

【病因病理】

胆石症及胆道感染是急性胰腺炎的主要病因。其余病因还有过度进食、酒精、胰管堵塞、十二指肠降段疾病、手术（ERCP检查）、代谢障碍、创伤、胰腺血液循环障碍等。

PPT

急性胰腺炎分为急性水肿型和急性出血坏死型胰腺炎，急性水肿型胰腺炎可发展为急性出血坏死型胰腺炎，其进展速度可为数小时至数天。

1.急性水肿型 较多见，病变累及部分或整个胰腺。胰腺肿大、充血、水肿和炎性细胞浸润，可有轻微局部坏死。

2.急性出血坏死型 相对较少，胰腺内有灰白色或黄色斑块的脂肪组织坏死，出血严重者，则胰腺呈棕黑色并伴有新鲜出血，坏死灶外周有炎症细胞浸润，常见静脉炎和血栓。

【临床表现】

1.急性腹痛 绝大多数患者的首发症状，常较剧烈，多位于中左上腹甚至全腹，部分患者腹痛向背部放射，患者病初可伴有恶心、呕吐，轻度发热。常见体征：中上腹压痛，肠鸣音减少，轻度脱水貌。

2.急性多器官功能障碍及衰竭 在上述症状的基础上，腹痛持续不缓解、腹胀逐渐加重，可陆续出现循环、呼吸、肠、肾及肝衰竭。

3.胰腺局部并发症 急性液体集聚、胰腺坏死、腹腔积液、假性囊肿等。胰腺坏死出血量大且持续时，血性腹腔积液可在胰酶的协助下渗至皮下，常可在两侧腹部或脐周出现Grey-Turner征或Cullen征。

4.实验室检查

（1）淀粉酶 血清淀粉酶于起病后2~12小时开始升高，24小时到高峰，4~5天后逐渐降至正常。尿淀粉酶在24小时才开始升高，48小时到高峰，下降缓慢，1~2周后恢复正常。

（2）脂肪酶 于起病后24~72小时开始升高，持续7~10天，其敏感性和特异性均略优于血清淀粉酶。

（3）C反应蛋白（CRP） 该数值升高（发病48小时 >150mg/ml），提示病情较重。

【超声表现】

1.急性水肿型

（1）形态、轮廓、大小 胰腺体积增大，形态饱满，多呈弥漫性增大，胰腺测量径线超出正常值。偶见局部肿大明显，常为慢性胰腺炎急性发作所致。

（2）边缘、边界 胰腺边缘较整齐、清楚。胰腺外周环绕欠规则细带状低回声或无回声，为胰周渗出及水肿变化。

（3）实质回声 均匀、减低，后方回声可轻度增高，当胰腺回声明显减低似囊性改变时，则可能转化为出血坏死型胰腺炎。胰腺肿大和回声减低是急性水肿型胰腺炎最重要的声像图特点（图8-12）。

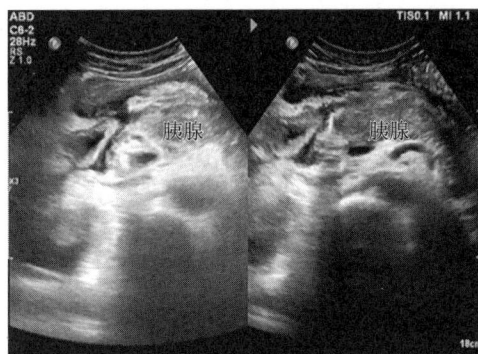

图8-12 急性水肿型胰腺炎声像图

（4）胰管 多无扩张，胰腺深方的脾静脉、肠系膜上静脉及下腔静脉可受压变细。

（5）其他 可见胆系结石或梗阻性病变，可伴发少量腹水。胰腺区胃肠气体全放射现象，常导致胰腺显示不清。这是由于急性化学性胰腺炎的刺激引起的麻痹性肠道蠕动减弱，胃肠道积气所致。

2.急性出血坏死型

（1）形态、轮廓、大小　胰腺明显肿大，形态不规则，境界不清。

（2）边缘、边界　边缘不清，胰周常伴积液、积脓或假性囊肿，渗出较多时可在双侧肾旁显示囊性回声，囊内透声差。

（3）实质回声　胰腺表面和周围软组织回声强弱不均（图8-13）。此为胰腺和周围脂肪组织坏死、液化出血所致。胰腺实质回声增粗、减低，分布不均匀，伴杂乱分布的不规则斑块、斑点状强回声或无回声。

（4）胰管　多无扩张，胰腺周围静脉血管受压明显。

（5）其他　可伴有胸腔积液、较多量腹水（图8-14）。麻痹性肠梗阻导致胰腺区胃肠气体强回声，肠袢扩张积气、积液伴蠕动缓慢。多器官功能衰竭的气体表现，如肾弥漫性回声增强等。

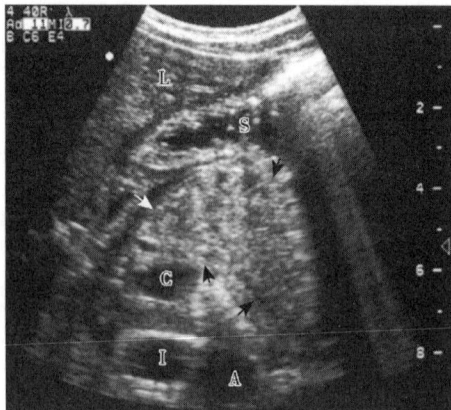

S：胃；C：囊肿；I：下腔静脉；A：腹主动脉；L：肝

图8-13　急性出血坏死型胰腺炎（箭头）声像图　　图8-14　急性出血坏死型胰腺炎合并内外积液声像图

【鉴别诊断】

1.急性水肿型、急性出血坏死型胰腺炎鉴别　超声鉴别诊断要点见表8-5。

表8-5　急性水肿型、急性出血坏死型胰腺炎超声鉴别诊断

	急性水肿型	急性出血坏死型
形态、大小	体积增大，形态饱满	体积增大，形态不规则，边缘不清
实质回声	回声均匀、减低	回声增粗、减低，分布不均匀；可见斑片状强回声、低回声或无回声
胰周积液/血	偶可见少量	常伴有积液、积脓或假性囊肿
管受压情况	下腔静脉、门静脉、脾静脉等均可受压变窄	胰周静脉血管受压明显
其他	可伴有少量腹水	可伴有胸腔积液、腹水

2.与其他急腹症病变鉴别

（1）急性胆囊炎　可有胆囊肿大，胆囊壁水肿呈"双边"征象。但是胆石性急性胰腺炎可伴有急性胆囊炎表现。

（2）急性胃肠炎　大多有不洁进食史，可伴有呕吐、腹泻等症状，无血尿淀粉酶的改变。

（3）急性肠梗阻　痛、胀、吐、闭是急性肠梗阻最常见的临床表现。但胰腺炎也可引起麻痹性肠梗阻，应结合病史、临床症状、体征、实验室检查等予以鉴别。

3.与胰腺癌鉴别　胰腺癌肿形态不规则，后方可伴有声衰减，常侵犯周围组织致胰腺与周围组织分界不清。胰管于肿块区域中断，远端胰管明显扩张。局限性胰腺炎表现为胰腺局部肿

大，回声减低，但胰腺边缘规则，远端胰管不扩张或有轻度扩张。

【临床价值】

超声检查是急性胰腺炎的常规初筛影像检查，因常受胃肠道积气的干扰，对胰腺形态观察多不满意，但是可以了解胆囊和胆管的情况，是胰腺炎胆源性病因的初筛方法。CT扫描是最具价值的影像学检查，不仅能诊断急性胰腺炎，而且能鉴别是否合并胰腺组织坏死。在胰腺弥漫性肿大的基础上出现质地不均、液化和蜂窝状低密度区，则可诊断为胰腺坏死。MRI检查可提供与CT类似的信息，MRCP能清晰地显示胆管及胰管，对诊断胆道结石、胆胰管解剖异常引起的胰腺炎有重要作用。

二、慢性胰腺炎

慢性胰腺炎（CP）是由多种原因所致的胰实质和胰管的不可逆慢性炎症损害，其特征是反复发作的上腹部疼痛伴进行性胰腺内、外分泌功能减退或丧失。

【病因病理】

长期大量饮酒和吸烟是慢性胰腺炎最常见的危险因素，乙醇和烟草对胰腺具有直接毒性作用。此外，胆道疾病、遗传、自身免疫各种原因造成的胰管梗阻均可能与本病发生有关，有少部分慢性胰腺炎病因不明。

典型的病变是胰腺不同程度水肿、炎症细胞浸润、腺泡或胰岛细胞坏死和胰腺小叶周围广泛纤维化，呈不规则结节样硬化。胰管狭窄伴节段性扩张，可有胰管结石或囊肿形成。少数患者可以在慢性胰腺炎的基础上发生癌变。

【临床表现】

1.腹痛 最常见。疼痛位于上腹部剑突下或偏左，常放射到腰背部，呈束腰带状，疼痛持续的时间较长。

2.脂肪泻 粪便检查可发现有脂肪滴，有脂肪泻（每天摄入脂肪100g超过3天，粪便脂肪含量超过7g/d）。粪便弹性蛋白酶-1测定，<200μg/g提示胰腺外分泌功能不全。

3.食欲减退和体重下降 部分患者有胰岛素依赖性糖尿病，通常将腹痛、体重下降、糖尿病和脂肪泻称为慢性胰腺炎的四联症。

4.黄疸 部分患者可因胰头纤维增生压迫胆总管而出现黄疸。

【超声表现】

1.形态、轮廓、大小 胰腺形态僵硬，病程早、中期或急性发作期胰腺呈肿大型，病程后期及纤维化明显的胰腺呈缩小型，一般前后径<1.0cm为缩小。

2.边缘、边界 胰腺边缘不清晰、不规则，与周围组织分界模糊；胰腺萎缩严重，实质回声杂乱增强者可与周围脂肪及结缔组织相混。

3.实质回声 增强，分布不均，实质内可有小结石、纤维化以及钙化灶（图8-15a），呈不均匀斑点状、条带状或斑块状改变。

4.胰管 主胰管扩张，胰管内可见强回声团，后伴声影。

5.其他 慢性胰腺炎可合并假性囊肿形成。位于胰头部的胰管结石和严重的纤维化区域可造成胆管的扩张，以轻度扩张多见（图8-15b）。

【鉴别诊断】

1.与高龄、肥胖和糖尿病患者的胰腺鉴别 患这类疾病的患者的胰腺实质多表现为强回声，但回声均匀。此外，多无急性胰腺炎病史及慢性反复发作史。而慢性胰腺炎的实质则表现为不均匀粗大回声增强。

2.慢性局限性胰腺炎与胰腺癌鉴别 胰腺癌的病变边界更不规整，有周围浸润现象，常呈"蟹足样"改变，且胰管在病变区呈"截断征"。超声造影技术可应用于两者的鉴别诊断，如仍有困难需做超声引导下穿刺活检。

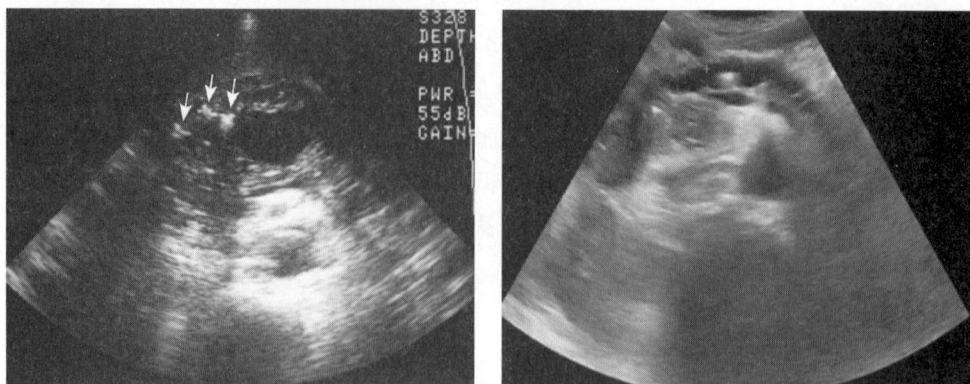

a.实质内钙化灶（箭头）　　　　　b.胰管结石并扩张

图8-15　慢性胰腺炎声像图

3.与自身免疫性胰腺炎鉴别　自身免疫性胰腺炎是一种新的IgG_4相关疾病在胰腺的表现。以胰腺淋巴细胞及浆细胞浸润并发间质纤维化，超声表现胰腺肿大和胰管不规则狭窄，血清IgG_4水平升高，类固醇激素疗效显著为特征。

【临床价值】

超声检查是胰腺炎的常规初筛影像检查，可观察到胰腺的轮廓和实质回声，可提供较为准确的信息，有助于临床确诊。

📖知识拓展　　　　　　　　　　ERCP和MRCP检查

ERCP（经内镜逆行性胰胆管造影术）是慢性胰腺炎形态学诊断和分期的重要依据。胰管侧支扩张是该疾病最早期的特征。其他表现有主胰管和侧支胰管的多灶性扩张、狭窄和形态不规则、结石造成的充盈缺损及黏液栓等。

MRCP（磁共振胰胆管成像）可显示胰管扩张的程度和结石位置，并能明确部分慢性胰腺炎的病因。近年来已逐渐取代诊断性ERCP在慢性胰腺炎中的应用。

三、胰腺脓肿

【病因病理】

由急性胰腺炎的坏死组织或并发假性囊肿继发感染所致，可发生在胰腺任何部位，主要致病菌为肠道杆菌。脓肿溃破腐蚀邻近脏器，可引起肠瘘或出血。

【临床表现】

1.胰腺脓肿　可呈隐匿性或暴发性经过。患者原先的症状和体征发生改变并加剧，表现为持续性心动过速、呼吸加快、肠麻痹、腹痛加剧，伴腰背部疼痛，外周血白细胞计数升高。患者呈中毒现象，体温逐步上升，偶有胃肠道的症状（如恶心、呕吐及食欲不振）；少数患者出现糖尿病症状。凡是在急性胰腺炎的病程中，出现高热、外周血白细胞计数明显升高和左移、腹痛加剧、腹部包块和全身毒性症状，均应怀疑有胰腺脓肿的可能。

2.体格检查　显示上腹部或全腹压痛，可触及包块。但在少数患者可无发热，仅表现为持续性心动过速，轻度食欲减退，肺不张和轻度的肝功能异常。

3.实验室检查　血清淀粉酶可升高；可有肝功能损害，表现为血清转氨酶和碱性磷酸酶升高，部分病例可出现肾功能损害，血清尿素酶及肌酐增高。

4.并发症　横结肠穿孔并下消化道出血是胰腺脓肿的严重并发症之一，多发生于本病的急性期。另可见腹腔内大出血，腹腔多发性脓肿，胃排空延迟，糖尿病，十二指肠瘘、空肠瘘、胃瘘、胰瘘等。

【超声表现】

1.**形态、轮廓、大小**　胰腺局部增大，形态尚规则。

2.**边缘、边界**　无回声区形态不规整，边缘不光滑，囊壁均匀或不均匀增厚。

3.**实质回声**　胰腺实质内无回声区，囊内透声差可见密集点状稍强回声、片状强回声及气体样强回声。

4.**胰管**　一般未见明显扩张。

5.**彩色多普勒**　无回声区内未见明显血流信号。

【鉴别诊断】

1.**与胰腺假性囊肿鉴别**　急性胰腺炎、复发性胰腺炎或上腹部外伤后数天至数月，上腹部出现逐渐增大的无痛性或钝痛性肿物，包块边界多清楚，无发热，无脓毒血症，血象多无变化，B超和CT检查为边界清楚的囊性肿块。

2.**与慢性胰腺炎包块鉴别**　慢性胰腺炎包块为急性胰腺炎后期或慢性胰腺炎的并发症，上腹部轻微疼痛及低热，无脓毒血症，上腹部可触及边界不清的肿块，B超和CT检查为实性肿块，经保守治疗可痊愈。

【临床价值】

超声检查是胰腺疾病的常规初筛影像检查，B型超声检查可显示胰腺脓肿的有无、大小、数目和位置，但对严重急性胰腺炎有一定的限制。在充分抗生素治疗后，脓肿不能吸收，可行超声引导下腹腔穿刺引流或灌注，如仍不能控制感染，应施行坏死组织清除术。

知识链接　　　　　　胰腺脓肿的影像学检查

1.**CT检查**　CT片中显示液体的积聚，特别是积聚液体中存在气体是脓肿形成的病理特征，脓肿中存在气体是主要的标志。

2.**B型超声检查**　可显示胰腺脓肿的有无、大小、数目和位置，但对严重急性胰腺炎有一定的局限性。

3.**X射线胸透**　可见左侧膈肌升高，左下肺不张，部分可有明显的胸腔积液。

4.**腹部平片**　胰腺区内发现多数小气泡影，即小气泡征或气液腔（脓肿内产气菌感染所致）。另外，可见横结肠麻痹，胃肠道积气呈类似"皂泡样"透亮区。

5.**胃肠钡餐检查**　可见胰腺区增大征象，十二指肠环增宽，根据脓肿的不同部位和大小，胃和横结肠有不同程度和不同方向的移位。

6.**磁共振成像**　可显示胰腺增大和胰腺脓肿区血管稀疏征象。

四、胰腺囊肿

（一）胰腺真性囊肿

【病因病理】

胰腺真性囊肿部分病因不明，是胰腺组织本身发生的囊肿，囊壁来自腺管或腺泡上皮细胞。囊肿增大后可突出于胰腺外，失去原来胰腺囊壁的结构，而难与假性囊肿鉴别。常见的有先天性、潴留性和寄生虫性三种。

【临床表现】

真性囊肿大多较小，一般无临床症状。

【超声表现】

1.**先天性囊肿**　胰腺内单个或多发圆形或椭圆形无回声区，囊壁薄，边界清，后方回声增强。多囊胰时，胰腺可局部或弥漫性增大，胰腺内见多个大小不等无回声区（图8-16）。

2.潴留性囊肿 又称后天性囊肿，胰管周围的胰腺实质内单发无回声区，有时可见与胰管相通，胰腺可伴有慢性胰腺炎改变。

3.寄生虫性囊肿 由细粒棘球绦虫在胰腺内形成包虫囊肿，囊肿壁厚，回声增强，边界清楚，边缘规整，内部无回声，并可见强回声团或囊中囊征。一般可合并肝包虫囊肿。

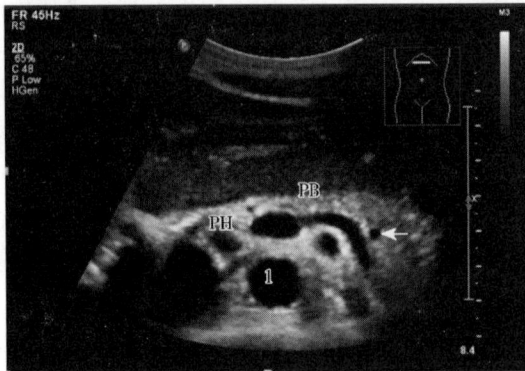

PH：胰头；PB：胰体；1：腹主动脉

图8-16 胰腺先天性囊肿（箭头）声像图

【鉴别诊断】

1.先天性、潴留性、寄生虫性囊肿鉴别 超声鉴别诊断要点见表8-6。

表8-6 真性囊肿超声鉴别诊断

	先天性囊肿	潴留性囊肿	寄生虫性囊肿
病因	胰腺导管及腺泡先天发育异常所致	——	细粒棘球绦虫在胰腺内形成包虫囊肿
形态	圆形或椭圆形	圆形或椭圆形	圆形或椭圆形
边界	边界清楚	边界清楚	边界清楚
囊壁	薄	薄	厚，回声增强
内部回声	无回声	无回声	无回声，并可见强回声团或囊中囊征
后方回声	增强	增强	——
合并疾病	常与多囊肝、多囊肾并发，多见于小儿	常合并慢性胰腺炎	常合并肝包虫囊肿

2.与胰腺假性囊肿鉴别 真性囊肿体积较小，常位于胰腺组织内。假性囊肿多在胰腺炎或胰腺外伤后出现，多位于胰腺周围，形态不规则，内可有点状或絮状强回声。

3.与扩张胰管鉴别 胰腺真性囊肿为圆形，多无临床表现。扩张的胰管横断面为圆形，探头翻转90°，可见胰管呈长管状结构。临床常伴有慢性胰腺炎、胆管梗阻等基础病变。

（二）胰腺假性囊肿

【病因病理】

胰腺假性囊肿约占胰腺囊肿的50%，由于囊壁本身没有上皮细胞故称为假性囊肿。本病多继发于急性或慢性胰腺炎及胰腺损伤，是胰腺炎最常见的并发症之一。

因胰腺局部组织坏死、出血、渗出及胰液外渗聚集，刺激周围组织，继而被纤维组织包裹形成囊肿。

【临床表现】

囊肿较小时无任何症状，囊肿较大则可压迫周围脏器或继发感染，触及上腹包块或引起上腹疼痛。

【超声表现】

1.**形态、轮廓、大小** 囊肿多为单发，于胰腺实质内或胰腺周围探及圆形、类圆形或分叶状无回声区（图8-17）。

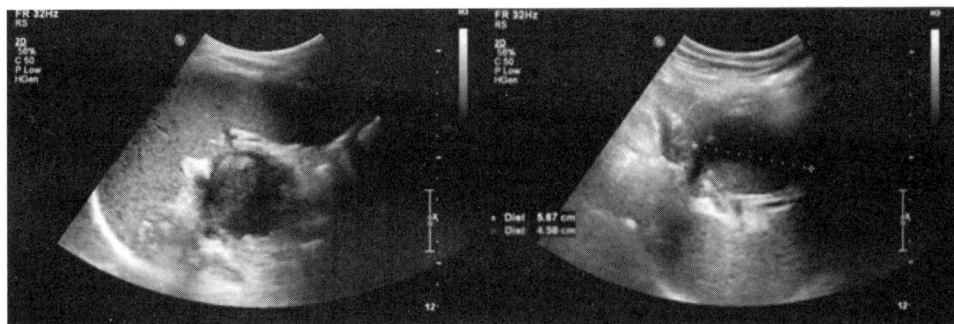

图8-17 胰腺假性囊肿声像图

2.**边缘、边界** 边界清楚，囊壁较厚，不光滑，可见强回声钙化斑。

3.**实质回声** 常呈无回声，如果合并出血、坏死及感染，无回声区内则可探及点状、斑片状或絮状回声。囊肿巨大时，可压迫胰腺，或使周围其他器官移位。

4.**其他** 胰腺实质可表现为慢性胰腺炎特点。

【鉴别诊断】

1.**与周围脏器囊肿鉴别** 胰头部假性囊肿需与肝、右肾囊肿鉴别；胰体部假性囊肿需与胃潴留物鉴别；胰尾部假性囊肿需与脾脏、左肾囊肿鉴别。主要根据解剖位置或患者呼吸时脏器之间、囊肿与脏器之间的相对移动度来判断囊肿来源。

2.**与胰腺真性囊肿鉴别** 见胰腺真性囊肿鉴别诊断。

3.**与胰腺囊腺瘤鉴别** 胰腺假性囊肿有胰腺炎病史，超声造影时，假性囊肿囊壁与其内分隔无增强效应，囊腺瘤时，其囊壁及间隔有增强效应。

【临床价值】

超声检查是胰腺疾病的常规初筛影像检查。小于4cm的胰腺假性囊肿大多可自行吸收，大于6cm或多发囊肿则自行吸收机会较小，在观察6~8周后，若无缩小和吸收趋势，可进行超声引导下经皮穿刺引流术。

五、胰腺癌

胰腺癌是一种发病隐匿，不具特异性，不易发现，进展迅速，治疗效果和预后极差的消化道恶性肿瘤。40岁以上好发，男性略多于女性，目前胰腺癌居我国常见死因的第6位，5年生存率小于8%，发病率和死亡率在全球范围呈明显上升趋势。

【病因病理】

吸烟是公认的胰腺癌的危险因素，近年研究显示，肥胖、酗酒、慢性胰腺炎、糖尿病、苯胺及苯类化合物接触史也是胰腺癌的危险因素，5%~10%的胰腺癌患者具有遗传背景。

胰腺癌包括胰头癌和胰体尾部癌。90%的胰腺癌为导管细胞癌，常位于胰头，另外比较常见的类型有黏液型囊腺癌、腺泡细胞癌和腺鳞癌。

胰腺癌发展较快，且胰腺血管、淋巴管丰富，腺泡无包膜，易发生早期转移；转移的方式有直接蔓延、淋巴转移、血性转移和沿神经鞘转移，因此确诊时大多已转移。

【临床表现】

1.**上腹疼痛、不适** 常为首发症状。早期因肿块压迫导致胰管梗阻、扩张、扭曲及压力增高，出现上腹不适或隐痛、钝痛、胀痛等症状。中晚期因肿瘤侵及腹腔神经丛，出现持续性剧烈腹痛，向腰背部放射，不能平卧，呈卷曲坐位。

2.**消化不良** 胆总管下端和胰腺导管被肿块阻塞，胆汁和胰液不能进入十二指肠，加之胰腺外分泌功能不足，大多数患者出现食欲缺乏、消化不良、粪便恶臭、脂肪泻等症状。

3.**黄疸** 约90%的患者可出现黄疸。

4.**消瘦** 消化吸收不良、焦虑导致体重减轻，晚期呈恶病质状态。

5.**焦虑及抑郁** 腹痛、消化不良、失眠导致患者个性改变、焦虑及抑郁。

6.**症状性糖尿病** 50%胰腺癌患者在诊断时伴有糖尿病，新发糖尿病常是本病的早期表现。

7.**实验室检查** 血清胆红素升高，粪便可呈灰白色，CA19-9常升高。

【**超声表现**】

1.**形态、轮廓、大小** 胰腺呈局限性肿大，少数呈弥漫性肿大，并失去正常形态。小于2cm的肿块，胰腺形态改变不大。

2.**边缘、边界** 肿块形态不规整，边缘不整齐，边界不清晰，呈"蟹足样"浸润性生长。

3.**实质回声** 肿块多呈低回声（图8-18），少数呈等回声，以不均匀为特点。若癌肿较大合并液化、坏死，可见片状不规则无回声区。

4.**胰管** 胰头或胰体癌肿，远端主胰管扩张。胰头癌肿侵犯压迫胆管，胆总管和肝内胆管扩张，胆囊肿大。

5.**彩色多普勒** 胰腺癌为少血供肿瘤，多数表现为对周围血管的挤压、推移等，癌肿较大时，周围血管受压移位，甚至包绕于肿块中（图8-19）。淋巴结转移时，胰腺周围可见多个低回声结节，边界清楚。晚期胰腺癌常有肝脏、淋巴转移和腹水。

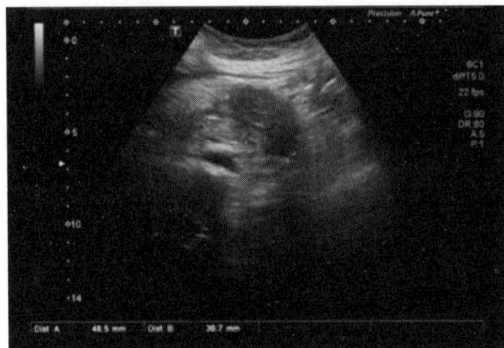

图8-18 胰腺癌声像图

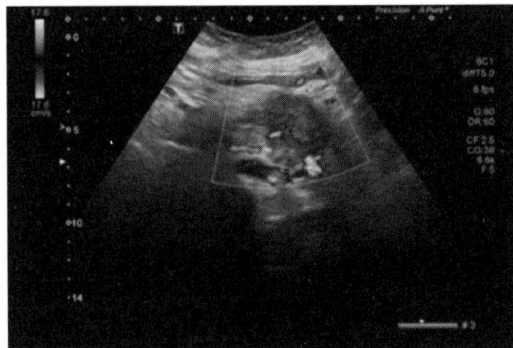

图8-19 胰腺癌彩色多普勒血流显像

【**鉴别诊断**】

1.**与胰岛细胞瘤鉴别** 功能性胰岛细胞瘤常有低血糖症状，肿瘤小，不易被发现，两者容易区别。无功能性胰岛细胞瘤，肿瘤较大，常难以与胰腺体、尾癌鉴别。胰岛细胞瘤病程长，症状轻，患者一般情况好，肿块边缘光滑，边界清楚，有包膜。

2.**与周围脏器肿瘤鉴别** 胰头癌需与胆总管下段占位性病变、胆总管结石引起的胆总管、胆囊、肝内胆管及胰管扩张、梗阻征象鉴别；胰体癌向前生长需与肝癌鉴别，向后生长需与腹膜后肿瘤鉴别；胰尾癌需与左肾癌、左肾上腺肿瘤鉴别；胰体尾癌需与胃癌鉴别。结合病史、症状、实验室检查、超声声像图特征，综合分析判断。

【**临床价值**】

原发性胰腺癌早期无特殊症状和体征，腹部超声检查发现的胰腺癌多已晚期。超声检查能显示占位的形态、位置和淋巴结的转移灶，观察占位病变的多普勒彩色血流显像等。必要时，行CT、超声内镜、ERCP和（或）MRCP检查。

六、胰岛 β 细胞瘤

【病因病理】

胰岛 β 细胞瘤是由胰岛 β 细胞形成的具有分泌功能的腺瘤或癌，多单发，90%属良性。20~50岁多见。分为功能性与非功能性两大类，其中以胰岛素瘤最常见，占60%~90%，肿瘤好发部位为胰体、尾部，通常较小，大多小于2.0cm。其次是促胃液分泌素瘤，占20%，常常多发，可发生于胰外，以十二指肠和胃壁多见。非功能性胰岛细胞瘤肿瘤通常很大，甚至可超过10cm。

【临床表现】

临床症状复杂多样，容易误诊，低血糖是胰岛素瘤的首发症状。主要表现是低血糖对中枢神经系统的影响和低血糖引起的儿茶酚胺过度释放，症状常出现在清晨和运动后。患者常述头疼、焦虑、饥饿、复视、健忘等，部分患者甚至出现过昏睡、昏迷，或一过性惊厥、癫痫发作。胰岛素瘤一般较小，检查时需要全面观察胰腺。若临床上反复出现典型低血糖症状，即使胰腺声像图正常，也不能轻易排除该病。

【超声表现】

1.形态、轮廓、大小 胰腺内单发的圆形、椭圆形结节（图8-20），形态规则，多小于2cm。

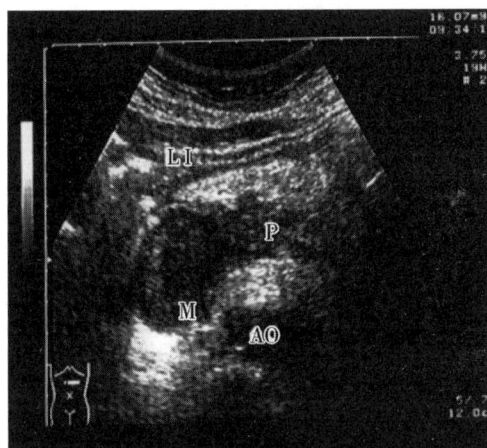

PAN：胰腺；AO：腹主动脉；M：肿瘤；LI：韧带

图8-20 胰岛 β 细胞瘤声像图

2.边缘、边界 边界清楚，边缘规整。

3.实质回声 肿块常呈均匀低回声或弱回声，后方无声衰减。

4.彩色多普勒 显示肿块内血流丰富。

【鉴别诊断】

（1）胰岛素瘤恶变时，肿块较大，与胰腺癌鉴别较难，必须从病史、临床表现和实验室检查等方面加以鉴别。

（2）非功能性胰岛细胞瘤生长缓慢，肿块较大但症状较轻，无低血糖表现或发作史。

【临床价值】

胰岛 β 细胞瘤如果体积过小，经腹超声检出率不高。当患者有明显的临床表现时，应注意多切面扫查，并结合其他辅助检查。必要时行超声内镜检查。

知识拓展　　　　　胰岛 β 细胞瘤的辅助检查

1.血糖 发作时血糖 <2.8mmol/L（50mg/dl）。

2.血清胰岛素和C肽 低血糖时血浆胰岛素及C肽增高，胰岛素指数（胰岛素/血糖）>0.3，如>1.0可肯定诊断。空腹血浆胰岛素>200μU/ml可肯定诊断。

3.**口服糖耐量试验**　典型者呈低平曲线，部分可糖耐量降低，少数呈早期低血糖或正常糖耐量曲线。

4.**饥饿试验**　阳性有助于诊断。空腹血糖>2.8mmol/L者方可试验。90%以上患者禁食24~36小时可激发低血糖；少数患者需禁食48~72小时，并于终止禁食前2小时加运动，可激发低血糖。

5.**常规X射线**　胃泌素瘤者消化道钡餐可显示胃及十二指肠多发、反复发作的溃疡。

6.**CT检查**

（1）平扫胰腺内等密度肿块，多较小，可在胰腺内或局部突出于胰腺表面。

（2）由于功能性胰岛细胞瘤无论良、恶性，均为多血管性、富血供肿瘤，所以增强扫描早期（肝动脉期）肿块显著强化呈高密度结节，高于周围正常胰腺。

（3）非功能性肿瘤通常较大，密度均匀或不均匀，多发于胰体、尾部，约20%出现瘤体内钙化，增强后可有强化，密度稍高于正常胰腺，中心可出现囊变。

（4）若合并局部淋巴结肿大或邻近器官受累或转移，为恶性肿瘤征象。

7.**血管造影**　肿瘤密度持续增高，并可见边缘清楚的肿瘤染色是特征性表现。

本章小结

　　胰腺超声检查作为一种非侵入性的检查手段，已广泛运用于胰腺疾病普查及胰腺常见疾病诊断。胰腺为腹膜后位器官，超声检查易受气体、腹壁厚度等因素的影响，要提高胰腺超声显示率和诊断准确性，不仅需要仔细调节超声仪器的参数，还要注意检查前准备和检查方法，必要时可让受检者饮水或改变体位检查。为了得到清晰的图像，做出合理的诊断，必须熟练掌握操作手法，掌握检查中的要点及注意事项，熟悉胰腺及其周边组织的解剖、胰腺常见疾病的病理及相关临床知识。

习题

习 题

一、单项选择题

1.获取胰腺长轴标准切面最主要的条件是（　　）。

A.前一天晚上仅吃少量少渣食物，当日空腹4~6小时后检查

B.探头横置于上腹正中且向左上倾斜，与水平线成10°~30°夹角

C.正确识别胰腺的血管标志

D.常规采取仰卧位，辅助以侧卧位和半卧位扫查

E.检查前饮水500~800ml

2.关于胰腺，不正确的描述是（　　）。

A.无包膜　　　　　　　　　　B.平对第1~2腰椎水平的腹后壁

C.腹膜后脏器　　　　　　　　D.腹膜内位器官

E.长14~20cm的多个小叶性腺体

3.随着年龄增加，胰腺的声像图改变表现为（　　）。

A.回声增高，体积缩小　　　　B.回声增高，体积增大

C.回声无改变，体积缩小　　　D.回声减低，体积增大

E.回声减低，体积缩小

4.对于急性胰腺炎的诊断，最具有特征性的临床指标是（　　）。

A.上腹痛并向左腰背部放射　　B.血、尿淀粉酶升高

C.恶心、呕吐　　　　　　　D.白细胞增高

E.发热

5.患者，女性，36岁，因周期性低血糖就诊，超声检查发现胰腺体部1.7cm×1.4cm类圆形低回声结节，边界清晰，包膜完整，内部回声均匀。最可能的诊断是（　　）。

A.胰腺腺瘤　　　　　　　　B.胰腺囊腺瘤

C.胰腺真性囊肿　　　　　　D.胰岛素瘤

E.胰腺癌

二、简答题

1.急性水肿型胰腺炎和急性出血坏死型胰腺炎的超声声像图特点分别是什么？

2.简述胰腺癌的超声声像图特点。

（杨　蓉　刘红霞）

第九章　泌尿系统及前列腺超声诊断

📖 知识目标

1.**掌握**　泌尿系统及前列腺超声检查方法、正常超声声像图特点；常见肾疾病、输尿管疾病、膀胱疾病、前列腺疾病的声像图特点。

2.**熟悉**　肾、输尿管、膀胱、前列腺的解剖结构、超声检查方法。

3.**了解**　常见泌尿及前列腺肿瘤的超声表现、鉴别诊断。

📖 技能目标

1.**学会**　肾、输尿管、膀胱、前列腺常规标准切面的扫查方法。

2.**具备**　观察与分析正常及异常超声声像图的能力；将基础理论、基本知识和基本技能融会贯通的能力。

具有良好的职业道德、医患沟通能力和团队协作精神。

第一节　肾超声诊断

📖 案例讨论

案例　患者，男性，45岁，无痛性血尿2个月，超声发现左肾低回声肿块，大小为62mm×59mm，肿块内部见少许血流信号。图9-1、图9-2为患者左肾超声声像图。

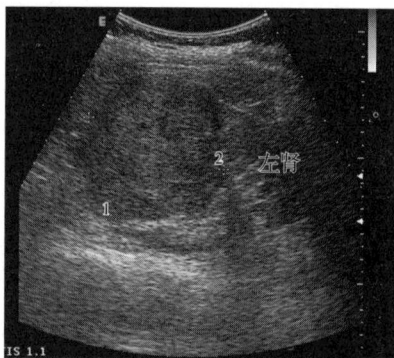

图9-1　患者左肾纵切声像图

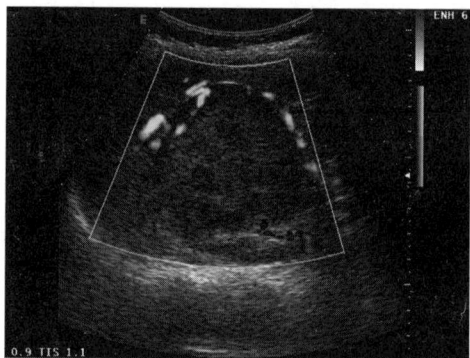

图9-2　患者左肾纵切多普勒血流显像

讨论　1.观察以上超声图像，描述上述疾病超声声像图表现。

2.结合案例综合分析，超声提示是什么？为什么？

3.与本疾病相关的鉴别诊断有哪些？

一、肾解剖概要

（一）位置、分部

肾是实质性器官，左右各一，外形似蚕豆，分为上下两端，内外两侧缘和前后两面。上宽下窄，前凸后平。内侧缘中部凹陷，是肾动脉、肾静脉、输尿管、神经及淋巴管出入之处，称为肾门。肾门内前三者由前向后排列顺序为肾静脉、肾动脉、肾盂，三者合称为肾蒂。肾门向肾内延续为肾窦。肾窦内含有肾动脉、肾静脉、肾小盏、肾大盏、肾盂和脂肪组织等。

（二）形态、大小

肾实质由皮质和髓质组成，厚度为1.5~2.5cm，皮质在外层，厚度为0.8~1.0cm，髓质在内层，由10~12个肾锥体组成。皮质伸入髓质的部分则称为肾柱。肾锥体的尖端指向肾窦称为肾乳头，与肾小盏相接。肾盂在肾窦内向肾实质展开，形成2~3个大盏，大盏分出8~12个小盏，每个小盏收集1~2个肾乳头所排出的尿液。两肾的形态、大小、重量大致相同，其长10~12cm，宽5~6cm，厚3~4cm，重100~150g。

（三）毗邻关系

肾位于腰部脊柱两侧，紧贴腹后壁的上部，属于腹膜后实质性脏器。后方与腰方肌、腰大肌外缘和膈肌贴近。上方与肾上腺同在肾周筋膜内，右肾的前方为肝、十二指肠及结肠肝曲，左肾的前方有胃、脾、胰尾、结肠脾曲。

（四）血管

1.肾动脉 起源于腹主动脉，在肠系膜上动脉分支下方的两侧分出右肾动脉和左肾动脉。右肾动脉走行于下腔静脉、胰腺头部和右肾静脉之后，在右肾静脉水平进入右肾门；左肾动脉则行经左肾静脉、胰体尾部后方进入左肾门。双侧肾动脉到达肾门附近处分为前后两支经肾门进入肾窦。前支再分为4~5支段动脉后进入前部的肾实质，后支进入后部的肾实质。前支较粗，后支较细。前后支段动脉再分出大叶间动脉进入肾柱，沿肾锥体周围向肾表面伸展，达到髓质与皮质交界处时，大叶间动脉呈弓状转弯称为弓状动脉。弓状动脉呈直角向肾皮质分出小叶间动脉，再从小叶间动脉分出入球小动脉进入肾小球。

2.肾静脉 由出球小动脉在肾实质内形成毛细血管网，最后合成肾静脉，肾内小静脉与其同名动脉伴行，在肾门附近合成左、右肾静脉。右肾静脉向左行经肾动脉前方，注入下腔静脉。左肾静脉则向右行经肾动脉和腹主动脉前方，肠系膜上动脉后方注入下腔静脉，当肠系膜上动脉压迫左肾静脉的时候，可引起左肾静脉回流受阻形成扩张，临床上称之为"胡桃夹"现象。

二、肾超声检查方法和正常声像图

（一）肾超声检查方法

1.仪器条件及受检者准备

（1）仪器条件 肾的探测仪器应选用高分辨力的实时腹部彩色多普勒超声诊断仪。探头首选凸阵探头，其优点是视野广阔，容易获得整个肾的切面图像。成人常用的探头频率为3.0~3.5MHz，儿童常用的探头频率为5.0MHz。

超声探测时为获取最满意的图像质量尚需适时进行仪器设置调节。二维超声探测时应注意动态范围、边缘增强、深度（时间）增益补偿、总增益、发射聚焦数及聚焦深度等调节，以获得高分辨率、高清晰度的肾二维声像图。

（2）受检者准备 肾超声探测的受检者一般无须做特殊的准备，为避免肠气干扰，宜在空腹状态下检查最佳。同时检查膀胱、输尿管、前列腺或盆腔其他结构，可让受检者在检查前饮水并憋尿，保持膀胱适度充盈，以使肾盂、肾盏显示更加清晰。

2.检查方法 肾脏检查方法如图9-3所示。

（1）肾冠状断面 仰卧位或侧卧位，在腋后线第10~12肋间做冠状断面检查。以部分肝脏和脾脏作为透声窗观察右肾和左肾（图9-4）。此途径受肋骨的遮挡时应嘱患者深呼吸，使肾脏上下移动，可减少肋骨的影响。完整地显示肾脏轮廓线、肾实质及肾窦的回声，并显示内侧肾门之凹陷处。以此为标志冻结图像后，可测量肾脏的长径、肾实质的厚度。

（2）肾纵断面 取俯卧位或侧卧位。探头置于背部或侧腰部，显示肾脏后，调节肾脏位置和方向，使探头与肾长轴平行，由内向外可显示肾的一系列纵断切面（图9-5）。常在该切面进行肾的长轴测量。

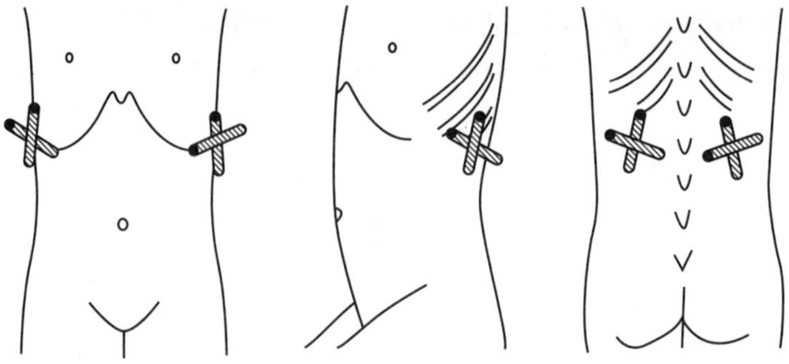

仰卧位　　　　　　　侧卧位　　　　　　　俯卧位

图9-3　肾脏超声检查方法示意图

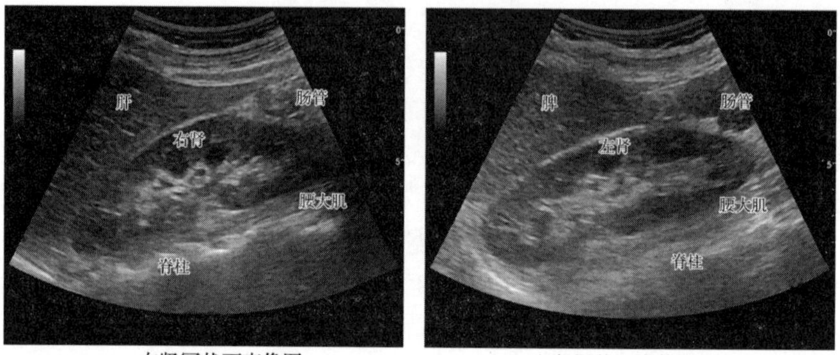

右肾冠状面声像图　　　　　　　左肾冠状面声像图

图9-4　双肾冠状面标准切面声像图

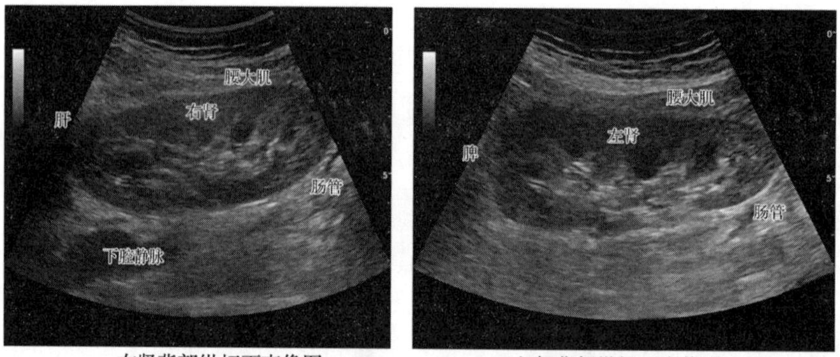

右肾背部纵切面声像图　　　　　　左肾背部纵切面声像图

图9-5　双肾背部纵切面标准切面声像图

（3）肾横断面　侧卧位或俯卧位，在探测完肾脏长轴后，将探头做90°转动，自肾上极向下极移动探头，可获得肾脏一系列横断面声像图（图9-6）。找到肾门后测量肾脏的宽径和厚度。

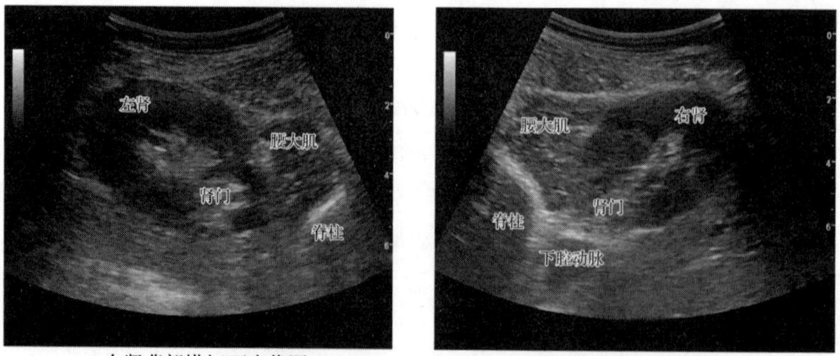

右肾背部横切面声像图　　　　　　左肾背部横切面声像图

图9-6　双肾背部横切面标准切面声像图

（4）肾斜切面　仰卧位或侧卧位，在肋缘下行斜切面检查，可分别显示左或右侧肾静脉汇入下腔静脉的声像图。

课堂互动

学生思考：1. "胡桃夹"现象产生的原因是什么？
　　　　　2. "胡桃夹"综合征的超声诊断要点是什么？

（二）肾正常声像图及超声测量

1.正常声像图

（1）肾包膜　光滑、清晰，呈高回声，在肾包膜外有肾周筋膜及其内外脂肪的存在，肾下极脂肪层往往较厚，呼吸时肾周脂肪层与肾同步活动，与肝或脾相对运动。

（2）肾实质回声　①肾髓质回声（肾锥体回声）：呈卵圆形或锥形放射状排列在肾窦回声周围，回声低于肾皮质，略高于胆汁回声。②肾皮质回声：包绕在肾髓质的外层，并有一部分伸入肾锥体之间，称为肾柱。肾皮质回声略高于肾髓质，但略低于肝、脾回声。肾皮质厚度为0.8~1.0cm。

（3）肾窦回声　肾窦内各种结构的回声综合，它包括肾盂、肾盏、血管、脂肪等组织的回声。肾窦回声位于肾中央，通常是一片椭圆形的高回声区，其回声强度高于胰腺回声，边界毛糙不整齐，当大量饮水、膀胱过度充盈、应用利尿药或解痉药时，可出现肾窦回声分离，但通常小于1.0cm，排尿后此种现象可消失。一般肾窦回声的宽度占肾的1/3~1/2。

（4）肾血管彩色多普勒　彩色多普勒诊断仪可清晰显示。一般情况下正常人的彩色肾血管树，自主肾动脉、段动脉、叶间动脉、弓状动脉直至小叶间动脉及各段伴行静脉，利用能量多普勒显像（图9-7a）均能显示。彩色血流分布直到肾皮质，呈充满型。肾动脉主干内径0.5~0.6cm，走行迂曲。在同一切面上很难显示肾动脉全程。肾静脉位于肾动脉的前外侧，内径较宽，0.8~1.2cm，较容易显示其全程。用脉冲多普勒可测量各段肾动脉的血流频谱（图9-7b）。

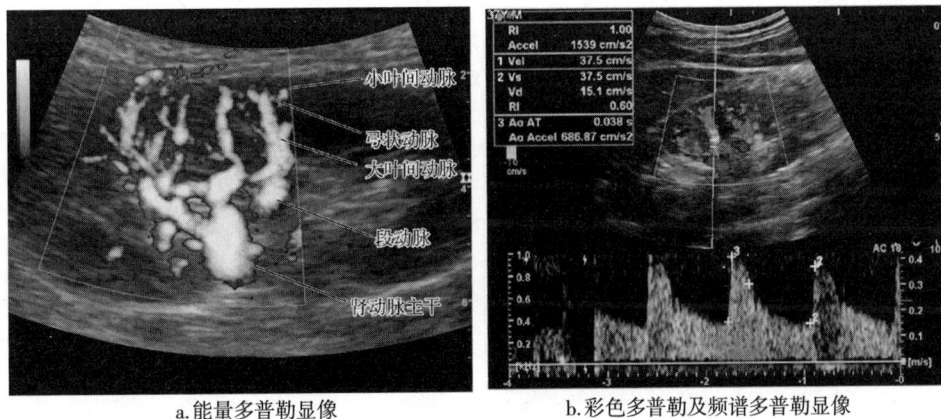

a.能量多普勒显像　　　　b.彩色多普勒及频谱多普勒显像

图9-7　肾血管血流频谱

2.超声测量和正常值

（1）所有测量需在标准切面上进行。肾脏长径、宽径和厚径的超声测量值，除男性与女性有一定差距外，尚有个体差异。

（2）一般来讲，正常成人肾脏长径为10~12cm，宽径5~6cm，厚径4~5cm，实质厚度1.8~2.0cm。肾动脉频谱：肾动脉主干收缩期峰值流速一般小于100cm/s；阻力指数0.55~0.70；加速度（11 ± 8）cm/s^2；加速度时间小于0.07秒。

三、肾疾病超声诊断

（一）肾囊性疾病

【病因病理】

肾囊性疾病根据病因分可为先天性或遗传性、进展性或获得性几类。根据病理改变可分为孤立性、多发性和多囊性三大类。根据病变部位可分为肾皮质囊肿、髓质囊肿和集合系统囊肿三类。肾囊性疾病病因复杂多样，病理类型较多。其中单纯性肾囊肿是成年人最常见的肾囊性疾病，可能与某些肾疾病导致肾小管堵塞、连接不良或退行性病变有关。多囊肾是一种先天遗传性疾病，分为常染色体显性遗传性多囊肾和常染色体隐性遗传性多囊肾，前者称为成人型多囊肾，后者称为婴儿型多囊肾。成人型多囊肾病理表现为双肾受累，肾体积增大，肾内皮质与髓质布满大小不等的囊肿，肾乳头与锥体无法分辨，肾实质受囊肿压迫萎缩，逐渐丧失功能。

【临床表现】

肾囊性病变种类较多，临床上较常见类型有单纯性肾囊肿、多囊肾、肾盂旁囊肿和肾钙乳症等。肾囊性疾病多不引起任何症状，多于超声、CT等影像学检查中偶然发现，囊肿增大到一定程度时，可因压迫邻近脏器而出现腹部隐痛不适、尿血等症状。

其中单纯性肾囊肿是临床上最常见的肾囊性病变，又称孤立性肾囊肿。单纯性肾囊肿多见于成年人，儿童较少见，此病发展缓慢多无症状，当囊肿巨大或合并感染、出血时可出现腰痛或酸痛。严重者可有恶心、呕吐、水肿、高血压等肾功能衰竭的症状。

【超声表现】

1.单纯性肾囊肿 超声表现为肾实质内无回声结构（图9-8），形态规则，呈圆形、椭圆形或类圆形；无回声区边界清晰，后壁有回声增强。

单纯性肾囊肿也可有不典型的表现，比如内容物的改变（出血、感染、胶胨样）、囊壁改变（囊壁增厚或钙化）等。

2.多发性肾囊肿 肾囊肿数目较多，但仍可计数，而且囊肿间可见到正常肾实质回声。超声表现为肾实质见多个无回声区（图9-9），壁薄且光滑，后方回声增强，肾局限性增大，无囊肿的肾实质部分回声与正常肾相同。

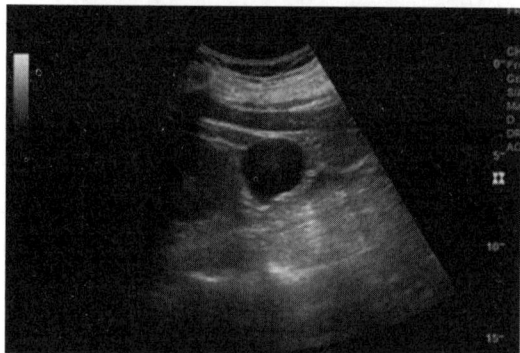

图9-8　单纯性肾囊肿声像图　　　　　图9-9　多发性肾囊肿声像图

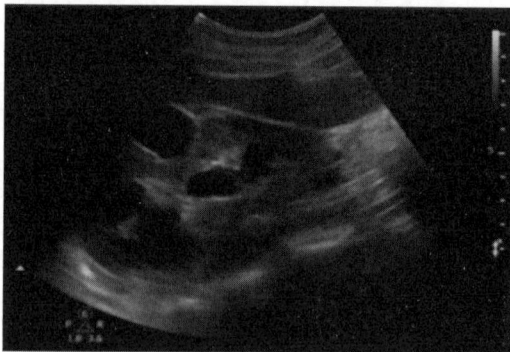

3.多囊肾

（1）成人型多囊肾　超声表现为肾体积明显增大，肾内有无数个大小不等的囊状无回声区（图9-10），肾实质回声增强。成人多囊肾可同时合并其他器官多囊性病变，如多囊肝、多囊胰、多囊脾等。

（2）婴儿型多囊肾　因病儿出生不久即死亡，所以在日常超声检查中较少遇到，但必须注意的是此病虽为多囊性病变，但因囊肿体积甚小，多不能显示出囊肿的无回声特征，而表现为肾体积增大，肾内回声增强的声像图特征。

医药大学堂
WWW.YIYADXT.COM

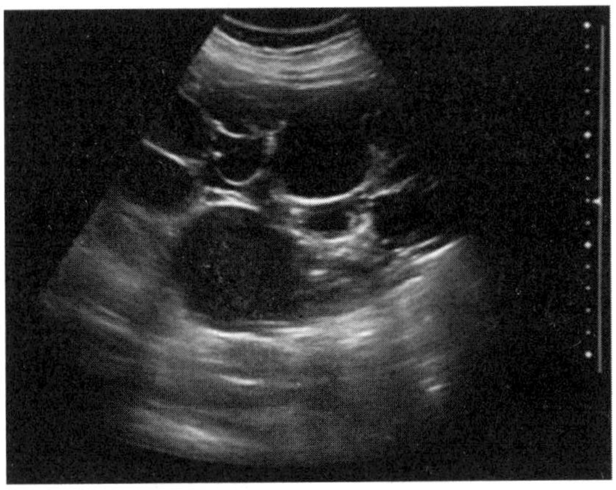

图9-10　多囊肾声像图

4.其他肾囊性病变

（1）多房性肾囊肿　一种较少见的肾良性病变，多数为单侧病变，成人发病以女性多见，临床表现可无症状。超声表现为囊肿壁薄，囊壁光滑，后方回声增强；囊肿内部有纤细带状分隔回声将囊肿分隔为多个无回声区，形态不一定规则。

（2）肾盂旁囊肿　又称为肾盂周围囊肿，一般是指肾窦内或位于肾盂旁向肾窦内扩展的肾囊性病灶。超声表现为位于肾窦或紧贴肾窦的囊性无回声区，特点是不伴有肾小盏扩张，若囊肿体积较大，可阻碍尿液排出，而引起肾盂轻、中度积水，其余同肾囊肿典型的声像图改变。

（3）肾盂源性囊肿及肾钙乳症　肾盂源性囊肿又称为肾盂或肾盏憩室，是一种与肾盂或肾盏相通的囊肿，先天形成，大小一般为2~3cm以下，但偶有大至5cm以上。超声表现为囊壁光滑的无回声区，后方回声增强，不向肾表面隆起。肾盂源性囊肿内有结石形成称为肾钙乳症。超声表现为囊性无回声区内有伴声影的强回声，随着被检者体位改变，强回声朝重力方向移动，微小的肾钙乳症也可表现为肾实质内振铃样强回声，仔细观察可发现其周边有小的无回声区。

（4）肾髓质囊肿　由肾髓质集合管扩张所致，肾髓质囊肿中最多见的一种类型是海绵肾，它是一种先天性常染色体隐性遗传病，好发于40~60岁。海绵肾的患者可有慢性肾功能不全的表现，也可没有任何症状，同时由于病变发展缓慢且位于肾髓质，其囊性改变在声像图中并不易显示，而在病变锥体乳头部易发生钙质沉积。海绵肾的超声特征为双肾同时出现肾实质增厚饱满，肾髓质锥体乳头部呈放射状排列的强回声。

【鉴别诊断】

多发性肾囊肿需与多囊肾鉴别。肾多发性囊肿多为单侧，囊肿的数目较多，但多可计数，囊肿以外的肾实质回声正常，如果囊肿较大，则可对局部肾实质造成挤压；多囊肾为双肾发病，双肾体积增大、表面不规则、囊肿数目数不清，布满整个肾，囊肿以外没有完好的肾实质。多囊肾患者常伴有肝、脾、胰等脏器多囊性病变。囊肿内部回声出现混浊增高回声时，多考虑合并出血或感染。

【临床价值】

超声诊断肾囊性疾病的准确率达95%以上。若二维超声鉴别诊断有困难时，可用彩色多普勒检测囊性病变内有无血流信号，超声造影观察病变内有无造影剂增强回声，可弥补二维超声的不足，对诊断很有帮助。应用超声检查对多囊肾家族进行遗传学研究，较其他影像学检查更为简便和实用，并可动态观察病情的演变过程与转归，为临床采取相应的治疗措施提供依据。对极少数超声检查不能确定诊断者，可在超声引导下经皮肾穿刺行细胞学或组织学检查。若囊肿数量较多、较大，且囊肿压迫肾实质而导致肾功能严重损害时，可在超声引导下经皮肾囊肿穿刺，进行囊液抽吸减压或注入硬化剂等药物治疗，以起到减轻压迫、缓解病情的作用。

医药大学堂
www.yiyaoxt.com

（二）肾肿瘤

【病因病理】

肾肿瘤主要包括肾恶性肿瘤和肾良性实质肿瘤。90%以上的肾实质性肿块为恶性病变，主要包括肾细胞癌、肾母细胞癌，肾良性实质肿瘤中血管平滑肌脂肪瘤最多见。

肾细胞癌多见于成人，约占肾恶性肿瘤的85%，肾母细胞癌是小儿最常见的肾恶性肿瘤。肾细胞癌病理上分为透明细胞癌、颗粒细胞癌及未分化腺癌，多数肾癌为透明细胞癌，其肿瘤组织一般分布比较均匀，但也会伴有出血、坏死或钙化等。肿瘤自肾小管上皮细胞发生，随着肿瘤的生长，可侵犯肾盂、肾盏、肾周筋膜及肾外脏器。肿瘤转移多以血循环转移至肺、肝、脑及骨骼等器官，也会转移到肾门淋巴结及腹膜后淋巴结。

肾血管平滑肌脂肪瘤又称为肾错构瘤，分为有结节性硬化系统疾病的常染色体显性遗传疾病和不伴结节性硬化的单发疾病。前者多数患者有面部红褐色结节硬化，同时还可伴有其他器官异常。

【临床表现】

肾细胞癌临床上表现为无痛性肉眼血尿。肾母细胞癌早期临床上可无任何明显症状。当肿瘤很大时，可对周围器官产生压迫症状，如压迫胃肠道引起呕吐、肠梗阻；压迫血管造成下肢水肿、静脉曲张等。肾血管平滑肌脂肪瘤多无临床症状，当瘤内出血时，患者会突发急性腹痛、腰部肿块及低热，严重时会发生休克。

【超声表现】

1.肾细胞癌

（1）肾实质内异常回声肿块，形状多呈圆形或椭圆形，少数肿块也可呈不规则形；2~3cm大小的肿块多呈中等回声，4~6cm大小的肿块多呈低回声，肿块内部回声均匀或不均匀（图9-11a）；如果肿块内部出血坏死，则会形成无回声的液性区，若有钙化则会出现强回声。

（2）彩色多普勒根据肿周边血管走行及内部血管的血流表现分为四种不同类型：抱球型、星点型、少血流型和血流丰富型。①抱球型，表现为肿瘤周边血流信号丰富，内部散在点状或条状血流（图9-11b）；②星点型，表现为肿瘤周边彩色血流较少，仅内部有少数星点状彩色血流；③少血流型，表现为肿内部很少的彩色血流信号，甚至没有血流信号；④血流丰富型，表现为肿瘤内部彩色血流信号甚多。

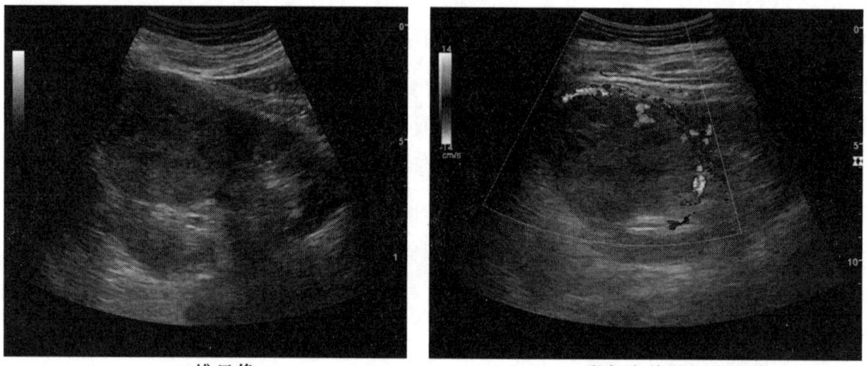

a.二维显像　　　　　　　　　　b.彩色多普勒血流显像

图9-11　肾细胞癌声像图

肿瘤侵犯周围结构及转移时，肾癌向外生长突破肾包膜可表现为肾包膜连续性中断，肾轮廓不完整甚至肾形态失常，肾活动度受限；肾癌向内侵犯肾盂肾盏可造成肾盂积水；肿瘤血行转移可表现为肾静脉与下腔静脉低回声栓子，彩色血流信号缺损或消失；肾癌淋巴转移则表现为肾门或腹主动脉旁低回声肿块。

2.肾母细胞癌

（1）肾实质区见圆形或椭圆形肿块，肿块边界清楚，内部回声中等稍强，一般回声均匀，当肿瘤内坏死液化时可在肿块内出现无回声区。

（2）肿瘤体积较大压迫肾窦会造成肾盂积水的表现，肿块向外扩展时肾体积增大、变形，肾包膜及周围组织破坏。

3.肾血管平滑肌脂肪瘤

（1）肾实质内高回声肿块，后方无回声衰减，肿块形态规则、边界清晰，内部回声分布欠均匀。肿块可多发，也可单发，当肿块较大且发生出血时，内部回声不均匀，典型者呈高回声与低回声层层交错，呈"洋葱样"（图9-12）。

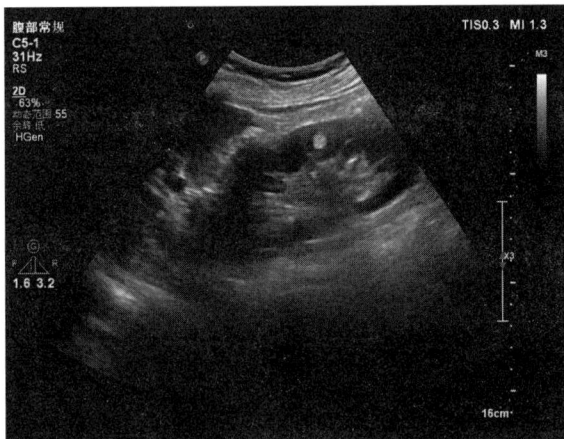

图9-12　肾血管平滑肌脂肪瘤声像图

（2）彩色多普勒表现为肿块没有明显的血流信号。

【鉴别诊断】

1.与肾细胞癌鉴别　分化较好的肾细胞癌与回声较低的肾错构瘤，声像图表现有相似之处。前者表现为肿块内回声高低不均匀，肿瘤周围可有声晕，较小的包膜下肿块也可导致肾外形发生改变。后者虽无包膜回声，边缘不规则，但与周围肾组织有明确境界，且多以向内生长为主，仅在较大的肿瘤方可向肾外膨出，肿瘤内以高回声为主，分布较均匀，鉴别诊断多无困难。

2.与肾错构瘤鉴别　血管含量较多的肾错构瘤，内部回声相对较高，需与高回声型肾癌鉴别。前者边缘不甚圆滑，内部回声较高，彩色多普勒检测肾错构瘤内部血管稀少成无明显血流信号，周边无血管绕行征象。肾癌则有球体感，周边多有声晕或有血管环绕，肿瘤内部回声不均匀或血流信号较多。鉴别诊断困难时，超声造影可提供较大帮助。

3.与肾柱肥大鉴别　在肾纵断面图上，肥大肾柱为类似椭圆形的低回声，需与肾肿瘤鉴别。仔细观察可发现肾柱与肾窦分界清楚，内部回声强度与实质回声一致，横断面显示肾柱低回声，与肾皮质相连续，相互之间无分界。而肾肿瘤横断面与肾皮质有较明显的分界，且有球体感，两者有明显区别。

【临床价值】

超声检查技术可敏感地确定有无肾肿瘤、肿瘤的位置、大小及形态，同时观察肿瘤与周围血管和脏器的关系，有无转移病灶，还可进行术前分期，具有重要的临床意义。超声对体积较大、回声较高的肾肿瘤诊断敏感性较高，但是对小于2cm的肿瘤，声像图表现为低回声或弱回声者，若观察不够仔细较易于漏诊，必要时可采用超声造影协助诊断。某些肾良性肿瘤或其他病理性质的恶性肿瘤，声像图表现互有交叉时，鉴别诊断较为困难。对此，在超声引导下经皮肾穿刺活检可明确诊断。

医药大学堂
www.YIYAO9XT.COM

（三）肾结石

【病因病理】

肾结石是泌尿系统的常见疾病之一。根据结石成分的不同分为若干类，其中草酸钙和磷酸钙结石约占80%。肾结石的大小、形态和硬度与结石的化学成分有较密切的关系。如草酸钙结石质硬，粗糙不规则，常呈桑葚状，棕褐色，磷酸钙结石既可为单一化学成分，亦可由磷酸钙、磷酸氢钙和磷酸镁胺等混合而成，该结石轮廓较大，表面粗糙不平，灰白色、黄色或棕色，肾区X射线片上所见的鹿角形结石多为此类。

【临床表现】

肾结石较小且无尿路梗阻时，临床上可无明显症状。若肾结石较大导致尿路梗阻时，可引发腰痛和血尿，腰痛多为钝痛和绞痛，并沿患侧输尿管向下放射；合并感染时可导致急性或慢性肾功能损害。

【超声表现】

肾结石的典型声像图表现是肾内强回声，其后方伴声影。根据结石的大小、成分及形态的不同，强回声可以呈点状、团状或带状，小结石常呈点状强回声；中等大小的结石或结构疏松的结石常呈团块状强回声；大结石或质地坚硬的结石常呈带状强回声；小结石及一些结构疏松的结石后方可无声影或有较弱的声影（图9-13）。

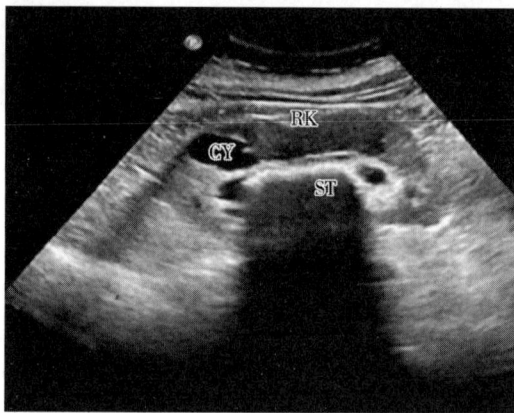

RK：右肾；CY：囊肿；ST：结石

图9-13　肾结石声像图

【鉴别诊断】

超声诊断肾结石需与以下肾内强回声病变的声像图鉴别。

1.与肾窦内灶性纤维化鉴别　肾窦内灶性纤维化时管壁回声增强肾窦内点状或短线状强回声，改变探头的探测角度后可转变成长线状或等号状。

2.与肾内钙化灶鉴别　肾皮质或肾包膜下，呈不规则斑片状强回声，后方伴声影或"彗星尾征"。

3.与海绵肾鉴别　海绵肾强回声位于肾锥体的乳头部，呈放射状排列，多为双肾性改变。

4.与肾钙质沉积症鉴别　肾钙质沉积症早期表现为肾锥体周边强回声，随着钙质沉淀的增多，整个锥体都表现为强回声。

【临床价值】

超声检查不仅能清晰显示结石的大小、数目和空间位置，同时尚可观察有无结石嵌顿或梗阻导致肾积水的情况。较小的结石，肾区X射线片、CT常不能显示或显示不清，X射线不显影的阴性结石和结石与骨骼重叠而难以明确诊断者，超声检查均可做出明确的诊断。但超声也存在不足，如体积较大的"鹿角形"结石，超声仅能显示结石的表面或将此误认为多发结石，而不如肾区X射线片可显示完整的结石轮廓。

（四）肾积水

【病因病理】

泌尿系统自肾小管开始，经过肾盏、肾盂、输尿管、膀胱至尿道都是管道，任何部位发生持续梗阻，都可引起肾积水、肾功能损害。小儿泌尿系统梗阻以先天性畸形多见，如尿路的神经和肌纤维发育不全、输尿管瓣膜或皱襞、肾盂高位出口和异位血管压迫等。成年人常见的原因是结石、炎症、肿瘤、损伤憩室和息肉等。外在压迫，如腹部和腹膜后肿块、特发性腹膜后纤维化，妊娠和月经期充血的卵巢静脉压迫等。

【临床表现】

肾积水主要临床表现是肾区胀痛，肾积水程度较重者可于患侧腹部触及肿块，尤其小儿常以腹部肿块而就诊。不同病理性质的梗阻病因，可产生相应的临床症状。并发感染时，可有发热、尿频、尿痛和血尿等。急性肾积水肾盂扩张不明显，随着肾积水时间的延长肾盂扩张变得明显，肾受损也更加严重，肾实质可变薄甚至萎缩成薄纸状。

【超声表现】

肾积水的超声表现可有肾窦回声分离，肾体积增大及肾实质萎缩变薄。根据肾积水的严重程度将其分为轻、中、重三种类型。

1.轻度肾积水 肾盂及肾大盏扩张，肾小盏不扩张，肾窦内出现回声分离，肾实质回声正常，肾大小及形态均无明显改变（图9-14a）。

2.中度肾积水 不仅肾盂及肾大盏扩张，肾小盏也因积水而扩张，肾窦内出现类似"花朵样"或"烟斗样"无回声区，肾实质轻度受压，肾大小及形态依据肾积水的发展程度出现相应的变化（图9-14b）。

3.重度肾积水 肾盂及各肾盏积水相互融合，肾窦回声由无回声区取代，无回声区呈调色板样，有时也成巨大囊肿样，肾实质萎缩变薄，肾体积增大，形态失常（图9-14c）。

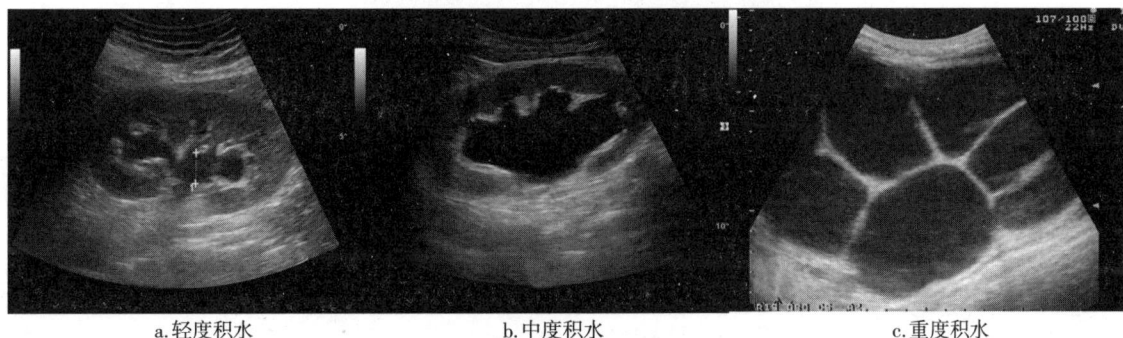

a.轻度积水　　　　　b.中度积水　　　　　c.重度积水

图9-14　肾积水声像图

【鉴别诊断】

1.与肾囊肿鉴别 单纯性肾囊肿无回声区位于肾实质内，与肾积水的肾窦无回声区较易区别。肾盂旁囊肿位于肾回声附近，容易与肾积水混淆，鉴别要点是肾盂旁囊肿呈圆形或椭圆形，轻度肾积水呈"菱角样"，中度或重度肾积水呈"花朵样"或"调色板样"；稍大的肾盂旁囊肿位于肾窦一侧，肾受压变形，囊肿以外的肾实质回声正常，而巨大囊肿形肾积水则肾实质萎缩变薄，肾窦回声消失。肾上极囊肿需与重复肾畸形时上方的集合系统积水鉴别，后者无回声区通常呈"鸟嘴样"，内可有分隔，同侧可探测到扩张的输尿管与其相连。

2.与多囊肾或多发性肾囊肿鉴别 中度或重度肾积水，特别是"调色板样"肾积水易与多囊肾或多发性肾囊肿混淆。鉴别要点是多囊肾为双侧发病，肾内充满大小不等的囊肿，且彼此不相通，而肾积水的无回声区彼此相通，同时伴有同侧输尿管扩张。

【临床价值】

超声诊断肾积水的敏感性很高，可作为诊断肾积水和尿路梗阻病因的首选方法。超声检查既可准确判断有无肾积水和积水的程度，又可追踪显示肾积水的病因。对急性尿路梗阻或双侧尿路梗阻并肾积水者，在超声引导下施行肾造口术和行肾盂穿刺抽吸和顺行尿路造影，能减少并发症的发生，提高穿刺成功率和造影效果。

（五）肾结核

【病因病理】

肾结核是较常见的肾特异性感染，主要为结核杆菌经血行感染。肾结核早期由肾皮质内的结核结节，形成结核性肉芽组织，中央为干酪样坏死组织，边缘为纤维组织增生。如病灶逐渐浸润扩大，会形成干酪样脓肿或空洞。病情进一步发展，肾内充满干酪样、钙化物质，甚至形成肾积脓，全肾破坏。肾盂与输尿管交界处结核结节和溃疡、纤维化会导致输尿管狭窄、肾积水，加快肾功能破坏。若肾功能完全丧失，则被称为"肾自截"。

【临床表现】

肾结核早期多无明显临床症状。病灶累及范围扩大或合并感染时，可出现尿频、尿急、尿痛、血尿、脓尿等症状。病情较重引起结核性肾积脓或有肾周围炎时，可出现腰痛或局部肿胀，并有明显压痛；引起肾积水时，可触及肾区肿块。病情较重或合并其他脏器感染时，可出现消瘦、发热、贫血等症状。

【超声表现】

肾结核的声像图与结核病灶累及肾的范围和病理演变过程密切相关，表现多种多样：肾形态饱满规则，肾盂、肾盏扩张积水，肾内囊状无回声区，以及肾内纤维化或钙化产生的强回声。以上声像图表现可同时出现（图9-15）。

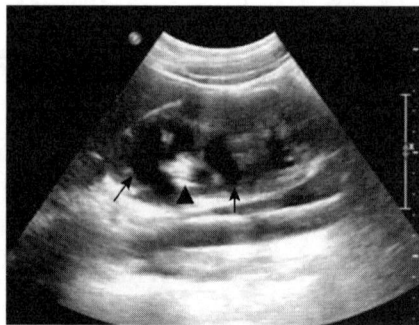

箭头：多个无回声区；三角形：斑片状强回声

图9-15　肾结核声像图

【鉴别诊断】

超声检查肾结核应注意与以下疾病鉴别。

1.与复杂性肾囊肿鉴别　结核性肾空洞与感染性、出血性及多发性肾囊肿，声像图表现有相似之处。前者多位于肾髓质或肾乳头以上区域，边缘不规则，壁较毛糙或稍厚，无回声区内透声较差，其周围可有斑点状或斑片状强回声；后者多见于肾包膜下或肾皮质部，多发性肾囊肿的囊壁光滑，无回声区内透声好，尿液检查多无改变；出血性或感染性肾囊肿，张力较高，多为圆形，虽囊壁可稍毛糙，但其内透声性较肾结核空洞或肾盏积脓更差，病情较重者常可见血凝块或脓栓样回声。鉴别诊断发生困难时，可结合临床症状、实验室及其他影像学检查综合判断。

2.与肾肿瘤鉴别　呈弱回声的结核性肾空洞与弱回声肾细胞癌，两者鉴别有一定难度。前者病灶后方有回声增强效应。而肾癌团块内回声较多，分布不均匀，其后无回声增强改变，较大的肿瘤可有回声衰减征象。应用彩色多普勒和声学造影，观察病灶内有无血流信号或造影剂增强，对两者的诊断与鉴别意义较大。

【临床价值】

超声诊断肾结核具有重要的临床意义。但由于肾结核初期的声像图表现缺乏特征性，敏感性较低，若超声能与尿抗酸杆菌检验和静脉尿路造影检查联合应用，对肾结核的诊断价值更大。

（六）肾损伤

【病因病理】

肾损伤以外伤最为多见，其中闭合性肾损伤约占80%，开放性肾损伤约占20%。肾损伤分为以下四种类型。

1. Ⅰ型　肾挫伤，有外伤史，肾实质内有挫裂伤，但被膜和集合系统完整，被膜下可有小血肿。

2. Ⅱ型　肾实质裂伤，肾实质和被膜破裂，肾内有血肿，并常伴有明显肾外血肿。

3. Ⅲ型　肾盏撕裂，或肾盏和肾盂撕裂，内有血凝块，同时有肾实质损伤，但肾被膜完整。

4. Ⅳ型　肾广泛性撕裂或断裂，肾被膜、实质和集合系统均有广泛的损伤，甚至肾蒂完全断裂。

【临床表现】

肾损伤的主要临床表现为伤侧腰腹部肿胀、疼痛或强直，血尿是最主要的症状，严重程度不一，为镜下或肉眼血尿。损伤程度较重者，可出现血压下降、休克乃至死亡。

【超声表现】

1. 肾损伤声像图　由于肾损伤的程度不同，病理改变各异，根据肾损伤声像图所见，并结合Nunn肾损伤分类法，可将肾损伤的声像图表现分为以下四种类型（图9-16）。

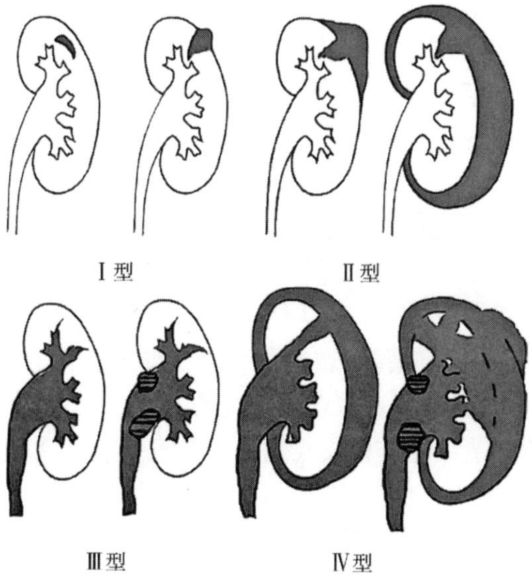

Ⅰ型　　　　　Ⅱ型

Ⅲ型　　　　　Ⅳ型

图9-16　肾损伤示意图

（1）Ⅰ型　肾挫伤。声像图表现肾轮廓轻度肿大，肾实质内显示局限性范围较小的弱回声或无回声区。肾包膜完整，但肾包膜下可有范围较小弱回声或透声较差的无回声区，少数肾窦轻度分离，内有"云雾状"低回声。

（2）Ⅱ型　肾实质裂伤。肾弥漫性或局限性肿大，肾包膜局部向外膨出，内为透声稍差的无回声区。实质内显示边缘不规则的弱回声或无回声区，肾周围可有类似回声。因受肾实质内或肾周围血肿压迫，肾窦可有变形，彩色多普勒检测血肿内无血流信号。

（3）Ⅲ型　肾盏撕裂。多数患者肾外形明显增大，但肾包膜连续性较好。肾实质内可见边缘不规则的无回声区。肾窦范围扩大，外形不规整或回声散乱，与肾皮质分界不清。肾盏和肾盂不同程度地分离扩张，其内有较多积血，呈透声较差的无回声区。若有血块堵塞肾盂输尿管连接部或远端输尿管时，肾盂积血量较多，无回声区内可见"云雾状"低回声漂浮。血凝块回声多较高，可沉积在积血无回声的较低位置，改变体位实时观察血凝块有向重力方向浮动的声像图改变。

（4）Ⅳ型　肾广泛性撕裂（复合型）。除有Ⅱ型和Ⅲ型肾创伤的声像图表现之外，肾创伤较重者，肾可完全性断裂或断裂成数块，肾周脂肪囊内可见范围较大的弱回声和无回声区，血凝块机化后可形成高低不均匀的混合回声。

2.肾周围血肿声像图　肾周围可见透声较差的无回声区，其内有"云雾状"低回声。无回声区的形态与出血量的多寡、时间和病因有密切的关系。一般出血量较少出血时间较长的患者，肾周围无回声区多呈残月形；若在较短时间内有大量出血时，可呈现椭圆形透声较差的无回声区；随着时间的推移血肿内血凝块机化时，无回声区内可见类实质样低回声或高回声沉积。

【鉴别诊断】

肾损伤需要与肾肿瘤相鉴别，结合病史以及肾损伤声像图直接征象及间接征象较容易鉴别。

【临床价值】

超声不仅能迅速而准确地判断有无肾损伤和损伤的程度，动态观察肾损伤后的出血情况，尚可根据不同程度肾损伤的声像图征象进行分型，若再结合彩色多普勒和超声造影检查，可进一步了解有无肾血管损伤及其肾内的血供情况等，从而为临床诊断与治疗提供可靠依据。

（七）肾先天性异常

【病因病理】

肾先天性异常是泌尿系统比较常见的疾病，约占泌尿系统疾病的10%，其中肾畸形约占泌尿系统畸形的60%，同时可伴有泌尿生殖系统及其他系统脏器的先天性异常。肾先天性异常的种类繁多，包括肾的大小、数目、轮廓、形态、结构、位置、肾盂、轴向及其血管等均可发生异常。常见的有肾发育不全、先天性肾缺如、重复肾、马蹄肾、异位肾等。

【临床表现】

肾先天性异常多无明显临床症状，并发尿路感染、结石及肾积水时，可出现腰腹部疼痛、尿频、尿急、血尿等症状。

【超声表现】

1.肾发育不全　超声检查在一侧肾区域或略低位置或髂窝处显示一个小肾回声，肾外形正常，轮廓较小，体积小于正常的50%。肾包膜不光滑，少数可呈分叶状。通常肾长径5~7cm，宽3~4cm，厚2~3cm；皮质较薄，髓质较小或显示不满意，肾窦回声也相应缩小。彩色多普勒检查患侧肾内血流信号明显减少，血流速度减慢，但RI与PI无明显增大。健侧肾呈代偿性增大，实质增厚，肾窦增宽，肾形态和内部结构的比例相应增大。

2.先天性肾缺如　一侧肾区无肾回声，同侧输尿管走行沿途包括异位肾常见的区域内皆无肾回声。肾缺如区则被毗邻脏器所占据，如右侧肾区为肝回声，若为左侧肾缺如，而被脾和胃肠道回声占据。实时观察膀胱三角区一侧输尿管开口处无喷尿征象，对侧输尿管开口处则喷尿频率和射程明显高于正常人。对侧肾代偿性增大，实质增厚、肾窦轮廓增大，肾内部整体结构正常。

3.重复肾　在肾长轴断面上可见肾长径大于正常，短轴断面上高位肾因发育不良，其前后径和宽径较正常小，低位肾测值正常。肾长轴断面可显示上下两组肾窦，其中高位肾窦回声轮廓明显较小，低位肾窦轮廓正常。高位肾窦的肾小盏发育较差，肾窦形态欠规则，多有轻度分离扩张。上位肾积水较重时，肾窦扩张的形态可呈圆形或椭圆形，类似肾囊肿。在上、下两组肾窦中部做横断面扫查时，可显示上、下两个肾门，而且高位肾与低位肾均有一组管状结构，分别进入各自的肾门。

4.马蹄肾　双侧肾的位置均低于正常，肾长径较小，肾轴向发生改变，多数双肾下极朝向脊柱前方。横断面扫查可于腹主动脉与下腔静脉前方显示双肾连接的峡部和融合的肾实质回声。双侧肾窦、肾轴向均向内融合部位靠拢。

5.异位肾　超声检查一侧肾区无肾回声，因异位肾多伴有不同程度的发育不良，健侧肾则呈代偿性增大。

（1）盆腔异位肾　多位于膀胱顶部偏向一侧，少可在髂腰部或膀胱的侧方，输尿管发育较短，输尿管口多见于同侧膀胱三角区上方，动脉血供是由来自髂总动脉或腹主动脉下部的动脉分支供给。异位肾体积一般相对较小，但形态基本正常。声像图所见肾窦和髓质轮廓发育较小，肾实质厚度基本正常。彩色多普勒血流显像可追踪显示其血管走行的位置与方向常伴有轻度肾积水和肾结石。

（2）横过异位肾　对侧肾大小、形态和位置正常，在其下方另有一肾回声，少数在对侧肾的内侧显示。横过异位肾与横过融合肾不同，两肾无融合征象。

（3）胸腔异位肾　临床罕见。肾在横膈上方的胸腔内，中上极位于胸内，其余部分则位于横膈下方的原肾所在的位置。肾的大小、形态及内部结构回声，均与正常肾类似。

【鉴别诊断】

先天性肾缺如必须排除异位肾后方可诊断，超声检查一侧肾区无肾回声，原肾床被毗邻脏器所占据，对侧肾代偿性增大需与以下疾病鉴别。

1.与异位肾鉴别　正常肾区无肾回声，若异位肾伴有肾发育不全并被肠管内气体所遮盖时，易误诊为肾缺如。做膀胱检查若显示两个输尿管开口，并有喷尿征象，则为异位肾，仔细观察输尿管走行沿途区域或对侧肾下方周围，可显示小肾回声；若仅有一个输尿管开口，则应考虑肾缺如的可能。

2.与融合肾鉴别　一侧肾轮廓增大，肾内可见两组肾窦两个肾门和两个输尿管，并可寻找到两个输尿管开口至乳头时，则为融合肾；若一侧肾轮廓增大，经仔细而又全面的检查均未见异位肾和融合肾迹象时，则应考虑肾缺如。

3.与肾发育不全鉴别　发育不全的肾位置较低，体积较小，加上受附近肠道气体影响，若超声检查不够细致容易漏诊而做出肾缺如的诊断，多见于右侧肾。

【临床价值】

超声检查不仅可显示肾的位置、形态和内部结构，同时还可检测肾的血流动力学改变及其有无积水、结石等并发症。结合病史，借助CT、静脉尿路造影等综合分析判断，提高对肾先天性异常确诊的准确率。

📖 **知识拓展**　　　　　　　　　　　**移植肾**

随着医疗水平的进步，晚期尿毒症患者除了透析治疗外，肾移植已成为一种理想的治疗方法，肾移植主要的并发症是急、慢性排异反应。移植肾的位置通常位于一侧肾窝内，肾凸缘偏向外前，肾门偏向内后，移植肾的大小略大于正常肾，内部回声和正常肾相同。

移植肾急性排异时最明显的表现是肾体积迅速增大，肾透声性增强。慢性排异时表现为肾体积先增大，然后逐渐缩小，肾窦回声减少乃至消失，最终肾萎缩。此外，移植肾的并发症还包括肾周血肿、肾旁脓肿、尿液囊肿、淋巴囊肿及吻合口动脉瘤等，这些并发症超声均表现为肾旁低回声或无回声区，结合病史可以帮助鉴别诊断。移植肾无排异时，彩色多普勒表现为肾动静脉及其分支血流通畅，肾内血管树丰富完整。移植肾发生排异时，彩色血流信号明显减少，急性排异反应尤为明显，肾段动脉阻力指数（RI）=0.85。

目前对于肾移植术后并发症的监测，主要采用二维灰阶超声和彩色多普勒观测移植肾图像，测定肾血流阻力指数等方法，这些方法在临床的应用给肾移植术后并发症的监测提供了很

医药大学堂
YIYAO9XT.COM

大的帮助。然而，由于多普勒技术对探测低速血流的敏感性较差，同时，肾外压迫可使肾血管阻力增加，这些都会影响对肾血流灌注状况的判断，故仍需要寻找新的、更有效的观测肾血流灌注的评价方法。

第二节　输尿管超声诊断

一、输尿管解剖概要

（一）位置、走行

输尿管是一对肌性黏膜组成的管道状结构，连接肾盂与膀胱。成人的输尿管长度为24~32cm，内径0.5~0.7cm。输尿管上1/3段由肾动脉分支供应，中1/3段由腹主动脉、髂总动脉、精索内动脉或子宫动脉供应，下1/3段由膀胱下动脉供应。这些动脉分支分布在筋膜层上形成动脉网，然后再散布到其他各层。输尿管静脉通过黏膜下层回到筋膜层后由肾静脉、髂静脉、精索静脉或子宫静脉及膀胱静脉等回流。输尿管神经为自主神经，来自肾及腹下神经丛，网状分布于输尿管结缔组织中，然后再进入肌肉层。

（二）分部

输尿管分为上、中、下三段，又称为腹段、盆段及膀胱壁间段。由肾盂输尿管连接部至髂血管处为上段；髂血管至膀胱壁为中段；由膀胱壁外层至输尿管膀胱开口处为下段。在解剖因素的影响下，输尿管有三个狭窄：第一个狭窄在肾盂输尿管连接部；第二个狭窄在输尿管跨越髂血管处；第三个狭窄在输尿管膀胱连接部。

二、输尿管超声检查方法和正常声像图

（一）输尿管超声检查方法

1.仪器条件及受检者准备

（1）仪器条件　检查输尿管通常采用凸阵探头，经腹部探头频率3.0~3.5MHz。

（2）受检者准备　以空腹为宜，检查前饮400~600ml温水，待膀胱适度充盈后检查。肠胀气者前夜可服缓泻剂，必要时清洁灌肠。

2.检查方法　输尿管检查方法如图9-17所示。

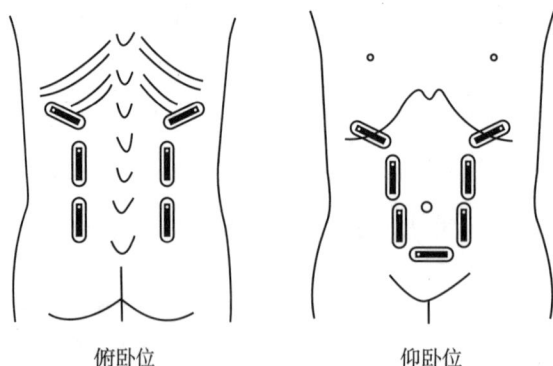

俯卧位　　　　　　　　仰卧位

图9-17　输尿管超声检查方法示意图

（1）经背部扫查　俯卧位，首先做肾长轴断面，当显示肾盂扩张积水时，调节探头显示肾盂输尿管连接部，并斜向内下追踪扫查至髂嵴上部的输尿管腹段。追踪过程中不断调整探头角度，使之始终与输尿管保持平行状态，从而完整地观察输尿管情况，直至发现病变。

（2）经腹壁扫查　仰卧位或侧卧位，可经侧腰部做肾脏的冠状断面和短轴断面扫查，在显示肾门的基础上沿肾盂输尿管连接部向下移行扫查，还可经前腹部做两侧输尿管各段的追踪扫查。

（二）输尿管正常声像图及超声测量

正常输尿管一般处于闭合状态，超声不容易显示。对瘦弱体形或肾外肾盂者，可显示肾盂输尿管连接部至输尿管腹段。膀胱充盈适度后检查，并以膀胱作为透声窗，可显示输尿管膀胱壁段。声像图所见两侧输尿管下段均呈较强的纤细的管状结构，其内径一般不超过5mm，管壁清晰、光滑，内为细条状无回声区，有时可见输尿管膀胱壁段蠕动，膀胱三角区两侧输尿管开口处有尿液喷入膀胱内的征象。

课堂互动

学生思考：1.输尿管结石的常见梗阻部位、临床症状有哪些？

2.输尿管结石的超声表现、超声扫查方法有哪些？

三、输尿管疾病超声诊断

（一）输尿管结石

【病因病理】

输尿管结石是一种较常见的输尿管疾病，90%以上起源于肾脏。输尿管结石最常见于中青年男性，男与女发病率约为4:1。临床上常见结石停留或嵌顿在肾盂输尿管交界处、输尿管跨越髂血管处和膀胱壁内部，即输尿管的三个生理狭窄部。其中结石见于输尿管下1/3段者最为常见。输尿管结石多为单侧性。结石直径多为0.4~1.0cm，较小的结石多随输尿管蠕动而自然排出。输尿管结石可引起尿路梗阻，导致肾和输尿管扩张积水。输尿管结石的位置愈高，引起肾积水的程度愈重，同时也加重了肾功能的损害程度。

【临床表现】

输尿管结石嵌顿刺激管壁痉挛收缩，可出现肾绞痛的症状，呈剧烈的放射性痛，伴有血尿、恶心、呕吐等症状。并发尿路感染时，可引起尿频、尿急和尿痛等症状。输尿管严重梗阻，并发重度肾积水时，可于腰腹部触及肿块。

【超声表现】

在声像图上，首先显示肾轮廓不同程度增大，同时可见肾窦分离扩张（图9-18a），内为透声较好的无回声区（肾积水）。在此基础上，沿扩张的输尿管向下移行扫查，在输尿管中断的位置可见强回声团与管壁分界清楚，后伴明显声影（图9-18b）。

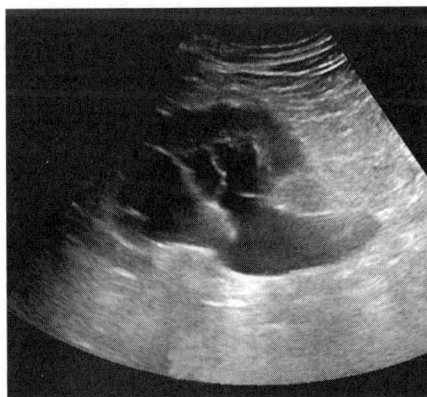

BL: 膀胱；L-Ur: 左输尿管

a.肾窦分离扩张　　　　　　　　　　b.输尿管结石

图9-18　输尿管结石声像图

【鉴别诊断】

输尿管结石的声像图表现很有特征性。声像图显示患侧肾脏不同程度积水，肾盂、输尿管扩张，在输尿管扩张中断的位置显示伴有声影的强回声团，结合患者有肾绞痛和血尿等，即可诊断为输尿管结石。

未能见到典型结石时，应注意与以下几种疾病鉴别。

1.与肠道内容物鉴别 沿扩张的输尿管向下移行扫查过程中，若输尿管弯曲或操作技术不佳，容易偏离输尿管走行方向，将输尿管周围肠管内容物高回声，误诊为输尿管结石。对此，实时观察可发现肠管内容物随肠管蠕动而时隐时现，有时可见内有气体高回声移动，后伴声影；再次移行扫查时，上述肠管内高回声的位置可发生变化。而输尿管结石除具有较明显的轮廓外，再次扫查仍可在原位显示结石回声。

2.与输尿管肿瘤鉴别 乳头状肿瘤在输尿管无回声区的衬托下，也可呈现高回声。仔细观察可见输尿管局部管腔呈不规则中断，肿瘤表面不光滑，且与管壁无分界，有僵硬感。此外，肿瘤的回声强度也较结石为低。浸润性肿瘤则以管壁不规则增厚为主，较容易与结石鉴别。

3.与输尿管纤维化鉴别 局灶性输尿管纤维化合并输尿管狭窄者，管壁回声较高，若观察不仔细易误诊为结石。前者近端管腔明显扩张，远端逐渐变细，纤维化并管腔狭窄者呈"等号样"改变，且无明显声影。结合患者无阵发性肾绞痛，且无血尿，一般不难鉴别诊断。

4.与膀胱结石鉴别 下移至输尿管口并突入膀胱腔的结石与膀胱结石声像图表现相似。对此改变体位实时观察，若结石无向重力方向移动，则为输尿管口结石，反之为膀胱结石。

【临床价值】

输尿管结石临床较多见。超声检查不仅可以清楚显示输尿管内结石，而且对于了解输尿管结石梗阻所致肾积水的程度，估测肾功能的受损情况有重要作用。同时超声检查还可以发现与输尿管结石并存的其他泌尿系统疾病。

但应指出，许多不利因素可影响输尿管结石的超声检出率和诊断准确率。如患者肥胖、胃肠道胀气较重和膀胱充盈不佳等。因此，对于临床上有典型输尿管结石的症状，而超声检查未发现异常者，也不能排除输尿管结石的诊断。

（二）输尿管肿瘤

【病因病理】

输尿管肿瘤是一种较少见的输尿管疾病且恶性居多，多发生于中下段，病理上良性病变多为输尿管息肉或腺瘤，恶性病变多为输尿管移行上皮乳头状癌。输尿管与肾盂、膀胱和尿道均覆盖着尿路移行细胞上皮。尿内如果有致癌物质，便可能引起任何部位的尿路上皮发生肿瘤。

【临床表现】

输尿管肿瘤多见于40~70岁的中老年，男与女之比为3∶1。主要临床表现为无痛性肉眼或镜下血尿，少数因尿路梗阻而引起腰、腹部疼痛。当有血块通过输尿管狭窄部时，可发生肾绞痛等。

【超声表现】

（1）患侧肾轮廓不同程度增大，肾盂、肾盏扩张积水，病变段以上输尿管扩张。

（2）声像图显示肾积水后，沿扩张输尿管向下移行扫查，可于扩张输尿管中断的位置显示乳头状或结节样低回声肿块突入输尿管腔内（图9-19）。

（3）位于输尿管膀胱开口处的肿瘤可浸润输尿管口或突入膀胱腔内，表现为向膀胱内突出的"菜花样"低回声肿块。

【鉴别诊断】

输尿管肿瘤需与输尿管结石或输尿管内血凝块鉴别。

【临床价值】

超声对伴有肾积水的输尿管肿瘤，多数能确定输尿管的梗阻位置和明确梗阻的病因，可作为临床诊断输尿管肿瘤的有效手段。在超声诊断过程中，对无痛性肉眼血尿病史的患者，当显示有肾积水和输尿管扩张时，排除肾和膀胱肿瘤以后，应考虑输尿管肿瘤的可能，对于超声诊断与鉴别存在困难时，进一步选择其他影像学检查能达到更好的诊断效果。

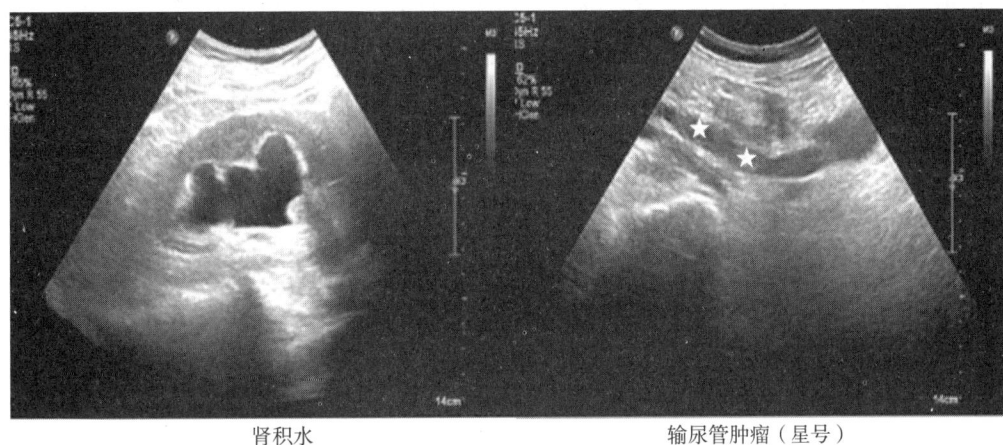

肾积水　　　　　　　　　　　　　输尿管肿瘤（星号）

图9-19　输尿管肿瘤声像图

（三）输尿管囊肿

【病因病理】

输尿管囊肿是一种先天性输尿管末端发育异常疾病。输尿管囊肿是由于胚胎期输尿管与生殖窦间的一层隔膜吸收不全或持续存在，导致输尿管口狭窄、尿液引流不畅而形成囊肿。囊肿通过一窄小的出口与膀胱相连通，但无膀胱内尿液输尿管反流。囊肿出口有明显狭窄者，囊肿轮廓较大，其近段输尿管扩张和并发肾积水的程度也较重。后天性因素所致输尿管囊肿罕见，如输尿管口周围炎症、水肿、黏膜膨胀，造成输尿管口狭窄，并呈不同程度的梗阻，在尿液的作用下形成囊肿。

【临床表现】

早期患者输尿管囊肿较小时临床上多无明显症状，继发感染或因囊肿出口部狭窄较重，导致输尿管扩张和肾积水时，出现尿路感染及尿路梗阻的症状，如尿频、尿急、尿痛及排尿困难等。

【超声表现】

输尿管囊肿超声表现为膀胱三角区显示圆形或类圆形无回声区，壁纤薄光滑，其内透声良好。囊肿可以单侧发病，也可以双侧发病，大小也有差异，较大的囊肿可在4cm以上，较小的囊肿可小于1cm。实时观察，可见此无回声区有逐渐增大而后又迅速缩小的变化。纵断面图上，可显示囊肿与扩张的输尿管盆段相通（图9-20）。

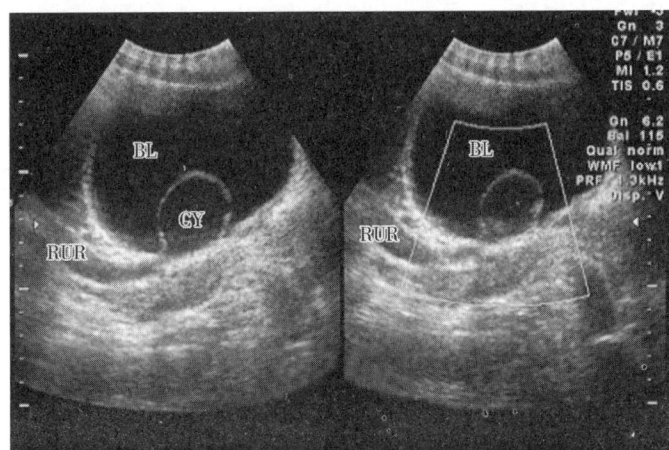

BL：膀胱；RUR：右侧输尿管；CY：输尿管囊肿

图9-20　输尿管囊肿声像图

【鉴别诊断】

1.与输尿管憩室鉴别　与输尿管囊肿的声像图表现有明显区别。输尿管憩室多发生在输尿管与膀胱交界处，其最突出的特点为囊性肿物不突入膀胱腔，而位于膀胱外输尿管的一侧。

2.与膀胱肿瘤鉴别　膀胱肿瘤是发生在膀胱三角区的肿瘤，表面不光滑或呈"菜花样"，肿瘤内部呈低回声。实时观察肿瘤无周期性增大和缩小的声像图改变。此外，彩色多普勒可于肿瘤基底部和内部显示彩色血流信号，一般不难与输尿管囊肿鉴别。

【临床价值】

输尿管囊肿属先天性疾病，临床较为少见。由于本病无特征性临床表现，多数因反复尿路感染或尿路梗阻症状而就诊，因有膀胱内尿液作为对比，声像图上较容易显示输尿管囊肿，并可做出较准确的超声诊断。应用超声诊断先天性输尿管囊肿敏感性很高，而且简便实用，具有重要的诊断价值。

（四）输尿管狭窄

【病因病理】

输尿管狭窄可由多种疾病引起，多数为先天性肾盂输尿管连接部狭窄，其次为输尿管膀胱交界处狭窄，也可因膀胱、神经系统、下尿路梗阻和盆腔内脏器术后等因素引起。先天性输尿管狭窄的病理改变多见于狭窄段肌层肥厚、发育不良和纤维组织增生。

【临床表现】

早期或轻度狭窄时常无症状，严重时可有腰痛、血尿等，临床触诊可于侧腰部触及肿大的肾。继发感染时出现发热和膀胱刺激症状等。

【超声表现】

输尿管狭窄按病变发生部位分为以下几类。

1.肾盂-输尿管连接部狭窄　超声可见集合系统扩张为无回声区，可呈"手套状"，扩张的肾盂下端呈"漏斗状"为其特征性表现。输尿管上、中、下段均无扩张。

2.输尿管盆段狭窄　多为双侧输尿管受累，可同时发病，也可先后发病，超声表现为盆腔段输尿管逐渐变窄，肾盂及输尿管上、中段扩张。

3.输尿管下段狭窄　输尿管膀胱壁间段狭窄表现为肾盂及全程输尿管均扩张，至膀胱壁间段逐渐变窄，可呈典型的"鸟嘴状"改变。

【鉴别诊断】

输尿管狭窄需与输尿管结石或肿瘤引起的输尿管积水鉴别，后两者是由相关疾病造成的输尿管梗阻，声像图上有结石或肿瘤的改变，而输尿管狭窄则没有这种改变，此外，输尿管逐渐变窄的特点是后两种疾病声像图上一般没有的。

【临床价值】

超声能够清晰准确地观察到肾、输尿管的形态，通过对直接征象和间接征象的诊断，可明确病因，为临床治疗提供客观的依据。尽管有时声像图显示输尿管狭窄不如静脉和逆行上尿路造影更为直观，尤其对输尿管狭窄范围的显示较为不易。但是超声可以很敏感地检出肾盂积水，并根据输尿管扩张与狭窄的声像图表现，提示输尿管狭窄的位置与狭窄的程度，从而为临床诊治本病提供较为可靠的依据。

第三节　膀胱超声诊断

一、膀胱解剖概要

膀胱是储存尿液的器官，其形状、大小、位置及壁的厚度随尿液充盈的程度而异。

PPT
医药大学堂
www.yiyadxt.com

（一）位置、分部

膀胱为一存储尿液的肌性囊状器官，系腹膜外器官。成人膀胱位于盆腔内，婴幼儿时期位置较高，位于腹部。

（二）形态、大小

膀胱的形状、大小、位置和壁的厚度等特征与充盈程度有关。膀胱空虚时呈三棱锥体形，充盈时呈椭圆形或近似圆形，女性膀胱的形态因子宫位置不同而略有变化。当周围没有器官限制，如大量腹水时，膀胱呈球形。

正常成年人的膀胱容量为350~500ml；正常膀胱排空时壁厚约3mm，充盈时壁厚约1mm。

（三）毗邻关系

膀胱分尖、体、底、颈四部分。膀胱尖朝向前上方，由此沿腹前壁至脐之间有脐正中韧带。膀胱后面朝向后下方，呈三角形，为膀胱底。膀胱尖与底之间为膀胱体。膀胱的最下方为膀胱颈，与前列腺底（男性）或盆膈（女性）相连。膀胱前方是耻骨联合和下腹壁，两侧为髂腰肌，男性膀胱后方为前列腺、精囊腺和输尿管，女性膀胱后方为子宫和阴道。下方为膀胱颈部，尿道内口位于该处。

（四）膀胱三角

膀胱底内面，有由两个输尿管口和一个尿道内口形成的三角区，此处膀胱黏膜与肌层紧密连接，缺少黏膜下层组织，无论膀胱扩张还是收缩，都保持光滑的特点，即膀胱三角。该处是肿瘤、结核和炎症的好发部位。

二、膀胱超声检查方法和正常声像图

（一）膀胱超声检查方法

1.仪器条件及受检者准备

（1）仪器条件　经腹壁扫查选用凸阵探头，频率为3.5~5.0MHz；经直肠扫查选用直肠线阵式或扇形探头，频率为5.0~10.0MHz。

（2）受检者准备　检查前准备经腹部和经直肠扫查需要适度充盈膀胱，必要时可通过导尿管向膀胱注入无菌生理盐水250~400ml，以达到充盈膀胱的目的。

2.检查方法

（1）经腹壁超声检查　仰卧位，暴露下腹部，于耻骨上方做纵、横系列切面检查。做纵切面扫描时显示膀胱前后壁、膀胱颈部及膀胱顶部；做横切面扫描时显示膀胱两侧壁及前后壁。

（2）经直肠超声检查　截石位和侧卧位。自肛门置入直肠探头后观察膀胱后壁病变及输尿管开口情况。

（二）膀胱正常声像图及超声测量

1.正常声像图　
适度充盈的膀胱，内部为均匀的无回声区，膀胱壁为完整光滑的回声带。经腹壁探测时膀胱壁各层隐约显示，但不够清晰；在耻骨上方做膀胱横切面探测时，膀胱呈圆形或椭圆形，在小骨盆腔内呈四方形（图9-21a）。纵切面探测膀胱呈钝三角形（图9-21b）。排尿后膀胱腔内无回声区几乎消失。

膀胱分左右侧壁、前后壁、膀胱顶部、膀胱颈部及三角区。膀胱充盈时膀胱左右侧壁及前后壁容易分辨，但无明显的界限；膀胱最上端的部分与脐韧带相连接，称为膀胱顶部。膀胱颈部位于膀胱的底部；膀胱三角区位于膀胱颈部与膀胱后壁之间，三角区的底部位于上方尖端朝下，两侧输尿管口位于三角区底部两端。

2.超声测量和正常值

（1）膀胱容量测定　膀胱容量指膀胱充盈状态下急于排尿时，膀胱所容纳的尿量。正常人膀胱容量约400ml。一般在腹中线处取膀胱的最大纵断面，测其长径（上下径d_1）与厚径（前后径d_2），然后将探头横置，取膀胱的最大横断面，测量宽径或横径（左右径d_3），按容积公式计算：V（ml）=$0.5 \times d_1 \times d_2 \times d_3$。

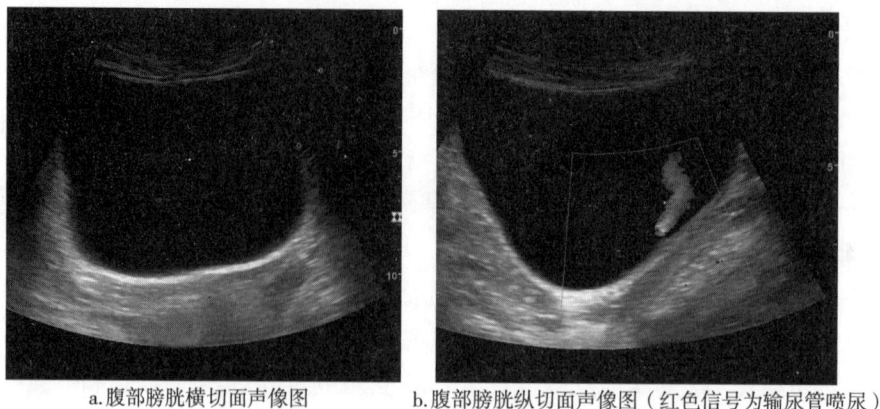

a.腹部膀胱横切面声像图   b.腹部膀胱纵切面声像图（红色信号为输尿管喷尿）

图9-21 正常膀胱声像图

（2）残余尿测定 残余尿是指排尿后未能排出而存留在膀胱内的尿量。残余尿量应在排尿后立即测定。正常情况下残余尿量少于10ml。

三、膀胱疾病超声诊断

（一）膀胱结石

【病因病理】

膀胱结石可分为原发性膀胱结石和继发性膀胱结石。原发性膀胱结石指结石在膀胱内形成，与营养不良和低蛋白饮食等因素有一定关系。继发性膀胱结石常见于前列腺增生导致的下尿路梗阻。

表面光滑的结石对膀胱壁刺激较小。表面粗糙的结石长期刺激膀胱壁，膀胱黏膜呈慢性炎性改变并可引起继发感染。结石长期刺激膀胱黏膜，尚可导致膀胱壁发生癌变，病理类型多见于鳞状上皮细胞癌。

【临床表现】

本病的主要症状为排尿时疼痛和血尿，若排尿时结石嵌于膀胱颈口，则可出现排尿中断并伴有剧烈疼痛，向会阴部放射，改变体位才能继续排尿。膀胱结石合并感染时，可出现相应的膀胱炎临床表现。

【超声表现】

膀胱三角区的前方显示大小不等的强回声，后伴声影（图9-22a）膀胱结石的回声强度与结石的成分和大小有密切的关系。通常所见结石为0.5~1.5cm，体积较大的膀胱结石可达数厘米。对此声像图仅能显示结石的表面轮廓，而不能显示结石的全貌，呈圆弧形强回声团，后伴明显声影。结石两侧有"披纱样"旁瓣伪像。2~4mm的小结石呈现点状强回声，无明显声影或仅有弱声影。结石位于膀胱的最低位，有随体位改变向重力方向滚动的征象（图9-22b）。体积稍大的结石，彩色多普勒检测可出现彩色闪烁伪像。大量的膀胱小结石，声像图上很难数清结石的数量，仅能凭借聚集在一起的结石总体体积估计结石的大致数目。

【鉴别诊断】

膀胱结石需与膀胱肿瘤鉴别。膀胱结石的典型声像图表现是膀胱后壁前方三角区周围显示大小不等的强回声团，后伴明显声影，强回声团可随体位改变向重力方向移动。而肿瘤表面出现钙化时亦可表现为膀胱内强回声、后伴声影，但该强回声不能随体位改变而移动，并于强回声后方见到肿瘤组织的软组织影，CDFI常可记录到血流信号。

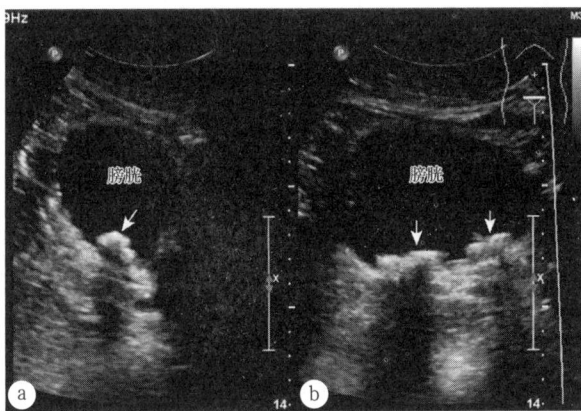

图9-22 膀胱结石（箭头）声像图

【临床价值】

膀胱超声检查对直径3mm以上的结石诊断较为容易，但对于3mm以下的结石易于漏诊，对此，改变体位实时观察可发现结石回声向重力方向移动。多发性微小结石，超声很难数清结石的具体个数，只能估计其大体数目。

（二）膀胱肿瘤

【病因病理】

膀胱肿瘤在泌尿系统肿瘤中最为常见。膀胱癌的发生与苯胺染料等化学物质、吸烟、病毒感染，以及膀胱黏膜的慢性炎症等慢性刺激有一定关系。病理上种分为上皮肿瘤、非上皮肿瘤；其中上皮肿瘤占98%，而上皮肿瘤又以移行上皮乳头状癌最多见，约占90%，其余为移行上皮乳头状瘤、鳞状细胞癌和腺癌等。

【临床表现】

膀胱肿瘤的典型临床症状为无痛性全程肉眼血尿，也可出现尿频、尿急、尿痛等症状。此外，若肿瘤坏死、继发感染和凝血块形成时，肿痛浸润输尿管会导致单侧或双侧肾盂、输尿管积水。若肿瘤浸润或膀胱内血凝块阻塞尿道内口时，可出现排尿困难和尿潴留。

【超声表现】

（1）超声表现为膀胱壁肿块，肿块大小不一、形态不同，呈乳头状、菜花状或结节状等，肿块回声强弱有差异，以等回声为主，肿块有基底部与膀胱壁相连，基底部可宽可窄（图9-23）。①膀胱移行上皮乳头状瘤或分化较好的移行上皮乳头状癌呈中高回声的乳头状或菜花状肿块，肿块向膀胱内突起，膀胱肌层回声未受破坏；②分化较差的乳头状癌、膀胱鳞状细胞癌及腺癌则基底较宽，肿块向肌层侵犯，肿块附着处膀胱壁层次不清，使用彩色血流图可发现膀胱基底部有血管穿入肿块内；③膀胱平滑肌瘤表现为膀胱壁内圆形或椭圆形低回声肿块，边界清楚，肿块表面膀胱黏膜光滑，彩色血流图显示肿块内血流丰富；④膀胱嗜铬细胞瘤超声表现同平滑肌瘤，但在排尿前后有阵发性高血压的表现；⑤膀胱平滑肌肉瘤或横纹肌肉瘤则表现为侵及肌层的不规则肿块，内部血流信号较丰富。

（2）膀胱肿瘤超声分期根据病变的程度超声可分为：①T1期：肿块偏小，呈乳头状，多有蒂，边界清楚，膀胱壁局部增厚，黏膜连续性破坏肌层回声无中断；②T2期：肿块较大，形态不规则，呈菜花样或乳头状，基底较宽，与肌层界限不清；③T3期：肿块很大，回声不均，膀胱壁连续性中断，肿块后方回声衰减；④T4期：侵入壁外或远处转移。

【鉴别诊断】

1.与凝血块鉴别 凝血块可随着体位的变化移动，内部没有血流信号；而膀胱肿瘤不会随体位变化移动，一般可检测到血流信号。

2.与膀胱结石鉴别 详见本章膀胱结石的鉴别诊断。

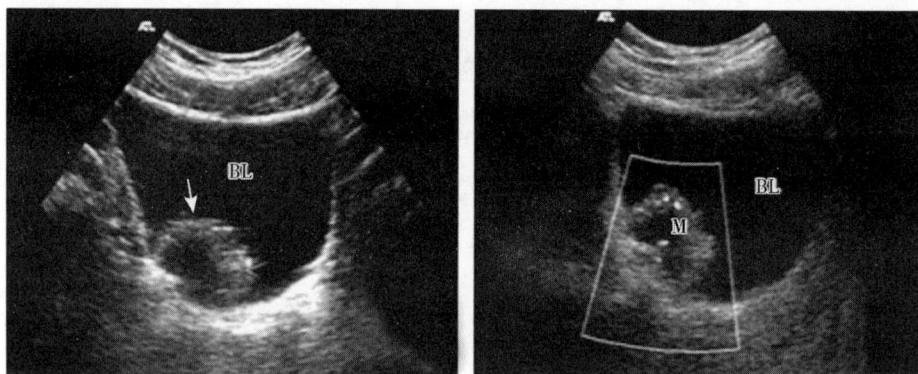

BL：膀胱；箭头、M：膀胱肿瘤

图9-23 膀胱肿瘤声像图

3.与前列腺癌及前列腺组织鉴别 膀胱颈部的肿瘤与前列腺组织及前列腺癌侵犯膀胱颈部的鉴别，关键要注意观察前列腺解剖结构，必要时经直肠探测前列腺排除前列腺肿瘤。

【临床价值】

超声检查可明确膀胱肿瘤的数目、大小、位置、表面光滑度、肿瘤与膀胱壁的关系、肿瘤内的血流信息，以及观察有无淋巴结转移，为临床诊治提供有利根据。

（三）膀胱憩室

【病因病理】

膀胱憩室分为先天性和后天性两类。先天性膀胱憩室即真性憩室，主要为膀胱壁的先天性发育缺陷，也可来自未闭的脐尿管。此类型的憩室壁与正常膀胱壁连续，往往累及肌层，有肌纤维存在；后天性膀胱憩室又称假性憩室。多因下尿路梗阻后，排尿阻力加大，膀胱内压力升高，膀胱壁肌层断裂，黏膜由肌束、纤维束间隙外凸而形成憩室。

【临床表现】

临床上多见于后天性膀胱憩室，可由前列腺增生症、尿道狭窄等下尿路梗阻性疾病引起。憩室大小相差悬殊，大者可超过膀胱，约有5%合并憩室内结石。膀胱憩室较小时无明显症状，较大的憩室会出现尿不尽，巨大憩室可在下腹部扪及肿块。

【超声表现】

膀胱憩室超声表现为膀胱壁周围囊状无回声区，无回声区与膀胱有交通口（图9-24），排尿前后无回声区大小会发生变化。当憩室内伴有结石时，表现为强回声伴声影；当憩室合并肿瘤时，在憩室腔内可现实质性肿块，与膀胱壁相连。

BL：膀胱；C：膀胱憩室；蓝色信号为膀胱与憩室之间尿液流动

图9-24 膀胱憩室声像图

【鉴别诊断】

1.与卵巢囊肿鉴别 卵巢或盆腔内囊肿也可表现为膀胱周围的无回声区，但不和膀胱相通，且排尿后也不会发生大小改变。

2.与脐尿管囊肿鉴别 胎发育时期脐尿管没有完全闭锁而形成的位于膀胱顶部、脐与膀胱之间的椭圆形无回声区，边界清楚，不与膀胱相通。

3.与先天性巨输尿管鉴别 输尿管走行显示椭圆形或管状的无回声区，通常伴有不同程度的肾积水，膀胱形态正常。

【临床价值】

超声检查可以明确诊断有无膀胱憩室，并寻找到憩室开口。了解憩室的位置、大小和数目，同时尚可观察憩室内壁是否光滑，憩室排空情况，憩室内有无结石、肿瘤等并发症，以便为临床制定相应的治疗方案提供依据。

第四节 前列腺超声诊断

一、前列腺解剖概要

（一）位置、毗邻关系

前列腺是男性重要的腺体，位于男性盆腔内膀胱下方，前方为耻骨联合，后方紧邻直肠前壁，其远端与尿道的膜部相连，近端与膀胱颈相连，整个男性的后尿道从前列腺中部穿过。

（二）形态、大小

前列腺由腺组织和平滑肌组成的实质性器官，质地硬，外有包膜，重8~20g，呈前后稍扁倒置的栗子形，前列腺前面隆起，后面平坦，后正中有一浅纵沟，为前列腺沟，上端宽大称为前列腺底部，下端尖细称为前列腺尖部，底与尖之间的部分称为前列腺体部。上端横径约4cm，上下径约3cm，前后径约2cm。

（三）解剖分区

前列腺传统上分为左右侧叶、后叶、中叶和前叶。Franks根据前列腺组织对激素的不同反应，将其分为内腺和外腺。目前临床上根据带区划分法将前列腺分为周缘区、中央区、移行区及前纤维肌肉基质区。周缘区是前列腺癌的好发部位；移行区是前列腺增生的好发部位。前列腺的非腺体组织称为前纤维肌肉基质区，一般不易发生病变。

二、前列腺超声检查方法和正常声像图

（一）前列腺超声检查方法

1.仪器条件及受检者准备

（1）仪器条件 采用高分辨力彩色多普勒实时超声仪，根据患者年龄、体型选择适合探头及频率。经腹和会阴扫查时，探头频率较低，在3.0~5.0MHz之间。经直肠扫查时，探头频率较高，在5.0~10.0MHz之间。

（2）受检者准备 经腹壁探测需膀胱适当充盈，但应避免过度充盈。经直肠探测需做探头清洁、消毒，膀胱排空或少量尿液即可，根据检查需要而定。经会阴扫查一般无须特殊准备。

2.检查方法

（1）经腹壁扫查 最常用的方法，采用仰卧位，也可根据检查需要采用侧卧位或截石位。探头放置于耻骨上，利用充盈膀胱作为透声窗，将探头向患者足侧缓慢移动，对前列腺做横向扫查（图9-25a）及纵向扫查（图9-25b）。

PPT

医药大学堂
WWW.YIYAOXT.COM

a.横向扫查 b.纵向扫查

图9-25 经腹壁扫查

（2）经直肠扫查 通常采用左侧卧位，探头外套一胶套，表面涂耦合剂或液状石蜡后经肛门插入直肠，该方法可清晰显示前列腺形态、大小及内部结构，测量径线准确，是前列腺探测的最佳方法。

（3）经会阴部扫查 患者取膝胸位或左侧卧位，局部涂以耦合剂，在会阴部或肛门前缘加压扫查，可得到前列腺的矢状面和冠状面图像。

（二）前列腺正常声像图及超声测量

1.正常声像图 无论何种途径扫查，前列腺横切面呈栗子状（图9-26），包膜完整光滑，呈带状高回声，内部回声呈低回声，分布均匀，纵切面呈椭圆形或慈姑形，尖端向后下方，正中矢状面可见稍凹入的尿道内口，尿道多显示不清，与尿道内口相连。前列腺后方两侧可见对称的长条状低回声为精囊。

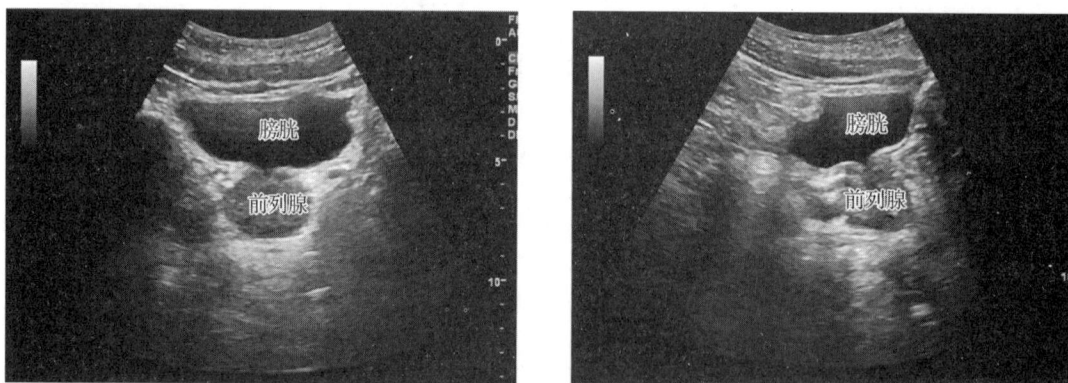

图9-26 正常前列腺声像图

2.超声测量和正常值

（1）左右径（宽径） 经直肠最大横断面或经腹壁最大斜断面上测量。经腹部耻骨联合处前列腺横切声像图上测量。

（2）上下斜径（长径）、前后径（厚径） 经直肠正中矢状位横断面测量，经腹部耻骨联合处横切测量。正常前列腺宽径、长径、厚径分别为4cm、3cm、2cm（图9-27）。

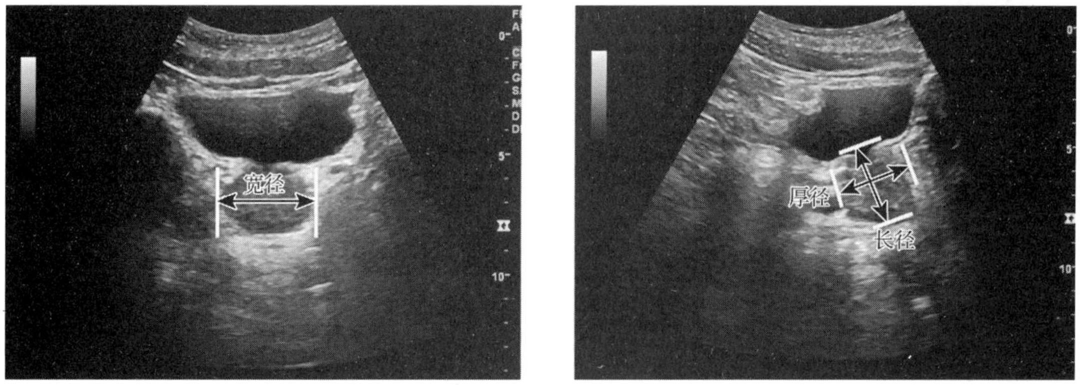

图9-27　前列腺宽径、长径、厚径测量

三、前列腺疾病超声诊断

（一）前列腺炎

【病因病理】

成年男性常见疾病，由尿道上行感染，血行感染，会阴部外伤及老年性前列腺增生等疾病引起前列腺组织水肿，有时精囊腺可受累。治疗后大部分炎性可消退，少数重者可变为前列腺脓肿。慢性前列腺炎的致病因素复杂多样，分为细菌性和非细菌性两类，以非细菌性多见，尿液刺激、免疫反应异常、衣原体感染等因素有关。病理可见前列腺增大、纤维化、疤痕形成。

【临床表现】

急性前列腺炎起病急，主要表现为尿急、尿频、尿痛、直肠及会阴部疼痛，多有寒战、高热、排尿困难等症状。慢性前列腺患者骨盆区域疼痛、排尿异常、性功能障碍、焦虑、失眠等症状。

【超声表现】

1.急性前列腺炎　前列腺大小正常或轻度增大，边界回声清晰，包膜完整，两侧形态对称。腺体组织呈弱回声，回声均匀或大致均匀，部分腺体内可见单个或多个低回声区。脓肿形成时腺体肿大，内探及不规则液性暗区，因组织不完全液化，暗区内可见少量组织回声或细小点状强回声漂浮。脓肿较大时前列腺形态失常，局部隆起。

2.慢性前列腺炎　前列腺增大、正常或小于正常，包膜完整。内回声不均，呈不规则点状、斑片状强回声，形态不规则，有时也可表现为正常图像。慢性前列腺炎常伴有前列腺钙化，腺体内可见强回声斑块，后方伴或不伴声影。周围邻近器官无继发压迫侵犯现象。

【鉴别诊断】

急性前列腺炎可根据患者病史、临床症状及直肠指诊确诊，超声图像表现并无特异性，可观察有无脓肿形成，或排除其他前列腺疾病。

慢性前列腺炎可根据临床症状及前列腺液化验即可诊断，常需与前列腺增生症和前列腺癌相鉴别。

1.与前列腺增生症鉴别　前列腺增生患者前列腺增大饱满，增大腺体内回声不均匀，可凸向膀胱腔。经直肠扫查可显示移行区增生。

2.与前列腺癌鉴别　前列腺癌患者前列腺内不均质低回声，包膜连续中断。不易与慢性前列腺炎区别时可进行超声引导下穿刺活检鉴别。

【临床价值】

急性前列腺炎超声图像无特征性，仅起到辅助诊断作用，排除其他疾病，如需确诊，则需根据病史、临床症状及直肠指诊等诊断。慢性前列腺炎超声图像同样无明显特征，但对与前列腺增生和前列腺癌的鉴别诊断有着一定意义。

医药大学堂
www.yiyaddxt.com

（二）前列腺增生症

【病因病理】

前列腺增生症是老年男性的常见疾病，好发于内腺，病因不明确，可能与性激素平衡失调有关，病理表现为腺组织、平滑肌及纤维组织增生，形成增生结节，增生主要部位在尿道内口周围腺体，压迫尿道，使尿道变细，阻力增加，造成尿路梗阻、膀胱壁增厚和假性憩室。

【临床表现】

前列腺增生早期最突出症状为尿频尿急，以夜间明显。中期为排尿困难，尿等待、尿流中断及尿潴留等。晚期可出现尿失禁，易发生在患者入睡后。

【超声表现】

（1）前列腺增大、饱满，前后径增大较横径增大明显（图9-28）。

图9-28　前列腺增生声像图

（2）增大腺体形态可变圆，边界清晰，包膜完整，严重者部分腺体可突入膀胱。

（3）内外腺比例失调，内腺增大外腺萎缩。

（4）腺体内出现增生结节，多呈圆形等回声或高回声，极少呈低回声。

（5）前列腺增生症常合并前列腺结石，多发生于内外腺交界处或尿道周围（图9-29）。

前列腺结石

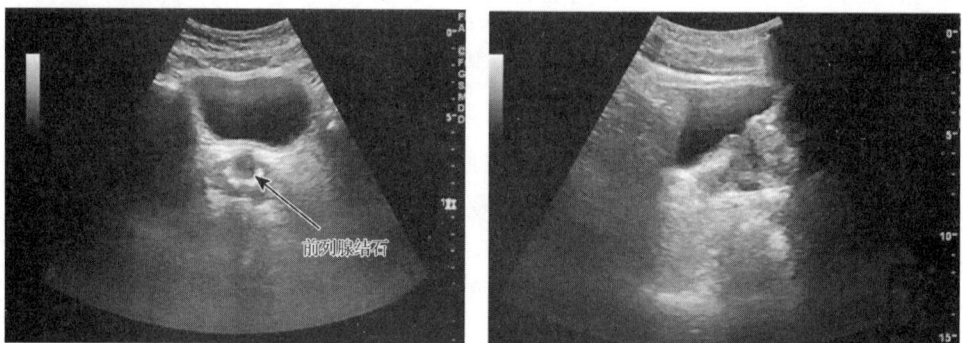

图9-29　前列腺增生伴结石声像图

（6）彩色多普勒下可见内腺血流增加，结节周围可见血流信号环绕。

（7）前列腺增生可造成膀胱残余尿增多，膀胱壁代偿性增厚，呈小房小梁样，双侧肾盂积水。

【鉴别诊断】

1.与前列腺炎鉴别　前列腺炎患者前列腺正常或稍增大，内部回声不均，结合临床症状和前列腺液化验检查可鉴别。

2.与前列腺癌鉴别　前列腺癌患者前列腺内不均质低回声，包膜连续中断，病变多发生在周缘区。早期较小的肿瘤可进行经直肠超声检查，最可靠的方法为超声引导下穿刺进行活检。

【临床价值】

超声可显示前列腺增生大小，形态及其内部的结构，可以较为准确地估测增生的程度及其造成的并发症，具有重要的临床应用价值。

知识拓展　　　　　　　　　　前列腺结石超声诊断

前列腺结石发生在前列腺腺泡内，常为多数、圆形、散在分布的小结石，无临床症状，一般无须治疗。

1.小结石型　前列腺内散在多个强回声。

2.弧形结石型　伴有前列腺增生，结石出现在内外腺交界处，排列呈弧形，多数无声影，少数结石较大时有声影。

3.成堆小结石型　多个小结石聚集成堆，常在纵切面图像前列腺尖部附近显示。

4.单个大结石型　单个斑状强回声，在前列腺中部或左右叶，伴声影。

（三）前列腺癌

【病因病理】

前列腺癌是男性泌尿系统常见肿瘤，好发于外腺，病因尚不明确，可与家族遗传、饮食习惯、种族等有关，欧美国家发病率远高于我国，但近年来我国发病率有上升趋势。病理包括腺泡腺癌、导管腺癌、鳞状细胞癌等，腺泡腺癌较为多见，约占95%以上。前列腺癌70%发生于周缘区，10%~20%发生于前区，5%~10%发生于中央区。

【临床表现】

前列腺癌早期无明显临床症状，以往发现时多数已属晚期，逐渐增大的腺体压迫尿道可引起进行性排尿困难，肿瘤压迫直肠可引起大便困难，压迫神经可引起会阴部疼痛等。

【超声表现】

1.早期　前列腺包膜连续完整，周缘区低回声结节，少数也可表现为高回声或混合回声，边界清晰或不清晰，形态欠规则，较大结节被膜隆起。

2.中晚期　前列腺增大，形态失常，边界不整齐，包膜不完整，内部出现低回声、高回声、混合回声，边界不清晰，形态不规则。

3.晚期　肿块可侵犯精囊、膀胱、直肠等前列腺周围组织。

【鉴别诊断】

1.与前列腺炎鉴别　前列腺炎患者腺体增大或减小，形态规则，内部回声强弱不均，可有片状及结节状改变，胞膜增厚，结合临床表现及前列腺液化验可诊断，必要时可进行穿刺活检。

2.与前列腺增生症鉴别　前列腺增生患者腺体增大，形态饱满，包膜回声完整，可凸向于膀胱腔，内腺增大，内部回声均或不均，与早期前列腺癌难鉴别，还需对病变部位穿刺活检。

【临床价值】

早期前列腺癌声像图表现无明显特征，若发现以下之一情形就可进行超声引导下穿刺活检：①周缘区低回声病变；②周缘区超声凸向不对称；③包膜不规则隆起；④前列腺局限性隆起。前列腺早期发现对治疗及预后有重要意义，早发现应采取积极治疗措施。

知识链接　　　　　　　美国Jewett等修正的前列腺癌临床分期法

1.A期　偶然发现，临床上不能检出，只能由前列腺随机活检查出。

2.B期　直肠指检发现局部病灶，病灶局限于包膜内，此期病历少，仅15%。分为两个亚分类：B1病灶小于1.5cm，侵犯一叶；B2病灶大于1.5cm，或不止侵犯一叶。

3.C期　直肠指检可发现病变有局部包膜外转移，但无远处转移。此期占40%~50%。分为两个亚分类：C1受侵犯的前列腺组织小于70g；C2受侵犯的前列腺组织大于70g，或侵犯膀胱颈、三角区或精囊。

4.D期　为晚期患者，已有局部扩散和远处转移，占35%~40%。分为两个亚分类：D1有

医药大学堂
www.YIYAODXT.com

局部转移（侵犯膀胱、输尿管、直肠）或淋巴结侵犯，但淋巴结侵犯不超过腹主动脉分叉；D2病变侵犯髂总血管旁或其上淋巴结，有远处转移。

💡 本章小结

　　泌尿系统是超声诊断应用较多的领域之一，由于超声探测不具有放射性且价格低廉，目前已成为临床首选的影像学检查方法。本章讲述了肾、输尿管、膀胱、前列腺的解剖概要及其超声探测方法和正常测值；介绍了正常探测切面和探测注意事项；重点描述了泌尿系统结石、积水和肿瘤等常见疾病的超声表现及鉴别诊断。其中肾结石要与肾窦内灶性纤维化或管壁回声增强、肾内钙化灶、海绵肾、肾钙质沉积症等鉴别；而轻度肾积水要与膀胱憋尿、利尿药应用等所致的集合系统生理性回声分离鉴别；中度或重度肾积水要与多囊肾或多发性肾囊肿鉴别。此外，本章还对泌尿系统常见疾病的探测要点做了介绍，其中肿瘤探测时必须观察其部位、大小、边界、内部回声，有无包膜及后方回声；膀胱结石探测时必须注意其随体位变化而移动的现象，输尿管结石需与肠道内气体区别。

习　题

一、单项选择题

1.下列肾疾病中不属于肾先天性异常的是（　　）。

A.重复肾 　　　　　　　　　B.肾发育不良 　　　　　　　　　C.马蹄肾

D.肾自截 　　　　　　　　　E.异位肾

2.关于重复肾的超声声像图，不正确的描述是（　　）。

A.肾实回声分为上、下两团，不相连接

B.上位肾往往较小，肾盏发育差或不发育

C.上位肾盂易出现积水且颇似肾囊肿

D.下位肾盂发育差，积水明显重于上位肾盂

E.重复肾出现肾盂积水，同侧输尿管亦有扩张积水

3.正常前列腺的大小是（　　）。

A. 3cm×2cm×1cm 　　　　　B. 3cm×4cm×2cm 　　　　　C. 3cm×5cm×5cm

D. 4cm×4cm×5cm 　　　　　E. 5cm×4cm×3cm

4.患者，男性，72岁，尿频、尿急、夜尿增多，排尿时出现尿线分叉，尿常规（−），超声提示前列腺大小为5.4cm×4.1cm×3.9cm，形态饱满变圆，包膜完整，内回声不均。最可能的诊断是（　　）。

A.前列腺增生症　　B.前列腺癌　　　C.前列腺炎　　　D.前列腺脓肿　　　E.前列腺结石

5.良性前列腺增生易发生在（　　）。

A.外腺　　　　　B.内腺　　　　　C.内外腺之间　　　D.包膜下　　　　E.周围区

二、简答题

1.肾积水的分度有哪些？肾积水如何与肾囊肿鉴别？

2.简述前列腺增生与前列腺癌的超声表现。

（刘　扬　王一川）

医药大学堂
www.yiyaodxt.com

第十章 胃、肠超声诊断

知识目标
1. **掌握** 胃肠道的解剖结构、超声检查方法、正常超声声像图特点。
2. **熟悉** 胃癌、胃间质瘤、先天性肥厚性幽门梗阻、肠梗阻、肠套叠、肠系膜淋巴结炎、急性阑尾炎的声像图特点、鉴别诊断和临床价值。
3. **了解** 肠道肿瘤的病因病理、临床表现、超声检查、鉴别诊断。

技能目标
1. **学会** 胃、肠常规标准切面的扫查方法。
2. **具备** 观察与分析正常及异常超声声像图的能力；将基础理论、基本知识和基本技能融会贯通的能力。

具有良好的职业道德、医患沟通能力和团队协作精神。

第一节 胃肠道解剖概要

一、胃

胃是人体消化系统最主要的器官之一，是消化管膨大的部分，它的位置、大小、形态可随其充盈、空虚和体位改变而发生变化，在中等充盈状态下，大部分位于左季肋区，小部分位于腹上区。胃上端续于食管腹段，下端与十二指肠相接，通常将其分为四部：贲门部、胃底部、胃体部、胃窦部。胃分前、后两壁，上下两缘。上缘较短名胃小弯，呈内凹形，下缘较长名胃大弯，呈外凸形，与食管连接处称贲门，下与十二指肠相连处称为幽门。胃壁由内向外由黏膜层、黏膜肌层、黏膜下层、肌层和浆膜层组成。

二、小肠

小肠是消化管最长的部分，起自幽门，止于盲肠，分为十二指肠、空肠、回肠三部。十二指肠呈"C"包绕胰头，全长约25cm，可分为球部、降部、水平部和升部。十二指肠球部长3~5cm，于第1腰椎右侧始于幽门，多与胆囊相邻，长轴与胆囊平行；降部长7~8cm，沿第1~3腰椎右缘向下走行，内邻胰头，前方有横结肠横跨，后方与右肾及下腔静脉毗邻，降部左后缘与胰头间有胆总管下行；水平部长10~15cm，位于胰腺下方，于第3腰椎水平跨下腔静脉向左横行，穿越肠系膜上动脉与腹主动脉移行为升部。升部是十二指肠最短部分，长2~3cm，自水平部的末端向左向上至第2腰椎左侧或锐角向下向前与空肠相接，形成十二指肠空肠曲。空肠、回肠及结肠迂曲盘绕在中下腹。空肠和回肠借肠系膜连于腹后壁，故称系膜小肠，属腹膜内位器官。空肠上端起自十二指肠升部，空、回肠相互延续部位无明显界限，两者共长5~7m，迂曲盘旋形成肠袢。通常认为系膜小肠上2/5为空肠，下3/5为回肠，空肠多位于脐区和左腰区，回肠多位于脐区和右腹股沟区，有少部分可伸入盆腔内。小肠的管壁自内向外依次由黏膜层、黏膜肌层、黏膜下层、肌层和浆膜层组成。

三、大肠

大肠是消化管的末端，全长约1.5m，包括盲肠、阑尾、结肠和直肠，前三者位于腹腔，后者位于盆腔。盲肠是大肠的起始部，在右髂窝处连接回肠，向上连接升结肠。盲肠外形似囊

微课

彩图

PPT

袋，长6~8cm。阑尾是形似蚯蚓的细小盲管，故又称蚓突，一端连接盲肠的后内侧壁，另一端游离并闭锁，其长度变化较大，介于2~20cm之间，以5~9cm者为多，受系膜等的影响，阑尾末端可以在腹腔内游走，指向不同的方向，可见回肠前位、回肠后位、盲肠后位、盲肠下位和盆位等位置。结肠分为升结肠、横结肠、降结肠和乙状结肠四部，升结肠位于右侧腹，降结肠、乙状结肠位于左侧腹，横结肠位于上腹部。

四、胃肠道的血供、淋巴

胃的血液供应胃的营养动脉来自腹腔动脉，胃的动脉沿胃小弯、胃大弯分布于胃壁外表，在黏膜下层构成血管网，胃的动脉分支主要有胃左动脉、胃右动脉、胃网膜左动脉、胃网膜右动脉、胃短动脉、胃后动脉。肠系膜上动脉发出分支供养小肠、回结肠、右半结肠、横结肠。肠系膜下动脉主要供养左半结肠、乙状结肠。胃的静脉和同名动脉伴行，主要汇入门静脉或其属支，其中胃左静脉可汇入门静脉或脾静脉，通过食管静脉丛与奇静脉之联系，成为门-腔静脉系之间的重要侧枝途径。

胃淋巴毛细管广泛分布于黏膜、黏膜下层和肌层，经浆膜引流至胃周围淋巴结，最后汇集至腹腔淋巴结。胃周围淋巴结大致分为五组，分别是胃左、右淋巴结，胃网膜左、右淋巴结，贲门淋巴结，幽门上、下淋巴结，脾淋巴结。肠系膜淋巴结位于腹膜形成的肠系膜之间，数量可达200多枚，分为肠系膜上、下淋巴结。肠系膜上、下淋巴结分别沿着肠系膜上、下动脉及其分支分布。肠系膜上淋巴结主要位于肠系膜上血管根部的周围，接收肠系膜淋巴结、胰脾淋巴结、胰十二指肠淋巴结、回结肠淋巴结、右半结肠淋巴结及横结肠淋巴结输出的淋巴管淋巴液。肠系膜下淋巴结位于肠系膜下动脉根部周围，接收远端1/3横结肠淋巴结、左结肠淋巴结及直肠旁淋巴结的输出淋巴管淋巴液。

第二节　胃肠道超声检查方法和正常声像图

一、胃肠道超声检查方法

（一）仪器条件及受检者准备

1.仪器条件　采用二维超声诊断仪，线阵、凸阵、扇形探头均可，根据患者年龄、体型选择合适的探头及频率。常用频率3.5~5.0MHz，消瘦者、儿童或胃前壁病灶可采用8.0~10.0MHz的高频探头。

2.受检者准备

（1）检查前一天需清淡饮食，不宜进食易产气或不易消化的食物。

（2）超声检查前需禁食8~12小时，禁饮4~6小时以上。肠道检查前需排便，必要时需清洁灌肠，观察直肠及乙状结肠，可适当充盈膀胱，为检查提供透声窗。

（3）在胃肠镜检查、X射线钡餐造影检查前进行超声检查，避免胃肠气体或钡剂的干扰。

（4）已做胃肠镜或X射线钡餐造影者，应延迟至次日进行检查。

（二）检查方法

1.体位选择

（1）胃　仰卧位、右侧卧位、坐位、左侧卧位、膝胸卧位，其中以仰卧位及右侧卧位为主。

（2）肠道　通常采用仰卧位，根据病情需要可选择左、右侧卧位，或抬高臀部，以利于肠管显示。

2.扫查程序

（1）检查胃时连续饮下助显剂或饮用水500~800ml，使胃腔呈充盈状态；检查结肠可用

1500ml左右温开水或助显剂经直肠连续缓慢灌肠。

（2）根据胃的各解剖部位按顺序扫查，依次从食管下段、贲门、胃底、胃体、胃角、胃窦、幽门和十二指肠球部进行扫查。首先观察食管下段及贲门，沿胃的体表投影位置行纵、横、斜扫查，进一步观察胃底、胃体（前后壁、大小弯），然后观察胃窦部及幽门部；同时观察十二指肠球部、降部及水平部。

（3）根据体表投影可对空肠、回肠及结肠进行腹部广泛扫查，但多因胃肠道气体及内容物干扰测量困难。经直肠连续灌注对比剂，可沿对比剂充盈部位进行扫查。

3. 扫查方法与标准切面图

（1）**食管下段、贲门部切面** 取平卧位长轴切面探头纵置于剑突偏左季肋缘，显示肝左外叶上段和腹主动脉间隙，向左后方做旋转扫查，可获得食道下段和贲门长轴切面图（图10-1）。上述切面基础上探头做十字交叉扫查，获得食道下段及贲门部的短轴切面（图10-2）。

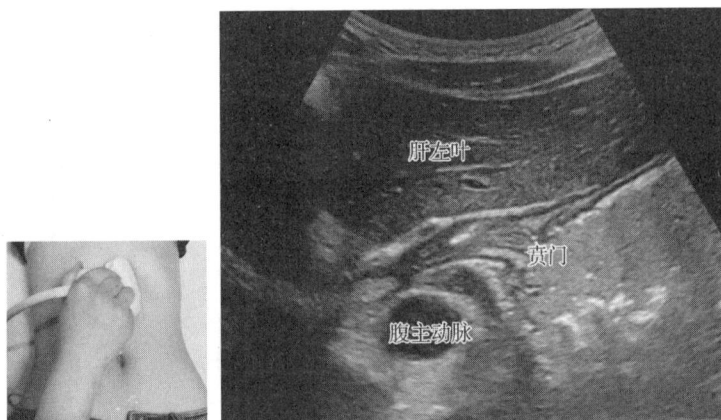

图10-1 食管下段、贲门部长轴切面扫查及标准切面声像图

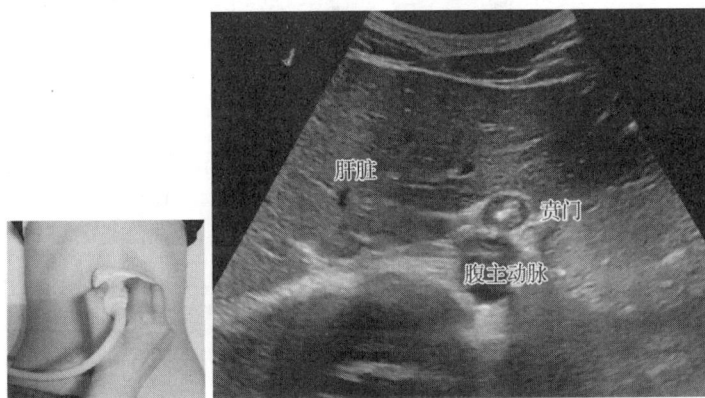

图10-2 食管下段、贲门部短轴切面扫查及标准切面声像图

（2）**胃底部切面** 取平卧位或左侧卧位，探头斜置于左季肋部，声束朝向左肩方向做倾斜扫查，角度范围0°~80°，可获得完整的胃底部切面（图10-3）。探头于左侧第8~10肋间做肋间斜切面，也可获得完整的胃底部切面，该切面可清晰显示胃底与左侧膈肌、脾脏、左肾上极、胰尾之间的毗邻关系（图10-4）。

（3）**胃体部切面** 取右侧卧位或坐位，探头斜置于左上腹肋缘下，声束方向朝向右肩方向做45°以上倾斜连续扫查，即可显示胃大、小弯至胃角完整的长轴切面（图10-5）。探头自剑突下向脐孔做横向垂直连续扫查，可显示胃体部前、后壁长轴切面（图10-6）。探头自左肋缘下向右上腹做纵向垂直连续扫查，可显示胃体部短轴切面（图10-7）。

图10-3　胃底部切面扫查及标准切面声像图

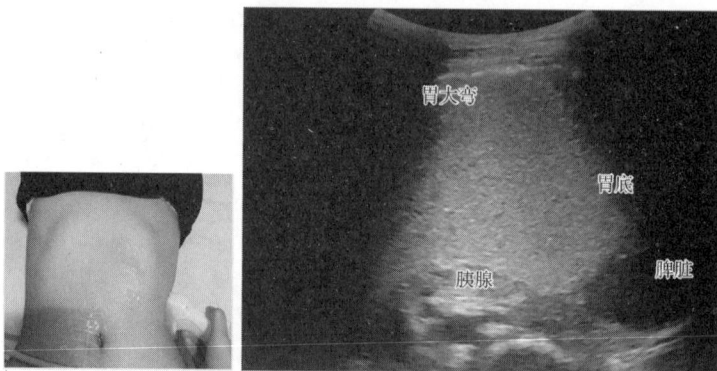

图10-4　左肋间胃底部切面

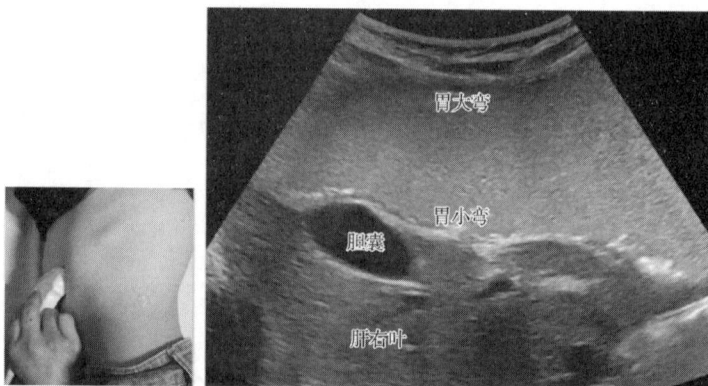

图10-5　胃大、小弯长轴切面扫查及标准切面声像图

图10-6　胃体部前、后壁长轴切面扫查及标准切面声像图

图10-7　胃体部短轴切面扫查及标准切面声像图

（4）胃角横切面　取右侧卧位或坐位，探头横置于右上腹部，在脐右上方处可获得类似"∞"（双环征）或"8"字形的胃角横切面（图10-8），双环连接处是胃角横切面，也是胃体部和胃窦部分界标志。左侧环是胃体部，腔较大，右侧环是胃窦部。

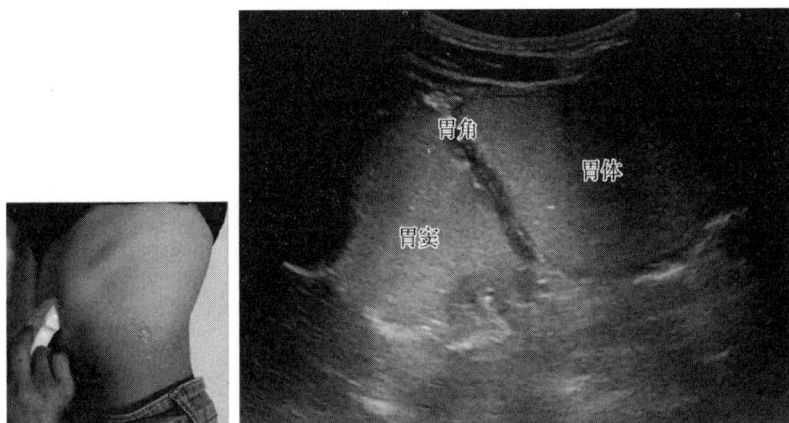

图10-8　胃角横切面扫查及标准切面声像图

（5）胃窦部切面　取平卧位、右侧卧位、平卧位或坐位，探头长轴斜置于右上腹（右肋缘中点和脐孔连线间），以不同角度连续扫查可获得胃窦部长轴切面（图10-9）。

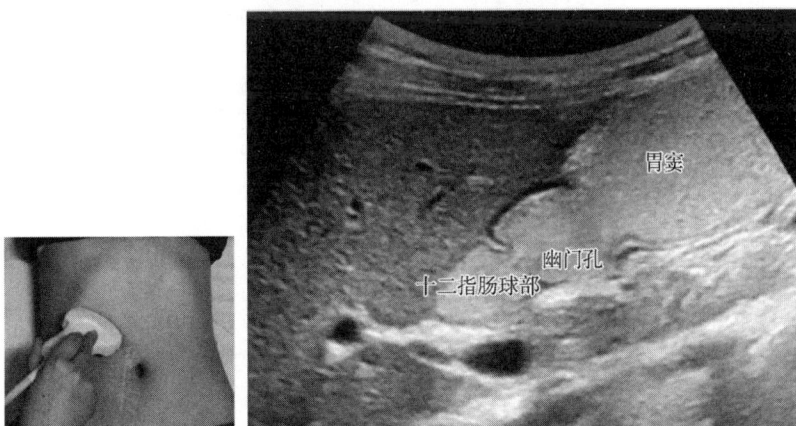

图10-9　胃窦部长轴切面扫查及标准切面声像图

（6）十二指肠切面　探头斜置于右上腹，探头下端固定，上端向左右移动，并逐渐向下、向左连续扫查。此范围可获取较完整的十二指肠切面（图10-10）。

医药大学堂
WWW.YIYADDXT.COM

图 10-10　十二指肠切面扫查及标准切面声像图

（7）空肠、回肠切面　空肠和回肠分布范围广，占据整个腹腔，且走行不规则，超声扫查无标准切面。常规扫查以脐部为中心，向上、下、左、右侧腹连续扫查。

（8）大肠切面　受肠道内容物及肠道积气影响，结肠通常在灌注助显剂后进行超声检查，可沿乙状结肠跟踪助显剂充盈的部位进行纵轴、横轴连续扫查。

二、胃肠道正常声像图及超声测量

（一）正常声像图

（1）饮用助显剂后，胃腔显示均匀回声，胃腔形态可随胃蠕动而改变。食管下段及贲门显示清楚，助显剂通过无滞留，管壁表面光滑，回声层次清晰；幽门开放自然，助显剂可顺利通过，十二指肠逐渐充盈，球部呈椭圆形或三角形，边界清晰，其形态随幽门开放和蠕动规律变化。

（2）正常胃肠壁结构由外向内依次是浆膜层（强回声）、肌层（低回声）、黏膜下层（强回声）、黏膜肌层（低回声）、黏膜层（强回声），胃肠壁各层次厚度均匀（图 10-11）。胃体及十二指肠球部黏膜面光滑，胃体后壁和大弯可见少量黏膜皱襞；十二指肠降部及水平部充盈后胃壁边界清晰，黏膜面可见细小黏膜皱襞。

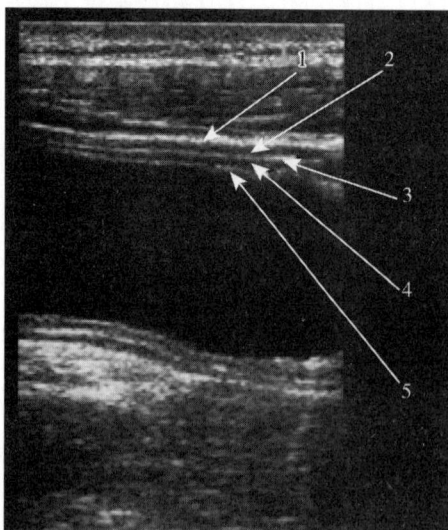

1.浆膜层；2.肌层；3.黏膜下层；4.黏膜肌层；5.黏膜层

图 10-11　正常胃壁层次声像图

（3）空肠、回肠及结肠在无助显剂充盈对比时，受肠腔内容物及气体的干扰，无法清晰显示肠壁层次结构，且测量困难。

（二）超声测量和正常值

1.**贲门管径** 通常为5~10mm。

2.**胃壁厚度** 胃充盈状态下，胃壁厚度一般为3~6mm。

3.**黏膜皱襞厚度** 胃充盈状态下，胃体黏膜皱襞厚度为4~6mm，胃底部和胃窦的黏膜皱襞厚度通常小于胃体部。

4.**幽门管径** 幽门开放时内径2~4mm，长5~8mm。

5.**十二指肠球部面积** 测量十二指肠球部最大充盈横截面面积，通常为3~5cm²。

6.**肠壁厚度** 肠腔充盈时肠壁厚度为3~4mm。

7.**肠腔内径** 肠腔充盈时肠腔内径一般小于3cm。

知识链接 **胃、肠超声造影研究现状及发展前景**

口服胃肠超声助显剂具有无毒、适口、化学特性稳定、代谢安全等特点，并可取代、疏散胃肠腔气体，清楚显示胃肠道结构，因此胃肠道超声检查能为临床提供大量有价值的诊断信息。

在常规二维超声基础上联合静脉超声造影对胃肠道进行超声检查，不仅可以清晰显示病灶，同时可以进一步观察病灶部位的血流灌注情况及肿瘤浸润情况。除此之外，三维超声现已广泛应用于临床，在越来越多的方面显示出其临床价值。三维超声除了能获取与二维超声相似的影像断面外，其所得的图像更加清晰、直观、立体感强，空间关系明确，并可确定病变的形态、范围；还能对二维超声无法观察到的病变整体及表面形态进行补充扫查，弥补了二维超声的不足。

随着胃肠超声助显剂和显像技术的发展和改善，二维和三维超声造影显像将能为胃肠道形态学异常和运动紊乱提供更准确和可靠的诊断信息。

第三节 胃部疾病超声诊断

一、胃癌

【病因病理】

胃癌系指源于胃黏膜上皮细胞的恶性肿瘤，主要是胃腺癌。胃癌占胃部恶性肿瘤的95%以上。其病因较多，主要包括环境和饮食因素、幽门螺杆菌感染、遗传易感性，以及慢性胃炎、胃息肉、胃溃疡、胃部分切除后残胃等胃部疾病，这些疾病都可能伴发于不同程度的慢性炎症过程、胃黏膜上皮化生或非典型性增生，有可能转变为癌。

胃癌好发部位依次为胃窦部、贲门部、胃体部等部位。根据其进程可分为早期胃癌和进展期胃癌。早期胃癌病灶局限且深度不超过黏膜下层，可分为隆起型、平坦型、凹陷型三型；小于1.0cm者称为胃微小癌。进展期胃癌深度超过黏膜下层，侵入肌层者称为中期；侵入浆膜层或浆膜外者称为晚期。

【临床表现】

早期胃癌多无临床症状，部分患者可出现消化不良等症状，当形成梗阻或溃疡时才出现临床症状。临床表现为无节律性的上腹痛、消瘦、乏力、食欲减退及黑便等，晚期可触及腹部肿块，出现腹水、淋巴结转移、恶病质等。

【超声表现】

1.**早期胃癌** 病变一般源于黏膜层，可见胃壁局限性增厚或低回声隆起，病变边界清，形态不规则；当病变侵犯黏膜下层时，可见局部回声中断，黏膜面呈"火山口样"改变。

2.进展期胃癌

（1）胃壁局限性或弥漫性增厚隆起，回声较低且不均质，边界不清，形态不规则，病变通常侵及肌层或浆膜层，可见浆膜层不完整。病变处胃壁增厚通常大于1.5cm，最大范围可大于5.0cm。

（2）胃壁层次紊乱，黏膜面不光滑，呈多峰征与多凹征，表面可附着强回声，胃壁僵硬。

（3）胃腔狭窄、胃蠕动减弱或消失。胃窦幽门部肿瘤可导致胃排空减慢或胃潴留（图10-12、图10-13）。

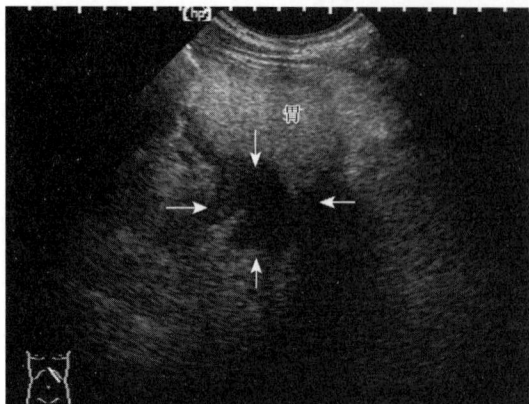

箭头：胃壁增厚，层级结构消失，呈低回声

图10-12 胃体后壁胃癌声像图

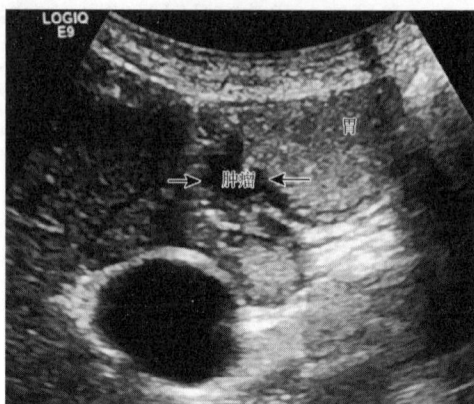

箭头：胃壁增厚，层级结构消失，呈低回声

图10-13 胃角胃癌声像图

3.CDFI 可见增厚的胃壁内显示条状血流信号。

4.胃癌转移征象 胃癌可通过淋巴转移、血行转移、直接扩散、腹腔种植等途径转移。

（1）**淋巴转移** 主要转移途径，进展期胃癌淋巴转移率高达70%左右；早期胃癌也可有淋巴结转移，超声表现胃旁或周围可见肿大淋巴结；终末期可向左锁骨上淋巴结转移。

（2）**血行转移** 发生在晚期，常见转移的器官有肝脏、肺、胰、骨骼、脑等处，其中肝脏转移最为多见，超声表现为肝脏内肿块，呈典型的"靶心样"改变。

（3）**直接扩散** 贲门胃底癌易侵及食管下端，胃窦癌可向十二指肠浸润。亦可突破浆膜后，扩散到网膜、结肠、肝、胰等邻近器官。

（4）**腹腔种植** 癌细胞突破浆膜，肿瘤细胞脱落种植于腹膜和脏器，形成转移灶，超声可发现腹膜结节、腹水、卵巢肿物等。

【鉴别诊断】

1.**与良性溃疡鉴别** 部分非典型的溃疡型胃癌需与此病鉴别。

2.**与胃淋巴瘤鉴别** 胃淋巴瘤发生于黏膜下，可分为弥漫性增厚、结节型、肿物型及息肉样等多种类型，虽然黏膜完整，但与胃腺癌仍较难鉴别，需进行病理组织活检。

3.**与胃良性肿瘤鉴别** 胃良性肿瘤较为少见，仅占胃肿瘤的3%，主要是来自源于胃黏膜上皮组织的息肉样腺瘤及胃壁的间质瘤。

【临床价值】

典型的胃癌超声诊断不难，并可判断病变的浸润程度，观察周围有无转移病灶；但非典型的胃癌与溃疡较难鉴别。此外，肿块型胃癌需与间质瘤、息肉等鉴别，超声可发现病灶，但较难进行定性诊断，因此进行胃镜活检是必要的。

知识拓展 进展期胃癌声像图类型

1.**肿块型** 病变局限性隆起，呈低回声团块凸向腔内，表面不光滑，基底宽，呈"蕈伞状"或"菜花状"。

2.溃疡型 病变凸向胃腔，基底宽，表面溃疡凹陷呈"火山口样"。

3.局限或弥漫增厚型 病变可仅限于胃窦区或弥漫至整个胃壁（"皮革胃"），其短轴断面呈"面包圈征"或"假肾征"。

二、胃间质瘤

【病因病理】

胃肠道间质瘤（gastrointestinal stromal tumors，GIST）是来源于胃肠道原始间叶组织的肿瘤，是近年来随着免疫组化及电镜技术发展而提出的新的病理学概念。GIST具有非定向分化的特征，是一种有潜在恶性倾向的侵袭性肿瘤，占胃肠道恶性肿瘤的1%~3%，其中有50%~70%的GIST发生于胃。

【临床表现】

胃间质瘤可发生于任何年龄，多发于50~70岁之间中老年人，男女发病率基本相同。大多数无临床症状，常在体检超声检查中意外发现。当肿瘤较大或伴表面溃疡形成时，可出现上腹部不适或消化道出血等症状，并可在上腹部触及肿块。

【超声表现】

（1）胃壁内表现局限性肿物，起自黏膜下，形态规则，呈圆球状、椭圆形或分叶状；其境界清楚，边缘规整，内部呈低回声。肿物大小不一，直径大多在10~50mm，最大的浆膜下肿瘤可达500mm以上。肿物不随胃蠕动而移动，其周围胃壁层次结构正常，胃壁蠕动正常。

（2）肿物好发于胃底和胃体部，以单发多见。肿物直径<50mm者内部结构大多数呈均匀分布的低回声，其表面胃黏膜光滑完整；肿物内出血、液化、钙化及黏膜面形成溃疡均较少见。当肿物直径≥50mm时，其多数内部结构呈不均匀分布的低回声区，常可见出血（呈不规则片状低回声区）、液化及囊性变（呈不规则液性腔）、钙化灶（呈不规则后方伴声影的强回声斑点）或伴黏膜面溃疡形成（呈口小底大、表面附着强回声斑块的黏膜凹陷，部分溃疡深入瘤体中央而至瘤体内假腔形成），以浆膜下间质瘤多见。

（3）晚期邻近脏器（主要是肝脏）可出现转移灶，一般呈中等或低回声实质性肿块，周边伴声晕。

（4）声像图为黏膜下型（腔内型）、壁间型（哑铃型，图10-14）、浆膜下型（腔外型，图10-15）。以黏膜下型最多见，壁间型最少见。

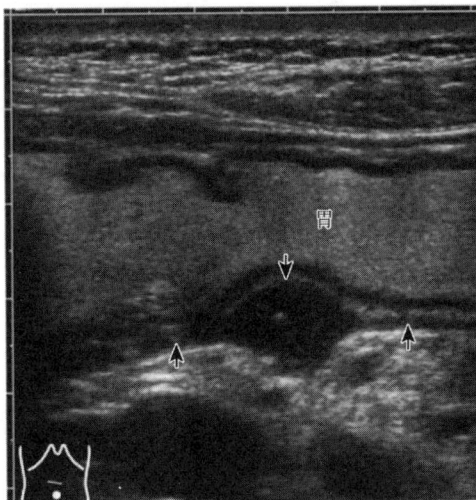

胃窦后壁肌层内低回声肿块，边界清晰，内回声不均，黏膜层及浆膜层清晰完整

图10-14 胃壁间质瘤（壁间型）声像图

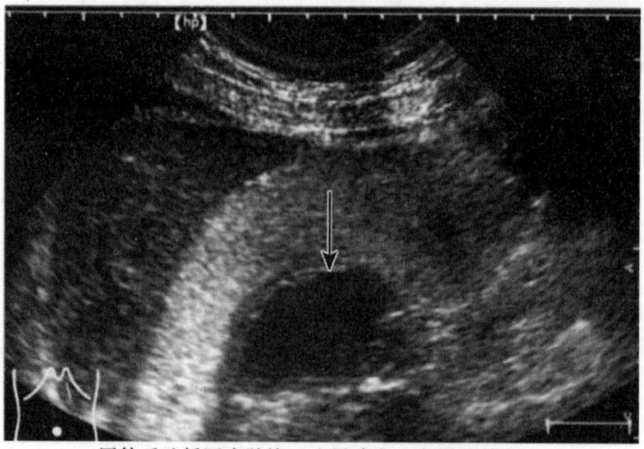

胃体后壁低回声肿块，边界清晰，向胃腔外突出

图10-15 胃壁间质瘤（腔外型）声像图

【鉴别诊断】

1.胃息肉与突入腔内的胃间质瘤鉴别 胃息肉向胃腔凸出，直径较小，多在1~2cm，基底窄。有蒂和胃壁相连，内多呈中等回声。

2.淋巴瘤与胃壁间的胃间质瘤鉴别 淋巴瘤源自黏膜下层，肿瘤呈浸润性生长，侵及范围广，肿瘤内部回声较低，近似于无回声。

3.胃癌与恶性胃间质瘤鉴别 胃癌呈浸润性生长。胃壁层次破坏明显，范围广泛。

【临床价值】

内镜和X射线钡餐检查不能发现直径<10mm、胃黏膜完整的小间质瘤，尤其是浆膜下肌瘤，且内镜活检难以钳取黏膜下组织，常导致漏诊或误诊。而超声充盈检查，只要仔细、全面、熟练地扫查，即可发现5mm左右的小肿瘤，更能对浆膜下生长肿瘤清楚显示，弥补了胃镜和X射线检查的不足；并能根据肿瘤的形态大小、内部回声特征判断肿瘤的良恶性，为临床早期发现、早期诊断、及时治疗提供有价值的客观依据，也可明显提高无症状胃间质瘤的检出率。

三、先天性肥厚性幽门梗阻

【病因病理】

先天性肥厚性幽门梗阻是婴儿时期常见的外科畸形，占小儿消化道畸形的第三位，表现为不明原因的幽门环形肌肉肥厚、增生，幽门管狭窄，导致幽门不完全性梗阻。其发病率约为1/1000，男性多于女性。

其病理改变主要是幽门环肌增厚，幽门呈"橄榄形"扩张，幽门管变窄并增长，胃蠕动频率增加，幽门管部分突入十二指肠球部。

【临床表现】

呕吐是主要的临床症状，出生后2~3天，患儿出现有规律的进行性加重的喷射性呕吐，呕吐物为胃内容物。查体可见腹部胃型，扪及腹部肿块。

【超声表现】

（1）幽门区可见椭圆形的低回声区，为肥厚的幽门肌层（图10-16），其中央可见强回声的管状结构，管腔狭小，内径<2mm，观察10~15分钟，偶可见或未见气体回声通过，管壁与胃窦壁相连续，胃窦及胃肌层内可见丰富的彩色血流。

（2）幽门管长≥16mm、幽门肌层厚度≥4mm、幽门管前后径≥14mm、幽门管腔内径≤2mm，胃窦及胃腔扩大，蠕动增强，胃排空延迟，即可诊断为先天性肥厚性幽门梗阻。

（3）因幽门管腔狭窄，胃内容物通过受限，可导致胃腔扩张，可见较多潴留物回声，并可见胃幽门不逆蠕动。

幽门肌层肥厚，胃窦扩大

图10-16　先天性肥厚性幽门梗阻声像图

【鉴别诊断】

1.与幽门痉挛鉴别　痉挛时肌层增厚不超过4mm，临床可使用阿托品缓解。

2.与幽门前瓣膜鉴别　幽门前瓣膜是一种少见的先天性消化道畸形，在幽门部和胃窦部有黏膜或黏膜下组织构成的瓣膜，将胃和十二指肠分开。

3.与先天性十二指肠梗阻鉴别　亦可引起胃腔扩张，但无幽门壁增厚及管腔的狭窄，通常较易鉴别。

【临床价值】

近年来，随着超声诊断技术水平的不断提高，高频超声因其具有无创、操作简单、穿透力强、分辨率高以及可重复性好等优点，目前已经逐渐被推崇为诊断先天性肥厚性幽门狭窄的优选手段。

第四节　肠道疾病超声诊断

案例讨论

案例　患者，男性，10岁，以"右下腹持续性疼痛1天"为主诉就诊，患儿家属诉患儿1天前进食后出现右下腹疼痛，活动后疼痛加重，呈持续性隐痛，伴呕吐2次，呕吐物为胃内容物。查体：生命体征平稳，右下腹压痛，伴反跳痛，右下腹腹肌稍紧张，肠鸣音3次/分。图10-17、图10-18为患者腹部超声声像图。

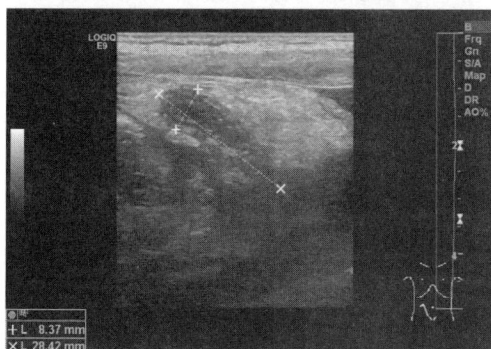

图10-17　患者腹部声像图

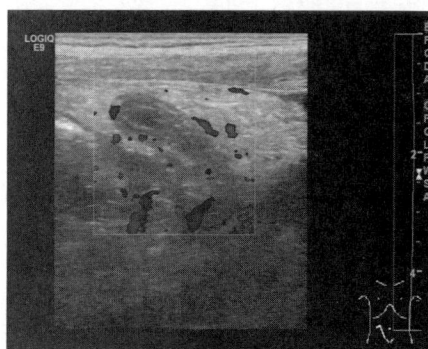

图10-18　患者腹部彩色多普勒血流显像

讨论　1.观察以上超声图像，描述上述疾病超声声像图表现。

2.结合案例综合分析，超声提示是什么？为什么？

3.与本疾病相关的鉴别诊断有哪些？

PPT

医药大学堂
www.yiyaodxt.com

一、小肠肿瘤

小肠肿瘤的发病率占胃肠道肿瘤的1%~5%，其中，恶性肿瘤约占3/4。小肠恶性淋巴瘤为最常见的小肠肿瘤，在胃肠道恶性淋巴瘤中发病率仅次于胃。本节主要介绍小肠恶性淋巴瘤。

【病因病理】

病因可有饮食结构不合理、慢性大肠炎症、环境因素、遗传等，常见的小肠恶性肿瘤有恶性淋巴瘤、腺瘤、恶性间质瘤、类癌等。小肠恶性淋巴瘤一般起源于小肠黏膜淋巴滤泡组织，向肠壁各层浸润。可发生于小肠任何部位，但由于远段小肠淋巴组织丰富，恶性淋巴瘤多发生于回肠（约50%），其次为空肠（30%），十二指肠较少见（10%~15%）。病理学上，小肠恶性淋巴瘤绝大部分属于非霍奇金淋巴瘤。小肠淋巴瘤的大体形态可分为息肉型、溃疡型和浸润型。

【临床表现】

小肠恶性淋巴瘤病程较短，多在半年以内，无特异性临床症状，主要可表现为腹痛、腹部肿块、腹胀等三大症状。

【超声表现】

1.息肉型 表现为单侧肠壁增厚，呈低回声，凸入肠腔，边界清楚，肠腔气体线推移，环绕瘤体表面，横切肠管可见"指环征"。此型易并发肠梗阻、肠套叠，并出现相应的声像图改变。

2.溃疡型 常见瘤体表面气体线向一侧内凹，患侧肠壁层次有时可消失。

3.浸润型 可见肠壁环型增厚，层次消失，受累肠管呈圆形或椭圆形低回声，轮廓清晰，肠管外周完整，肠腔气体强回声线与正常肠管相比明显变窄。纵切呈"假肾征"，横切呈"靶环征"。

恶性淋巴瘤属于全身性疾病，因此检查者应注意肠系膜、肠腔及腹后壁其他部位是否伴有肿大淋巴结。

彩色多普勒可见增厚肠壁及肿块样回声内血流信号丰富，呈网状分布，为高速高阻或高速低阻。

【鉴别诊断】

当肠道肿瘤表现"靶环征"时要与非肿瘤性病变引起的"靶环征"鉴别，如肠道炎症性疾病：结核、克罗恩病、缺血性肠炎等，它们都可因肠壁水肿、组织增生和肠壁痉挛而形成靶环。

【临床价值】

超声检查是诊断小肠肿瘤的方法之一，可以方便地鉴别实性与囊性病变，并对实质性肿瘤的良、恶性进行有效鉴别，但在病理分型的诊断上，仍需要进行系统的研究和归纳，以提高诊断的准确率。

二、大肠癌

【病因病理】

大肠癌包括结肠癌和直肠癌，是较常见的胃肠道恶性肿瘤。大肠癌最常位于直肠，其余依次为乙状结肠、盲肠、升结肠、降结肠和横结肠。它的病因目前认为是环境因素、遗传因素和结肠的慢性炎症综合作用的结果。

根据肉眼所见，大肠癌的大体形态可分为以下类型。

1.隆起型 肿瘤呈息肉状、结节或"菜花样"向肠腔内突出，境界清楚，有蒂或广基底，表面可有出血、坏死可形成溃疡，该溃疡较浅，使肿瘤外观如盘状。溃疡底部一般高于肠黏膜。镜下检查多为分化良好的腺癌，浸润性小，生长缓慢，淋巴转移迟，手术切除后预后好，多见于右半结肠，特别是盲肠。

2.溃疡型 癌组织向肠壁深层及周围浸润，形成"火山口样"溃疡，底部深达肌层或浆膜，不规则，表面有坏死物附着，肿瘤和周围组织界限不清，镜下多为腺癌，分化差，淋巴转移早，预后差，是大肠癌最常见的类型。

3.浸润型（缩窄型） 此型肿瘤以向肠壁各层浸润生长为特点。癌组织以纤维组织为主，多质硬，局部肠壁增厚，表面黏膜皱襞增粗、不规则或消失变平，早期多无溃疡，后期可出现浅表溃疡。肿瘤向肠壁内浸润生长，常累及肠壁大部，导致管腔狭窄或梗阻。镜下多为硬癌，淋巴转移早，预后较差，常见于左半结肠，特别是乙状结肠和直肠-乙状结肠交界部。

4.胶样癌（黏液样癌） 癌组织中形成大量黏液，肿瘤外观呈半透明的胶胨状，质软，切面有较多黏液，肿瘤界限不清，外形不一，可隆起呈巨块状或形成溃疡，以浸润为主。组织学多为黏液腺癌或印戒细胞癌。此型少见，常与溃疡性结肠炎有关，主要发生在直肠，青年人多见。

大肠癌的病理组织学类型以腺癌为主，其次是黏液癌、未分化癌和鳞状细胞癌。

大肠癌的转移有直接浸润、淋巴转移、血行转移和腹腔种植转移等途径。

【临床表现】

临床表现因肿瘤发生的性质和部位而异。一般来说，良性肿瘤可无症状或症状很轻。有的恶性肿瘤早期也无明显症状，从而会影响诊断、治疗和预后。患者临床常表现为贫血、消瘦、大便次数增多、变形，并有黏液血便。有时出现腹部肿块和肠梗阻症状。好发部位以直肠为主，乙状结肠为次，其他部位较少。

【超声表现】

1.常规声像图表现 空腹状态下行常规腹部超声检查对早期大肠癌敏感性很低，绝大多数不能发现。对中晚期大肠癌则可显示一些特征性图像。主要表现如下。

（1）"假肾征"或"靶环征"肿块 大肠相应部位肠壁呈局限性低回声，并异常增厚，其厚度常≥10mm，呈"外弱内强"包块回声；其中间强回声带明显偏心、变窄；局部肠壁结构被破坏，层次紊乱不清；肠腔狭窄变形，呈偏心线条状强回声带改变（图10-19）；其浆膜不完整，周围肠系膜常不同程度增厚、回声增强，并可见肿大淋巴结回声。CDFI肿块内可见血流信号（图10-20）。

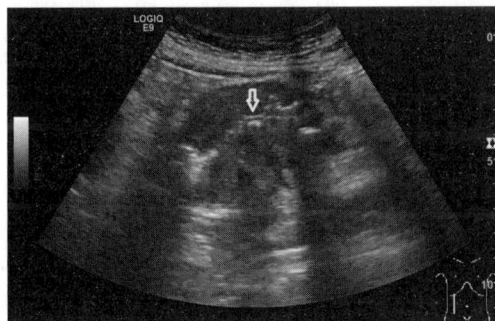

箭头：线样回声狭窄的肠腔	肿块内探及稀疏的短条状血流信号
图10-19 大肠癌声像图	图10-20 大肠癌彩色多普勒血流显像

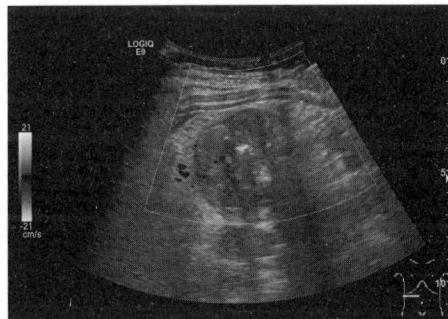

（2）肠梗阻 根据浸润生长方式以及狭窄程度的不同，可出现不全性或完全性肠梗阻表现。以回盲部、乙状结肠、结肠肝曲和脾曲部位癌肿发生率高。

（3）肠套叠征象 常见于两侧腹腔内显示大小不一的"同心圆"包块，部分在套叠包块内显示肿块回声。以回盲部癌和升结肠癌多见。

（4）肠蠕动情况 癌肿部位肠管壁僵硬，肠蠕动消失。

2.采用有回声的助显剂灌肠声像图表现

（1）早期大肠癌 表现为病变部位肠壁呈局限性低回声增厚或呈肿物样突起，范围或直径≤30mm，厚度<5mm；其黏膜粗糙不平，表面可伴有溃疡形成；黏膜下层强回声带连续性存在。

医药大学堂
www.yiyaodxt.com

肠腔形态尚规则，结肠袋存在。

（2）中、晚期大肠癌

1）肿块型（蕈伞型）　表现病变肠壁上大小不一的肿物向肠腔内突起，其表面高低不平或呈"菜花状"，并有不规则强回声斑块附着；肿块内部多呈不均质低回声或中等回声，基底较宽，和肠壁相连，活动度差，其周围肠壁结构清晰完整；病变处肠腔变窄，助显剂绕行通过。好发于回盲部、直肠、降结肠等。

2）溃疡型　表现病变肠壁局限性不规则增厚隆起，厚度≥10mm，范围≥30mm；肠壁层次结构不清，其黏膜破溃，表面形成大小不一的溃疡凹陷，直径常≥10mm，深度常≥5mm，形态不规则，呈"火山口样"，表面常附有大量强回声斑块。病变处结肠袋消失、肠腔变窄，肠壁僵硬、蠕动消失。

3）缩窄型（浸润型）　表现病变肠壁呈弥漫性或环状不均匀性增厚，厚度常≥15mm，回声较低，层次紊乱不清，常累及肠管的大部（2/3以上）或全部；其黏膜破溃，表面高低不平；肠腔常呈环状狭窄，肠管明显缩窄变形，肠壁僵硬、蠕动消失，助显剂通过时受阻或呈线状通过征象，其近端肠管可代偿性扩张。病变处肠系膜常异常增厚，包裹于肠管周围，内常见呈低回声肿大淋巴结分布。

【鉴别诊断】

其他直肠病变也可表现为突入肠腔的低回声，这些病变不仅包括脓肿、子宫内膜异位囊肿、深层囊性结肠炎，而且包括直肠腺瘤、平滑肌瘤、淋巴瘤、转移灶。孤立性直肠溃疡可以表现为息肉状的、溃疡的、扁平的低回声。尽管肠壁增厚，特别是固有肌层增厚明显，但肠壁的层次没有明显改变。直肠腺瘤表现为从黏膜层向腔内赘生性生长，部分有蒂，呈"乳头状""菜花状"，有漂动感，内部回声为高回声且不均匀。直肠腺瘤血管形态单一，血管走行规则，均表现为树枝状血流信号，有一主干自蒂部发出，向瘤内辐射。

【临床价值】

采用有回声型助显剂灌肠检查特别适合年老体弱以及难以耐受结肠镜检查的患者，可作为一种大肠癌初步筛选的良好方法；同时和结肠镜相结合，取长补短，可明显提高大肠癌的检出率和诊断准确性。另外，超声检查在发现大肠癌的同时，在观察肠系膜、腹腔，或后腹膜淋巴结、肝、脾、卵巢等脏器有无转移方面也具有一定价值，可综合判断大肠癌的病情，估测其预后，为临床综合治疗提供客观而又可靠的依据。

三、肠梗阻

【病因病理】

肠梗阻主要指肠管内容物的下行发生了急性通过障碍，病因常见有肿瘤、炎症或术后粘连、肠套叠等，此类病因造成的肠梗阻称为机械性肠梗阻；麻痹性肠梗阻常由手术麻醉等引起。

【临床表现】

以腹部阵发性绞痛、腹胀呕吐、肠鸣音亢进为主，严重者可发生水电解质紊乱和休克，完全性梗阻时患者无排便、排气。

【超声表现】

（1）肠管扩张的范围取决于梗阻部位的高低，扩张的肠管内积液及肠内容物常表现为无回声暗区，其内可见点、条状强回声。

（2）肠壁黏膜皱襞水肿、增厚，部分呈"鱼背骨刺状"排列（图10-21）。

（3）机械性肠梗阻时可见肠蠕动明显增强，肠内容物随蠕动来回漂移。

（4）肠道肿瘤引起肠梗阻，此时可发现实质性低回声包块，呈"靶环征"或"假肾征"。

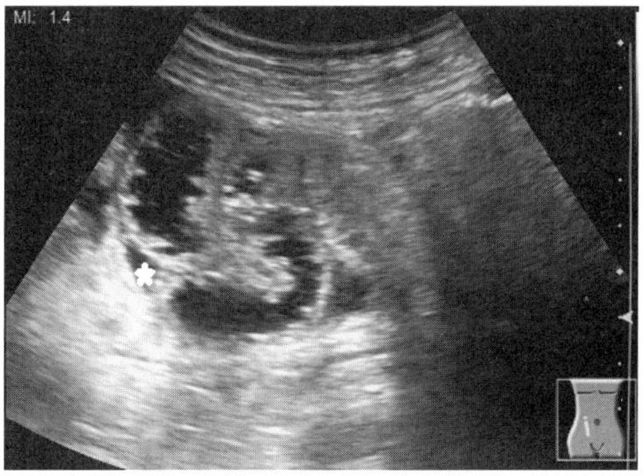

肠管扩张，肠壁黏膜水肿、增厚，肠壁和环状襞重度增厚，临近有积液（星号）

图10-21　肠梗阻声像图

【鉴别诊断】

机械性肠梗阻有典型超声表现，诊断不难。重要的是寻找梗阻病因，对于肿瘤导致的肠梗阻，大部分患者通过超声检查能找到肿块，初步判断肿瘤的部位。肠梗阻扫查时根据肠管体表投影可初步判断梗阻部位。肠管高度积气，超声检查无法显示扩张的肠管和积液时需进行放射性检查。

【临床价值】

肠梗阻是指肠内容物通过障碍，是一种常见急腹症，发病急、进展快。肠梗阻临床可表现为腹痛、呕吐、腹胀等，患者痛苦较大，若缺乏有效的治疗，可导致穿孔、休克等，甚至死亡。及时明确诊断肠梗阻部位、病因，对于早期提供治疗方案有重大意义。影像学检查是目前诊断肠梗阻的常用方法，比较常见的有腹部X射线片、腹部CT等。近年来研究发现超声在诊断肠梗阻中发挥了重要的作用，具有无创、可重复操作、简便的特点。

📖**知识拓展**　　　　　　　　　　　**肠梗阻超声检查的局限性**

尽管超声诊断肠梗阻具有较高的临床应用价值，而且可以实时监测，但在实际工作中，漏诊、误诊现象时有发生。究其原因，可能与肠粘连扭转图像较为复杂、小肠扩张显著占据全腹、位于盆腔中下部的肿瘤因广泛侵犯周围脏器及位置较深、胃肠道气体干扰导致图像复杂难以辨认等因素有关。因此，对于腹腔重度积气、过度肥胖等患者，为了提高诊断率，需结合CT以及腹部X射线片进行联合诊断。

四、肠套叠

肠套叠是指一段肠管及其肠系膜套入与其相连的肠腔内，继而导致肠内容物通过障碍。肠套叠占肠梗阻的15%~20%，分原发性和继发性两类：前者多发生于婴幼儿，后者则多见于成人。绝大多数肠套叠是近端肠管向远端肠管内套入，逆行套叠极罕见，不及总数的10%。

【病因病理】

1.原发性肠套叠　　肠管无器质性病变，主要由肠管蠕动功能紊乱所引起。好发于婴幼儿，较继发性多见，是婴儿时期一种特有的、最常见的急腹症，好发于1岁以内，2岁以下发病占80%；肥胖儿多见。大多数是单发的，一般由鞘部、套入部组成。套入部又分头部和颈部。一般一个肠套叠由三层肠壁组成，称为单套，外壁称为鞘部；套入部由反折壁和最内壁组成，鞘部开口处为颈部；套入部前端为头部。单套全部套入相连的远端肠管则形成复套，其壁由五层组成。肠套叠的类型较多见，按套入部位不同可分为以下几类。

（1）回盲型　　肠套叠头部，带领回肠末端进入升结肠，盲肠、阑尾也随之翻入结肠内，此型最常见，占总数的50%~60%。

医药大学堂
WWW.YIYAODXT.COM

（2）回结型　回肠从距回盲瓣几厘米处起，套入回肠最末端，穿过回盲瓣进入结肠，约占30%。

（3）回回结型　回肠先套入远端回肠内，然后整个再套入结肠内，约占10%。

（4）小肠型　小肠套入小肠，少见。

（5）结肠型　结肠套入结肠，少见。

（6）多发型　回结肠套叠和小肠套叠合并存在，罕见。肠套叠的基本病理变化是被套入的肠段进入鞘部后，其顶点可继续沿肠管推进，肠系膜也被牵入，肠系膜血管受压迫，造成局部循环障碍，逐渐发生肠管水肿，肠腔阻塞；套入的肠段绞窄而坏死，鞘部则扩张呈缺血性坏死，甚至穿孔而导致腹膜炎，因此属于绞窄性肠梗阻范畴。

2.继发性肠套叠　肠管本身因具有器质性病变而引起，较少见。多见于成人和大龄儿童（5岁以上）。继发性肠套叠是由于肠壁内肿块被肠蠕动推动，成为肠套叠的起点，连同所附肠管套入相连的肠管腔内所致。病因多见于肠息肉（以小儿结肠幼年性息肉、PJ综合征多见）、肠肿瘤（以小肠脂肪瘤、回盲部癌为主）、梅克尔憩室、肠壁血肿（如过敏性紫癜）等。肠套叠类型以小肠型和结肠型多见。

【临床表现】

原发性常表现为腹痛（婴儿表现为阵发性哭闹）、呕吐、果酱样血便和腹部包块，这些是婴儿原发性急性回盲型肠套叠的典型四大临床表现。继发性肠套叠呈慢性或亚急性起病，临床表现以间歇性反复发作的腹痛为主，少部分患者可扪及腹部包块，位置常不固定。

【超声表现】

1.原发性肠套叠

（1）典型声像图表现　单套型显示腹腔内在肠套叠部位呈现一个境界清晰、边缘规则、大小不一的低回声为主的包块（图10-22）。其横断面呈现大圆套小圆的征象，即"同心圆征"和"靶环征"。外圆呈均匀的低回声环带，系鞘部肠壁回声，中间低回声带系水肿增厚的反折壁及其与鞘部之间的少量肠内液体形成；在外圆内又有一个小低回声环节，形成内圆，系套入的肠壁回声；内、外圆间为强回声带，为肠腔和肠系膜回声；部分可见内有肿大肠系膜淋巴结回声；中心部为强回声区，为肠腔黏膜及肠内容物回声。其纵断面为多条纵形低回声带平行排列，呈"套筒征"，在套叠的颈部明显缩窄。复套型显示腹腔内包块较大，内肠管壁达五层，可呈"假肾征"图像；当套叠时间较长，肠壁发生严重水肿或缺血坏死时，声像图呈现套叠包块内肠管壁明显增厚水肿，回声减低，呈现多重回声改变；周围肠腔内及腹腔内常有较多游离液体。极少部分因肠腔严重胀气而不显示肿块。

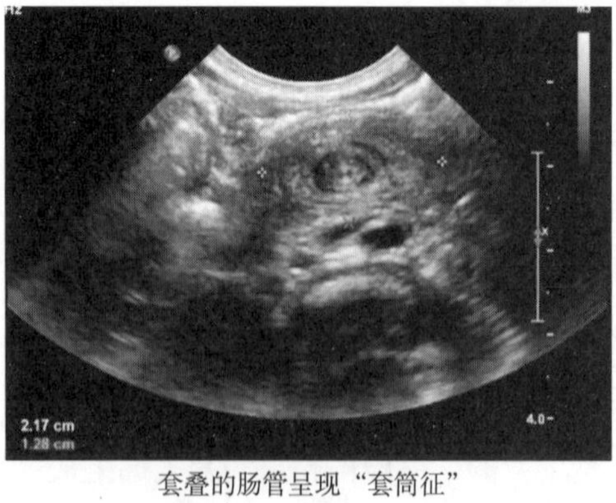

套叠的肠管呈现"套筒征"

图10-22　肠套叠声像图

回盲部肠套叠包块一般位于右侧腹腔内，位置固定，不会自行消失，以结肠肝曲处多见；少部分可达结肠脾曲、左侧腹降结肠或乙状结肠部位，小肠套叠包块一般位于脐周围，活动度大，可随肠蠕动消失，并又可随肠蠕动而出现。结肠肠套叠包块一般位于左侧腹腔内，降结肠和乙状结肠相套叠多见。

（2）肠梗阻表现　表现为肠套叠的近端肠管不同程度的扩张，肠腔积液、积气，肠蠕动亢进或减弱。肠腔可见游离液体分布。

2.继发性肠套叠　和原发性肠套叠声像图表现相同，在腹腔肠套叠部位显示大小不一的"同心圆征"或"环征"包块。部分患者观察一段时间后套叠包块可自动消失，而后又可出现，呈现周而复始的现象。但在套叠包块头部肠腔内可见大小不一、呈强或弱回声肿块存在，并随肠蠕动而移动，且不随套叠包块消失而消失。

【鉴别诊断】

（1）腹部超声检查出现"同心圆征"或"靶环征"，并不是肠套叠的特异性表现。中上腹部超声扫查时胃窦部也可呈"同心圆征"，它与肠套叠的"同心圆征"在静止超声图像上难以区别，但动态观察时胃腔同心圆不稳定，会随着胃蠕动而消失；而肠套叠在复位前同心圆稳定不会消失。

（2）胃肠道肿瘤时也可出现"靶环征"和"假肾征"，但其形态多不规则，肠壁薄厚不一，中心部呈现较强的活动气体反射，如有体位变动，此气体反射变化将更明显。而肠套叠中心部"靶环样"强回声区多较稳定，鞘部形成的外圆轮廓多较光滑、完整。

【临床价值】

实时超声检查诊断肠套叠具有特征性声像图表现，其准确率可达95%以上，是诊断婴幼儿原发性肠套叠首选的、简便安全的影像学检查方法。同时又可判断肠套叠的类型、套入肠管有无发生缺血坏死，有无合并肠道肿瘤或其他肠道病变的存在。

五、肠系膜淋巴结炎

【病因病理】

肠系膜淋巴结炎是一种自限性疾病，即使不做特殊治疗，也多可痊愈，急性感染者大多2周内痊愈，病程大于1个月，则考虑为慢性肠系膜淋巴结炎。该病多见于7岁以下婴幼儿及18岁以下青少年，冬、春季好发。患者常常在1周或1个月前有上呼吸道感染或腹泻等肠道感染病史。

肠系膜淋巴结炎是非特异性炎症，一般认为多由病毒感染引起，有文献报道主要的病毒有柯萨奇病毒、埃可病毒、腺病毒、EB病毒、细小病毒、B19病毒等，细菌感染较少见，如溶血性链球菌、金黄色葡萄球菌、沙门菌、大肠埃希菌。也可能与上呼吸道感染、肠寄生虫及皮肤化脓性感染有关。当机体抵抗力降低时，潜伏于肠系膜淋巴系统内的细菌繁殖，引起肠系膜淋巴结化脓性感染。

【临床表现】

急性肠系膜淋巴结炎常在急性上呼吸道感染病程中并发或继发于肠道炎症之后，有文献报道肺炎患儿也可伴发急性肠系膜淋巴结炎。肠系膜淋巴结炎发病前常有咽痛、倦怠不适等前驱症状，典型表现为发热、腹痛、恶心呕吐，有时可伴腹泻或便秘。由于病变主要累及末端回肠及回盲部的肠系膜淋巴结，故以右下腹及脐周痛最为常见。该病腹痛性质常不确定，多表现为阵发性隐痛或痉挛性疼痛。体检时触痛范围较广，因肠系膜活动性大，压痛点可随体位改变而变化，较少出现反跳痛和肌紧张，有些患儿可在右下腹扪及小结节样肿物，有时甚至可以触及较大的包块。有些患儿可能并发肠套叠或肠梗阻样临床表现。某些细菌感染会引起肠系膜淋巴结化脓性改变，形成脓肿或出现腹膜炎症状，经3~4天脓肿形成后，疼痛持续性胀痛，并局限于脓肿所在部位，脓肿破溃后，形成局限性或弥漫性腹膜炎。若不能得到及时有效的治疗，病情迁延，可导致间断性腹痛、食欲不振，甚至影响儿童日常生活及生长发育。

【超声表现】

（1）绝大多数位于右中下腹，同一区域以2~5个均匀性肿大淋巴结为多见。

（2）一般长径1.0~2.5cm，横径>0.7cm，长径/横径≥2（图10-23）；肿大淋巴结呈簇状、串珠状分布，呈长椭圆形结节回声，边界光滑完整，皮髓质分界较清，内部回声均匀，肾形结构存在，相互间不融合。

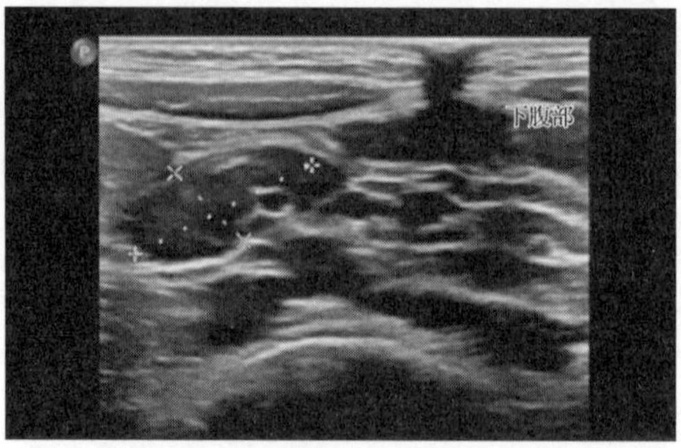

图10-23　肠系膜淋巴结肿大声像图

（3）彩色多普勒检查显示肿大淋巴结内可探及点、条状的稀疏或较丰富的树枝状分布血流信号，RI>0.6；部分患儿肠间隙及盆腔可见积液，最宽暗区<1.2cm。

只有至少满足以下一个条件时，才在超声报告中提示肠系膜淋巴结肿大（不必考虑患儿年龄）：①淋巴结的短径≥8mm，无论是散发还是簇状分布的；②淋巴结呈簇状分布，每簇≥3个，淋巴结的短径≥5mm。

【鉴别诊断】

1.与恶性淋巴瘤鉴别　肿大的淋巴结失去正常形态，长径多>2.0 cm，长横径之比<1.5，常融合成团，结构较乱，边界不清。CDFI示血流信号杂乱，呈偏心分布，RI多小于0.6。

2.与急性化脓性阑尾炎鉴别　急性化脓性阑尾炎一般先出现疼痛症状，后出现发热症状，压痛点一般局限在麦氏点处，并伴反跳痛。超声检查有时可探及肿大的阑尾回声，可伴有肠系膜淋巴结肿大，但一般少于3枚。超声检查对阑尾炎诊断的准确性很高，甚至优于临床实验室检查。

3.与肠套叠鉴别　肠套叠超声表现为横切呈"靶环征"，纵切呈"套筒征"。结合临床好发于4个月~2岁的偏小患儿，规律性阵发性腹痛，伴有腹胀、呕吐、便血等症状即可诊断。

【临床价值】

区分肠系膜淋巴结增大与否非常有必要，淋巴结的大小、数量以及分布对提示疾病具有重要意义。

六、急性阑尾炎

【病因病理】

1.阑尾管腔阻塞　最常见（最主要）的原因，约60%的患者是由于淋巴滤泡增生引起的阻塞。粪石及大量淋巴滤泡增生均可引起阻塞，但是最主要的是淋巴滤泡细胞增生。

引起阑尾穿孔最常见的原因也是阑尾管腔阻塞。

2.细菌入侵　阑尾管腔阻塞后细菌入侵，多为革兰阴性杆菌及厌氧菌。而右下腹阑尾区（麦氏点）压痛，则是本病重要的一个体征。急性阑尾炎一般分四种类型：急性单纯性阑尾炎、急性化脓性阑尾炎、坏疽及穿孔性阑尾炎和阑尾周围脓肿。

【临床表现】

急性阑尾炎是最常见的急腹症。其临床表现为持续伴阵发性加剧的右下腹痛，伴恶心、呕吐，多数患者白细胞和嗜中性白细胞计数增高。

【超声表现】

1.正常阑尾短轴声像图表现 可呈卵圆形或圆形，阑尾管腔通畅，张力不高，腔内可无内容物，也可有气体、液体及粪渣等，探头加压可致阑尾滑动。阑尾横断面由圆形变为椭圆形或由椭圆形变得更扁（图10-24）。加压下阑尾横断面变形、腔内容物流动、阑尾滑动。正常阑尾壁厚≤3mm。

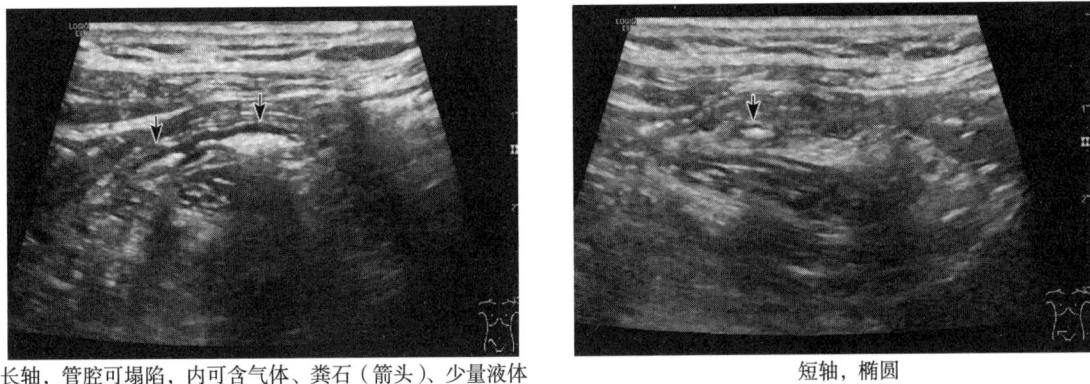

长轴，管腔可塌陷，内可含气体、粪石（箭头）、少量液体   短轴，椭圆

图10-24 正常阑尾短轴声像图

2.阑尾炎声像图表现

（1）单纯性阑尾炎 表现为右下腹低回声条形结构，按压后不缩小，阑尾管壁轻度水肿增厚、毛糙、模糊，呈"双边征"（图10-25），阑尾腔呈闭合线状高回声。

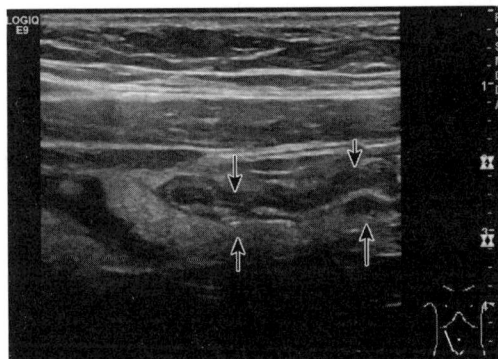

箭头：阑尾管壁水肿增厚，呈"双边征"

图10-25 单纯性阑尾炎声像图

（2）化脓性阑尾炎 表现为阑尾腔内呈低或无回声区，也可出现强回声或不均质回声，为气体或固体物质，如：粪石强回声可伴声影（图10-26）。

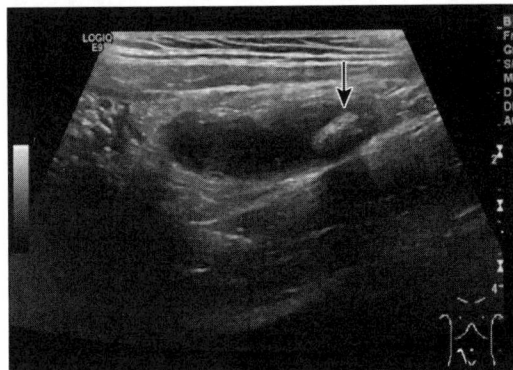

箭头：阑尾腔内粪石，同时可见腔内低回声积脓，阑尾膨胀呈囊状

图10-26 化脓性阑尾炎声像图

（3）坏疽性阑尾炎　表现为阑尾增粗明显，壁形态欠佳，边界模糊（图10-27），壁连续中断，形态不规则，伴液性暗区，盆腔可见液性暗区。

箭头：阑尾明显增粗，阑尾壁边界模糊，盆腔内可见密集回声点

图10-27　坏疽性阑尾炎声像图

【鉴别诊断】

1.与右侧输尿管结石鉴别　右侧输尿管结石可表现为右下腹痛，但通常伴右侧腰痛等症状，超声声像图可表现为右肾肾盂、肾盏及输尿管扩张积水，输尿管内可见团状强回声后伴声影。

2.与盆腔炎性包块、右侧附件异位妊娠破裂鉴别　若为女性患者，需与这两种疾病相鉴别。前者表现为附件区特征性占位病变声像；后者有停经史及阴道流血史，声像图表现为右侧附件区包块，可伴有盆腔积液。

3.与回盲部肿瘤鉴别　回盲部肿瘤声像图表现为回盲部的实性偏心含气性肿块。

【临床价值】

随着超声仪器和检查手段的提高，根据超声声像图特征，可为急性单纯性阑尾炎、急性化脓性阑尾炎、坏疽性阑尾炎和阑尾周围脓肿提供诊断依据，利于临床的早期诊断和手术实际的选择。

课堂互动

学生思考：超声扫查诊断阑尾炎有哪些误区？

本章小结

常规腹部超声检查可作为肠道肿瘤的常规筛查方法，还可利用助显剂显示胃肠壁层次及结构、胃肠腔内及腔外结构，它是一种非创伤性诊断方法，可以为临床提供胃肠壁占位性病灶的部位、大小和形态，能评估病变侵犯胃肠壁及周围组织的程度，了解胃肠周围器官及组织的情况，为临床诊疗提供依据。不过胃肠是空腔脏器，虽然助显剂可使胃肠腔充盈，但因胃肠位置不固定，部分不能充盈完全，超声扫查存在局限性，只有通过结合X射线钡餐检查、胃肠镜检查、CT检查才能对胃肠疾病做出正确的诊断。因此超声检查只能作为胃肠道疾病检查的一种补充手段。

习　题

一、单项选择题

1.以下描述中不正确的是（　　）。

A.钡餐造影能根据胃壁的蠕动发现有无肿块

B.胃肠超声无法像胃镜那么直观

C.钡餐造影能对形态变化较明显的肿瘤显示较好

D.胃肠超声造影检查能替代胃镜检查

E.钡餐造影属于无创性检查

2.胃溃疡胃壁局限性增厚，增厚的厚度一般（　　）。

A. <0.5cm　　　　B. <1.5cm　　　　C. <2.5cm　　　　D. <2.0cm　　　　E. <3.0cm

3.小肠梗阻的超声表现是（　　）。

A."驼峰征"　　　B."假肾征"　　　C."靶环征"　　　D."越峰征"　　　E."鱼刺征"

4.患者，男性，45岁，反复上腹部疼痛、反酸、嗳气。口服胃肠造影剂后胃体部可见局部胃壁增厚，厚度约1.3mm，胃壁可见局部凹陷，表面附着增强回声斑。最可能的诊断是（　　）。

A.胃溃疡　　　　B.胃炎　　　　C.胃息肉　　　　D.胃间质瘤　　　　E.胃癌

5.患儿，1岁半，突发呕吐，哭闹不止。超声检查小肠在下腹肠管壁增厚，短轴呈"套筒征"。最可能的诊断是（　　）。

A.急性阑尾炎　　B.肠扭转　　　　C.肠道肿瘤　　　　D.肠梗阻　　　　E.肠套叠

二、简答题

1.胃肠超声检查时需要注意的准备有哪些？

2.简述肠梗阻的超声诊断要点。

（程　艳）

微课

彩图

PPT

第十一章　腹膜后间隙及肾上腺超声诊断

知识目标

1.**掌握**　腹膜后间隙及肾上腺的解剖结构、超声检查方法、正常超声声像图特点。

2.**熟悉**　原发性及继发性腹膜后肿瘤、腹膜后血肿、无分泌功能的皮脂腺瘤、肾上腺皮质癌、嗜铬细胞瘤的声像图特点、鉴别诊断和临床价值。

3.**了解**　肾上腺神经母细胞瘤的病因病理、临床表现、超声检查、鉴别诊断。

技能目标

1.**学会**　腹膜后间隙及肾上腺标准切面的扫查方法。

2.**具备**　观察与分析正常及异常超声声像图的能力；将基础理论、基本知识和基本技能融会贯通的能力。

具有良好的职业道德、医患沟通能力和团队协作精神。

第一节　腹膜后间隙及肾上腺解剖概要

一、腹膜后间隙

（一）位置

腹膜后间隙也称为腹膜后，是指横膈以下和盆腔以上，腹膜壁层与腹后壁之间的区域，上以膈肌为界，下至真骨盆上缘，两侧以腰方肌外缘和腹横肌的肌腱为界，范围甚大，包含腹主动脉和下腔静脉、交感神经和脊神经、淋巴管和淋巴结、肾、肾上腺和输尿管，以及胰、部分十二指肠等多种器官和脂肪、纤维结缔组织等。

（二）解剖分区

腹膜后间隙由前向后分为三个间隙。

1.**肾前间隙**　位于后腹膜与肾前筋膜之前，内有胰腺、部分十二指肠、升结肠、降结肠和肝动脉、脾动脉等。此间隙向下经髂窝与盆腔后间隙相通，向上延伸至肝脏裸区。

2.**肾周间隙**　由肾前间隙和肾后筋膜围成，其内充满脂肪组织，并包裹肾脏，故又称肾脂肪囊。该间隙内有肾、肾上腺、输尿管、肾血管和肾周脂肪等。

3.**肾后间隙**　位于肾后筋膜与覆盖腰大肌和腰方肌前面的髂腰筋膜之间，内有交感干、乳糜池、淋巴结和血管。

二、肾上腺

（一）位置

肾上腺（suprarenal gland）是紧贴双侧肾脏，腹内最小的实质性内分泌腺体，左右各一，右侧呈三角形，左侧呈半月状，重量约6g，肾上腺中央是髓质，外层为皮质。两侧肾上腺分别位于两侧肾上极内上方。上极相当于第11~12胸椎水平，左侧较右侧高约1/2椎体。两肾的上端，包于肾筋膜及脂肪囊内，属于腹膜外位器官。

（二）形态

右侧肾上腺比左侧略低，形状像一个不规则的四面体，近似锥体形或三角形，常与右肾上沿部分重叠，底朝下，邻接右肾上极的前内侧面；上方是膈角，前上方是肝脏，内侧为下腔静脉；其尖部之下、前沿附近有一浅沟为门部，其中有右肾上腺静脉，并汇入下腔静脉。左侧肾上腺较靠近中线，为半月形，底面凹陷，上沿锐利，下沿钝圆。

（三）毗邻关系

肾上腺包裹于肾脂肪囊及肾筋膜内，其毗邻关系左右各不相同。

（1）左侧肾上腺前面为胃及脾血管；内为主动脉；后为横膈。

（2）右侧肾上腺前面为肝；内为下腔静脉；后为横膈。

（3）左、右肾上腺后上方正对横膈的腰肋三角（umbocostal triangle），是胸、腹腔的薄弱部位。肾上腺血管非常丰富，使其与周围难以剥离，将一个与周围无任何连带关系的内分泌器官网罗于上方的横膈、下方的肾和内侧的主动脉与腔静脉之间。

（四）血供

从膈下动脉、腹主动脉、肾动脉分出的肾上腺上、中、下动脉环绕肾上腺，使其有丰富的血供。左肾上腺静脉汇入左肾静脉，右肾上腺静脉汇入下腔静脉。

第二节　腹膜后间隙及肾上腺超声检查方法和正常声像图

PPT

一、腹膜后间隙超声检查方法和正常声像图

（一）腹膜后间隙超声检查方法

1.仪器条件及受检者准备

（1）仪器条件　采用彩色多普勒超声诊断仪，线阵、凸阵式或扇形探头。常用频率2.0~5.0MHz，由于腹膜后间隙范围大，肿块大小不一，因而线阵探头和凸阵探头较为适用，可快速探查全腹，并对肿块位置、大小和性质进行初步评估。

（2）受检者准备

1）检查前需禁食12小时，为减少胃肠道气体的干扰，必要时需在检查前排空粪便。

2）口服胃肠助显剂或饮水可充盈胃肠腔，作为透声窗，便于腹膜后间隙器官和病变的辨认，避免发生误诊。

3）下腹部或盆腔检查时，需适度充盈膀胱。

4）超声检查前已接受消化道钡剂造影的受检者，一般需在2~3天后再行超声检查。

2.检查方法

（1）体位选择

1）仰卧位　最常用的超声检查体位。

2）侧卧位　右侧卧位或左侧卧位有助于观察病变活动度，以及与胃肠道的关系等。

3）俯卧位　探头置于后腰部对腹膜后间隙扫查。

4）胸膝卧位　在腹侧和后腰部进行扫查，主要用于观察腹膜后占位性病变的活动度。

（2）扫查方法与标准切面图

1）对于可触及的肿块，对其进行纵、横和斜切连续扫查，多切面、多方位、细致地动态观察。

2）未触及肿块患者，对其进行纵、整切面扫查。纵切面扫查，以下腔静脉和腹主动脉的纵切面为基本切面，左、右往返进行扫查，观察有无异常回声（图11-1）。整切面扫查，应从肋缘至腹股沟自上而下，从左向右连续扫查（图11-2）。

图11-1　沿腹主动脉长轴纵切面扫查及标准切面声像图

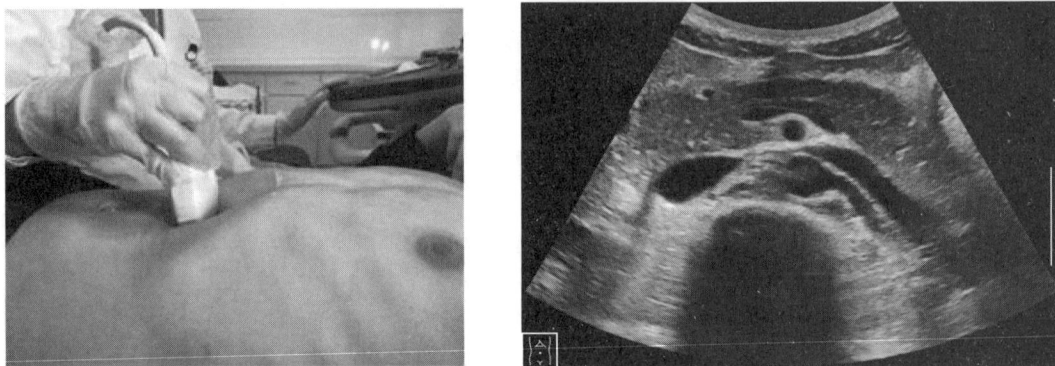

图11-2　沿胰腺长轴横切面扫查及标准切面声像图

二、肾上腺超声检查方法和正常声像图

（一）肾上腺超声检查方法

1.仪器条件及受检者准备

（1）仪器条件　肾上腺的横断面的面积较小应该是难以显示的原因之一，且肾上腺体积小，位置深，所以推荐使用高分辨率仪器。可使用凸阵探头或线阵探头。成人推荐频率为3.5MHz，儿童推荐频率为5~10MHz。

（2）受检者准备　检查肾上腺以空腹为宜，必要时在检查前日口服适量缓泻药或消胀药以减少干扰，对于左肾上腺，为避免胃内气体干扰，需饮水500~700ml。

2.检查方法

（1）体位选择　肾上腺的检查可采用仰卧位、侧卧位、俯卧位及坐位饮水等体位检查，其中仰卧位及侧卧位是最常用的检查体位。

（2）扫查方法及标准切面图

1）右侧肾上腺扫查　患者取仰卧位及侧卧位，探头置于右侧腋前线或腋中线与腋前线第9~10肋间，平行接近于右肾冠状切面，透过肝、肾向内上方做扇形扫查，在下腔静脉后方右肾上极内上方显示类似倒"Y"字形或三角形的右肾上腺，呈中等回声（图11-3）。此切面是显示右肾上腺及其病变的最佳扫查切面。

2）左侧肾上腺扫查　患者取仰卧位及侧卧位，探头置于左侧腋中线和腋后线之间，超声声束通过脾脏、左肾做冠状切面，可在脾内下方、左肾上极内前方前倾斜探头，声束外后方指向内前方，显示脾脏、左肾、腹主动脉三者，在此三角区内呈倒"V"字形或"月牙形"的左肾上腺（图11-4）。

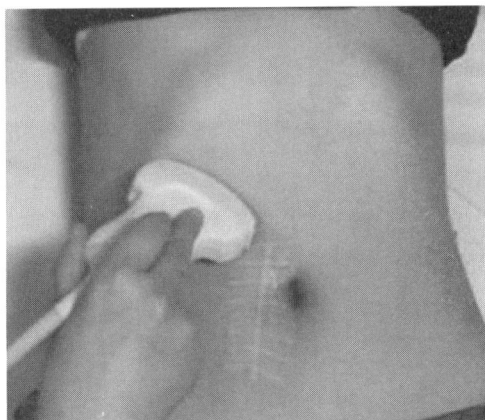

图11-3 右侧肾上腺（箭头）扫查及标准切面声像图

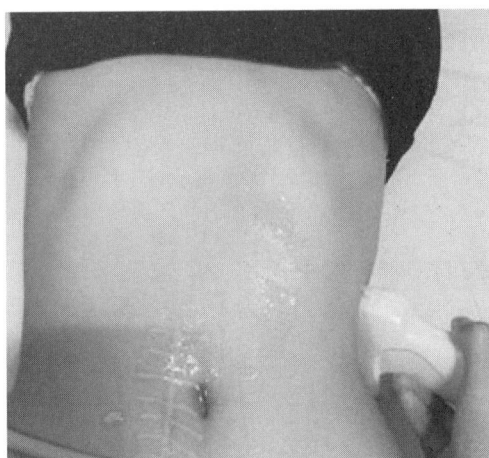

内上侧、脾与腹主动脉之间

图11-4 左侧肾上腺扫查及标准切面声像图

3）俯卧位扫查 将探头置于肾区上部，行纵切面或横切面扫查，观察肾上极图形的前上方，即肾上腺区。

当怀疑左肾上腺发生微小病变时，如上述检查方法效果不佳，可采用该方法检查。受检者饮水后取坐位，将探头置于左上腹部，以胃无回声区作为透声窗，观察胃后方、腹主动脉外侧的左肾上腺区，以横切面较佳。

（3）注意事项 左肾上腺超声显示率低于右肾上腺，是因为左侧肾上腺解剖关系较右侧复杂，其前外侧在不同的断面依次与网膜囊、胃、胰尾部和脾动静脉相邻，且易受胃肠气体干扰。

依据断层解剖中肾上腺的三维断层解剖位置，超声下膈肌不易显示，故不宜作为判定肾上腺区域的解剖结构，超声扫查时，将右肾上腺定位于肝右后叶下缘、下腔静脉及右肾内上缘之间，将左肾上腺定于脾脏内侧，腹主动脉及左肾内上缘之间，固定探头位置，扇形变换切面，寻找双侧肾上腺，可明显提高肾上腺的检出率。

知识链接 肾上腺的微细结构

肾上腺的皮质为肾上腺的周围部，根据细胞的排列形式，皮质由外向内分为球状带、束状带和网状带。主要分泌糖皮质激素、盐皮质激素和性激素。髓质位于肾上腺的中央部，髓质细胞体积较大，呈多边形、核圆形，胞质内可见呈黄褐色的嗜铬颗粒，故又称为嗜铬细胞。髓质细胞主要分泌肾上腺素和去甲肾上腺素。

（二）肾上腺正常声像图及超声测量

（1）形态正常肾上腺显示为"Y"字形或三角形或"V"字形的切面结构（图11-5、图11-6）。

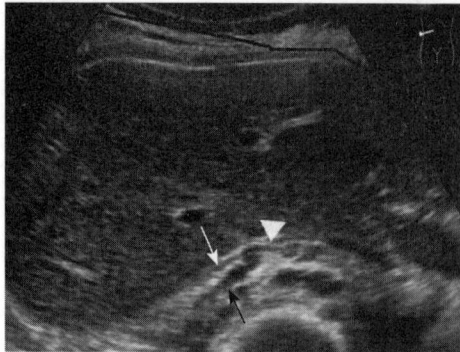

呈横置"Y"字形，白箭头：内侧支；黑箭头：外侧支；三角形：右肾上腺体部

图11-5 正常右侧肾上腺声像图

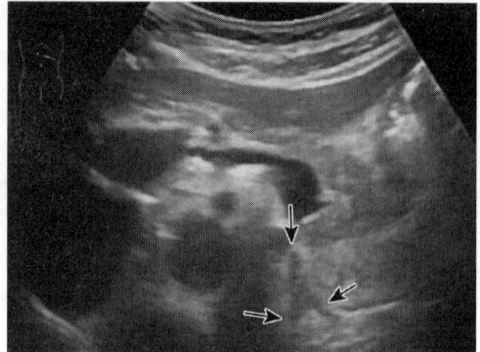

箭头：呈倒"Y"字形

图11-6 正常左侧肾上腺声像图

（2）回声边界为高回声，内部回声略高于肾实质，低于肾周脂肪回声。

（3）正常肾上腺一般不易显示血流信号。

第三节　腹膜后疾病超声诊断

一、原发性腹膜后肿瘤

（一）原发性腹膜后囊性肿瘤

【病因病理】

常见的腹膜后囊性肿瘤主要包括淋巴管囊肿、囊性畸胎瘤等。

【临床表现】

肿瘤发生在腹膜后，体积较小时多无明显症状，当体积较大挤压周围脏器时才出现相应的临床表现，由于病灶位置深，质地软，体格检查难以检出，故多经影像学检查发现。

【超声表现】

1.淋巴管囊肿　呈圆形或椭圆形囊性结构（图11-7），囊腔大小不一，单房或多房，分隔较薄，囊内透声尚可，合并感染或出血时透声差；体积较大时可挤压腹腔脏器。

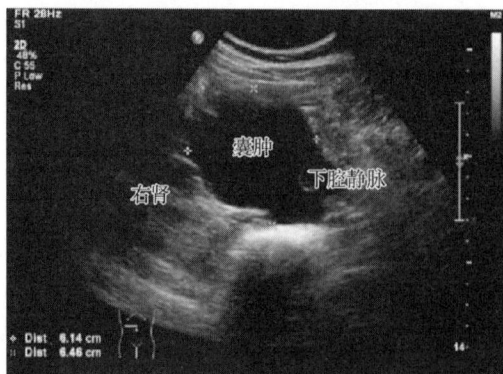

图11-7　淋巴管囊肿声像图

2.囊性畸胎瘤　肿块多呈椭圆形，壁薄光滑、边界清晰，包膜完整，肿块内为无回声或细密的点状回声，推动或挤压肿块，其内点状弱回声可有漂浮闪烁现象，或可见"面团征"、声影（图11-8）。

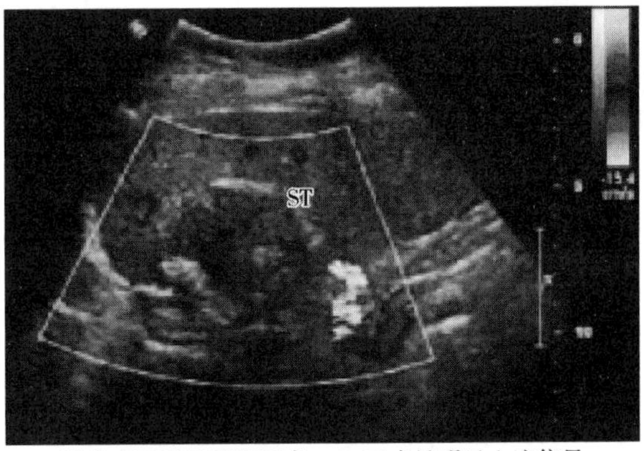

肿块内可见团状强回声，CDFI未见明显血流信号

图11-8　右侧肾上腺囊性畸胎瘤声像图

【鉴别诊断】

1.与卵巢囊性肿瘤鉴别　肿瘤位于附件区。

2.与胰腺假性囊肿鉴别　既往有胰腺炎病史，主要位于胰腺周围，也可出现在髂窝、盆腔等。

【临床价值】

超声对腹膜后囊性肿瘤根据病变与腹膜后脏器的关系可判断其来源，如畸胎瘤等声像图特征典型，可对病变做出初步的病理学性质诊断。

（二）原发性腹膜后实质性肿瘤

【病因病理】

原发性腹膜后实质性肿瘤是指除外肾脏、胰腺等器官的腹膜后间隙肿瘤。其组织来源复杂，以间叶性肿瘤多见，常见肿瘤有恶性畸胎瘤、脂肪瘤、脂肪肉瘤、平滑肌瘤、平滑肌肉瘤、纤维肉瘤、淋巴管瘤、恶性神经鞘瘤等，多以恶性为主。

【临床表现】

肿瘤发生在腹膜后，由于位置深在，初期一般无临床症状，肿瘤体积增大后才被发现。主要表现为腹部包块、腹痛和压迫症状，如包块挤压肝外胆管可引起黄疸，压迫下腔静脉、淋巴管等可导致下肢水肿或阴囊水肿。

【超声表现】

（1）肿瘤位置深在，肿块前缘与腹壁之间可见大网膜、肠系膜及含气肠管蠕动。

（2）肿瘤可有包膜或较强的类似包膜的回声，肿瘤形状呈多形性，由于腹膜后间隙狭窄，限制肿瘤的球形生长，致腹膜后肿瘤形状不一，可为椭圆形、哑铃形等；瘤体内部回声不均匀，可因出血、坏死等出现不规则无回声或低回声区（图11-9）。

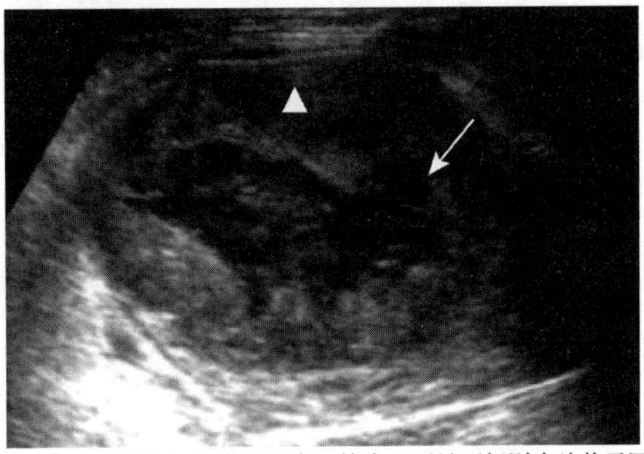

三角形：可见较强类似包膜的回声；箭头：可见不规则小片状无回声区

图11-9　腹膜后脂肪肉瘤声像图

（3）因肿瘤位于后腹壁与腹膜之间，位置较固定，一般不随呼吸运动和体位的变化而移动，故肿瘤活动度差，用手或探头推动其位置无明显改变。

（4）由于肿瘤的生长，往往对肝脏、胰腺、脾、肾脏及腹膜后大血管等脏器形成推挤、压迫及浸润破坏。

（5）彩色多普勒恶性肿瘤周边及内部可见较丰富血流信号，可探及低阻性频谱；良性肿瘤一般仅周边可见少许血流信号，内部多无血流信号。

【鉴别诊断】

1.与腹腔内肿瘤鉴别　腹腔内肿瘤前缘距腹壁较近，肿块可随呼吸、肠蠕动及手推或体位改变产生移动，肠道位于肿块后方或两侧。

2.与腹膜后血肿鉴别　腹膜后血肿多因创伤（外伤、手术、穿刺等）、凝血功能障碍性疾病（血友病、白血病等）、肿瘤破裂等形成，呈圆形、椭圆形或不规则形低回声，形成血块后，呈中高回声，且内部回声不均匀。

【临床价值】

超声检查在评估腹膜后肿瘤方面有自身的局限性，但超声具有实时、快捷、无创、准确等优势，越来越受到临床的认可，近几年腹膜后肿瘤超声引导下穿刺活检及腹膜后肿瘤超声造影的应用，不仅能对肿瘤的形态、轮廓、内部成分、血流等做出准确的评价，还能准确评价肿块与邻近组织、器官、血管之间的关系，通过对肿块所在的位置及对临近脏器的挤压情况的观察，了解并确定浸润和转移与否及其程度，对于判定肿瘤性质、制定手术方案具有重大意义。

二、继发性腹膜后肿瘤

【病因病理】

继发性腹膜后肿瘤即腹膜后转移癌，是其他部位恶性肿瘤转移至腹膜后间隙，其中以盆腔肿瘤或消化系统肿瘤为主要来源。转移途径主要包括淋巴结转移、直接蔓延等。

【临床表现】

肿瘤合并腹膜后转移时通常是病程晚期，多有原发肿瘤症状，或者既往行手术后复发转移，患者表现出恶病质、消瘦、腹水等临床症状。

【超声表现】

1.继发性腹膜后肿瘤　以转移性肿大淋巴结最为多见。

（1）肿大淋巴结呈圆形或椭圆形聚集成团，分布于腹膜后大血管或脊柱周围；肿大淋巴结内部回声与原发病灶病理类型相关，大多呈低回声（图11-10）。

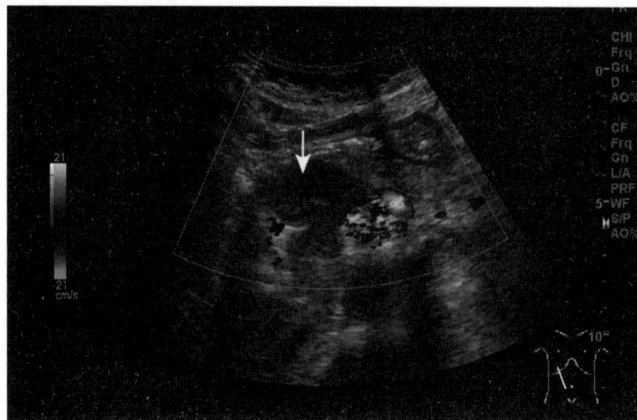

宫颈癌淋巴结转移，转移性淋巴结皮髓质分界不清，呈低回声（箭头）

图11-10　腹膜后淋巴结转移声像图

（2）当多个肿大淋巴结相互融合后，可成不规则或"分叶状"，随着结节增大，内部可出现坏死、纤维化等改变，致其内部回声分布不均匀。

（3）肿大淋巴结可引起腹膜后血管受压、移位等；肿大淋巴结相互融合形成较大肿块压迫肠管可引起肠道梗阻；当肿大淋巴结压迫胆总管时可引起胆管扩张。

（4）彩色多普勒血流信号：肿大淋巴结内可检出丰富杂乱血流信号。

2.腹腔内脏器肿瘤 可直接浸润性生长至腹膜后间隙，如胃癌可侵犯胰腺和周围组织；升结肠和降结肠可侵犯输尿管引起肾盂积水。

【鉴别诊断】

1.与恶性淋巴瘤鉴别 淋巴结肿大明显，实质回声低弱，多发融合的淋巴结之间界限清晰，肝、脾常同时受累。

2.与结核性淋巴结鉴别 肿大淋巴结常为多发，内部回声差异较大，可出现无或低回声的坏死、液化区域，合并钙化时呈强回声后伴声影。

3.与炎性淋巴结肿大鉴别 大多数肿大淋巴结呈椭圆形，纵横径比大于2:1，实质多为均匀分布的低回声，淋巴门结构清晰。

【临床价值】

超声对继发性腹膜后肿瘤以及转移性淋巴结的评估，可为临床分期、治疗方案的选择、治疗效果的观察以及远期随访提供重要影像学依据。

三、腹膜后血肿

【病因病理】

腹膜后血肿是腹盆部创伤（如腰椎或骨盆骨折，肾脏、胰腺等的创伤）患者常见的并发症之一，也可见于腹部、脊柱手术后的并发症。此病患者常伴有腹腔脏器损伤、组织损伤和血管损伤。

【临床表现】

因创伤部位、范围、出血量和程度不同，临床表现存在差异，多数患者表现为腹痛、腹胀、腰背疼痛、自觉腹部包块，血肿区压痛等症状。盆腔腹膜后血肿可出现直肠刺激症状，急性大量出血导致休克。

【超声表现】

腹膜后间隙（多位于下腹部）发现类圆形或不规则状低回声或无回声占位，壁厚，在囊性结构的边缘存在低回声或稍高回声。肿块大小、形态不规则，邻近腹膜后脏器因血肿产生挤压而移位。早期囊腔内回声不均匀，超声随访可动态观察血肿回声变化及血肿大小的改变（图11-11）。

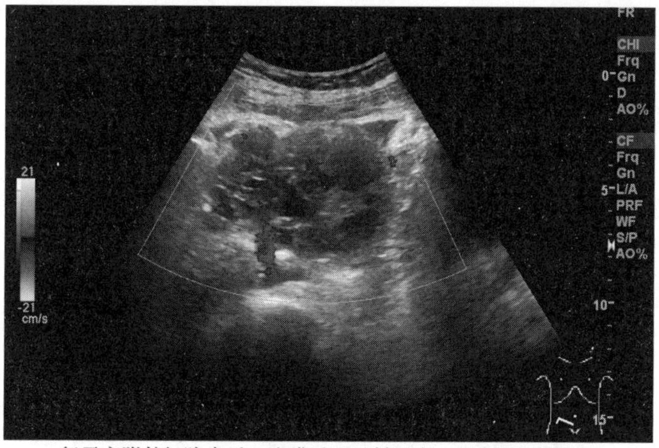

行子宫附件切除术后，腹膜后可见低回声，形态不规则包块

图11-11 腹膜后血肿声像图

【鉴别诊断】

1.与腹膜后间隙感染和脓肿鉴别　腹膜后间隙感染和脓肿多因邻近脏器穿孔或炎性病变所致，多伴有畏寒、发热等临床表现。

2.与囊性淋巴管瘤鉴别　囊性淋巴管瘤多见于婴幼儿，既往无外伤史。超声表现为单房或多房囊性无回声区。

【临床价值】

超声检查腹膜后血肿，可确定血肿位置及范围，估计出血量，提高患者血肿诊断的准确率，动态观察血肿的治疗效果及吸收变化情况。

课堂互动

学生思考：1.暂时判断不了腹膜后肿物的来源时，超声检查能为临床医生提供什么信息？

2.改善肾上腺超声显像的新技术有哪些？

第四节　肾上腺疾病超声诊断

案例讨论

案例　患者，男性，45岁，体检发现左肾区占位1周，余无特殊。图11-12为患者肾上腺超声声像图。

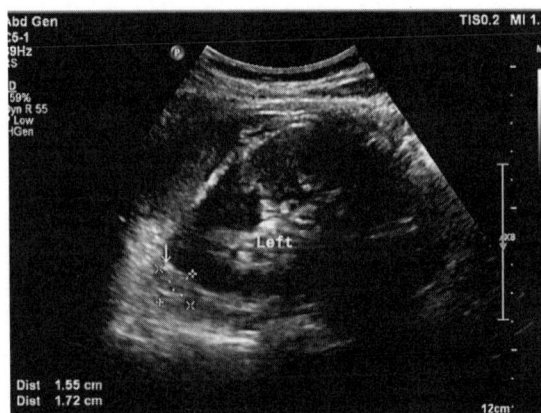

图11-12　患者肾上腺超声图

讨论　1.观察以上超声图像，描述上述疾病超声声像图表现。

2.结合案例综合分析，超声提示是什么？为什么？

3.与本疾病相关的鉴别诊断有哪些？

一、无分泌功能的皮质腺瘤

【病因病理】

无分泌功能的皮质腺瘤无分泌激素的功能，无醛固酮增多、皮质醇增多等表现。

【临床表现】

常无明显的临床症状，多在健康体检时被超声检查发现。好发于成人，临床症状不明显。

【超声表现】

声像图表现为肾上腺区圆形或类圆形肿瘤（图11-13），多为单侧单发，少数为单侧多发，边界清晰，形态规则，内部回声为低回声，部分可见囊性变（图11-14）。

呈类圆形实性稍低回声

图11-13　右侧肾上腺无分泌功能的皮质腺瘤声像图

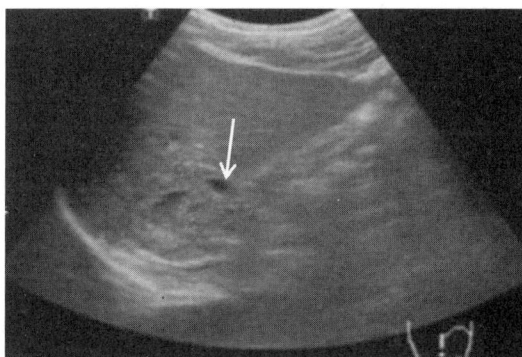

形态规则，呈实性低回声，其内可见囊性变，箭头所示

图11-14　右侧肾上腺无分泌功能的皮质腺瘤声像图

【鉴别诊断】

1.与无分泌功能的皮质腺癌鉴别　较小时声像图表现为边界清晰、内部回声欠均匀的占位。较大时形态欠规则，呈分叶状，边界欠规则，内部回声杂乱不均。CDFI可见较丰富血流信号。

2.与异位副脾鉴别　轮廓线更加清晰，内部回声更为细腻均匀。CDFI可见副脾的血流信号较丰富和清晰可辨，血供可追溯到脾门区。

3.与肾上腺脂肪囊或肾周围脂肪囊血管瘤鉴别　无分泌功能的皮质腺瘤一般无皮下脂肪、肾周围脂肪及肾上腺周围脂肪增厚。CDFI可观察内部的血流情况，可明确诊断与鉴别肾上腺区肿块为血管瘤或皮质腺瘤。

4.与肾上腺转移癌鉴别　外形呈圆形或椭圆形、体积较小的肾上腺转移癌，声像图类似于皮质腺瘤，但患者多有原发癌或原发癌手术史，如肺癌、胰腺癌、肾癌等。

【临床价值】

肾上腺属于腹膜后位器官，超声对其疾病的诊断存在一定的困难，特别是体型肥胖患者；但超声具有设备普及、操作简便、无辐射及无创伤等优点，因此受到临床的广泛重视和信赖。临床拟诊为肾上腺肿瘤而超声检查阴性者，应进一步选择CT检查。

二、肾上腺皮质癌

【病因病理】

肾上腺皮质癌（adrenocortical carcinoma）是肾上腺皮质最常见的恶性肿瘤，占肾上腺皮质肿瘤的20%左右。其中肾上腺性征异常症绝大多数发生于皮质癌；其次是皮质醇增多症，其发病率约占肾上腺皮质醇增多症的5%；在原发性醛固酮增多症中，无功能性皮质癌罕见。虽然肾上腺的各层均可发生皮质癌，但均有其层次的属性，又有交叉浸润。肿瘤表面多呈结节状，根据肿瘤切面所含脂质成分的多少不同，可呈粉红色、棕红色或黄褐色。肿瘤一般较大，直径多在6cm以上，甚至可达30cm，直径小于3cm的少见。肿瘤外形常不规则，质地松软，常可见广泛出血、坏死，有时可见其内充满坏死物的假性囊肿，肿瘤较大者可见钙化灶和纤维化。癌细胞可穿过肿瘤包膜浸润周围组织，肾上腺静脉多有癌栓形成，晚期可浸润或转移至周围淋巴结、肾、肝、肺等脏器。

【临床表现】

临床症状多不典型。功能性肿瘤主要表现为以库欣综合征，女性患者表现为多毛等男性化症状，性征异常和醛固酮症相对少见。功能性皮质癌由于临床症状出现早，容易早期发现，瘤体相对较小。无功能性皮质癌起病缓慢，症状表现各异，常有乏力、消瘦及间歇性低热。

较大时可压迫毗邻脏器而引起上腹部不适，腹部胀痛或可触及腹部肿块等，也可因肿瘤向远处脏器转移而出现相应的临床症状。

【超声表现】

（1）肾上腺区可见体积较大的类圆形或椭圆形实质性团块（图11-15），有球体感，边缘不规则，局部境界不清，可呈分叶状。

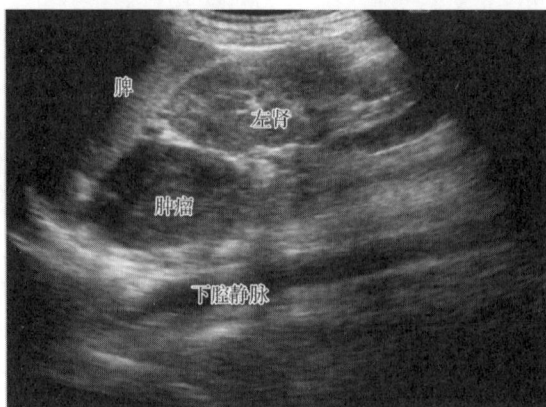

图11-15　左侧肾上腺皮质癌声像图

（2）成年人皮质醇症皮质癌团块内部多以低回声为主，性征异常症皮质癌的小儿患者，多以弱回声为主；肿瘤通常多为低回声与弱回声的混合体，或其内混合较高回声，回声分布极不均匀。肿瘤内部可有出血或坏死液化，呈边缘不规则透声较差的无回声区。肿瘤局部钙化的声像图表现常在肿瘤内部显示斑片状或斑点状强回声，其后方伴有声影。

（3）彩色多普勒肿瘤血流信号较少，走行极不规则，也有少数肿瘤内部血流信号较为丰富，但血流阻力较高，或可于肿瘤内检测到动、静脉瘘的血流频谱。

（4）较大的肿瘤可压迫或推移毗邻脏器，使患侧肾上极或局部肝脏形成压迹而变形，或患侧肾脏向前下方移位。也可见肿瘤局部边缘与肝脏或肾脏分界不清楚者。当有周围淋巴结或远处脏器转移时，呈现相应的声像图改变。

【鉴别诊断】

1.与肾上腺皮质腺瘤鉴别　体积较大的皮质腺瘤和较小的皮质癌，均可呈圆形或椭圆形，内部回声也均可呈不均匀分布。经多断面扫查可发现前者表面较光滑，后者局部边缘多不规则或呈分叶状；前者回声不均匀仅限于皮质腺瘤内局部出血、坏死液化或钙化，而且这些表现很少见，瘤内其他区域仍呈较为均匀的低回声，皮质癌除其内回声较粗外，多呈低、弱或与高回声混杂的声像图改变。

2.与肾上腺转移癌鉴别　外形呈圆形或椭圆形、体积较小的肾上腺转移癌，声像图类似于皮质腺瘤，但患者多有原发癌或原发癌手术史，如肺癌、胰腺癌、肾癌等。

3.与肾上腺外肿瘤鉴别　发生在肾上腺区的其他肿瘤，如左侧肾上腺肿瘤有时可与脾脏后区肿瘤或胰尾向上方生长的肿瘤相混淆。胰尾肿瘤位于脾静脉前方，使之向后受压，肾上腺肿瘤位于脾静脉下方，使之前移。

4.与嗜铬细胞瘤鉴别　较小的嗜铬细胞瘤与较小的皮质癌均可呈圆形或椭圆形，内部为均匀的中等或低回声；但嗜铬细胞瘤多有以持续性或阵发性高血压为特征的多脏器功能和代谢紊乱的临床表现。

【临床价值】

超声显像对肾上腺皮质癌的诊断具有重要的临床应用价值，可作为临床诊断肾上腺皮质癌的首选方法。超声显像较CT检查也有一些不足之处，如对于皮下和肾周脂肪较厚的患者，超声显像的分辨率不如CT，尤其是对于腹膜后转移性淋巴结肿大和毗邻脏器有无浸润的观察，不如CT图像更为直观和细致。然而对于消瘦患者，超声显像具有高分辨率的优越性，可弥补CT检查的某些不足。如果在超声显像和CT检查对皮质癌与其周围脏器的病变鉴别诊断发生困难时，采用两种影像学检查相互印证，对诊断意义更大。

三、嗜铬细胞瘤

【病因病理】

嗜铬细胞瘤（pheochromocytoma）多起源于肾上腺髓质，约占90%；其余10%发生在交感神经节、旁交感神经节或分布在其他部位的嗜铬组织，如腹膜后、腹主动脉旁、颈动脉体等。嗜铬细胞瘤多为单侧，且多见于右侧。肿瘤体积多较大，多在3~5cm，包膜完整光滑，瘤内可有出血、坏死或囊性变。嗜铬细胞瘤90%为良性，且具有良好的手术治疗效果；约10%为恶性，表面隆突不平，可浸润邻近脏器、远处转移、浸润肾上腺静脉和邻近的其他的静脉血管并形成癌栓。

【临床表现】

嗜铬细胞瘤持续或间断的分泌释放大量儿茶酚胺类物质和多巴胺，导致高儿茶酚胺血症，引起以持续性或阵发性高血压为特征的多脏器功能和代谢紊乱的综合征。病情发作时收缩压可达200~300mmHg（26.7~40.0kPa）以上，常伴有剧烈的头痛、多汗、面色苍白、心悸、手足厥冷、视力模糊、恶心、呕吐等症状。

【超声表现】

（1）肾上腺区显示圆形或椭圆形肿块，多数直径在3~5cm。

（2）肿物边界清晰，边缘呈高回声，与肾上腺的包膜回声形成"海鸥征"。

（3）肿瘤较小时内部为均匀的中等或低回声；当肿物增大，发生囊性变或出血时，实质内可见多个无回声区（图11-16）。

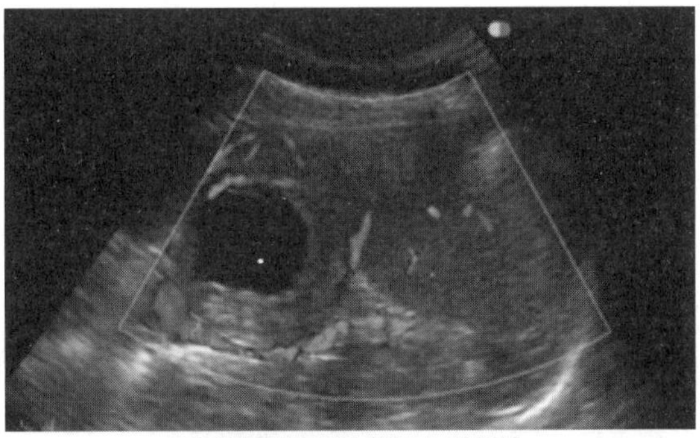

肿瘤内可见囊性变及血流信号

图11-16 左侧肾上腺嗜铬细胞瘤声像图

（4）彩色多普勒较小的肾上腺嗜铬细胞瘤内部血流信号较少，多呈短棒状或星点状血流信号。较大的肿瘤内部血流信号丰富（图11-17）。

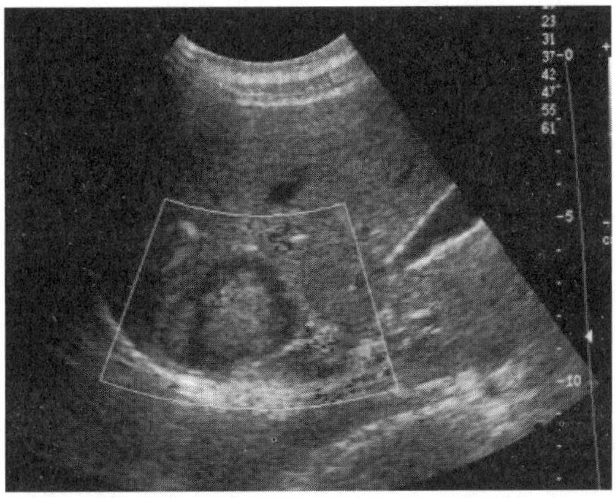

图11-17 右侧肾上腺嗜铬细胞瘤声像图

【鉴别诊断】

1.与肾肿瘤鉴别 肾上腺的较大肿瘤压迫患侧肾上极，可造成局部变形或致使肾移位而误诊为肾肿瘤。一般肾上腺肿瘤与肾包膜有明显分界。若为肾肿瘤，除可见肾轮廓线受到破坏之外，肿瘤多呈浸润状生长，并有浸润或贴近肾窦或使肾窦受压变形，而肾上腺肿瘤仅可见肿瘤与肾窦间有受压变薄的肾实质回声，两者间有明显区别。

2.与肝肿瘤鉴别 右肾上腺嗜铬细胞瘤体积较大时，突向肝右叶，需与肝脏肿物相鉴别。嘱患者深呼吸实时观察，若肿瘤与肝脏同步上下移动，为肝肿瘤；若肿瘤与肝包膜有摩擦征象，则为肾上腺肿瘤。

3.与脾脏及胰尾肿瘤鉴别 左侧肾上腺肿瘤有时可与脾脏后区肿瘤或胰尾向上方生长的肿瘤相混淆。胰尾肿瘤位于脾静脉前方，使之向后受压，肾上腺肿瘤位于脾静脉下方，使之前移。

4.与腹膜后肿瘤鉴别 腹膜后淋巴瘤或其他病理性质肿瘤的声像图表现，可与嗜铬细胞瘤回声相似，超声检查密切结合临床症状和有关实验室检查资料，综合分析，不难进行鉴别。

【临床价值】

肾上腺肿瘤的超声声像图缺乏特异性，其定性诊断需要结合临床表现和实验室检查结果。对于肥胖患者、肾上腺皮质增生的肾上腺肿瘤，超声检出率较低。

目前认为对于临床或生化检查怀疑有肾上腺肿瘤的患者，超声诊断应作为病灶定位的首选方法，但对上腹部胀气或肥胖患者、病灶较小超声显示困难者，CT较超声优越，CT检查在诊断肾上腺肿瘤上，特别是异位嗜铬细胞瘤的检出率较高。

四、肾上腺神经母细胞瘤

【病因病理】

肾上腺神经母细胞瘤（adrenal neuroblastoma，AN）又称为神经细胞瘤，是一种来源于交感神经系统的高度恶性的肿瘤，可发生在交感神经链中的任何部位，发生在肾上腺髓质者最常见，约占50%以上。异位肿瘤可发生在头颈部、纵隔、腹膜、腹盆腔内和交感神经系统走行的其他区域。由于肿瘤生长迅速，很小的肿瘤即可通过淋巴系统和血液转移至肝脏、骨髓，甚至皮下。本病是婴幼儿和小儿常见的实质性肿瘤，约占儿童恶性肿瘤的15%，半数以上发生在2岁前，男女之比为1.7∶1。其发生原因可能与遗传因素有关。多发生在一侧肾上腺或交感神经走行区。肿瘤表面呈结节状，质硬，血运丰富。肿瘤可直接浸润毗邻脏器，如右侧可直接浸润肝脏和右肾；左侧可浸润胰腺和左肾等，同时可经淋巴及血运转移至骨髓、骨骼、睾丸等处。该瘤的体积一般较大，切面呈白色至灰粉色不一。镜下肿瘤呈分叶状，由未分化的神经母细胞组成，并形成小团状，胞质稀少。

【临床表现】

患儿就诊时肿瘤体积多已较大，临床主要表现为腹部肿块、消瘦、贫血、发热等症状。肿瘤多数发生在肾上腺髓质，且具有分泌儿茶酚胺化合物的功能，因此患儿可出现儿茶酚胺代谢异常的相关症状。神经母细胞瘤为高度恶性肿瘤，确诊时80%~90%的患儿发生局部或远处转移，骨转移常为对称性，复发率高，时间短，预后差。

【超声表现】

1.肾上腺肿块 于侧腰部或侧腹部显示轮廓较大的实质性团块（图11-18），直径多为8~10cm，少数患儿肿块可达15~20cm。

2.肿瘤境界 清楚但不规则，表面可呈结节状或分叶状，内部回声杂乱，以中等回声和低回声为主，其间有散在或弥漫分布的高回声或低回声结节，并可在团块局部显示坏死、液化形成的不规则弱回声或无回声区。若肿瘤内有钙化时，呈现不规则的斑点状或斑片状强回声，后伴声影。

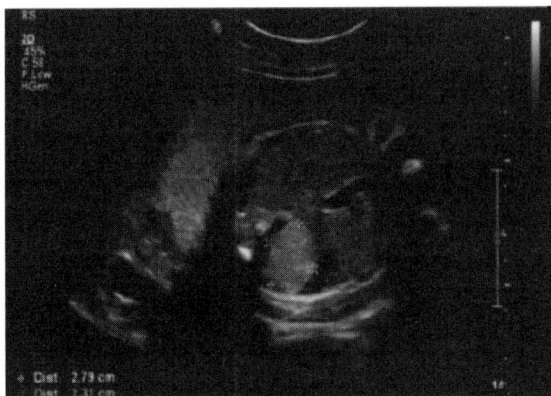

图11-18　右侧肾上腺神经母细胞瘤声像图

3.彩色多普勒　肿瘤内血流信号较多，可在肿瘤边缘寻找到相对较粗的血管，并检测到动脉血流。但肿瘤的深在区域血流信号较纤细，血管走行极不规则。若有肾静脉和（或）下腔静脉癌栓形成时，其内彩色血流信号变细，血流紊乱或终止。

4.邻近脏器的改变　由于肿瘤轮廓较大，毗邻脏器多因受浸润或受推压而出现移位或变形。如右侧肾上腺母细胞瘤，可将患侧肾推压至腹中乃至盆腔，右肝可被推压至肋缘下或向内侧移位至剑突周围。

【鉴别诊断】

1.与肾母细胞瘤（Wilm's tumor）鉴别　发病年龄与肾上腺神经母细胞瘤相同，也主要见于婴幼儿，声像图表现有时可与肾上腺神经母细胞瘤近似。然而两者的原发脏器不一。鉴别要点：肾母细胞瘤发生在肾内，声像图显示肾脏的大部分包括肾实质、肾窦和肾门被肿瘤破坏或占据，肾脏回声残缺或消失。而后者发生在肾外，仔细寻找可显示受推压变形或有明显移位的肾脏回声，且与患侧肾脏有较明显的分界。

2.与其他肾上腺恶性肿瘤鉴别　如功能性或无功能性肾上腺皮质癌，该类型的较大肿瘤边缘也极不规则，内部回声同样不均匀，区别在于肿瘤体积相对较小，内部回声相对较弱，肿瘤内常见有出血、坏死、液化的征象，而神经母细胞瘤轮廓大，内部回声相对较高，同时肿瘤实质内可显示散在或弥漫分布的高回声或低回声结节，鉴别诊断多不困难。

【临床价值】

在临床上当超声检查示患儿腹部巨大的实质性不均匀肿块，边缘不规则呈分叶状，并有毗邻脏器受压明显变形或移位时，应首先考虑肾上腺神经母细胞瘤。因此，应用超声诊断该肿瘤较为容易。同时，超声还可观察毗邻脏器有无受侵，周围淋巴结有无转移等进行肿瘤分期，协助临床评估病情程度和预后的情况。超声检查的优势：检查前无任何禁忌证，无须做任何准备，可免除其他影像学检查前必须使用药物催眠后才能进行检查的不便。对于超声检查不能确诊的病例，依次可再选用CT、MRI或SPECT检查。

📖知识拓展　　　　　　　　肾上腺皮质腺瘤

肾上腺皮质腺瘤是一组异源性良性肿瘤，可发生在肾上腺皮质的任何一层。可伴有糖皮质激素（皮质醇）、盐皮质激素（醛固酮症）、雄激素或雌激素类固醇（性征异常症）分泌过多。无功能性皮质腺瘤由束状带细胞组成，常无明显的临床症状，多在健康体检时才被发现。

现在一些超声新技术可以辅助肾上腺疾病的检出，例如超声造影，肾上腺皮质腺瘤常见表现为均匀、稍低或等回声的整体增强，少见表现包括稀疏充填、高增强、周围向中央增强、增强不均匀。声辐射力脉冲可以提供肾上腺肿瘤硬度的弹性信息，在肾上腺肿瘤的诊断中具有一定应用价值。

💡 **本章小结**

超声检查通常难以判定各种腹膜后肿瘤具体组织学来源及病理性质，但是超声能够显示肿瘤部位、范围、与周围组织的关系，可以动态监测肿瘤转归及进行疗效评价。肾上腺的超声检查过程中需注意，肾上腺的形态不规则，任何断面都只能代表腺体的一部分。因此在实际工作中，必须采用多体位、多断面、多角度扫查，才能提高肾上腺疾病的诊断率，注意检查肾门周围、腹主动脉旁及其他部位有无肿瘤回声；且临床疑为嗜铬细胞瘤的患者，检查时不能过度用力，以免诱发高血压。

习 题

一、单项选择题

1.关于正常肾上腺的声像图，不正确的描述是（　）。

A."Y"形　　　　B.三角形　　　　C."V"形　　　　D."O"形　　　　E.倒三角形

2.关于腹膜后间隙超声检查，正确的描述是（　）。

A.常用探头频率2.0~5.0MHz

B.检查前需禁食8小时

C.下腹部或盆腔检查时，需尽量充盈膀胱

D.俯卧位是最常用的超声检查体位

E.常用探头频率10~12MHz

3.关于腹膜后囊性肿瘤常见的超声表现，不正确的描述是（　）。

A.常见淋巴管囊肿、囊性畸胎瘤等

B.与卵巢囊性肿瘤鉴别，后者位于附件区

C.胰腺假性囊肿有胰腺炎病史

D.根据病变与腹膜后脏器的关系不能判断其来源

E.超声声像图可对病变做出初步的病理学性质诊断

4.关于肾上腺嗜铬细胞瘤超声表现，正确的描述是（　）。

A.肿块相对较小　　　　　　　　　　　　　　B.肿块内部回声以囊性为主

C. CDFI：肿块内一般没有血流信号　　　　　D.肿块大小约1cm

E.一般为单侧肾上腺发病，仅10%为双侧肾上腺发病

5.患者，男性，78岁，确诊肺癌5年，行化疗治疗效果不佳，后保守治疗，自觉腹部正中包块1月余，临床表现有腹水、体重减轻、恶病质等。超声表现：腹膜后似探及多个淋巴结融合成一低回声包块，可见周围肠管壁受压，肠腔局限性狭窄。CDFI：可见丰富血流信号。此包块最可能的诊断是（　）。

A.胃肠来源的肿瘤　　　　　　　　　　　　B.炎性淋巴结肿大

C.恶性淋巴瘤　　　　　　　　　　　　　　D.结核性淋巴结

E.肺癌发生转移的腹膜后肿瘤

二、简答题

1.腹膜后间隙的肿瘤有哪些特点？
2.简述嗜铬细胞瘤的超声诊断要点。

（程　艳）

第十二章　妇科超声诊断

微课

彩图

PPT

知识目标

1. **掌握**　子宫与卵巢的解剖结构、超声检查方法、正常超声声像图特点。

2. **熟悉**　子宫肌瘤、子宫腺肌症、卵巢良性肿瘤的声像图特点和鉴别诊断，以及其病因病理、临床表现和临床价值。

3. **了解**　子宫内膜癌及卵巢恶性肿瘤的病因病理、临床表现、超声检查、鉴别诊断。

技能目标

1. **学会**　子宫与卵巢常规标准切面的扫查方法。

2. **具备**　观察与分析正常及异常超声声像图，规范书写相关超声报告的能力；将基础理论、基本知识和基本技能融会贯通的能力。

具有良好的职业道德、医患沟通能力和团队协作精神。

第一节　女性内生殖器官解剖概要

女性内生殖器官指的是生殖器的内藏部分，包括阴道、子宫、输卵管和卵巢，是妇科超声检查的主要对象。其中输卵管和卵巢统称为子宫附件。

一、女性内生殖器官

（一）阴道

阴道位于骨盆下部的中央，上端包绕子宫颈，下端开口于前庭后部，前壁紧邻膀胱和尿道。环绕子宫颈周围的部分称为阴道穹隆，其中后穹隆最深，其顶端与子宫直肠陷凹相邻，在临床诊断和治疗中具有重要价值。

（二）子宫

子宫位于骨盆腔的中央，呈倒置的梨形，可分为底、体、颈三部分。子宫上部较宽为子宫体，其上端隆突部分为子宫底，子宫下部较窄且呈圆柱状为子宫颈。子宫两侧与输卵管相通部分为子宫角。子宫体与子宫颈连接的部分为子宫峡部，是剖宫产常用的切口位置。

成人子宫长7~8cm，宽4~5cm，厚2~3cm，正常育龄妇女子宫三径线之和为12~18cm。子宫体与宫颈的比例：婴儿期为1∶2，成年人为2∶1。

子宫壁由三层构成，由外向内分别为浆膜层、肌层和黏膜层。浆膜层即覆盖子宫表面的脏腹膜。肌层是子宫壁最厚的一层，由平滑肌束和弹性纤维组成。黏膜层即子宫内膜，内膜2/3为靠近宫腔的功能层，随月经周期发生周期变化；1/3为靠近肌层的基底层，不随月经周期变化。

（三）输卵管

输卵管为一对细长而弯曲的管道，是卵子与精子相遇的场所以及运输受精卵的器官。其内侧端与子宫角相连通，外侧端游离，开口于腹腔。输卵管全长8~14cm，根据其形态分为以下四部分。

1. **间质部**　通入子宫壁内的部分，窄而短，长1cm。

2. **峡部**　间质部外侧的一段，管腔也较窄，长2~3cm。

3. **壶腹部**　在峡部外侧，管腔较宽大，长5~8cm，是输卵管妊娠的好发部位。

4. **伞部或漏斗部**　输卵管最外侧段，长1~1.5cm，开口于腹腔，其游离端呈"漏斗状"，具

"拾卵"功能。

（四）卵巢

卵巢为一对扁椭圆形的性腺，能产生卵子和激素。位于输卵管的后下方，卵巢系膜与子宫阔韧带后层相连。卵巢表面为一层致密结缔组织，称为白膜，再向内为皮质和髓质。皮质中有数以万计的始基卵泡及致密结缔组织；髓质内无卵泡，含有疏松结缔组织及丰富的血管、神经、淋巴管及少量与卵巢固有韧带相连接的平滑肌纤维。成年女性卵巢大小约 $4cm \times 3cm \times 1cm$，绝经后卵巢萎缩变小变硬。

二、女性内生殖器的毗邻关系

（一）膀胱

膀胱位于子宫前方，是一空腔脏器，其大小形态可随充盈程度及邻近器官的变化而变化。充盈的膀胱构成良好的透声窗，并且可以推开周围的肠管，有利于经腹部扫查时观察子宫、卵巢等盆腔脏器。

（二）直肠

直肠位于子宫及阴道的后方。直肠上段有腹膜覆盖，至直肠中段腹膜折向前上方，覆于子宫颈及子宫后壁，形成直肠子宫凹陷，是腹腔的最低部分，当腹腔内有积液时是液体最易积聚的部位。

三、女性内生殖器的血管

（一）动脉

1.**卵巢动脉**　自腹主动脉分出，在腹膜后下行至骨盆腔，跨过输尿管与髂总动脉下段，沿骨盆漏斗韧带向内横行进入卵巢。卵巢动脉在输卵管系膜内分出分支供应输卵管，其末梢在子宫角附近与子宫动脉上行的卵巢支相吻合。

2.**子宫动脉**　髂内动脉前干的分支，在腹膜后向下向前行，经阔韧带基底部、宫旁组织，距宫颈内口水平约2cm处横跨输尿管达子宫侧缘，并分为上、下两支：上支较粗，沿子宫上缘迂曲上行，称子宫体支，至子宫角处又分为子宫底支、卵巢支及输卵管支；下支较细，分布于宫颈及阴道上部，称宫颈-阴道支。

3.**阴道动脉**　髂内动脉前干的分支，有许多小分支分布于阴道中下段前后面及膀胱顶、膀胱颈。阴道动脉与子宫动脉的阴道支及阴部内动脉的分支相吻合，因此，阴道上段由子宫动脉供应，而下段主要由阴部内动脉和痔中动脉供应。

4.**阴部内动脉**　髂内动脉前干的分支，经坐骨大孔的梨状肌下孔穿出骨盆腔，随即绕过坐骨棘前面，再经坐骨小孔到达会阴及肛门，其分支主要供应会阴及直肠下段、肛门。

（二）静脉

盆腔静脉均与同名动脉伴行，但在数量上较动脉多，并在相应器官及其周围形成静脉丛，且互相吻合，故盆腔静脉感染易于蔓延。右卵巢静脉直接回流至下腔静脉。左卵巢静脉经左肾静脉回流入下腔静脉。因此左侧盆腔静脉曲张比较多见。

第二节　子宫、附件超声检查方法和正常声像图

一、子宫、附件超声检查方法

子宫及卵巢是妇科超声观察的主要对象，正常输卵管细长弯曲且管腔闭合，超声很难观察。

（一）经腹部扫查

经腹部扫查是最常用的妇科扫查途径，适用于所有要求检查盆腔的女性。

1.仪器条件及受检者准备

（1）仪器条件　首选凸阵探头，也可配合线阵探头，探头频率为3.5~5.0MHz。

（2）受检者准备　一般于检查前1小时饮水300~500ml，使膀胱适度充盈。必要时可口服或注射利尿剂，或直接向膀胱注射生理盐水，使膀胱快速充盈。膀胱充盈适度的标准为能够清晰显示子宫底部。观察双侧卵巢时，膀胱充盈要求达到700~800ml。

2.检查方法　患者仰卧位，暴露下腹部。探头置于下腹部正中，一般先采用纵切并向左右滑动扫查，以确定子宫的位置、形态、大小、回声等。通常情况下子宫在盆腔内稍偏左或稍偏右，故标准断面纵切时探头应稍左斜或右斜，以显示子宫真正的最大纵断面。在纵切面上旋转探头90°，再行子宫横切，探头由下向上（或由上向下）连续平行滑动扫查，观察阴道、宫颈、宫体、双侧附件及盆腔内结构。卵巢一般位于双侧宫角的外侧，以子宫为参照物，向两侧探查（图12-1）。

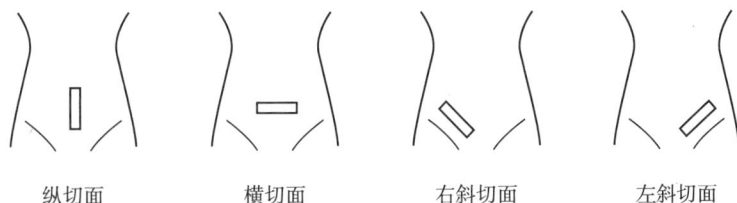

纵切面　　　　　横切面　　　　　右斜切面　　　　　左斜切面

图12-1　妇科经下腹部超声检查方法示意图

（二）经阴道扫查

适用于有性生活史的女性盆腔超声检查。但在月经期、阴道畸形、炎症时不适合此检查方法。

1.仪器条件及受检者准备

（1）仪器条件　采用阴道探头，频率为5.0~7.5MHz。

（2）受检者准备　检查前需排空膀胱，或在必要时少量充盈膀胱，以利于子宫的定位。

2.检查方法　患者取膀胱截石位，检查时将阴道探头涂以消毒耦合剂，外套上避孕套，将探头轻缓插入阴道至阴道穹隆处。先做纵切扫查，再行横切扫查。以确定子宫及卵巢的位置、形态、大小、回声等。扫查时探头可根据需要在阴道内旋转（最大可达360°），以全面了解盆腔内情况。

（三）经直肠扫查

对未婚妇女、老年妇女阴道明显萎缩或经期等不适合经阴道超声检查者，但经腹扫查又显示不清时，经直肠探头扫查可获得清楚图像，尤其是位于子宫后方的卵巢或肿块。

1.仪器条件及受检者准备

（1）仪器条件　与经阴道检查相同。

（2）受检者准备　检查前患者需排空大小便。

2.检查方法　患者取膀胱截石位，也可采用左侧卧位，左腿伸直，右腿屈曲。扫查方法和观察顺序与经阴道扫查相似。

（四）经会阴扫查

经会阴扫查适用于所有女性，用于观察阴道、宫颈等肿块或下生殖道畸形，亦可用于产科观察位于后壁的前置胎盘。

1.仪器条件及受检者准备

（1）仪器条件　首选凸阵探头，探头频率为3.5~5.0MHz，也可配合线阵探头，频率为7.0~10MHz。

医药大学堂
www.yiyadxt.com

（2）受检者准备　与经阴道检查相同。

2.检查方法　患者取膀胱截石位，探头涂以耦合剂，套上塑料套，再涂上耦合剂。将探头轻轻置于会阴部表面，先行纵切面扫查，再行横切面扫查。观察阴道、宫颈、直肠等的形态、回声及相邻关系。

课堂互动

学生思考：经腹部超声检查子宫附件时，需要尽可能多地喝水，使膀胱尽可能充盈，这种说法对吗？为什么？

二、子宫、附件正常声像图及超声测量

（一）正常声像图

1.子宫

（1）位置　根据宫腔线与宫颈管线所形成夹角的不同，而将子宫分为三种位置（图12-2）：前位子宫（宫腔线与宫颈管线的夹角小于180°）、中位子宫（宫腔线与宫颈管线的夹角等于180°）、后位子宫（宫腔线与宫颈管线的夹角大于180°）。

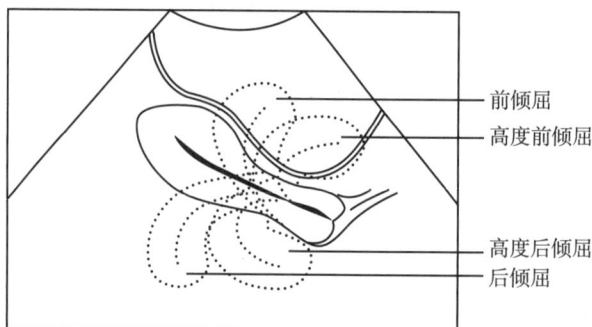

图12-2　子宫位置示意图

（2）纵切子宫　呈"梨形"或"茄形"，上方为宫底部，下方为宫颈内口及宫颈。子宫边界清楚，表面光滑，宫体呈均匀中等回声，中央为条状增强内膜回声。横切时为椭圆形，越近宫底越似三角形，越近宫颈越似圆形，且断面越小，中央也可见内膜稍高回声（图12-3至图12-6）。

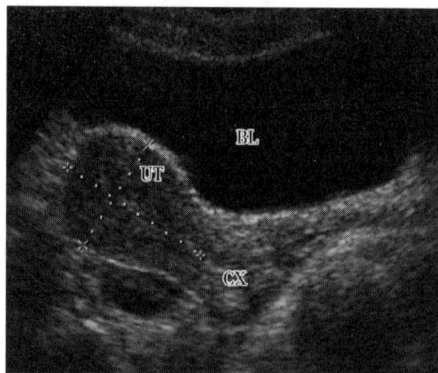

BL：膀胱；UT：子宫；CX：宫颈

图12-3　经腹部扫查正常前位子宫声像图

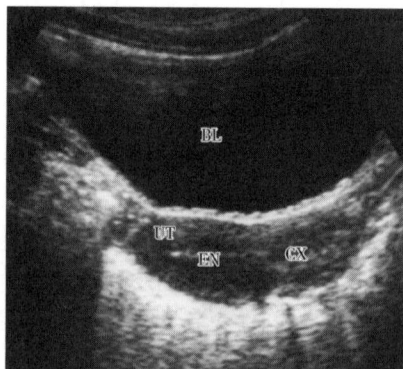

BL：膀胱；UT：子宫；CX：宫颈；EN：内膜

图12-4　经腹部扫查正常水平位子宫声像图

（3）彩色多普勒　在宫体与宫颈交界水平两侧可显示子宫动静脉的血流信号，子宫动脉血流频谱的特征为收缩期高速血流，舒张期"驼峰样"正向血流频谱，子宫肌层可显示散在条状血流信号，与宫腔线垂直，为放射状动脉。

BL：膀胱；UT：子宫；CX：宫颈

图12-5　经腹部扫查正常后位子宫声像图

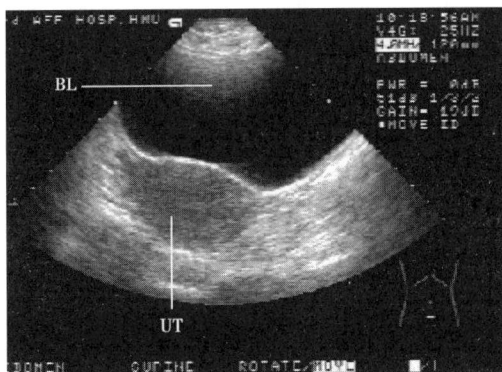

BL：膀胱；UT：子宫

图12-6　经腹部扫查正常子宫横切面声像图

2.子宫内膜　回声及厚度随月经周期的变化而变化。

（1）卵泡早期　内膜呈线状，中等回声区厚度仅4~5mm。

（2）卵泡晚期　前后壁的内膜呈两条弱回声区，1条宫腔线及内膜与前后壁肌层的2条交界线呈高回声区，故总体呈"三线两区征"，厚度为7~11mm（图12-7）。

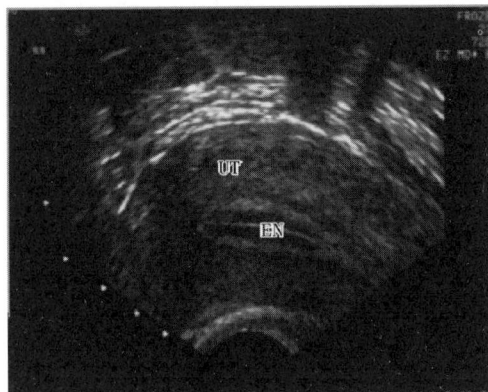

UT：子宫；EN：内膜

图12-7　排卵期子宫内膜"三线两区征"声像图

（3）排卵期　三线两区更加清晰，平均厚度为12.4mm。

（4）黄体早期　内膜光点增加，回声增高，三线变模糊，但还可区分，中线尚清晰，厚度为11~13mm，无明显增加。

（5）黄体晚期　内膜呈梭状高回声区，三线消失，厚度无增加或略变薄。

3.卵巢

（1）正常卵巢一般在双侧宫角外侧下方或上方可探及，位于髂血管的内侧，呈扁椭圆形，中央髓质回声略高，周围皮质回声略低，内见大小不等、边界清晰的圆形无回声区，为卵泡声像（图12-8）。卵泡声像随月经周期的变化而变化。月经期至卵泡期卵泡呈圆形无回声，壁薄光滑，张力好，成熟卵泡直径在20mm左右，并向卵巢外突出（图12-9）。排卵后卵泡消失，转变为黄体，后者因囊内出血而表现为不均质低回声，其声像和大小变化较大。

（2）彩色多普勒卵巢动脉可在卵巢外侧、髂动脉内侧探及，呈"短条状"或"星点状"，一般在膀胱充盈的情况下较难显示。子宫动脉的卵巢支可在卵巢内侧及宫角之间探及，呈"短条状"或"繁星点状"，较卵巢动脉易于显示，往下追踪可显示子宫动脉上行支。

4.输卵管　正常情况下输卵管不易显示。但若患者盆腔内有大量积液，在液体的衬托下，则可见到双侧输卵管细长迂曲。

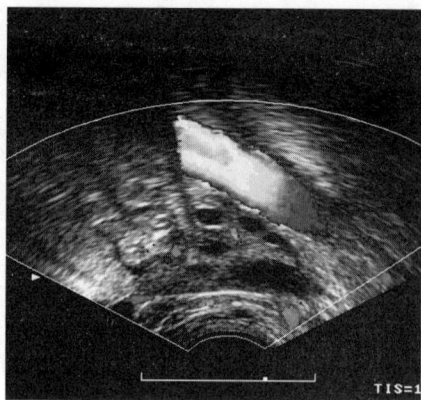

图 12-8　正常卵巢声像图

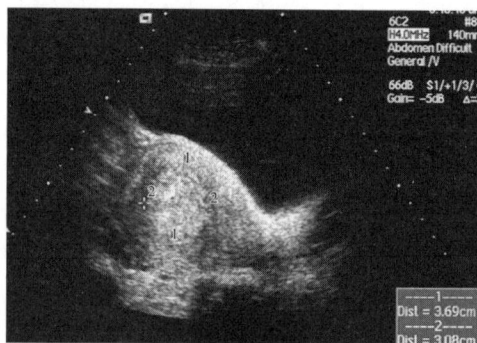

图 12-9　右侧卵巢内正常成熟卵泡声像图

（二）超声测量和正常值

1. 子宫　生育期正常子宫纵径5~7cm，前后径2~3cm，横径4~5cm。各径线超声测量方法如下。

（1）纵径　以子宫正中纵切面为标准切面，测量从宫底部浆膜面至宫颈内口的距离。

（2）前后径　在子宫纵径的测量平面上，与纵径垂直，测量宫体最大前后距离。

（3）横径　在子宫横切面宫角下缘，子宫横断面呈椭圆形时（不是呈三角形时），测量子宫两侧浆膜间的距离。

（4）子宫内膜　以子宫正中纵切面为标准切面。测量前壁内膜与肌层分界处至后壁内膜与肌层分界处的厚度。子宫内膜厚度随月经周期的不同阶段出现变化，晚期分泌期前后壁内膜总厚度不超过1.2cm。

2. 卵巢　以卵巢显示最大时的纵切面和横切面为标准切面，测量长、宽、厚三条径线。成年女性卵巢大小约4cm×3cm×1cm。

第三节　子宫疾病超声诊断

🏫 案例讨论

案例　患者，女性，40岁，主诉月经量多来就诊。超声描述：子宫前位，形态稍饱满，于子宫后壁探及3.69cm×3.08cm的稍高回声区（图12-10），边界清晰，形态规则，内回声均匀。彩色多普勒：稍高回声区周边可探及少量点状血流信号。

图 12-10　患者子宫声像图

讨论　1.观察以上超声图像，描述上述疾病超声声像图表现。

2.结合案例综合分析，超声提示是什么？为什么？

3.与本疾病相关的鉴别诊断有哪些？

一、子宫肌瘤

【病因病理】

子宫肌瘤是妇科最常见的良性肿瘤，发病年龄多在30~50岁，一般认为与雌激素水平有关。子宫肌瘤主要由子宫平滑肌组织增生而成，又称为子宫平滑肌瘤。肌瘤虽然没有包膜，但与周围的肌组织有明显的界限，是由于肌瘤周围肌组织受压形成了假包膜。肌瘤切面呈灰白色，具有"漩涡状"或"编织状"结构，质地较韧。

（一）分类

子宫肌瘤绝大多数生长在子宫体部，根据其与子宫肌壁的关系可分为以下几类（图12-11）。

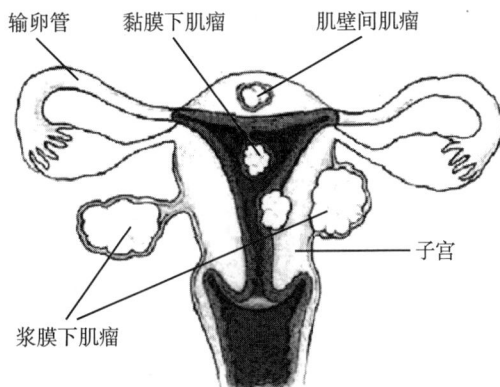

图12-11 子宫肌瘤的分类

1. **浆膜下肌瘤** 肌瘤向子宫浆膜面生长，突出于子宫表面。

2. **肌壁间肌瘤** 肌瘤生长在子宫肌层内，周围被肌层包绕。

3. **黏膜下肌瘤** 肌瘤向子宫黏膜面生长，突入子宫腔，表面覆盖子宫黏膜。黏膜下肌瘤可使子宫腔增大变形，易形成蒂，蒂较长时可使瘤体脱入宫颈，甚至悬于阴道内。

（二）变性

当瘤体过大，内部血液供应不足时，可发生局部变性坏死，在组织学上失去原有的典型结构，常见的变性如下。

1. **玻璃样变** 最常见。变性区失去原有剖面"漩涡状"结构，代之为均匀透明样物质。在声像图上表现为弱回声区域。

2. **囊性变** 玻璃样变的进一步发展。组织坏死、液化，形成一个或多个囊腔，囊内为清亮液体或胶胨样物。

3. **红色样变** 多见于妊娠期或产褥期。原因为肌瘤局部缺血、梗死、淤血阻塞，患者会出现发热、腹痛、瘤体迅速增大等症状。

4. **钙化** 多见于蒂部细小、血供不足或绝经后妇女的肌瘤内。声像图上表现为肌瘤周围可见强回声光环。

5. **肉瘤样变** 肌瘤的恶变，较少见。临床表现为肌瘤在短期内迅速生长，并伴阴道流血，瘤体切面呈灰黄色，脆而软，似"生鱼肉状"。

【临床表现】

子宫肌瘤的临床表现和肌瘤生长的部位有关。浆膜下子宫肌瘤很少伴有出血症状，较大的浆膜下肌瘤可扪及下腹部肿块，蒂扭转时可引起剧烈腹痛；较大的肌壁间子宫肌瘤可引起月经过多，经期延长；黏膜下子宫肌瘤即使很小，也会引起月经过多、不规则阴道出血。较大的子宫肌瘤可压迫膀胱引起尿频、尿潴留，压迫直肠可引起便秘、里急后重等。25%~30%的肌瘤患者伴不孕。

医药大学堂
www.yiyao9xt.com

【超声表现】

1.浆膜下肌瘤 子宫形态不规则，可见异常回声结节突出于子宫表面（图12-12），结节边界清，内呈低或中等回声。彩色多普勒可显示瘤体内血供来源于子宫。

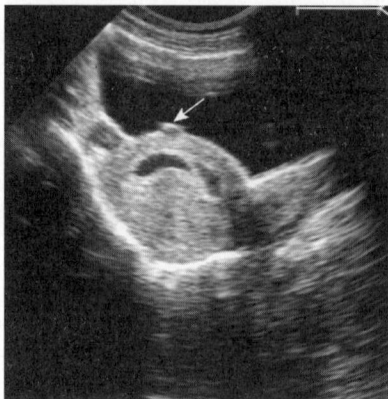

图12-12 早孕合并子宫浆膜下小肌瘤（箭头）声像图

2.肌壁间肌瘤 最多见。表现为子宫增大，增大程度与肌瘤大小、数目成正比。单发肌瘤多表现为低回声结节，边界清。多发肌瘤表现为子宫形态失常，宫壁表面凸凹不平，宫区出现多发结节状或漩涡状杂乱回声，伴后方回声衰减。若肌瘤较大、压迫宫腔，可见宫腔线偏移或消失。彩色多普勒可见肌瘤表面及内部"星点状""短条状"血流信号，肌瘤表面亦可见"环状"或"半环状"血流信号（图12-13）。

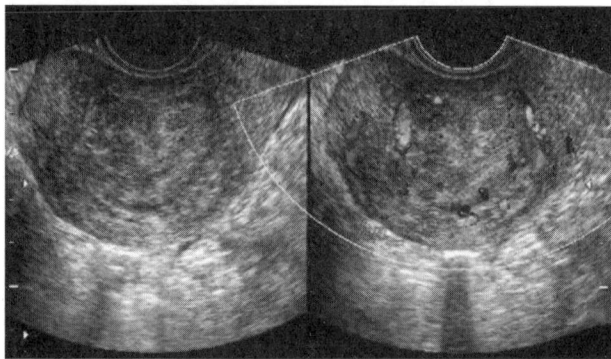

图12-13 肌壁间子宫肌瘤声像图

3.黏膜下肌瘤 位于子宫腔内的肌瘤，可见宫腔内实性占位，与宫腔内膜间有裂隙。若肌瘤脱入宫颈管及阴道，可见宫颈管增大，其内见异常回声。多发黏膜下肌瘤可使宫腔形态改变。肌瘤有蒂的话，彩色多普勒可从瘤蒂血供来源判断出肌瘤附着处。

【鉴别诊断】

1.浆膜下子宫肌瘤与卵巢肿瘤鉴别 浆膜下子宫肌瘤，尤其是带蒂的浆膜下肌瘤，有时会与卵巢肿块相混淆。二者均表现为附件区肿块，鉴别时需要寻找肿块的来源，若能找到同侧正常卵巢，彩色多普勒显示瘤体血供来源于子宫，则可支持浆膜下肌瘤的诊断。经阴道超声扫查有助于寻找卵巢。

2.肌壁间子宫肌瘤与子宫腺肌瘤鉴别 二者均表现为肌层内实性占位，但后者瘤体因无假包膜，与周围肌层无明显边界。且后者临床症状以痛经为主，呈进行性加重。

3.黏膜下子宫肌瘤与子宫内膜病变鉴别 突出于宫腔的黏膜下子宫肌瘤需要与子宫内膜病变如内膜息肉、子宫内膜癌相鉴别。黏膜下子宫肌瘤，边界清晰，与肌层分界明确，多呈低回声区，彩色血流局限于基底部或蒂部，动脉阻力指数较正常稍低；子宫内膜癌表现为形态不规则，与肌层分界不清，内部回声不均匀，肿块内血流信号丰富，动脉阻力指数明显偏低，可低于0.5；子宫内膜息肉回声多偏高偏强，内部可见较多小囊性结构，彩色血流不明显。经阴道超声扫查显示更清晰，有利于确诊。

【临床价值】

超声检查是子宫肌瘤的首选检查方法，国内外报道正确率均达90%以上，能清楚地显示肌瘤的部位、大小、数目、与子宫内膜的关系及有无变形等，为临床选择治疗方案提供详细信息。

二、子宫腺肌症

【病因病理】

具有活性的子宫内膜组织出现在子宫腔以外部位时称为子宫内膜异位症。当子宫内膜侵入子宫肌层时，称为子宫腺肌病。多发生于30~50岁经产妇。子宫内膜在肌层中局限性生长时，形成结节或团块，但无假包膜存在，与周围肌层无明显界限，称为子宫腺肌瘤。子宫内膜异位到子宫肌层，以后壁居多，随着月经周期肌组织内可见弥漫性小出血灶，肌纤维发生反应性增生，子宫出现轻度或中度均匀性增大。多数相当于妊娠8~10周大小，很少超过12周大小。

【临床表现】

继发性痛经，进行性加重。经量增多，经期延长，妇科检查可扪及子宫球形增大、质硬，有压痛，经期压痛尤为明显。约有30%患者可无症状。

【超声表现】

（1）子宫均匀性增大，多呈球形，前后径增大更为明显。

（2）子宫肌层回声不均匀，肌层回声光点增粗、增强、增多。

（3）病变局限于子宫前壁或后壁肌层，以后壁多见，宫腔内膜线前移，后壁肌层增厚，回声不均，呈"栅栏样"衰减（图12-14）。

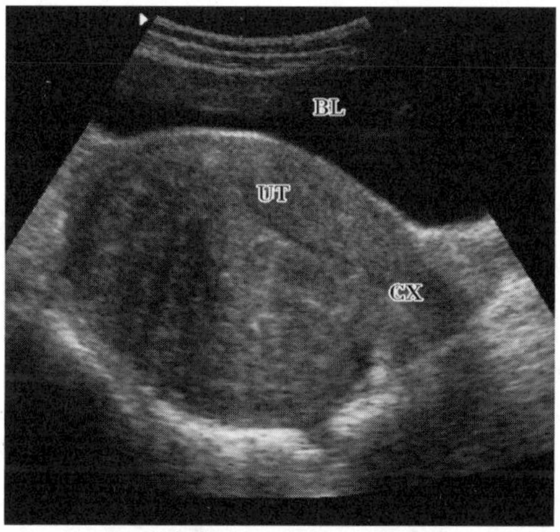

BL：膀胱；UT：子宫；CX：宫颈

图12-14 子宫腺肌症声像图

（4）子宫腺肌瘤则表现为子宫不均匀增大，病灶区呈高回声或低回声，边界不清。

（5）彩色多普勒显示子宫肌壁血流丰富，呈弥漫状或放射状，RI>0.50，瘤体周边无彩色血流环绕。

【鉴别诊断】

子宫腺肌瘤需与肌壁间子宫肌瘤相鉴别，详见子宫肌瘤部分。

【临床价值】

超声检查能够显示子宫肌壁内的改变，是最简便、最常用的有效辅助检查方法。病变较轻者，诊断仍有困难，进行性痛经的表现有助于该病的诊断。另外，子宫腺肌瘤和子宫肌瘤的治疗方式不同，子宫肌瘤可采取超声引导下原位消融或与肌层组织分离剔除的手术治疗方式，但

医药大学堂
www.yiyaddxt.com

腺肌瘤很难与周围子宫肌层组织分离。因此，术前明确诊断可为临床治疗方案提供有价值的参考。

三、子宫内膜病变

（一）子宫内膜增生

【病因病理】

本病是由于子宫内膜受雌激素持续作用而发生的不同程度的增生性改变，好发于育龄期妇女。可由于单纯雌激素替代治疗、持续的无排卵、多囊卵巢及一些有内分泌功能的肿瘤，如垂体瘤及卵巢颗粒细胞瘤等引起。大体病理子宫内膜呈灰白色或淡黄色，切面有时可见扩张的腺体形成的囊隙。按子宫内膜增殖的程度分为单纯型、复杂型和不典型增生。不典型增生的病例中，约有25%发展成内膜癌。

【临床表现】

主要表现为月经异常。周期紊乱、月经稀少，或月经量增多、不规则子宫出血等。

【超声表现】

（1）子宫内膜增厚，厚度一般大于10mm。

（2）子宫内膜表现为均匀高回声，内见多个小无回声区，内膜常呈椭圆形，与子宫肌层分界清晰。

（3）卵巢内有时可见潴留囊肿。

（4）彩色多普勒偶可于子宫内膜内探及点状血流信号。

【鉴别诊断】

1.与子宫内膜息肉鉴别　内膜增生多均匀性增厚。内膜息肉多呈"水滴状"或"团块样"，内膜形态不对称或宫腔线偏移。但局灶性子宫内膜增生与内膜息肉在声像图上鉴别困难。

2.与子宫内膜癌鉴别　子宫内膜增生绝经前后妇女多见。弥漫性子宫内膜癌多回声杂乱、强弱不均，病灶内可探及较丰富的低阻力血流信号。

3.与药物或异位妊娠引起的子宫内膜分泌反应鉴别　患者有停经史和阴道不规则出血史。声像图表现为内膜增厚，中央可出现胚囊样小无回声区，即"假胚囊"。要注意观察附件区有无包块，腹盆腔有无游离液暗区。

【临床价值】

超声检查可以观察子宫内膜的厚度，回声特点，并协助随访。但最终需要病理活检明确诊断。

（二）子宫内膜息肉

【病因病理】

子宫内膜息肉是由于子宫内膜腺体和纤维间质局限性增生隆起而形成的一种带蒂的瘤样病变，可发生于任何年龄，有研究认为与雌激素水平高有关。息肉可大可小，小的1~2mm，大的可充填整个宫腔。息肉可有蒂，蒂较长者，可脱出至宫颈口。

【临床表现】

主要表现为子宫不规则出血或月经过多，经期延长，淋漓不尽，白带增多。育龄妇女可造成不孕，也有患者无明显临床症状。

【超声表现】

（1）宫腔内见单个或多个中–高回声团（图12-15），大小从数毫米到数厘米。形态呈水滴样、带形或椭圆形，边界清晰。基底部子宫内膜连续。息肉较大时，其内可见点状无回声区。

（2）彩色多普勒较大的息肉蒂部可探及点状或短条状血流信号。多呈低速、中等阻力动脉血流或低速的静脉血流信号。

图 12-15　子宫内膜息肉（箭头）声像图

【鉴别诊断】

1.与黏膜下子宫肌瘤鉴别　内膜息肉基底部内膜连续；黏膜下肌瘤基底部内膜连续中断，肿物表面覆盖子宫内膜。

2.与子宫内膜增生鉴别　见子宫内膜增生部分。

【临床价值】

经阴道超声检查对内膜的观察更为清晰，有助于提高内膜息肉的检出率。

（三）子宫内膜癌

【病因病理】

子宫内膜上皮发生的癌称为子宫内膜癌，80%发生于50岁以上绝经期前后的妇女。为女性生殖系统常见三大恶性肿瘤之一。病理改变为子宫内膜弥漫或局限性增厚，弥漫性表现为癌组织累及子宫大部分或全部内膜，使内膜明显增厚或不规则突起，易向肌层浸润；局限性表现为癌组织仅累及部分子宫内膜，呈"息肉状"或"菜花状"，易出血，可伴有肌层浸润。

【临床表现】

患者多因绝经后阴道不规则出血就诊。异常的阴道排液，多为血性或浆液性，恶臭。

晚期患者出现下腹痛或全身症状。

【超声表现】

1.局限性子宫内膜癌　仅表现为子宫内膜，尤其是宫底部近宫角处局部不规则增厚，厚度达6mm以上。

2.弥漫性子宫内膜癌　常表现为子宫增大，回声不均，子宫内部回声紊乱，可见多个小低回声区及不规则回声增强区，病灶周围无包膜（图12-16）。

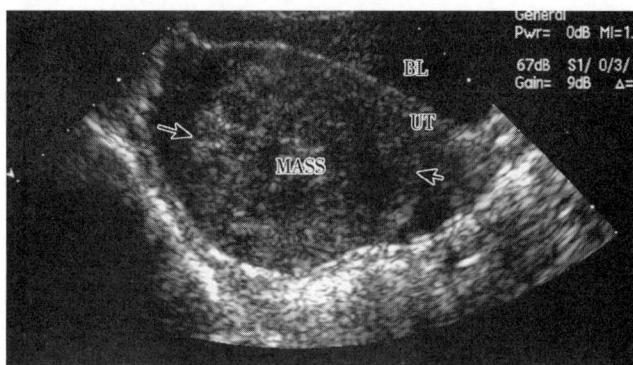

UT：子宫；BL：膀胱；MASS：肿瘤

图 12-16　子宫内膜癌声像图

3.宫腔积液　因癌组织堵塞宫颈管，分泌物引流不畅或继发感染，宫腔内出现积液、分离。当内部混有坏死组织、小血块时，宫腔无回声区内可见点状、团状低回声。

彩色多普勒肿瘤内部或周边可见网状或彩球状血流信号，RI<0.4。侵犯肌层时，局部肌层可探及丰富血流信号。

【鉴别诊断】

1.局限性子宫内膜癌与子宫内膜息肉鉴别 前者病灶回声与周围组织界限不清，可探及低阻力异常血流信号。后者宫腔内异常团块基底层完整，与周围组织边界清晰，血流信号稀少。

2.弥漫性子宫内膜癌与子宫内膜增生鉴别 前者病灶回声杂乱，与周围组织分界不清，血流丰富。后者增生内膜表现为均匀性增厚，偶可探及点状血流信号。

【临床价值】

超声检查目前还很难诊断早期子宫内膜癌，需结合病史及诊刮病理检查。而对于中晚期子宫内膜癌，根据内膜声像及血流动力学信息，可做出较准确诊断。

经阴道超声判断内膜癌浸润程度的准确率已达93%，术前癌组织浸润程度的评价对临床选择手术方式和治疗方式有重要意义，而病理活检只能对子宫内膜癌明确诊断，不能提示癌组织累及的范围和深度。

知识链接 　　　　　子宫内膜癌的临床分期

子宫内膜癌的临床分期（根据肿瘤侵犯解剖学范围的不同）如下。

1.0期　腺瘤样增生或原位癌。

2.Ⅰ期　癌瘤局限于子宫体。

3.Ⅱ期　癌瘤已侵犯宫颈。

4.Ⅲ期　癌瘤扩散至子宫以外，但未超出真骨盆。

5.Ⅳ期　癌瘤超出真骨盆或明显侵犯膀胱或直肠黏膜。

四、子宫发育异常

【病因病理】

胚胎发育过程中，女性生殖器官受到干扰会导致发育异常，包括先天性无子宫、始基子宫、子宫发育不良、单角子宫、双子宫、双角子宫、纵隔子宫等。

【临床表现】

有些子宫发育异常患者，可无任何症状，以至终身未被发现，或在体检时偶然发现。

有症状者，也因发育障碍的程度不同而表现为不同的临床症状，较多的表现为对孕产的影响。先天性无子宫或始基子宫患者无月经，双子宫或双角子宫患者可能出现月经过多。

【超声表现】

1.**先天性无子宫** 扫查不到子宫图像。常合并先天性无阴道。

2.**始基子宫** 子宫极小，在充盈的膀胱后方见条索状肌性结构回声，无子宫内膜回声。

3.**子宫发育不良** 又称幼稚子宫，子宫各径线均小于正常值，可见较薄内膜回声（图12-17）。

4.**单角子宫** 可见1个子宫角与子宫颈和阴道相通，子宫偏于一侧呈"牛角形"，同侧可见正常卵巢。

5.**双子宫** 可探及2个子宫体，2个子宫颈，2个阴道或1个内有纵隔的阴道。两侧宫腔均有内膜回声，横切扫查宫底有时可有凹陷。两子宫大小相近或一个稍大。

6.**双角子宫** 横切两个宫体呈"蝶状"，各自有独立的子宫内膜，内膜至子宫颈或子宫体中下段合为一处，并与一个宫颈相连（图12-18）。

7.**纵隔子宫** 子宫横径略宽，可见左、右两部分内膜回声。若两部分内膜均延续至宫颈，则为完全纵隔子宫；两部分内膜若在宫腔中部或下部汇合，则为不全纵隔子宫。

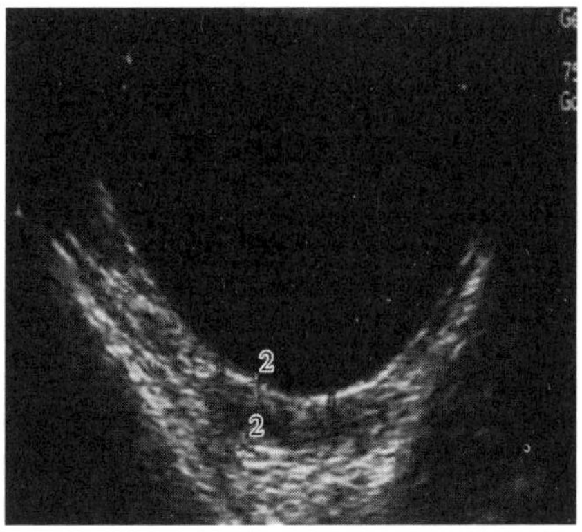

图12-17 幼稚子宫声像图

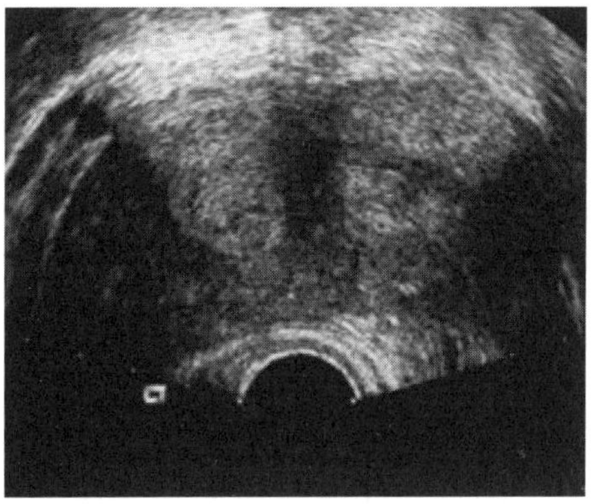

图12-18 双角子宫声像图

【鉴别诊断】

根据声像图表现结合妇科检查及宫腔声学造影等，不难做出诊断。

【临床价值】

超声检查对子宫发育畸形诊断的准确性很高，能为临床诊断和决定治疗方式提供重要信息。近些年发展起来的三维超声，能够更直观、更完整地显示子宫及内膜的形状，更有助于子宫发育异常的诊断。

第四节　卵巢疾病超声诊断

一、卵巢瘤样病变

卵巢瘤样病变又称为囊性非赘生性囊肿，是一种特殊的囊性结构而非真性的卵巢囊肿，多能自行消退，包括卵泡囊肿、黄体囊肿、黄素囊肿、卵巢子宫内膜异位囊肿、多囊卵巢综合征等。

（一）卵泡囊肿

【病因病理】

卵泡囊肿是由于卵泡发育不成熟，或成熟后不排卵，致使卵泡内液体潴留而形成。

【临床表现】

患者无症状体征，或有月经失调病史。

【超声表现】

单侧附件区无回声占位，囊壁菲薄，内壁光滑，囊内透声好（图12-19），直径多不超过4cm，偶有更大者，月经后随访囊肿缩小或消失。

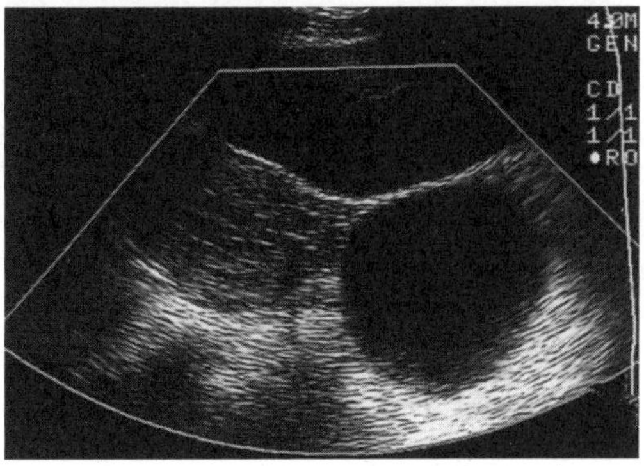

图12-19　子宫左侧囊肿声像图

【鉴别诊断】

较小者诊断无困难，5cm以上较大者需要随访。

【临床价值】

超声便于随访观察囊肿变化，能避免不必要的手术治疗。

（二）黄体囊肿

【病因病理】

黄体囊肿是由于黄体持续存在所引起的。多出现在月经中后期或妊娠早期。

【临床表现】

卵巢黄体囊肿内出血或破裂时，患者可见急性腹痛。

【超声表现】

（1）与滤泡囊肿相似，直径一般不超过5cm。

（2）急性囊内出血时，囊肿内透声较差，可见絮状回声或高回声。

（3）囊肿破裂出血时，子宫直肠窝可见游离液暗区。

（4）彩色多普勒囊内无血流信号，囊壁可见环状血流信号。

【鉴别诊断】

黄体囊肿破裂时，需与宫外孕破裂相鉴别，二者均可于附件区见到边界不清、形态不规则的肿块，均可见腹痛、腹盆腔游离液暗区。但宫外孕可有停经、阴道出血、HCG阳性，而黄体破裂HCG阴性。

【临床价值】

超声在囊肿破裂时，可以估算出血量多少，动态观察，结合临床表现及实验室检查，鉴别是囊肿破裂出血还是宫外孕破裂出血，帮助临床医生选择治疗方案。

（三）黄素囊肿

【病因病理】

黄素囊肿常与滋养细胞肿瘤伴发，也可见于正常妊娠。由HCG水平过高，刺激卵巢内卵泡使之过度黄素化所致。囊肿常呈双侧多房性，大小不一。随滋养细胞肿瘤治疗后，囊肿可自行消退。

【临床表现】

患者多为生育期妊娠期女性，或患有葡萄胎、绒毛膜癌、多胎等，常无临床表现。

【超声表现】

（1）双侧卵巢内见圆形或类圆形囊样占位，壁薄，边界清晰，囊内见纤细、多房样分隔，囊内为无回声区（图12-20）。

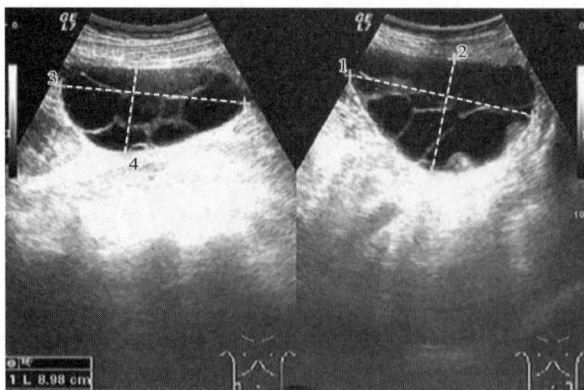

图12-20 黄素囊肿声像图

（2）彩色多普勒囊壁见低阻力血流信号。

【鉴别诊断】

黄素囊肿需与多房型囊腺瘤鉴别。黄素囊肿患者有妊娠病史，HCG水平异常。囊腺瘤与妊娠无关。

【临床价值】

超声可观察囊肿壁厚度，内有无分隔，以此与囊腺瘤相鉴别。

（四）卵巢子宫内膜异位囊肿

【病因病理】

本病是由于具有生长功能的子宫内膜组织异位到卵巢而形成的囊肿。子宫内膜异位的位置80%发生在卵巢，约50%以上累及双侧卵巢。囊肿早期囊壁较薄，晚期因纤维化而增厚粗糙，囊内含"巧克力样"陈旧性黏稠血液，因此又称"巧克力囊肿"。

【临床表现】

好发于20~40岁育龄女性，有痛经等子宫内膜异位症的表现，如继发渐进性痛经、月经失调，月经量增多，经期延长等。囊液外漏会引起局部炎性反应，导致囊肿与周围组织粘连。

【超声表现】

（1）典型者声像图表现为附件区子宫后方圆形或不规则囊性结构，多为单房，大小不等，壁厚或厚薄不均，内壁欠光滑，囊内见密集光点分布。

（2）少数为多房性，囊腔大小不等，形态不规则，合并感染时囊内可见网状分隔。

（3）部分囊液稠厚者，囊内可见液-液平面，通常无回声液平面在上，有回声部分在下，有回声部分可随体位改变而移动。

（4）彩色多普勒囊内无血流信号。部分囊壁或囊内分隔上可见少许血流信号，记录到中等阻力低速血流频谱。

【鉴别诊断】

卵巢子宫内膜异位囊肿需与成熟畸胎瘤相鉴别。以脂质成分为主的囊性畸胎瘤，声像图也可见囊内密集高回声光点，但其外壁光滑，与周围组织无粘连，患者多无临床症状。但子宫内膜异位症囊肿囊壁多厚薄不均，与周围组织粘连，囊肿内回声可有月经周期变化。

【临床价值】

较小的卵巢子宫内膜异位囊肿，超声容易漏诊。该病的声像图还容易与黄体囊肿、"星花样"特征的成熟畸胎瘤等相混淆，尤其是当患者临床症状不明显时，更是容易误诊。该病囊肿的声像图可能有随月经周期变化的特点，可作为一项鉴别特征。

（五）多囊卵巢综合征

【病因病理】

多囊卵巢综合征是一种生殖功能障碍与糖代谢异常并存的内分泌紊乱综合征。多见于青年女性，双侧卵巢增大，为正常的2~5倍，呈灰白色，切面可见白膜增厚、纤维化，其下可见10个以上多发小囊泡。镜下可见闭锁卵泡、无成熟卵泡生成及排卵迹象。

【临床表现】

临床表现多样。常见的有月经稀发或闭经、不孕、多毛、肥胖和痤疮等。

【超声表现】

（1）双侧卵巢均匀性增大，轮廓清晰，髓质回声明显增强。

（2）卵巢切面皮质内可见10个以上的、大小不一的无回声区，多数内径小于0.5cm（图12-21）。

（3）有时可见子宫直肠窝内少量液性暗区。

【鉴别诊断】

该病的声像图特征较典型，容易诊断。注意与药物促排卵时卵巢的多囊样改变相区别，后者卵巢内会出现较大的优势或成熟卵泡。

【临床价值】

超声可以从声像图上提示卵巢出现多囊样改变，结合患者临床症状和实验室检查做出诊断。

医药大学堂 www.yiyaodxt.com

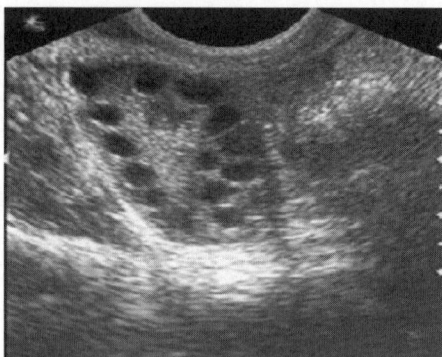

图12-21　多囊卵巢声像图

二、良性卵巢肿瘤

（一）卵巢囊腺瘤

【病因病理】

卵巢囊腺瘤是最常见的良性卵巢肿瘤，属于上皮-间质肿瘤，包括浆液性囊腺瘤和黏液性囊腺瘤。

多见于中老年妇女。肿瘤多为单侧，大小不等，表面光滑，单房或多房。浆液性囊腺瘤单房多见，囊薄光滑，囊内充满淡黄色清亮液体，多房者囊内可见乳头。黏液性囊腺瘤多为多房，体积较大，囊肿切面上可见囊中囊似蜂窝样，有时外壁可见囊性突起。囊内见胶冻样黏液，囊内较少见乳头。

【临床表现】

肿瘤较小时无临床症状，较大时可产生压迫症状或蒂扭转等。

【超声表现】

（1）肿瘤边界清晰，壁薄光滑，厚度均匀，内壁光滑。多房者内可见光滑、均匀的纤细分隔光带。

（2）部分肿瘤内壁见乳头样凸起（图12-22），呈结节状或不规则状，乳头较小时仅表现为囊壁局部增厚。

C：囊肿；箭头：囊内乳头状突起

图12-22　卵巢浆液性乳头状囊腺瘤声像图

（3）黏液性囊腺瘤体积一般较浆液性囊腺瘤大，可达15~30cm或充满腹、盆腔。黏液性囊腺瘤囊内透声较差。

（4）彩色多普勒多房及乳头样肿瘤有时可见点状血流信号。

【鉴别诊断】

1.与成熟畸胎瘤鉴别　超声鉴别诊断要点见表12-1。

表 12-1　卵巢囊腺瘤、成熟畸胎瘤超声鉴别诊断

	浆液性囊腺瘤	黏液性囊腺瘤	成熟畸胎瘤
大小	中等或偏大	大	中等
内部回声	无回声	无回声，内有细弱光点	脂液分层征，细小光点
单、多房性	单房性或多房性	多房性	单房性
囊壁回声	薄	厚	厚
单、双侧	双侧	单侧	单侧

2.卵巢多房性囊腺瘤与输卵管卵巢积水鉴别　前者形态较规则，内可见分隔光带或乳头样突起；后者形状不规则，囊腔呈长圆形或管道状，与周围组织粘连。

【临床价值】

超声无法仅从图像上区分浆液性囊腺瘤和黏液性囊腺瘤，但从肿物的囊实性、形态回声特点、血流信号是否丰富等，可做出肿物良恶性的大致判断。

（二）成熟畸胎瘤

【病因病理】

又称皮样囊肿，为来源于原始生殖细胞的生殖细胞肿瘤。肿瘤可发生于任何年龄，但80%~90%为生育年龄女性。肿瘤常为单房，肿瘤内容物由两个或三个胚层的多种成熟组织所形成，主要含外胚层，包括皮肤、皮脂腺、毛发、牙齿、神经组织等；也可见到中胚层组织如脂肪、软骨等，很少见到内胚层组织。有1%~2%会发生癌变。

【临床表现】

一般无症状，多在体检时发现。如果肿瘤较大，会压迫邻近器官。由于该肿瘤多位于子宫底部，常带蒂，密度大，且有一定重量，所以很容易出现蒂扭转，使患者出现急腹症的临床表现。

【超声表现】

成熟畸胎瘤由于组织成分的多样性，声像图表现也复杂多样。较常见的征象如下。

（1）脂液分层征　肿瘤内见一高回声水平分界线，线上为含脂质成分的密集点状高回声，因比重小而浮于上层；线下为液性无回声区。

（2）"面团征"　肿瘤无回声区内包含光团，光团为圆形或椭圆形，边缘清晰，附于囊壁一侧，为发-脂裹成的团块（图12-23）。

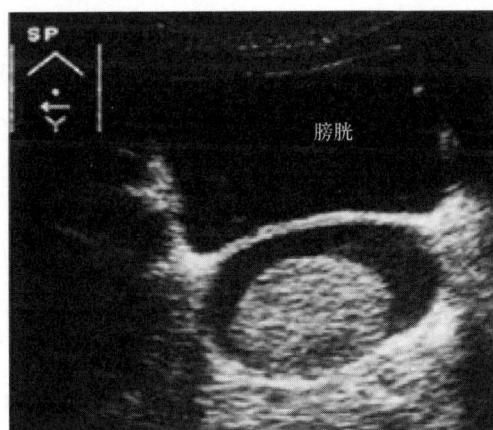

图 12-23　成熟畸胎瘤"面团征"声像图

（3）壁立结节征　囊肿内壁上可见隆起的强回声结节，可为单个或多个，其后可伴声影，结节组织结构为牙齿或骨组织。

（4）"星花状"　黏稠的油脂物呈密集细小高回声光点，浮于无回声区中。推动或加压时弥漫性分布的光点可随之移动。

（5）杂乱结构征　肿块内包含多种回声成分，如牙齿、骨骼、钙化、油脂等，表现为无回声区内见斑点状、团状强回声，并伴有多条短线状高回声浮于其中，但仍可见包膜回声。

（6）"瀑布征"或"垂柳征"　肿块中的毛发和油脂物呈松散结合，未构成团块时，声像图上表现为前方见强回声，后方回声衰减，并且反射活跃，似"瀑布状"。

（7）成熟畸胎瘤的多普勒超声，多数无血流信号。

【鉴别诊断】

（1）具有典型特征的成熟畸胎瘤不难诊断。以皮脂腺成分为主的肿瘤在声像图上需要和下列病变相鉴别。

1）完全液化的脓肿　脓肿壁常较厚，且厚薄不均，其内可见条状或不规则形中等回声。

2）子宫内膜异位囊肿　内部回声随月经周期可有变化，畸胎瘤无明显变化。

（2）完全由脂质构成的畸胎瘤需与肠管相鉴别，中心呈强回声的肠管动态观察后可见移动现象，另外探头旋转90°后，可看到肠管的长轴切面。

（3）以毛发为主的畸胎瘤形成的弧形强回声需与肠管气体相鉴别，肠管气体形态会发生变化是重要的鉴别点。

【临床价值】

多数畸胎瘤具有特征性声像图表现，超声诊断准确率达90%以上。

（三）卵巢纤维瘤

【病因病理】

卵巢纤维瘤是卵巢良性实质性肿瘤中较常见的一种，占卵巢肿瘤的2%~5%。好发于绝经期前后的女性，多数为单侧。1937年美国外科医生梅格斯首次报道，约占15%的纤维瘤伴发腹水、胸水，肿瘤伴发胸水、腹水，称为梅格斯综合征。切除肿瘤后，胸水、腹水即可自行消失。

【临床表现】

纤维瘤生长较慢，早期较小时无临床症状，较大时可出现下腹部不适或腹胀感，挤压膀胱可出现尿频尿急。少数患者具有梅格斯综合征可有胸水、腹水。

【超声表现】

肿瘤为圆形或椭圆形实性肿块，轮廓清晰边界规整，有完整的包膜，内部呈实性均匀低回声或中、高回声，有的后方有衰减（图12-24）。大多数无血流信号显示。

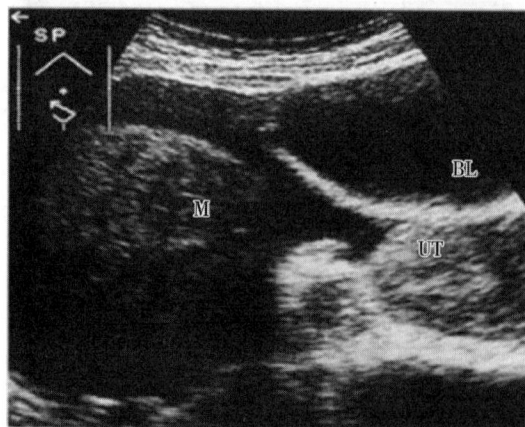

UT：子宫；BL：膀胱；M：肿瘤

图12-24　卵巢纤维瘤声像图

【鉴别诊断】

1.与浆膜下子宫肌瘤鉴别　联合经腹及经阴道超声检查，辨别肿瘤和子宫及卵巢的关系，肿瘤来源于子宫，则排除卵巢纤维瘤可能。

2. 与恶性卵巢肿瘤鉴别 合并胸腹水时，需与恶性卵巢肿瘤相鉴别，后者形态多样，内部回声杂乱，生长迅速，血流丰富。

【临床价值】

超声可观察肿物的形态、边界、血流信号等，提示良性肿物的诊断。

三、恶性卵巢肿瘤

（一）卵巢囊腺癌

【病因病理】

包括浆液性囊腺癌和黏液性囊腺癌。前者在卵巢恶性肿瘤中最常见，占40%，双侧较多，实质性与囊性混合存在。多为多房，囊腔内充满乳头，囊液混浊。后者占卵巢恶性肿瘤的10%，单侧多见，体积较大，形态不规则，实质性与囊性混合存在，囊液混浊或血性。

【临床表现】

早期患者无明显临床症状。

【超声表现】

（1）二者在声像图上难以区分，均表现为囊实性肿块，形态不规则，囊壁厚薄不均，分隔粗细不一，伴有出血时见不均匀低回声。晚期可出现腹水。

（2）彩色多普勒显示囊壁、分隔、实性区有丰富血流信号。

【鉴别诊断】

与其他卵巢原发肿瘤鉴别困难。

【临床价值】

声像图上难以准确区分黏液性囊腺癌和浆液性囊腺癌，需要通过病理确诊，当肿块血流信号较丰富时，要警惕囊腺癌的可能。

（二）卵巢转移癌

【病因病理】

身体任何部位的恶性肿瘤均可转移至卵巢，常见的原发部位为胃、肠，约占70%，乳腺约占20%，其他生殖道及泌尿道约占10%。常见的卵巢转移癌为Krukenberg瘤，为含明显印戒细胞成分的黏液性腺癌，大多来自胃肠道。卵巢转移癌，一般保持卵巢原形，呈肾形或长圆形，表面光滑或结节状，切面为实质性，半透明胶质样。

【临床表现】

患者常有腹痛、腹胀等胃肠道症状或体重下降等现象。但多数人原发灶症状不明显，而是以发现卵巢转移瘤来就诊。

【超声表现】

（1）双侧卵巢均可见实性包块（图12-25），表面光滑，与周围组织无粘连。表面常见结节状突起，内部以实性为主，内有出血坏死时，可见不规则液性暗区。

（2）彩色多普勒实性部分可见树枝状丰富血流信号。

【鉴别诊断】

卵巢转移癌需与卵巢原发恶性肿瘤相鉴别，卵巢原发恶性肿瘤多为单侧发生，肿瘤内血流信号呈无规律分布。

【临床价值】

超声发现卵巢实性肿瘤时，需注意患者有无消化系统症状，同时扫查其他脏器，若双侧卵巢受累，可首先考虑卵巢转移癌。

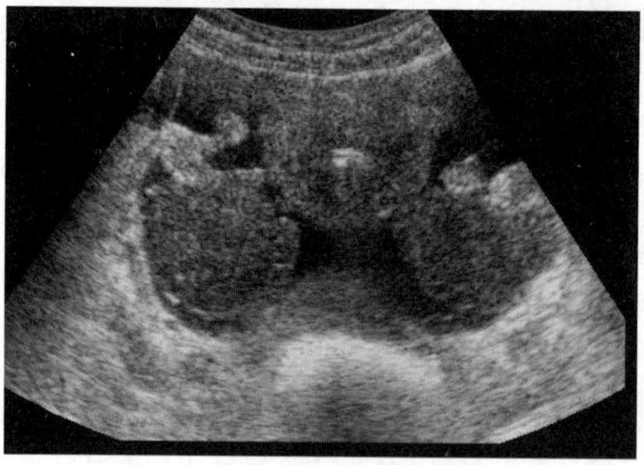

图 12-25　胃癌卵巢转移癌声像图

（三）内胚窦瘤

【病因病理】

为卵巢生殖细胞恶性肿瘤，具有胚体外卵黄囊分化特点，又称为卵黄囊瘤，血清甲胎蛋白（AFP）升高。好发于 18~20 岁年轻女性，恶性程度高,60% 为单侧。肿瘤一般较大，生长迅速，切面上大部分为实性，质地较软，常伴有出血、坏死和囊性变。早期即可发生转移，预后差。

【临床表现】

患者出现腹胀、腹痛，发热，甚至可触及腹部包块。

【超声表现】

（1）表现为实性为主的巨大的混合性肿块，形态不规则，边界清晰，内部回声不均，常见多个大小不等的囊性区。

（2）彩色多普勒显示血管分布紊乱，血流信号丰富，阻力指数低。

【鉴别诊断】

内胚窦瘤需与颗粒细胞瘤相鉴别，较困难。

【临床价值】

典型的内胚窦瘤具有实性肿块、内见多发小囊腔结构的声像图特征，再结合患者年龄及 AFP 升高的辅助检查，可对典型内胚窦瘤做出诊断。

（四）颗粒细胞瘤

【病因病理】

颗粒细胞瘤为卵巢性索-间质肿瘤的主要类型，又称为功能性卵巢肿瘤，分泌雌激素。好发于育龄期，青春期和绝经后也有发生。单侧多见，多为实性，质地较软。

【临床表现】

由于肿瘤可分泌雌激素，常有高雌激素水平的临床表现，如性早熟、月经不调、绝经后阴道流血等。

【超声表现】

（1）附件区见实性肿块，体积不大，边界清晰，内回声不均匀，有时可见多发小囊性区。常合并子宫增大，内膜厚。

（2）彩色多普勒显示血管扩张，肌层血流信号增多。

【鉴别诊断】

颗粒细胞瘤需与其他卵巢实性肿瘤相鉴别，较困难。

【临床价值】

根据肿物回声特点及血液供应状态，可提示恶性肿瘤的诊断。

四、卵巢良、恶性肿瘤鉴别诊断

1.鉴别要点 根据肿瘤不同的生长特性，良、恶性肿瘤在形态、边界、内部回声、生长速度、是否伴腹水等方面均有一定差异，超声声像图也有相应改变，超声鉴别诊断要点见表12-2。

表12-2 卵巢良、恶性肿瘤的超声鉴别诊断

	良性肿瘤	恶性肿瘤
物理性质	大多为囊性	一般为混合性或实质性
肿瘤壁	规则、光滑、整齐、壁薄、清晰	不规则、不光滑、壁厚薄不均、不清晰、高低不平
内部回声	多为无回声，内部光点均匀一致，中隔薄而均匀、内壁光滑或有规则乳头	多为中等或中低回声，内部光点不均匀、不一致，中隔厚薄不均、内壁不平、有不规则乳头
腹水	一般无（除纤维瘤）	常有
生长速度	缓慢（肿块大小稳定）	迅速（肿块增大迅速）
彩色血流分布	无、稀少或星点状	短条状、繁星状或网状
多普勒参数	搏动指数 > 1.0，阻力指数 > 0.55	搏动指数 < 1.0，阻力指数 < 0.55

2.诊断注意事项

（1）根据超声显示的肿块图像，可初步判定为囊性、混合性或实质性，但进一步的诊断尚需慎重。应仔细观察肿瘤边界、内部回声、对侧卵巢及子宫情况、有无腹水。

（2）位于子宫后方的肿块探查不清时，需配合阴超扫查。除少数卵巢肿瘤有特殊声像图外，绝大部分仍需要结合临床综合考虑。如患者年龄，症状（腹胀、腹痛、月经失调、消瘦、贫血等），病程长短，妇科检查情况（肿块质地、表面光滑程度、活动度等），实验室检查结果（激素水平、其他辅助检查）。必要时，过段时间后超声复查。

（3）对不能做出组织学诊断的卵巢肿瘤不要勉强诊断，因为超声不能代替病理。若临床上迫切需要了解肿块性质，可在超声引导下行细针穿刺，做细胞学检查，但这必须在做好手术准备的情况下进行。如细胞学检查结果为恶性肿瘤，应尽早手术。一般对有手术指征的卵巢肿瘤不主张穿刺。

第五节 其他盆腔常见疾病超声诊断

一、盆腔炎性肿块

【病因病理】

女性盆腔炎性肿块是妇科的常见病，形成炎性肿块的主要原因是盆腔炎。盆腔炎指女性内生殖器及周围的结缔组织炎。炎症可局限在一个部位，也可几个部位同时发生，可分为急性盆腔炎和慢性盆腔炎。急性盆腔炎和一般炎症的病理过程一样，经过炎性浸润、水肿、肿胀、渗出、粘连，最终形成包裹性积液、坏死积脓或脓性包块。如不及时治疗，则进入慢性炎症过程或形成慢性炎性肿块。

输卵管受累时，常发生输卵管炎、输卵管积水、输卵管积脓等。卵巢受累时，常发生卵巢周围炎、输卵管卵巢脓肿等。脓液沉积到盆腔底部，形成盆腔脓肿。

【临床表现】

急性盆腔炎形成脓肿时，患者高热、寒战、腹痛、阴道脓性分泌物多。慢性盆腔炎患者无急性时的症状，但可有低热、下腹坠胀、酸痛等症状，可伴不孕。

【超声表现】

1.急性输卵管炎、输卵管积脓、卵巢炎性积脓 在盆腔一侧或双侧可见不规则条索状低回

PPT

声区，边界模糊，这是输卵管肿大增粗的表现。输卵管积脓时，呈现条索状或节段形低回声区或液性回声区。输卵管合并卵巢积脓时，可见不规则囊实混合性杂乱低回声包块，边界不清。

2.慢性盆腔炎 常表现为输卵管积水，多为双侧，呈条索状、腊肠样或曲颈瓶样，如输卵管合并卵巢慢性炎症，盆腔内可见多房性无回声暗区与周围组织粘连，边界不清，可形成包裹性积液，内部呈杂乱混合性回声（图12-26）。

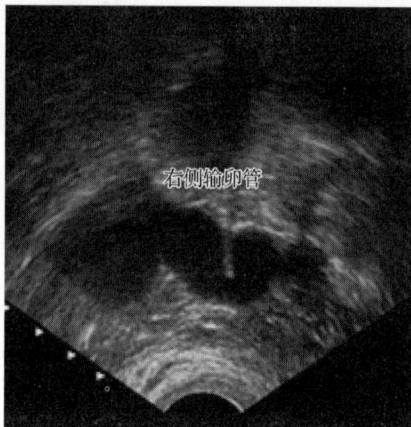

图12-26　输卵管积水声像图

【鉴别诊断】

由于盆腔炎累及部位不同、严重程度不同、急慢性阶段不同，其声像图差异较大。除了观察图像特点之外，结合临床病史也至关重要。

1.与异位妊娠破裂鉴别 异位妊娠破裂以停经、不规则阴道流血、急腹痛为主要症状，一般无发热，尿妊娠试验可阳性，后穹隆穿刺为暗红色不凝血。

2.与卵巢肿瘤鉴别 恶性肿瘤早期一般无症状，晚期才有低热、腹痛、腹水。短期内随访肿块增大迅速，腹水增长较快。而炎性包块抗感染治疗后肿块缩小明显，腹水消退也较快。

【临床价值】

超声检查对盆腔炎的诊断有较大帮助。能估计炎症范围、有无脓肿形成，尤其是超声引导下穿刺，对鉴别诊断及指导用药具有重要意义。超声检查也能直观地随访观察治疗效果。

二、人工流产和药物流产后组织残留

【病因病理】

早期妊娠行人工流产或药物流产，中期妊娠行引产术后，妊娠组织排出不全，导致宫腔内可见妊娠组织残留。

【临床表现】

患者药物或人工终止妊娠后，阴道流血不止，有早孕反应，HCG持续阳性。

【超声表现】

（1）子宫大小正常，或增大。

（2）内膜欠清晰，部分宫腔线模糊或不连续；宫腔内见不均质高回声或低回声区，以宫腔近宫角处多见，形态不规则，边界欠清，内回声不均。宫腔内有积血时，可见局部无回声区。

（3）彩色多普勒显示病灶区丰富的血流信号（图12-27），探及低阻动脉血流频谱。

【鉴别诊断】

本病需与恶性滋养细胞疾病相鉴别，后者表现为子宫肌层回声普遍不均，呈蜂窝状；肌层血流信号异常丰富；可记录到极低阻力的动脉性频谱，若能找到动静脉瘘性频谱，则较有特异性；HCG水平异常升高为诊断恶性滋养细胞疾病的重要条件。

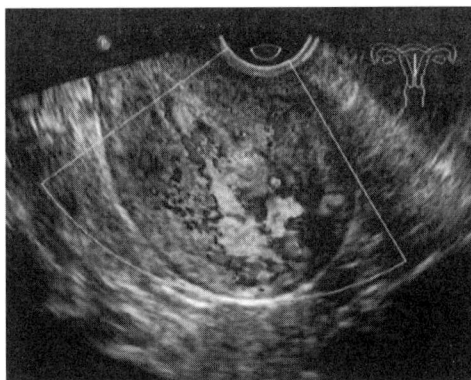

图12-27 流产后宫腔内残留多普勒血流显像

【临床价值】

超声检查结合病史及HCG水平，容易做出诊断，为临床判断有无不全流产及是否需要清宫提供重要参考信息。

📖 **知识拓展**   **三维超声检查在妇科上的应用**

在临床上，用超声三维容积探头获得立体图像，从三个互相垂直的切面实时显示正常与病变结构的立体形态及动态变化，显示二维超声无法获得的剖切面深部的结构，对于病变的定性与定量诊断具有重要价值。具体到妇科领域，三维超声能够清楚描述子宫及内膜形状，有助于子宫发育异常的诊断；显示子宫肌瘤的位置、肌瘤与宫腔的关系；明确子宫内膜癌侵犯子宫肌层及宫颈范围，为子宫内膜癌的分期提供证据；显示节育器的形状，明确节育器的位置，另外还可以更为准确地测量估算卵巢和肿瘤的体积。

💡 **本章小结**

超声是妇科的首选影像学检查方法，可以清晰、便捷、直观地显示出子宫附件及病变的位置、大小、数目、形态、回声特点及其与周边组织的关系。子宫附件的特殊解剖位置，决定了其检查途径的多样性。各种检查途径各有其优势和局限性，临床工作中可以根据患者及疾病的实际情况采用多种检查途径互补配合，以求得到最有价值的检查信息。超声新技术，如三维超声检查、超声声学造影、介入超声等也已广泛应用，提高了超声诊断的特异性和敏感性。

习 题

一、单项选择题

1.关于卵巢非赘生性囊肿的临床表现和声像图特征，不正确的描述是（　　）。

A.黄体囊肿是黄体形成过程中黄体血肿液化形成的

B.黄素囊肿与滋养细胞瘤伴发

C.卵巢非赘生性囊肿是卵巢囊性肿瘤，多不能自行消退

D.黄素囊肿多呈双侧性

E.绝经后妇女较少见

2.患者，女性，42岁，孕3产1，经量增多并经期延长3年余，同时伴有进行性痛经。妇科检查发现子宫均匀性增大，质硬并有压痛。于子宫后壁还可见一大小约56mm×52mm，边界模糊、等回声不均匀实质性占位，内部血流信号较丰富，周边无环状或半环状血流信号。最可能的诊断是（　　）。

习题

医药大学堂
WWW.YIYAO9XT.COM

A.子宫壁间肌瘤　　　　　　　B.子宫浆膜下肌瘤

C.子宫肉瘤　　　　　　　　　D.子宫腺肌病

E.子宫体癌

3.患者，女性，30岁，因发热、下腹痛4天急诊入院，经检查诊断为急性盆腔炎。下列不是本病后遗症的是（　　）。

A.输卵管积水　　　　　　　　B.卵巢巧克力囊肿

C.盆腔混合性包块　　　　　　D.慢性盆腔结缔组织炎

E.慢性输卵管炎、卵巢炎

4.子宫内膜增厚一般不会发生在（　　）。

A.早孕　　　　　　　　　　　B.息肉

C.带蒂肌瘤　　　　　　　　　D.月经周期的分泌期

E.子宫内膜癌

5.关于卵巢成熟畸胎瘤，不正确的描述是（　　）。

A.可发生于任何年龄　　　　　B.肿瘤成分以内胚层为主

C.肿瘤内容物含多种成熟组织　D.多发生于单侧

E.以20~40岁多见

二、简答题

1.正常子宫的超声图像有哪些特点？

2.卵巢良、恶性肿瘤的鉴别要点有哪些？

（董　莹）

第十三章　产科超声诊断

微课

彩图

PPT

✏️📖 **知识目标**

1.**掌握**　早期妊娠及中、晚孕期妊娠的超声检查方法。

2.**熟悉**　异位妊娠的声像图特点和鉴别诊断。

3.**了解**　前置胎盘及胎盘早剥的超声表现和鉴别诊断。

✏️📖 **技能目标**

1.**学会**　早、中、晚孕期胎儿常规标准切面的扫查方法。

2.**具备**　观察与分析正常及异常超声声像图的能力；将基础理论、基本知识和基本技能融会贯通的能力。

具有良好的职业道德、医患沟通能力和团队协作精神。

第一节　产科生理基础

一、妊娠的生理

（一）妊娠

胚胎/胎儿在母体子宫内生长、发育的过程，自卵子受精开始，至胎儿及其附属物自母体排出为止，全过程平均约38周（相当于月经龄40周）。临床上以月经龄计算，早期妊娠为孕13周末前，中期妊娠为孕第14周至第27周末，晚期妊娠为孕第28周后。

胚胎的三个胚层各自分化，外胚层形成皮肤、神经管，包括脑、神经、脊髓；中胚层形成骨骼、肌肉、结缔组织、肾脏等；内胚层形成消化道、呼吸道及泌尿道下段。

1.中枢神经系统　胚胎6~7周，神经管头端扭曲成原始脑，从上至下依次是端脑、间脑、中脑、后脑、末脑。胚胎7~8周至11周止，大脑半球分裂完成。

2.心脏　胚胎3~4周，原始心管开始搏动；胚胎7~8周，心脏雏形形成。

3.腹壁

（1）胚胎6周　早期胚胎由背侧向腹侧包卷完成。形成生理性中长袢。

（2）胚胎9周　中长袢退回腹腔内，肠管边发育，边完成了270°旋转。

4.肾脏　由前、中、后肾共同配合完成，前肾诱导中、后肾的发生与分化作用。肾脏从盆腔逐渐上移至腰部。孕3月，具有泌尿功能。

5.四肢

（1）胚胎4周末　胚胎外侧壁先后出现两对隆起，即上肢芽和下肢芽。

（2）胚胎5周末　上肢芽分出上臂、前臂、手；下肢芽分出大腿、小腿、足。

（3）胚胎8周末　上肢已完全形成。

（4）胚胎9周末　下肢已完全形成。

（二）胎儿血液循环

来自胎盘的有氧血通过脐静脉进入胎体，经门静脉、静脉导管及肝静脉后进入下腔静脉，与来自胎儿下半身回流的含氧量低的血流一起回流入右心房，下腔静脉回流的血流50%以上通过开口正对下腔静脉的卵圆孔进入左心房，经过左心室、升主动脉及主动脉弓，供应胎儿上半身；上腔静脉回流入右心房的血流及小部分下腔静脉回流血流通过三尖瓣进入右心室后流入肺

医药大学堂
www.YIYADSXT.COM

动脉，肺动脉血液大部分经动脉导管流入降主动脉供应胎儿下半身，仅约10%的血液经肺静脉回流入左心房。流入主动脉的血除了供应胎儿下半身以外，大部分通过脐动脉流向胎盘进行气血交换。

二、胎儿生物学统计指标

（一）判断孕龄

以妊娠龄作为孕龄，即从妊娠前14天算起，至胎儿由子宫娩出的时间，约40周，相当于胎龄加14天。对于月经周期28天的妇女来说，妊娠龄的第一天即末次月经的第一天。

1.妊娠囊　超声首先观察到的妊娠标志。为圆形或卵圆形结构，内部无回声。早期妊娠囊的重要特征是"双环征"。获取妊娠囊三条经线（纵径、横径、前后径），取平均值估算，正常妊娠囊的增长率约为1.2mm/d。

2.卵黄囊　妊娠囊内的小囊性结构，内部呈无回声，囊壁薄。一般在妊娠5~6周可显示，卵黄囊大小为3~8mm，最大尺寸在妊娠7周，平均5mm。卵黄囊是宫内妊娠的标志。

3.胚芽　径线在2mm时常能探测到原始心管搏动，6周左右早孕期测量头臀长（CRL）估计孕龄相对准确，一般在妊娠5周末即可测量，此法适用于孕7~12周。从胚胎的头部测量至臀部，不包括卵黄囊，即胎儿正中矢状切面，从头顶测量至骶尾部的直线长度。

（二）评估胎儿生长

1.双顶径（BPD）　丘脑平面测量，在孕31周前，BPD平均每周增长3mm，孕31~36周平均每周增长1.5mm，孕36周后平均每周增长1mm。在孕12~28周，测量值最接近孕周。

2.头围（HC）　同双顶径测量平面，孕晚期可代替双顶径计算方法。可沿颅骨外缘测得头围，也可利用公式计算：HC=（BPD+OFD）×1.62，式中OFD为枕额径。

3.腹围（AC）　标准切面：胎儿腹部最大横切面，此切面胎胃及胎肝内门静脉1/3段同时显示。妊娠35周左右，头围、腹围径线基本相等（在这之前头围略大于腹围），35周后腹围可超过头围。可沿腹壁皮肤外缘直接测量，或根据公式计算：AC=（前后径+横径）×1.57。

4.股骨长度（FL）　适用于中、晚孕妊娠的孕龄评估，纵切股骨，显示整条股骨干，包括两端，测量时不包括股骨大转子及骨骺，测量点应在两端中点上，孕30周前股骨增长速度为2.7mm/周，在31~36周增长速度为2mm/周，在36周后增长速度为1mm/周。

5.其他　如肱骨长、小脑横径、眶间距、下颌骨长度及足底长度。

第二节　早孕期超声检查方法

早孕期超声检查除了可以诊断是否妊娠、明确宫内或宫外妊娠、肯定存活胚胎或难免流产、发现多胎或双胎妊娠、判断多胎妊娠的绒毛膜性和羊膜性外，还可以根据胚胎头臀长判断孕周推算预产期。

【检查内容】

（1）首先要确定是否宫内妊娠，仔细观察妊娠囊内有无卵黄囊与胚芽。

（2）有胚芽者应进一步观察有无原始心管搏动。

（3）早孕期确定妊娠囊及相应胚芽的个数，对多胎妊娠确定绒毛膜性以及后续的产科处理意义非常重要。

【超声表现】

1.妊娠囊（GS）　超声首先观察到的妊娠标志，宫腔中上部，周边为一完整、厚度均匀的强回声环，厚度至少不低于2mm。早期妊娠囊的重要特征为"双环征"（图13-1）。

妊娠囊呈强回声环，其外缘与内膜相接触处回声偏低；测量键：子宫的大小

图13-1　早期妊娠囊声像图

2.卵黄囊（YS）　妊娠囊内超声能发现的第一个结构，球形、壁薄、中等回声、中央无回声，透声好（图13-2），经阴道超声检测时孕5~6周即可显示，最大不超过5~6mm。卵黄囊是宫内妊娠的标志，它的出现可以排除宫外妊娠时宫内的假妊娠囊。

3.胚芽　妊娠囊内中等回声小片状或长条状结构，径线在2mm时常能见到原始心管的搏动，6周左右时，胚芽头臀长（CRL）约与卵黄囊径线相等，以后胚芽头臀长超过卵黄囊。7周的胚芽已与卵黄囊分开，多能分出头尾，矢状切面上胎体由原来的平直变为向腹侧弯曲。8周时肢芽冒出（图13-3）。胚芽长≥5mm仍未见胎心搏动时，提示胚胎停止发育。

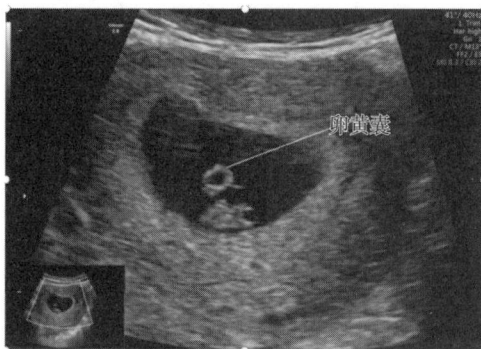

妊娠囊内可见卵黄囊及胚芽

图13-2　卵黄囊声像图

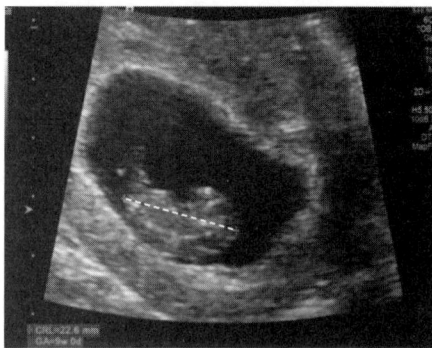

妊娠9周，初具人形

图13-3　早期胚胎声像图

4.颈部透明层（NT）

（1）NT胎儿颈部皮下的无回声带，位于颈后皮肤高回声带与深部软组织高回声带之间。胎儿NT增厚是产前筛查染色体异常（尤其是21-三体综合征）、先天性心脏畸形及一些遗传综合征的超声软指标。

（2）NT测量最适检查时间在11~13^{+6}周，CRL为45~84mm，取胎儿正中矢状切面，如图13-4a所示，尽可能将图像放大，使图像只显示胎儿头部及上胸，令测量光标的轻微移动只会改变测量结果0.1mm，并在胎儿自然姿势时测量NT，如图13-4b所示，测量时游标的内缘应置于颈部无回声带的外缘测量。NT正常值<2.5mm。NT≥2.5mm时为增厚，与染色体异常胎儿、早期心力衰竭、淋巴系统发育异常以及引起胎儿胸腔内压力升高的疾病等胎儿异常有关。

【鉴别诊断】

妊娠囊需与假孕囊相鉴别。妊娠囊一般为偏心圆，种植于宫腔的一侧壁的内膜中，且囊壁一般呈中高回声。卵黄囊一般认为是妊娠预后良好的标志，如过大，直径大于10mm则提示胎儿预后不良。CRL及NT检测时应注意必须将胎儿置于正中矢状切面，并呈自然弯曲状态，不过度仰伸或俯屈。测量NT时，胎儿项部皮肤与羊膜之间应有羊水间隙，以免混淆胎儿皮肤和羊膜而造成测量错误。

医药大学堂
WWW.YIYADDXT.COM

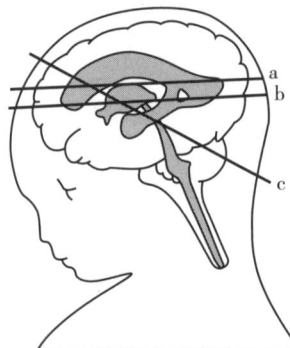

a.胎儿正中矢状切面　　　　　　　　　　　　　b.胎儿颈项透明层厚度

图13-4　胎儿NT声像图

知识链接　　　　　　　　　　　产前超声检查次数

根据中国医师协会超声医师分会《产前超声检查指南》，一般整个孕期最少需做5~6次产前超声检查。

第一次检查：孕50天左右，观察孕囊发育大小及位置，排除异常妊娠及异位妊娠。

第二次检查：孕11~13[+6]周，主要检查颈项透明层（NT）。

第三次检查：孕22~26周，是胎儿畸形筛查最佳时期，此时可观察胎儿大部分发育异常。

第四次检查：孕28~32周，部分畸形此时才显现出来，部分消化道闭锁异常可能被排查。

第五次检查：孕36~38周，评估胎儿的生理状况，检查羊水及胎盘情况，估计胎儿大小，为分娩做准备。

第三节　中、晚孕期超声检查方法

进行胎儿超声探测时，首先要将探头在腹部做大范围的横向平移和纵向平移探测，以明确子宫内胎儿的个数、位置、胎体与母体的位置关系及是否有胎心搏动。然后从头部至躯干部以及四肢依次观察其内部主要结构并测量主要生长径线。目前常用胎儿生长径线包括双顶径、头围、腹围、股骨长，一般与胎龄呈正相关。

一、胎儿头颅

胎儿头颅主要采用横切面观察。最常用的切面有丘脑水平横切面、侧脑室水平横切面、小脑横切面（图13-5）。

a：侧脑室切面，用于测量侧脑室后角；b：丘脑切面，用于测量双顶径、头围；

c：小脑切面，用于测量小脑、后颅窝池、颈项软组织厚度

图13-5　胎儿头颅切面

PPT

（一）丘脑平面（双顶径与头围测量平面）

【超声表现】

标准水平的横切面需要显示清楚透明隔腔、两侧丘脑对称及丘脑之间裂隙样的第三脑室（图13-6），同时颅骨光环呈椭圆形，左右对称。外周头颅光环显示为环状强回声，中央为断续的脑中线。中线两侧的丘脑呈低回声，中线近额部的透明隔呈"等号样"内部无回声，双侧侧脑室后角内部呈无回声，侧脑室外侧的大脑皮质的沟、回分别呈高回声带与低回声带。

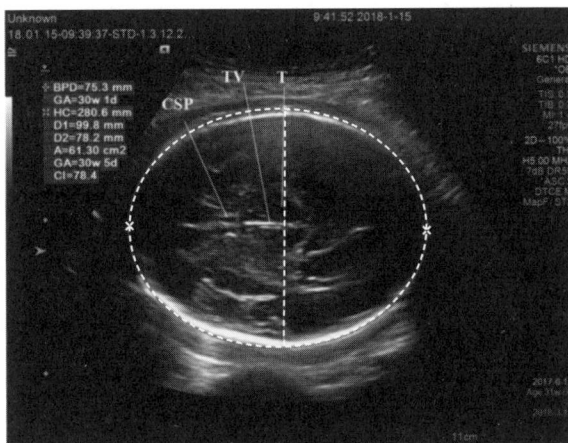

测量键所标BPD为双顶径；HC：头围；
TV：第三脑室；CSP：透明隔腔；T：丘脑

图13-6 丘脑切面声像图

【超声测量】

1.双顶径 从一侧顶骨的外缘到对侧顶骨的内缘、测量与中线垂直的最大径线，即双顶径。正常值随孕周变化（图13-6）。

2.头围 沿颅骨光环外缘测量其周径即头围，正常值随孕周变化。

3.透明隔腔（CSP） 临床第五脑室，位于脑中线前1/3处，为一长方形暗区。正常值小于10mm。

4.第三脑室 两侧丘脑之间的缝隙，正常值小于2mm。

【注意事项】

双顶径是沿用多年的胎儿生长指标，因受胎头变形的影响而可能误差较大。而头围则反映了整个胎头的轮廓大小，不受胎头变形影响，较双顶径更客观。因此在估计胎头大小或胎儿生长情况时，推荐应用头围作为常用测量指标。

（二）侧脑室水平横切面

【超声表现】

（1）颅骨光环呈椭圆形，侧脑室后角显示清楚，呈无回声区，内有强回声的脉络丛，但未完全充满后角。

（2）图像中央尚可显示两侧部分丘脑，脑中线可见。

（3）侧脑室额角内侧壁几乎与大脑镰相平行，枕角向两侧分开离脑中线较远（图13-7）。

【超声测量】

1.侧脑室后角宽度 从侧脑室一侧壁室管膜内缘到另一侧壁室管膜内缘，正常值为10mm以下。

2.侧脑室内径 整个妊娠期间，胎儿侧脑室枕角内径均应小于10mm。侧脑室内径大于10mm，小于15mm为轻度脑室扩张。侧脑室内径大于15mm应考虑有脑积水或明显脑室扩张。

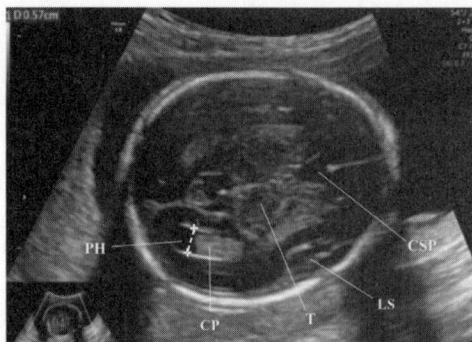

测量键：侧脑室后角的宽度；CSP：透明隔腔；
T：丘脑；PH：侧脑室后角；CP：脉络丛；L：大脑外侧裂

图13-7　侧脑室切面声像图

【注意事项】

产前发现双侧侧脑室宽度为10~15mm时，首先应仔细扫查胎儿头颅和全身结构，判断是否为单纯性临界性增宽，是否合并结构异常或超声软指标异常。

（三）小脑横切面

【超声表现】

外周头颅光环显示为环状强回声，中央为脑中线。后颅窝部位双侧小脑半球呈对称的近圆形低回声区，小脑半球中间回声略高的结构为小脑蚓部（图13-8），后颅窝池呈近弯刀形不规则无回声区。

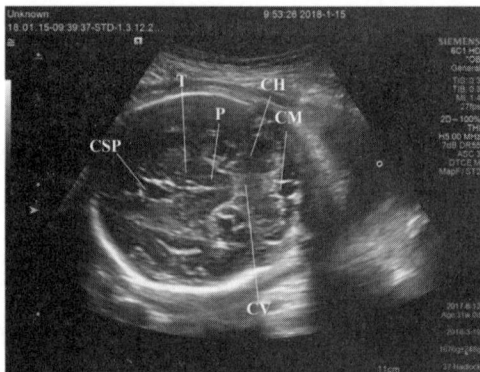

CSP：透明隔腔；T：丘脑；P：大脑脚；CH：小脑半球；
CV：小脑蚓部；CM：小脑延髓池

图13-8　小脑切面声像图

【超声测量】

1.小脑横径　测量从一侧小脑半球外缘到对侧小脑半球外缘。正常值随孕周变化。孕24周前，小脑横径约等于孕周（如20mm即孕20周）。

2.后颅窝池宽度　测量从小脑蚓部后缘到颅骨板内缘，正常值小于10mm。

3.颈项软组织厚度　测量从颅骨环外缘至颈项部皮肤外缘的距离，正常值小于6mm。

【注意事项】

标准切面应注意显示完整的头颅光环，不能显示一侧或双侧的面部其他结构。重复测量3次时应取测量值最大的一次。

二、胎儿心脏

【检查内容】

胎儿心脏超声是胎儿超声中最重要也是最复杂的一项工作。确定胎儿在宫内的位置，首先

医药大学堂
www.YIYAODXT.COM

应判定胎儿左右，口诀如下：右手轻拍胎后脑，拇指指向胎左侧。根据胎儿体位确定声速进路采用阶段分析法对胎儿进行系统观察。

1.横切胎儿腹部 判断胎儿肝脏和胃、下腔静脉和腹主动脉的位置关系。

2.心脏各腔室的确定

（1）首先确定胎儿心脏的位置，心脏位于胸腔左侧，心尖指向左前方。

（2）胸骨与脊柱相对，胸骨在前，脊柱在后。

（3）胸骨后方为右心室。

（4）脊柱前方偏左的圆形结构为降主动脉。

（5）降主动脉的前方即左心房，左心房内有卵圆孔瓣。

（6）与左心房相连的心室为左心室，两者之间有二尖瓣。

（7）左心房右侧为右心房。

（8）与右心房相连的心室为右心室，两者之间有三尖瓣。

【**常用切面**】

1.四腔心平面 最常用最基本切面，特征如下：心脏约占胸腔1/3；心尖指向胸前左前方；心脏轴与胸腔前后轴之间夹角为45°±20°；左、右心房及心室大小基本相等，28周后右心室略大于左心室；左、右心室壁及室间隔厚度基本相等；右心室心尖部有粗大的调节束，心内膜面粗糙，而左心室光滑；三尖瓣附着点较二尖瓣更靠近心尖；房室瓣与房室间隔在心脏中央形成"十"字交叉；可见房间隔卵圆孔瓣启闭活动，向左心房开放；左心房后壁可见肺静脉切迹（图13-9a）。

2.左心室流出道 从四腔心切面移动并旋转探头，探头一侧对准胎儿右肩，能显示左心室流出道。此平面可显示左心房、左心室、升主动脉、室间隔及右心室（图13-9b）。

3.右心室流出道 在左心室流出道的基础上，探头略做向上向前移动，即可显示右心室流出道。右心室流出道与左心室流出道相互交叉，它的走向对准胎儿左肩（图13-9c）。

4.三血管平面 在右心室流出道的平面上略向胎儿头端移动探头，从左向右分别显示肺动脉、主动脉及上腔静脉，故称三血管平面。三者的管径：肺动脉>主动脉>上腔静脉。该平面也显示了气管横切面，位于主动脉弓右侧、上腔静脉后方，故也称三血管气管平面（图13-9d）。

5.主动脉弓长轴切面 当胎儿面向探头时，纵切胎儿胸腔略偏左，声束对向胎儿左后方；当胎儿背向探头时，纵切胎儿左背部，声束对向胎儿右前方，即可获得主动脉长轴平面。在此平面上显示的结构有升主动脉、主动脉弓、降主动脉以及主动脉弓上的颈部血管分支。在这一切面上显示的主动脉弓声像图呈"手杖状"（图13-9e）。

6.肺动脉长轴平面 也称为右心长轴平面。如果探头位置在显示主动脉长轴切面状态时，只要将探头向胎儿左侧胸壁稍稍移动；如果探头显示心脏短轴切面时，就应继续旋转探头直至使肺动脉纵切面显示右心室、肺动脉瓣、肺动脉主干、动脉导管及降主动脉。动脉导管的弯曲度不及主动脉弓，呈"曲棍球杆状"，且动脉导管上无颈动脉分支（图13-9f）。

三、胎儿腹部

（一）上腹部腹围平面

【**超声表现**】

相对双顶径、头围及股骨长，腹围晚期妊娠评价胎儿生长发育、估计体重、观察有无胎儿生长受限的最佳指标。此平面系通过胎儿上腹部胃泡的横切面（图13-10），外周腹部皮肤显示为环状高回声式或等回声；内部为上腹部脏器，其中肝位于右侧呈片状中等回声，肝内部脉管呈条状无回声；胃泡位于左侧呈无回声；右侧肾上腺位于脊柱右侧呈长条状低回声伴中央线状高回声。

医药大学堂
www.yiyaodxt.com

a.四腔心平面

b.左心室流出道

c.右心室流出道

d.三血管切面

e.主动脉弓长轴切面

f.肺动脉长轴切面

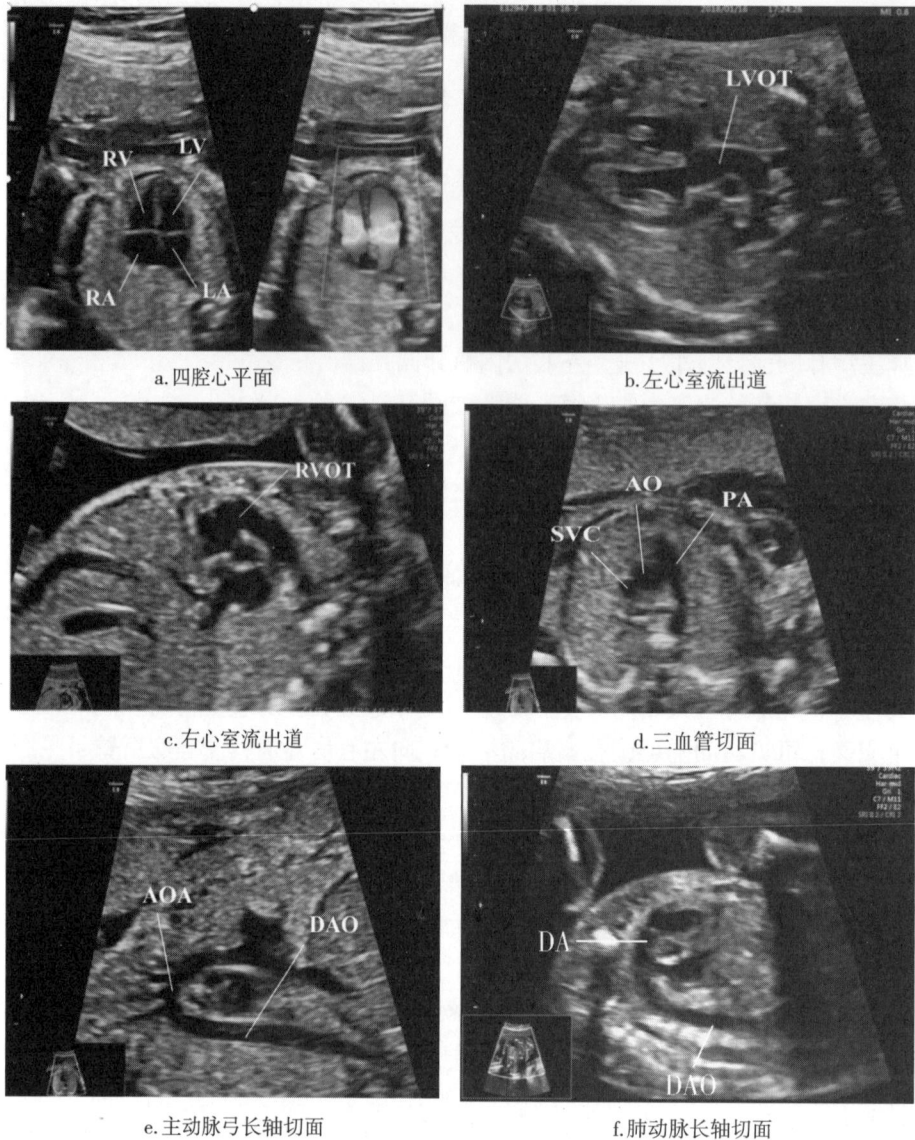

LA：左心房；LV：左心室；RA：右心房；RV：右心室；LVOT：左心室流出道；RVOT：右心室流出道；
PA：肺动脉；AO：主动脉；SVC：下腔静脉；AOA：主动脉弓；DAO：降主动脉；DA：动脉导管

图13-9　胎儿心脏声像图

测量键：腹围；AO：腹主动脉；IVC：下腔静脉；ST：胃泡；UV：脐静脉

图13-10　胎儿上腹部声像图

【超声测量】

（1）腹围测量取胎体的横切面，腹围呈圆形或椭圆形，左侧显示胃泡，前方中央见左支门静脉和右支门静脉的汇合，背部为脊柱横切面，脊柱两侧见低回声的肾上腺。

（2）测量腹围包括皮肤及皮下脂肪的厚度。腹围因反映了整个上腹部的轮廓大小，受胎头体位、姿势及胎儿呼吸样运动影响较小，较腹部横径，前后径更客观，所以是目前常用的胎儿生物学指标。

【注意事项】

标准切面应显示左支门静脉和右支门静脉的汇合，不应显示心脏或肾。若平面显示为左支门静脉一直向前延续到脐孔，提示测量平面太低或探头倾斜，应重新调整后测量。胃泡形态可能多变，呈卵圆形或牛角状或其他形状，可动态观察其变化或隔20分钟随访，但正常应位于腹部左侧，不应跨过脐静脉。

（二）下腹部肾横切面

【超声表现】

肾横切面为椭圆形（图13-11），周围肾包膜为线状等回声，双肾位于背部脊柱两侧。髓质为低回声，中央条状无回声为肾盂。

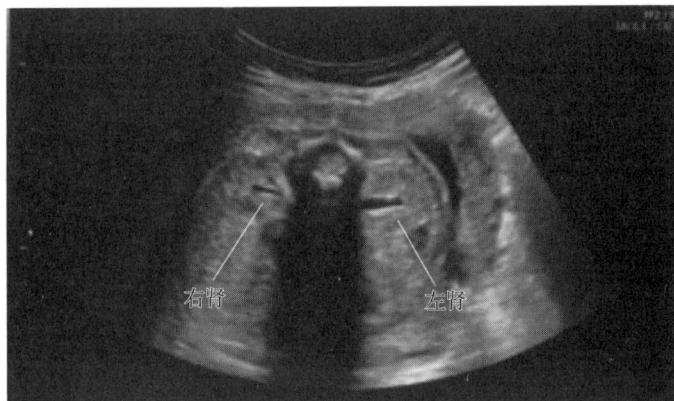

图13-11　胎儿双肾横切面声像图

【超声测量】

双肾横切面为测量肾盂宽度的平面，测量肾盂的前后径为肾盂宽度。目前对肾积水的诊断标准尚有争论，一般认为下述的诊断标准敏感性高，但特异性低。

（1）孕周<33周，肾盂前后径>4mm；孕33周后，肾盂前后径>7mm。

（2）肾盂扩张，前后径/肾脏前后径>0.28。

【注意事项】

左、右肾在人体不同水平面，一般左高右低，因此同时显示左、右肾的肾横切面时实际为胎儿腹部的斜横切面。一般应选择胎儿背部（脊柱及双侧肾）在近母亲腹壁侧时测量，以减少测量误差。中孕早期时，肾包膜可能显示不清，应仔细辨认，并通过对肾盂、肾动脉血供的观察来确认。

（三）下腹部膀胱横切面

【检查内容】

此平面主要观察膀胱是否充盈，两侧的脐动脉是否都存在，此为诊断单脐动脉的常用平面之一。

【超声表现】

此平面通过胎儿下腹部，外周腹部皮肤显示为环状高回声或等回声，内部主要显示膀胱横切面呈近长圆的无回声区，膀胱左、右侧各见一条血管（脐动脉）走向腹壁，脐带在此水平面插入腹壁（图13-12）。

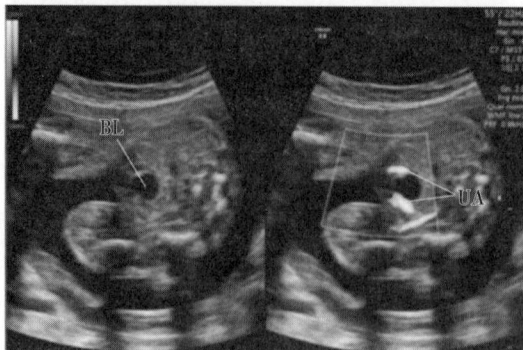

UA：脐动脉；BL：膀胱

图13-12　胎儿膀胱切面声像图

【注意事项】

膀胱充盈提示肾有泌尿功能。如膀胱未显示，必须复看双侧肾是否确实存在，并等待20分钟后再次观察膀胱是否充盈。另外，需注意脐带插入腹壁处有无异常回声，因为脐部是脐疝、脐膨出、腹壁缺损等异常的高发部位。

四、胎儿脊柱

（一）矢状切面

超声表现为正中矢状切面只能显示椎体而不见椎弓（图13-13），旁矢状切面可见两列平行的、整齐的串珠状强回声带，一个椎体对应一个椎弓，从枕部延续至骶尾部并略向后翘，最后融合在一起。在腰段膨大，两强回声带略增宽，两强回声带之间为椎管，其内有脊髓、马尾等。脊柱背侧皮肤清晰可见，覆盖完整。

VA：椎弓；VB：椎体

图13-13　胎儿脊柱正中矢状切面声像图

（二）横切面

超声表现为脊椎呈三个分离的圆形或短棒状强回声，两个后骨化中心较小且向后逐渐靠拢，呈"A"字形排列。前方中央较大者为椎体骨化中心（图13-14）。

（三）冠状切面

【检查内容】

观察脊柱从头到尾的每一块椎骨，包括组成椎骨的一个椎体与两个椎弓。应进行全面的对称性扫查。

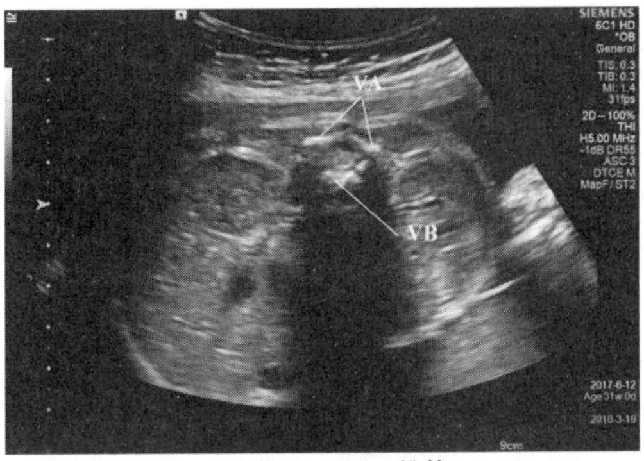

VA：椎弓；VB：椎体

图13-14 胎儿脊柱横切面声像图

【超声表现】

可见整齐排列的两条或三条平行强回声带，中间一条反射回声来自椎体，两侧的来自椎弓骨化中心（图13-15）。

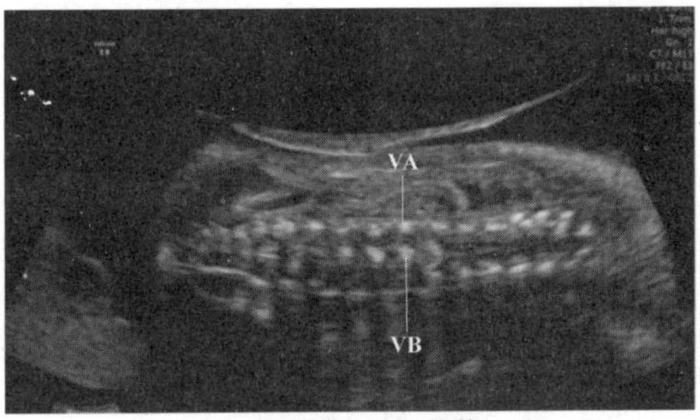

VA：椎弓；VB：椎体

图13-15 胎儿脊柱冠状切面声像图

【注意事项】

由于胎儿背部朝向母亲腹壁时观察最佳，所以应注意椎体与椎弓的对应，并必须等待至脊柱表面皮肤与羊膜囊之间有羊水，以观察脊柱表面覆盖的皮肤的完整性。如脊柱表面皮肤与羊膜之间无间隙，则很难判断是否有小的脊柱裂或脊膜膨出。

五、胎儿面部

【检查内容】

胎儿颜面部扫查可显示面部结构，如眼球、晶状体、鼻、鼻孔、口唇、上腭、牙等。

【超声表现】

妊娠14周后，胎儿面部的软组织渐渐增加，声像图可开始显示面部结构，如眼球、鼻、鼻孔、口唇、上腭、耳等。妊娠16周后这些结构可显示得更加清晰。

1.双眼眶切面 在横切面上，显示出胎儿的双眼眶及眼内结构，眶内距约等于1/3眶外距（图13-16）。

2.颜面部正中矢状切面 可显示胎儿侧面轮廓、声像图从上至下分别显示为：前额、鼻梁及鼻、鼻梁内部的鼻骨、上唇、下唇、下颌（图13-17）。

3.鼻唇冠状切面 可显示鼻尖、鼻孔、上下唇（图13-18）。

【注意事项】

以上各结构受胎位、羊水、脐带、胎儿面部活动等影响，不一定都能显示出来。当羊水适中，尤其当胎儿是仰卧位时，显示以上结构较容易。唇部扫查要从唇的最前端开始，这样就不会漏诊较轻的唇裂。

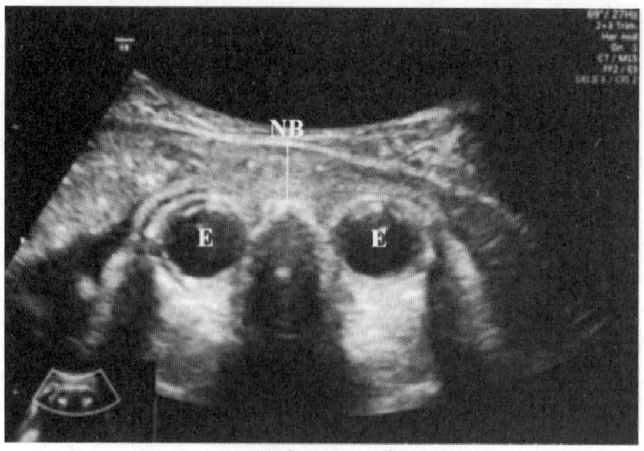

E：眼睛；NB：鼻骨

图13-16　胎儿双眼眶切面声像图

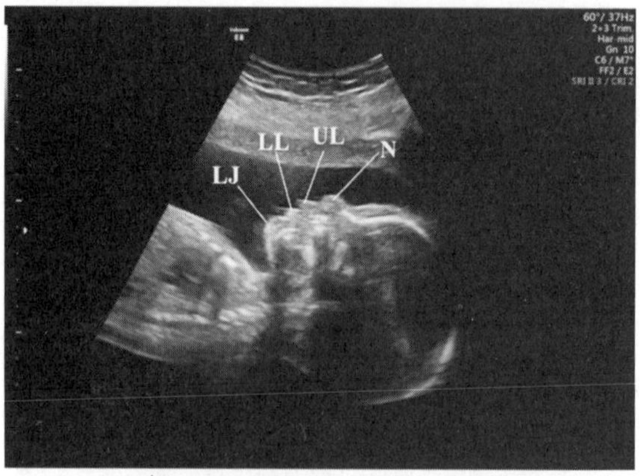

N：鼻；UL：上唇；LL：下唇；LJ：颏部

图13-17　胎儿颜面部正中矢状切面声像图

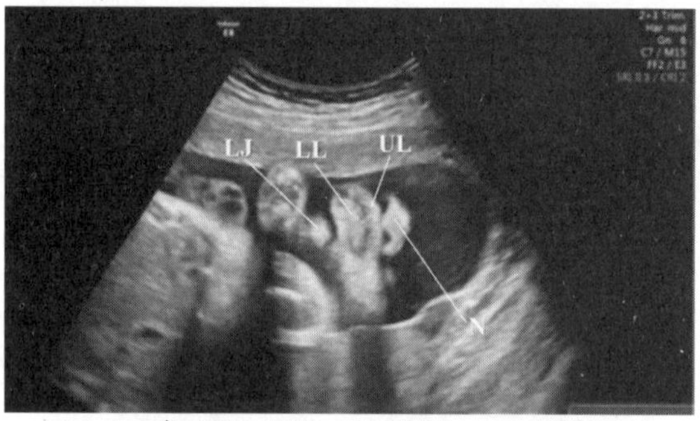

N：鼻；UL：上唇；LL：下唇；LJ：颏部

图13-18　胎儿鼻唇冠状切面声像图

六、胎儿肢体骨骼

【超声表现】

四肢长骨包括上肢的肱骨、尺桡骨及手部的掌骨、指骨（图13-19），下肢的股骨、胫腓骨及足部的跗骨、趾骨等小型长骨（图13-20）。其中，肱骨与股骨是最常用的胎儿生物学测量指标。肱骨与股骨超声均显示为长条状略带弧形的强回声结构，周围软组织为低回声。妊娠中期为检查胎儿四肢畸形的最好时期，此期羊水量适中，胎动较活跃，四肢成像较好。

【超声测量】

股骨长度：由于早孕期多测量头臀长，一般于妊娠14周后才测量股骨长度，测量方法是纵切股骨，显示整条股骨干包括两端，测量时不包括骨骺。

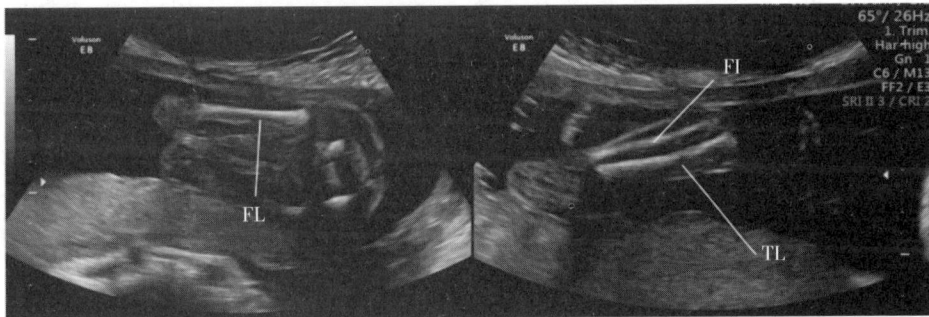

肱骨　　　　　　　　　　　　　　尺桡骨

手部指骨　　　　　　　　　　　　掌根部

HL：肱骨；UL：尺骨；RA：桡骨；HAND：手；FO：前臂

图13-19　上肢长骨声像图

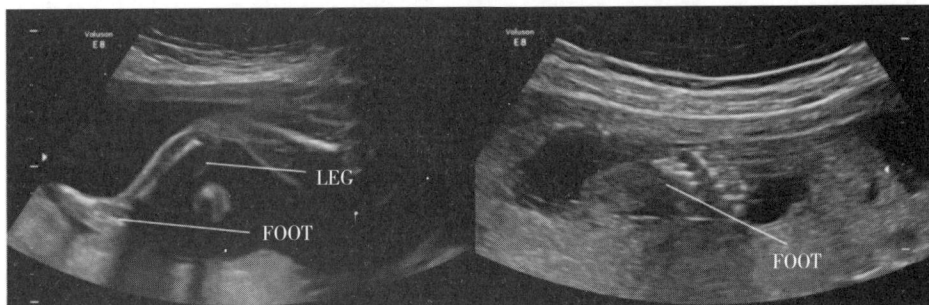

股骨　　　　　　　　　　　　　　胫腓骨

小腿　　　　　　　　　　　　　　脚掌

FL：股骨；TL：胫骨；FI：腓骨；LEG：腿；FOOT：脚

图13-20　下肢长骨声像图

【注意事项】

四肢骨的显示顺序一般为：上肢骨，包括肱骨、尺骨、桡骨、手；下肢骨，包括股骨、胫骨、腓骨、足。股骨与肱骨声像图类似，且胫腓骨与尺桡骨也相近，必须注意区分。股骨由臀部髋关节部位发出，肱骨由肩胛肩关节部位发出。测量时不包括膝关节或肘关节侧的低回声的骨骺，测量键应分别置于骨干两端断面的终点。

课堂互动

学生思考：1.常用的判断胎儿生长发育情况的生物学指标是什么？
2.胎儿超声测量的标准切面有哪些?

七、胎儿胸部

【检查内容】

胸廓的形态大小，胸廓是否对称。正常肺呈对称均匀的中等回声，且随着孕周的发展逐渐增强，就容积而言，右肺略大于左肺。同时心脏也是胸部最突出的标志物。在74%的胎儿，超声可显示胎儿胸腺为均质的低回声实性软组织，位于前纵隔，胸腔横切时位于主动脉和肺动脉的前方。

【超声表现】

心脏两侧为肺。在四腔心观，右肺面积略大于左肺，如图13-21a所示。做右胸纵切面观时，肺呈锥形，与胸壁紧贴，之间无腔隙。肺下方为膈肌，膈肌为低回声带。做左胸纵切面观时，心脏位于膈肌之上，心脏后上方为肺组织，如图13-21b所示。当切面略斜向右侧，经过右心房时，显示下腔静脉穿过膈肌进入右心房。

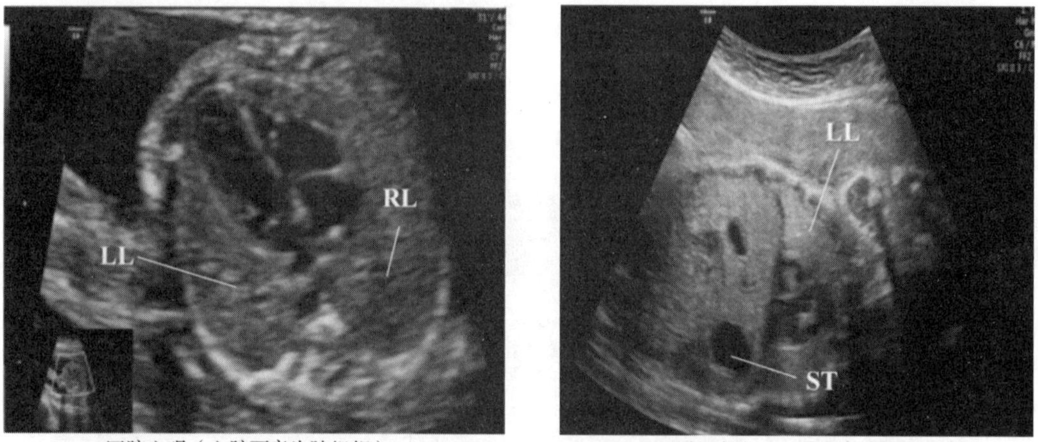

a.四腔心观（心脏两旁为肺组织）　　　　b.膈肌之上（心脏两旁为肺组织）

LL：左肺；RL：右肺；ST：胃泡

图13-21　胎儿胸部声像图

知识拓展　　　　　　　　　产前超声检查的误区

三维、四维超声是目前被大家普遍推崇的胎儿超声检查方法。三维、四维超声都是在二维彩超的基础上经过计算机重建而成的图像。二维是一个平面；三维是立体结构；四维是在三维的基础上加上动态，呈现立体动态图形。那么在胎儿排畸检查中哪种方式更好呢？答案是二维超声。大多数医师在排畸检查过程中，约99%的时间都用二维超声，因为二维图像更清晰，能实时显示组织器官的结构，三维、四维超声只能起辅助作用。

第四节　异常妊娠超声诊断

PPT

案例讨论

案例　患者，女性，34岁，因停经40天，下腹部隐痛4天，加剧2小时，以右下腹为著，伴恶心、呕吐就诊。超声检查发现右侧附件区可见23mm×15mm低回声不均匀实质性占位，形态欠规则、无明显被膜、内有不规则小无回声区，子宫及膀胱周围可见少量透声尚可的无回声区，最大深度约23mm，子宫及左侧附件区未见明显异常。图13-22为患者子宫超声声像图。

图13-22　患者子宫超声图

讨论　1.观察以上超声图像，描述上述疾病超声声像图表现。

2.结合案例综合分析，超声提示是什么？为什么？

3.与本疾病相关的鉴别诊断有哪些？

一、流产

【病因病理】

流产（abortion）是指妊娠在28周前或胎儿体重在1000g以下而终止者。根据流产发生的时间，分为早期及晚期两种。早期流产是指流产发生在妊娠12周以前；晚期流产是指流产发生在妊娠12周至不足28周。

导致流产的原因很多，包括遗传因素、环境因素、母体因素、胎盘内分泌功能不足及免疫因素等。早期流产的常见原因是胚胎或胎儿染色体异常、孕妇的内分泌异常、免疫功能紊乱等，晚期流产多由宫颈功能不全、严重的先天性畸形等因素引起。

病理上，多数流产是胚胎先死亡，然后底蜕膜出血，形成血肿，刺激宫缩排出胚胎或胎儿。少数先有宫缩、流血、宫颈扩张，此时胎儿依然存活。待胎盘完全从宫壁上脱落后胚胎才死亡。8周前的流产由于胎盘绒毛尚未完全成熟，与子宫蜕膜连接得不是很紧密，多数妊娠物可整个从宫壁剥落，形成完全流产。8~12周的流产由于胎盘已与蜕膜紧密连接，常常不能被完全排出。

【临床表现】

流产的主要症状是阴道流血和腹痛。在临床上流产过程可划分为以下四个不同阶段。

1.先兆流产　妊娠28周以前出现阴道流血、腰痛等症状，但宫颈口未开，无妊娠物排出，胎儿仍然存活。先兆流产可能继续妊娠，上述症状消失；也可能发展为难免流产。

2.难免流产　流产已不可避免，阴道流血增多、宫颈扩张。腹痛加剧、胚胎已死亡或仍存活，羊膜已破或未破。

3.不全流产　部分妊娠物已排出，但仍有部分残留在宫腔内。此时因宫缩不良，出血很多，严重时可致出血性休克。

4.完全流产　妊娠物已全部排出，宫缩良好，出血明显减少或停止，腹痛消失。

医药大学堂
YIYAODXT.COM

宫颈机能不全往往是在无宫缩的情况下宫颈口扩张，羊膜囊膨出。胎儿及妊娠附属物排出，与自然分娩过程相似。

【超声表现】

1.先兆流产 与正常宫内妊娠接近。宫腔内可见孕囊、胚芽及原始心管或胎心搏动，有阴道流血时宫腔内可见积液存在（图13-23）。

宫腔内可见孕囊及胎芽，孕囊周边可见液性无回声

图13-23 先兆流产声像图

2.难免流产 妊娠囊无增长或增长率小于0.7mm/d。宫腔内未见孕囊，可见孕囊下移至宫腔内口甚至宫颈管内（图13-24），宫颈管部分或全部扩张。原始心管（或胎心）搏动可以存在，也可消失；或孕囊仍位于宫腔内，但孕囊平均直径小于孕周或随访中未见增大，未见胚芽或偶见胚芽，但随访中无增长，多无原始心管搏动可见，或心律小于85次/分钟，则难免流产可能性极大。

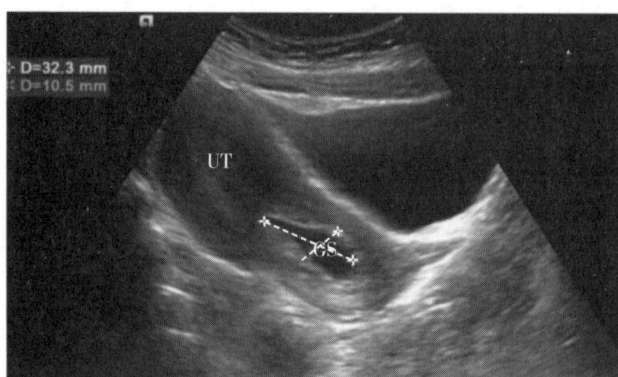

UT:子宫；GS:孕囊（孕囊变形、位置下移，位于宫颈管内）

图13-24 难免流产声像图

3.不全流产 难免流产继续发展，宫腔内或颈管内见不到妊娠囊回声，仅见宫腔内不规则不均质回声团块（图13-25），为妊娠组织及血液、血块，少数可见不规则妊娠囊，往往下移至宫颈内口或颈管内。

4.完全流产 子宫大小接近正常，子宫超声图接近正常子宫，宫腔内膜薄而清晰光滑，宫腔内无不规则回声团块或见宫腔少量积液。

【鉴别诊断】

当宫腔内未见正常胚囊结构时，需与各种异常宫内妊娠或异位妊娠鉴别。

1.与异位妊娠鉴别 宫外孕病例有时宫腔内会出现假妊娠囊。鉴别要点是真妊娠囊位于子宫内膜内，其一侧见宫腔线，且有"双环征"，而假妊娠囊位于宫腔内，囊壁是子宫内膜，多数无"双环征"。

2.先兆流产与双胎妊娠鉴别 双胎妊娠可见两个妊娠囊声像，呈强回声环，形态规则，每个妊娠囊内均可见卵黄囊、胚芽。先兆流产时宫腔内积血多成新月形分布，强回声壁不明显，无回声区内未见卵黄囊和胚芽。

3.不全流产与葡萄胎鉴别 典型的葡萄胎子宫增大，大于停经周数。宫腔内未见正常妊娠囊及胚胎，显示为蜂窝状回声。CDFI：血流信号不明显。

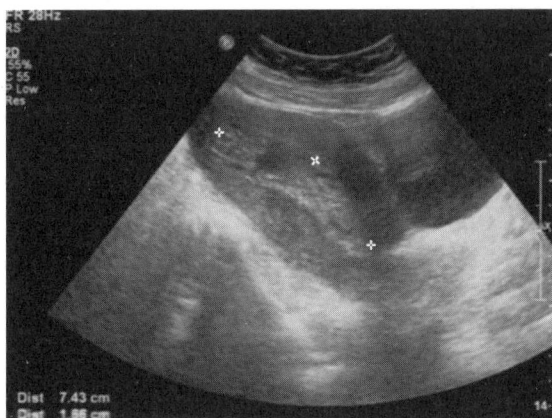

测量键：宫腔内未见孕囊，其内有不均质团块

图13-25 不全流产声像图

【注意事项】

（1）首先需明确子宫的位置大小及宫腔的位置，进一步观察宫腔内是否有孕囊，以及孕囊的位置形态、大小等情况。如宫腔内未见正常孕囊，需进一步观察是否有其他异常回声存在。

（2）应确定子宫体子宫颈的相互解剖关系，以及宫体宫颈与孕囊的相互位置关系。其次需注意宫腔及颈管的内部回声性质。

二、异位妊娠

【病因病理】

受精卵在子宫体腔以外着床称异位妊娠，称宫外孕。各种原因引起的输卵管功能性或器质性病变，如慢性输卵管炎、输卵管发育不全、发育异常、输卵管手术后和盆腔子宫内膜异位症等，使受精卵经过输卵管时受到阻碍、时间延长，不能按时将受精卵运送到宫腔而在输卵管内种植着床。宫内放置节育器后也可能引起慢性输卵管炎。异位妊娠包括输卵管妊娠、卵巢妊娠、宫角妊娠、宫颈妊娠、腹腔妊娠、残角子宫妊娠、剖宫产瘢痕妊娠等。其中，以输卵管妊娠最为常见，占95%~98%，约80%发生在输卵管壶部。

【临床表现】

宫外孕临床表现主要有停经、腹痛、阴道流血、晕厥。早期宫外孕可能无症状，一般腹痛及阴道流血，多发生在妊娠6~8周。输卵管妊娠流产、破裂等都可引起腹痛，还可伴恶心、呕吐、肛坠胀感等。

妇科检查子宫饱满，但小于停经周数。宫颈举痛明显，一侧附件可触及软包块。腹盆腔内出血时，腹肌紧张，附件触痛明显，子宫有漂浮感，移动性浊音阳性。出血较多时患者呈贫血貌，大量出血时面色苍白，表现出休克症状。因异位妊娠发生的部位不同、病程不同，超声图像各异。声像图上宫外孕的主要特征有宫腔空虚、附件包块、盆腹腔积液。

【超声表现】

1.流产型或未破裂型 子宫腔内未见孕囊等妊娠表现，子宫一侧的附件区除卵巢外可见一环状高回声包块，包块内可能见到孕囊（图13-26），也可能见到胚芽及原始心管搏动。流产型输卵管妊娠如反复出血可形成输卵管血肿，正常卵巢也可包裹其中，则一侧附件区不能探及正常卵巢，而仅探及一混合性包块；包块内部回声紊乱，不能区分卵巢和输卵管。盆腔内因内出血而可有少量积液。

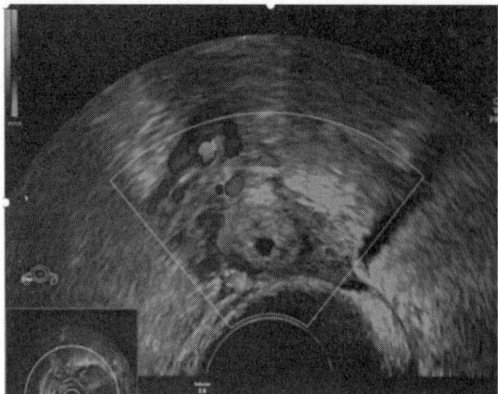

右侧附件区可见混合回声包块，周围可见强回声绒毛环　　同一病例，显示混合回声包块位于右侧卵巢旁

图13-26　流产型输卵管妊娠声像图

2.破裂型　盆腔内可见大量游离液体，内有大量细密状回声或点状回声，一侧附件区的包块位于积液中，无明显边界（图13-27）。

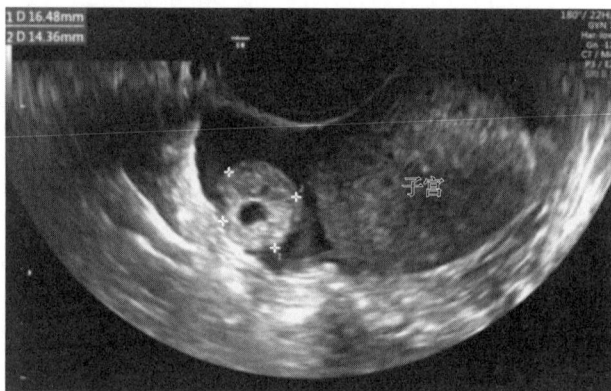

附件区可见混合回声包块，周围可见强回声绒毛环；

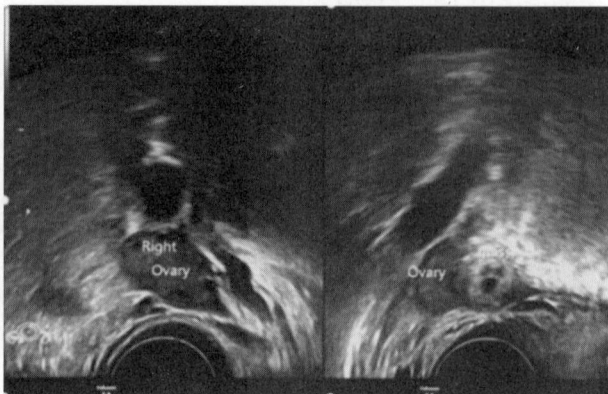

测量键：包块大小，子宫周围可见液性无回声

图13-27　破裂型输卵管妊娠声像图

3.陈旧型　附件区见实质性不均匀高回声包块，边界清楚，包块内不能辨认妊娠囊结构，可有少量盆腹腔积液。CDFI：包块内血流信号不丰富。

【鉴别诊断】

1.与难免流产鉴别　需与输卵管妊娠宫腔积血形成的假妊娠囊鉴别。难免流产可见变形的妊娠囊及胚芽，双侧附件区无包块声像。

2.与黄体破裂鉴别　黄体破裂患者宫体未见增大，内膜未见增厚，患侧卵巢增厚，可见不规则混合回声包块，盆腹腔可见积液。

【注意事项】

（1）注意观察子宫腔内部回声是否改变，子宫角、子宫颈以及子宫双侧的附件区有无胚囊、胚芽、胎儿或异常肿块。

（2）异位妊娠的常见部位是输卵管，但也可能发生于卵巢等其他部位；异位妊娠一般为一侧性，也有双侧异位妊娠的报道。因此在临床表现怀疑宫外孕可能时，需要对所有可能发生异位妊娠的部位仔细检查，并排除双侧异位妊娠的可能。另有罕见宫内宫外同时妊娠的报道，若遗漏宫外孕，将造成严重后果。所以对已经看到有宫内妊娠存在的情况下，也需常规对双侧附件区进行探测，观察附件区有无异常回声团块存在。

第五节　双胎妊娠及其并发症超声诊断

多胎妊娠是指一次妊娠同时有两个或两个以上胎儿的妊娠。人类的多胎妊娠中以双胎多见，三胎少见，四胎或四胎以上罕见。双胎妊娠可以由两个独立的卵子或单个卵子受精而形成，大约2/3的双胎是双卵双胎，1/3是单卵双胎。所有双卵双胎均由两个胚泡种植而成，形成双绒毛膜囊双羊膜囊双胎妊娠。单卵双胎是在从卵裂到原条出现这一阶段，具有全能分化潜能的细胞群，每份都发育成一个完整胚胎的结果。双胎妊娠约占所有妊娠的1%，有双卵双胎和单卵双胎两种。

双卵双胎是指在一个月经周期内同时有两个卵泡发育成熟，可来自一个或两个卵巢。两个卵泡的卵子分别受精、种植，分别发育成两个胎儿。每个胎儿各有自己的胎盘、绒毛膜和羊膜。如果两个胚泡在子宫内植入的部位很靠近，两个胎盘可相互融合，但胎盘内的血管互不相通。这种类型的双胎两个胎儿的性别可相同或者不同，由于基因构成各不相同，其外貌、体型尤如不同时期出生的两个兄弟姐妹。

单卵双胎是指一个卵子受精后分裂形成两个胎儿，两个胎儿的基因是完全相同的，因此以后的相貌、体型等也很相似。由于分裂的时期不同，两个胎儿所属的胎膜和胎盘关系也不同。

如果胎儿性别不同，则能确定是双卵双胎。若性别相同，同时又有两个胎盘胎盘可以分开或融行，则可能是双卵双胎也可能是单卵双胎；如果仅有一个胎盘，不管是一个羊膜囊还是两个羊膜囊，都可以确定是单卵双胎。

一、双胎绒毛膜性和羊膜性

根据两个全能细胞群分离时间的早晚不同，单卵双胎的绒毛膜羊膜数目也不同，从而能形成双绒毛膜囊双羊膜囊双胎、单绒毛膜囊双羊膜囊双胎、单绒毛膜囊单羊膜囊双胎。

【超声表现】

1.双绒毛膜囊双羊膜囊双胎（DCDA）　早孕期可见两个分开的妊娠囊，7~8周后可见强回声的绒毛膜环在底蜕膜处越来越增厚，逐渐形成胎盘，其余部分越来越薄，形成平滑绒毛膜。

两者种植较远，可见宫壁不同部位的两个分开胎盘；两者种植较近，可见两个胎盘融合为一个，融合处见尖端指向羊膜腔的三角形结构，即双胎峰（图13-28）。此征于孕14周后越来越不明显。

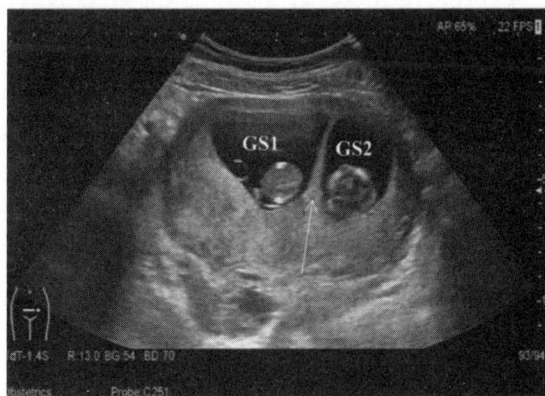

GS1：孕囊1；GS2：孕囊2

图13-28　双绒毛膜囊双羊膜囊双胎（箭头）声像图

2.单绒毛膜囊双羊膜囊双胎（MCDA）　早孕期仅见一个妊娠囊，在一个妊娠囊中出现两个卵黄囊、两个羊膜囊及两个胎体。以后可见相互靠近的双胎羊膜隔与胎盘相交处无双胎峰，呈"T"字形。MCDA双胎之间隔膜很薄，双胎性别一定相同（图13-29）。

图13-29　单绒毛膜囊双羊膜囊双胎声像图

3.单绒毛膜囊单羊膜囊双胎（MCMA）　早孕期仅见一个妊娠囊、一个胎盘（图13-30）。妊娠6周时出现两个胚芽，若距离较近则可能漏诊。MCMA双胎之间无羊膜隔，双胎间脐带可互相缠绕，易发生宫内死亡。双胎性别相同。

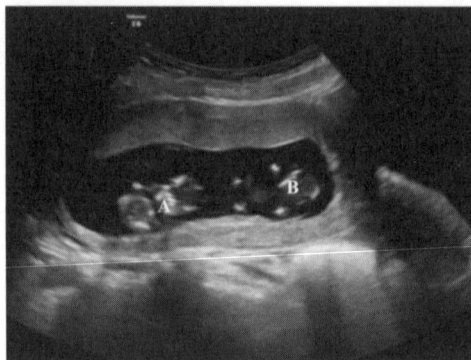

孕囊内可见A、B两个胎儿，中间未见隔膜

图13-30　单绒毛膜囊单羊膜囊双胎声像图

二、双胎输血综合征

双胎输血综合征（TTTS）又称胎盘输血综合征，见于单绒毛膜囊双胎，发生率占单绒毛膜囊双胎妊娠的25%，严重TTTS为15%。绝大多数胎儿早产，约2/3发生宫内死亡。

【病因病理】

单绒毛膜囊双胎由于两个胎儿共用一个胎盘，脐血管的分支较易在胎盘内形成吻合。吻合形式有动脉-动脉吻合、动脉-静脉吻合及静脉-静脉吻合。多数情况下动-动及静-静吻合较少发生分流，但若为动脉静脉吻合，则造成压力高的动脉血流向压力低的静脉，出现双胎输血现象。失血的一胎称"供血儿"，接受血的一胎称"受血儿"。一般认为，在单卵双胎中，两个胎儿的血红蛋白相差5g以上，红细胞数相差100万以上，体重相差20%以上，就可提示为双胎输血综合征。

【超声表现】

（1）超声检查应发现并确定为单绒毛膜囊双胎妊娠。如果孕妇初次就诊时已经超过14周，绒毛膜性的判断就会有一定困难，尤其是晚期妊娠时。除非两个胎儿的性别不同。

（2）严重双胎输血综合征早孕期超声最早表现出来的是受血儿颈项透明层增厚。

（3）自中期妊娠起可出现典型的双胎输血综合征表现，病情越严重，出现异常声像图改变越早。一般最先观察到的是两个羊膜腔不等大，受血儿羊水较多，供血儿羊水较少。由于供血儿羊膜腔缩小"塌陷"，两胎之间"多余"的羊膜隔形成折叠，声像图显示折叠的羊膜隔尖端指向受血儿。两个胎儿的径线不一致，即供血儿径线小于正常，而受血儿径线大于正常，且腹围增大特别明显。

（4）随着妊娠的继续，两者的差别越来越大。供血儿膀胱小、羊水过少；而受血儿则出现膀胱过大、羊水过多。供血儿所有器官如肾脏、肝脏和脐血管都较小，而受血儿的心脏则增大、脐血管增粗。

（5）双胎输血综合征两个胎儿虽共用一个胎盘，但属于供血儿部分的胎盘，声像图多表现为薄而回声增强；属于受血儿的那部分胎盘，则表现为厚而回声较低，两者的分界有时较明显。

（6）受血儿的心衰程度与多普勒是呈正相关的。

【鉴别诊断】

（1）双胎的生长受限也表现为两个胎儿大小不一，小胎儿羊水减少，甚至"固定胎"。但是，大胎儿径线正常，很少径线太大，羊水量也在正常范围，不存在充血性心衰。然而，早期的、不严重的双胎输血综合征仍较难与FGR相鉴别。

（2）需与由于泌尿系统异常所致的另一胎羊水过少鉴别。

第六节 常见胎儿结构畸形超声诊断

出生缺陷是指出生前已经存在、出生时或生后数年内可以发现的结构或功能异常，其产生原因包括遗传环境以及二者的共同作用。胎儿先天性畸形，属于出生缺陷范畴，是指胎儿结构的先天性发育异常或疾病。约70%的胎儿结构畸形可以在产前超声发现并诊断出。根据我国国情，以下6种严重的胎儿致死性畸形必须在产前检出：无脑儿（露脑畸形）、颅骨缺损伴脑膜脑膨出、开放性脊柱裂伴脊膜脊髓膨出、腹壁缺损伴内脏外翻、单心室、致死性骨发育不良。

一、无脑儿

【病因病理】

无脑儿为前神经孔闭合失败所致，是神经管缺陷的最严重类型。颅骨穹隆缺如，伴大脑、小脑及覆盖颅骨的皮肤缺如，但面部骨、脑干、部分枕骨和中脑常存在。眼球突出，呈"蛙眼样"面容。

【超声表现】

头颅部位无颅骨光环显示（图13-31），脑组织几乎不显示，仅显示结节状头部结构，双眼因颅盖骨的缺失而位于面部较上方呈"蛙眼样"表现。

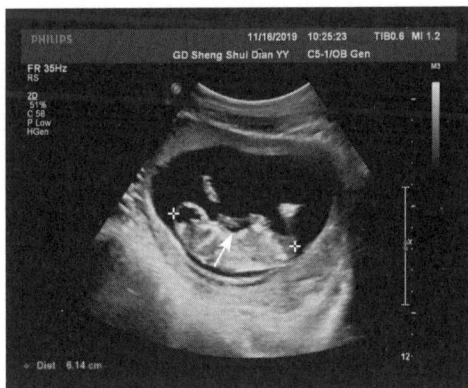

箭头：颅骨强回声光环消失

图13-31 无脑儿声像图

【探测要点】

胎儿头颅于孕12周已能清晰辨识。对于受胎儿姿势影响不能清晰显示的头颅光环，有必要等待胎儿体位转变；如胎头朝下位于母体骨盆内时，经腹部超声观察困难，可试行经阴道超声观察。

二、脑膨出及脑膜脑膨出

【病因病理】

1.脑膨出　颅骨缺损伴有脑膜和脑组织从缺损处膨出，当有大量脑组织膨出时，可导致小脑畸形。

2.脑膜膨出　仅有脑膜膨出而没有脑组织从颅骨缺损处膨出。缺损处一般发生在沿颅顶中线及后枕部，枕部最多见，占总数的75%。通常都合并有中枢神经系统异常，最常见的为脑积水。

【超声表现】

1.颅骨局部缺损伴脑膜膨出　颅骨强回声连续性中断，头颅光环局部缺损处向外突起一囊肿样结构，囊内仅含脑脊液无回声区。

2.颅骨局部缺损伴脑膜脑膨出　颅骨强回声连续性中断，头颅光环局部缺损处向外突起一不均质低回声包块（图13-32）。

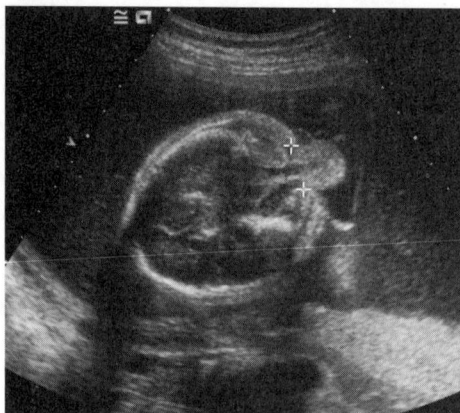

测量键：颅骨光环缺损，不均质包块向外膨出

图13-32　颅骨局部缺损伴脑膜脑膨出声像图

【鉴别诊断】

颈部水囊瘤为枕部囊性包块，常为多房性，无颅骨缺损及脑积水等颅内表现，多伴身体其他部位的水肿，如皮肤水肿、胸水或腹水。胎体皮肤的水肿往往与颈部水囊瘤相连。

【探测要点】

脑膜及脑组织膨出的大小与颅骨缺损的大小及压力差有关，偶尔脑膨出包块随着颅内压力的改变为可复性的，造成超声检查包块时有时无。仔细检查确定头颅光环的完整性是诊断的首要条件。对于可疑的颅骨缺损应加强随访、短期内复查。

三、开放性脊柱裂伴脊膜、脊髓膨出

【病因病理】

脊柱裂属于开放性神经管缺陷，是指脊椎中线缺损，导致椎管敞开，脊髓或神经暴露。绝大部分的脊柱裂位于背侧部，偶尔位于腹侧部，即椎体裂。当椎骨裂开并累及覆盖其表面的脊膜肌肉和皮肤、皮下软组织时，称开放性脊柱裂，超声声像图上有特征性表现。如脊椎骨有裂，但其表面的皮肤、皮下软组织、脊膜等无裂开时，称为隐形脊柱裂，超声诊断困难。

【超声表现】

1.开放性椎骨缺损

（1）旁正中矢状切面（脊柱纵切面）　背侧椎弓的骨化中心断裂、缺失，如图13-33a所示，脊柱正常生理弧度消失。

（2）横切面 背侧的椎弓共3个骨化中心组成的"品"字形结构消失而呈"U"形或"V"形，此为最重要的声像图特征。

（3）冠状切面 左右侧平行的椎弓的骨化中心局部不对称或"梭"形膨大。

2.局部软组织缺损或异常

（1）可在纵切面和横切面上观察，见椎骨缺损部位表面的皮肤延续性回声中断，椎管敞开，如图13-33a所示。

（2）伴脊膜膨出时，见局部向外突起一壁薄囊性包块，囊块表面无皮肤及软组织覆盖。

（3）伴脊膜脊髓膨出时，见局部向外突起一混合性包块，内部为中低回声结构。

3.相应头颅改变

（1）"柠檬头"征象 横切胎头时可见。双侧额部头颅骨向内凹陷，双侧颞骨略显平行。

（2）"香蕉小脑"征象 小脑蚓部因压力改变可疝入枕骨大孔，小脑横径小于正常，颅后窝池因小脑下陷而消失，小脑半球可下陷紧贴后颅窝底面，如图13-33b所示。

（3）脑室扩张 如图13-33c所示。

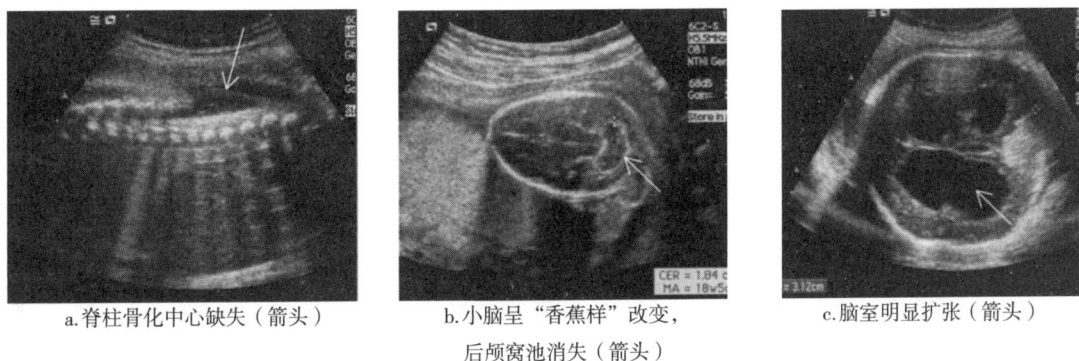

a.脊柱骨化中心缺失（箭头）　　b.小脑呈"香蕉样"改变，　　c.脑室明显扩张（箭头）
后颅窝池消失（箭头）

图13-33 脊柱裂声像图

【鉴别诊断】

需与骶尾部畸胎瘤鉴别。瘤体根部往往在会阴部，肿瘤向臀下生长，而非背部，大多为混合性肿块，表面皮肤覆盖，声像图上显示囊壁较厚，脊椎骨显示正常。

【探测要点】

要显示整个脊柱的完整性，纵切脊柱时注意背部皮肤及软组织的完整性。骶尾部是脊柱裂高发部位需要重点观察。

四、腹壁缺损伴内脏外翻

【病因病理】

指脐旁腹壁全层缺损，伴内脏外翻，亦称"腹裂"。大多为散发性，也有家族史报道。

一般认为腹裂与脐静脉或脐肠系膜动脉受损有关。腹裂的特点是脐旁腹壁的全层缺陷，而脐带与腹壁相连处正常，缺损主要见于脐右侧，缺损往往较小，大都在2~4cm，甚至少于2cm。突出的腹腔内脏主要是肠管。

【超声表现】

视缺损的大小面有差异。

局部腹壁皮肤不连续，缺损常位于脐根部右侧，脐根部结构显示正常，属非中线缺损，如图13-34所示。

局部腹腔脏器或组织膨出并暴露于羊水中。因腹壁全层缺损，突出的内脏表面无腹膜覆盖。常见肠管突出并漂浮于羊水中。裂口大时，可见肝等脏器突出。

图13-34 腹裂畸形声像图

【鉴别诊断】

1.与羊膜束带综合征鉴别 腹壁缺损部位并非固定在脐根部右侧，且缺损往往较大，还可合并其他部位的畸形。

2.与脐膨出鉴别 腹壁中线结构（肌肉筋膜和皮肤）缺损，脐带附着在膨出包块之上，肝脏、肠管、胃泡等腹腔内容物突出，膨出包块表面有两层膜（腹膜和羊膜）覆盖。

【探测要点】

脐部为本病高发部位，需重点观察。裂口小时，脐根部结构可能显示正常。

五、单心室

【病因病理】

又称"单室心"。单心室的形成可能与室间隔未发育或某个房室瓣闭锁导致所有的房室瓣都连接于唯一的一个心室。其病理类型如下。

（1）两个心房及两个房室瓣，均连接于单个心室。

（2）仅一个心房的房室瓣连接于单个心室，另一个心房与卵圆孔相连。

（3）单个房室瓣汇合了两个心房的血液连接于单个心室，一定存在原发房间隔缺损。

【超声表现】

1.双流入道单心室 仅可见2个心房、2个房室瓣、1个心室。彩色多普勒可见2条房室血流。

2.单流入道单心室 单心房、单心室（图13-35），可见1个心房、1个房室瓣及1个心室。彩色多普勒可见1条房室血流。

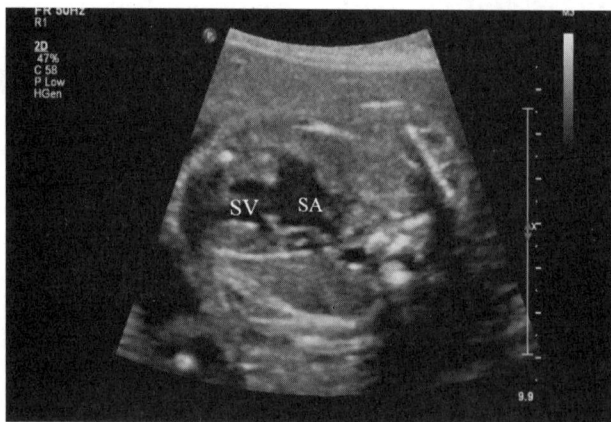

SV：单心室；SA：单心房

图13-35 单流入道单心室声像图

【鉴别诊断】

1.与完全性心内膜垫缺损鉴别 近心尖部总能见到一些残存的室间隔回声。

2.与左、右心发育不良等先天性心脏畸形鉴别 心室的左、右侧壁厚度不一致。

【探测要点】

单心室是一种复杂的先天性心脏畸形，根据流入道、流出道腔室以及大动脉排列关系可分为很多亚型。诊断必须坚持在胎儿合适的体位下观察心脏结构，如受体位影响心脏显示不清时需等待胎儿体位改变。

六、致死性骨发育不良

【病因病理】

较常见的致死性骨发育不良包括致死性侏儒、软骨发育不全、成骨发育不全Ⅱ型。表现为长骨，尤其是股骨和肱骨极短、长骨弯曲、胸腔狭小、头颅相对较大。发生率为0.69∶10 000。

【超声表现】

在声像图上最明显的异常发现是长骨极短、弯曲，呈"电话筒状"改变（图13-36），并以股骨及肱骨更为明显。其他声像图改变还有胸腔狭小，可导致胎儿肺发育不良和胎儿死亡。致死性侏儒常表现为"苜蓿叶状"头颅、前额突出和大头。软骨发育不全表现为颅骨或椎体低钙化或无钙化。成骨发育不全Ⅱ型常伴长骨骨折。但三者临床鉴别仍然非常困难。

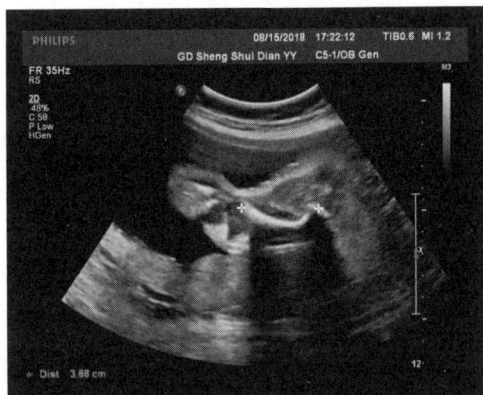

测量键：股骨短、弯曲，呈"电话筒状"改变

图13-36 致死性骨发育不良声像图

【探测要点】

超声常规测量股骨肱骨的长度，在得出长骨短小的印象后，不能简单诊断或满足于已有的发现，而是需要在此基础上，注意观察膝关节和肘关节以下节段的长骨（如胫腓骨、尺桡骨）的长度，并比较双侧长骨的长度是否一致或有明显差异。

第七节 妊娠附属物超声诊断

一、胎盘

（一）正常胎盘

早期妊娠胎盘在声像图上呈均匀强回声"新月形"结构贴附在子宫壁上。孕12周后可显示清楚的胎盘轮廓，实质呈中等回声，光点细而均匀，胎盘后方的"胎盘后复合体"呈混合回声。胎盘位于宫腔一侧，表面近胎儿面为中高回声的羊膜，基底部与子宫壁交界处为低回声的基底膜，中央的胎盘实质回声随妊娠进展而由高到低，由均匀到不均匀。妊娠晚期，羊膜、基底膜及胎盘实质内可见逐渐增多的点状、短线状高回声分布（表13-1、图13-37）。纵切胎盘

时可测量胎盘表面羊膜至基底膜的距离，此为胎盘厚度。正常厚度一般不超过5cm。膀胱充盈时可测量胎盘下缘距宫颈内口的距离，正常大于70mm。CDFI：孕12~13周时，易显示胎盘内绒毛间血流；孕16~18周时，低流速模式下显示胎盘内小动脉；孕晚期，胎盘后及胎盘内血流丰富。

表13-1　胎盘分级

级别	绒毛膜板	胎盘实质	基底膜
0级	直而清晰，光滑平整	均匀分布，回声细微	分辨不清
I级	出现轻微波状起伏	出现散在点状强回声	似无回声
II级	出现切迹并伸入胎盘实质内，未达到基底膜	出现逗点状强回声	出现线状排列小点状强回声，其长轴与胎盘长轴平行
III级	深达基底膜	出现环状回声和不规则点状和团状强回声，后方伴声影	点状强回声增大，可融合相连，后方伴声影

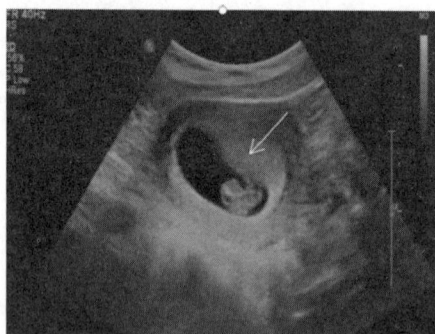
0级胎盘

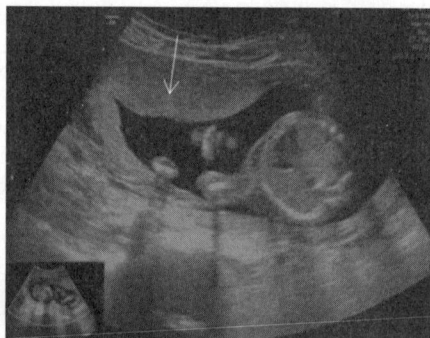
I级胎盘（胎盘呈中等均匀回声）

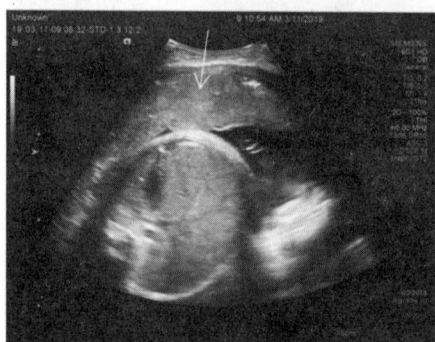
II级胎盘（胎盘实质回声略显粗糙，胎盘母体面出现散在强回声点）

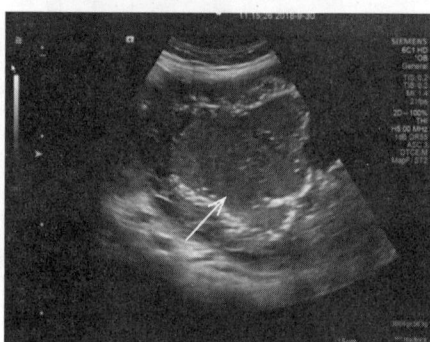
III级胎盘（胎盘成熟，胎盘实质内可见强回声环）

图13-37　胎盘分级

（二）前置胎盘

临床上将孕28周后胎盘附着于子宫下段，甚至胎盘下缘达到或覆盖宫颈内口，其位置低于胎儿先露的情况，称前置胎盘，是妊娠期出血的主要原因。

【病因病理】

按胎盘下缘与宫颈内口的关系，将前置胎盘分为四类：完全性前置胎盘、部分性前置胎盘、边缘性前置胎盘、低置胎盘。

1.完全性前置胎盘　或称中央性前置胎盘，胎盘组织完全覆盖宫颈内口。

2.部分性前置胎盘　胎盘组织覆盖部分宫颈内口。

3.边缘性前置胎盘　胎盘附着于子宫下段，下缘达到宫颈内口，但未超越宫颈内口。

4.低置胎盘　胎盘附着于子宫下段，边缘距宫颈内口<2cm。

既往有剖宫产史或子宫肌瘤剔除术史，此次妊娠为前置胎盘，胎盘附着于原手术瘢痕部位者，发生胎盘粘连、植入和致命性大出血的风险高，称之为凶险性前置胎盘。

【超声表现】

1.完全性前置胎盘 宫颈内口完全被胎盘组织覆盖，如图13-38a所示。

2.部分性或边缘性前置胎盘 胎盘组织达到宫颈内口边缘或覆盖部分宫颈内口，如图13-38b所示。

3.低置胎盘 胎盘下缘在距宫颈内口2cm以内，但是未覆盖宫颈内口，如图13-38c所示。

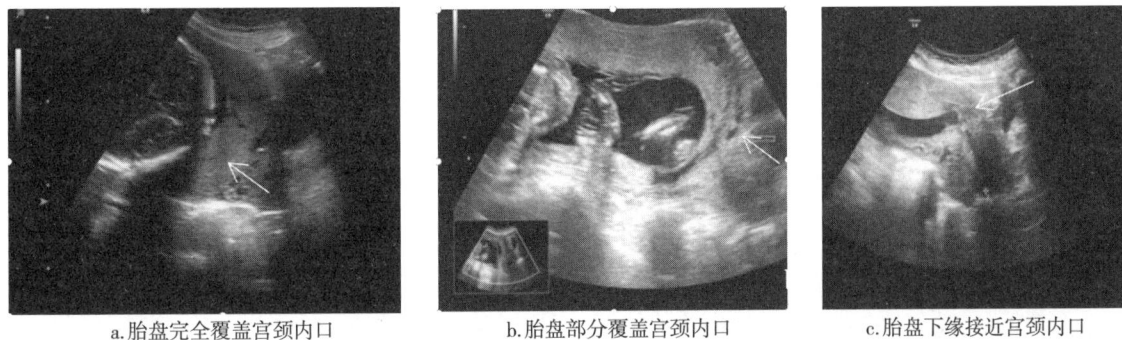

a.胎盘完全覆盖宫颈内口　　　b.胎盘部分覆盖宫颈内口　　　c.胎盘下缘接近宫颈内口

图13-38 前置胎盘声像图

【鉴别诊断】

（1）胎盘边缘血窦破裂临床上可有明显阴道出血，与前置胎盘表现相似。但超声检查宫颈内口上方无胎盘覆盖，胎盘位置可正常，胎膜下可见出血所致的不均质低回声。

（2）子宫下段局限性收缩子宫下段收缩时，肌壁增厚隆起，回声增高，类似胎盘回声，可误诊为低位胎盘或前置胎盘。

（三）胎盘早剥

妊娠20周以后或分娩期，正常位置的胎盘在胎儿娩出前，部分或全部从子宫壁先期剥离，称胎盘早剥。为晚孕期严重并发症。若不能及时发现、诊断和处理，可迅速发展而危及母儿生命。

【病因病理】

为晚孕期严重并发症。若不能及时发现诊断和处理，可迅速发展而危及母儿生命。

【超声表现】

发病早期、出血少时，若胎盘后出血沿胎膜与子宫壁之间流出，超声可无阳性表现。当病情进展出血量多、出血累积于局部，或时间长胎盘后血肿形成后，表现为胎盘基底膜与肌层之间的无回声区、中低回声区或中高回声区，内部回声欠均匀（图13-39）。胎儿可出现胎心变化，不规则、胎心率减慢，甚至无胎心。

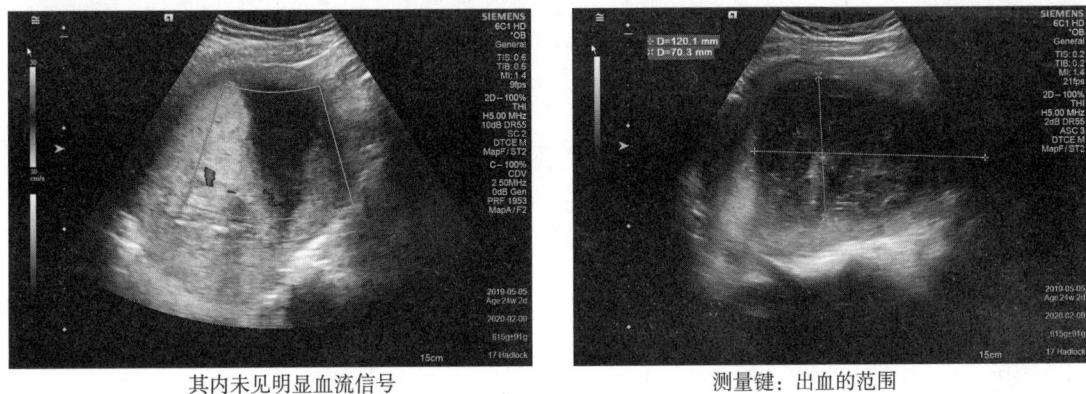

其内未见明显血流信号　　　　　测量键：出血的范围

图13-39 胎盘早剥声像图

【鉴别诊断】

鉴别胎盘母体血池、胎盘肿块。胎盘母体血池有扩张时，一般表现为无回声区，且位于胎盘胎儿面，内部有低速血液流动。胎盘肿块一般位于胎盘实质内，在孕期的超声随访中已有发现。而胎盘早剥一般为突发的，病史中应有腹痛、阴道流血、胎心变化等提示。

【探测要点】

胎盘基底膜与子宫肌层之间的回声、胎盘的厚度及内部回声。

二、脐带

（一）正常脐带

脐带漂浮于羊水中，两端分别连接于胎盘和胎儿脐部。脐带的长轴切面呈长条状或麻花状，内部可见一粗二细的一根脐静脉和两根脐动脉，呈长条状（图13-40a）。

横断面可现一粗二细的三根脐血管的横断面，呈"品"字形排列（图13-40b）。位置合适时可见脐带插入胎儿腹壁或连接胎盘的位置。

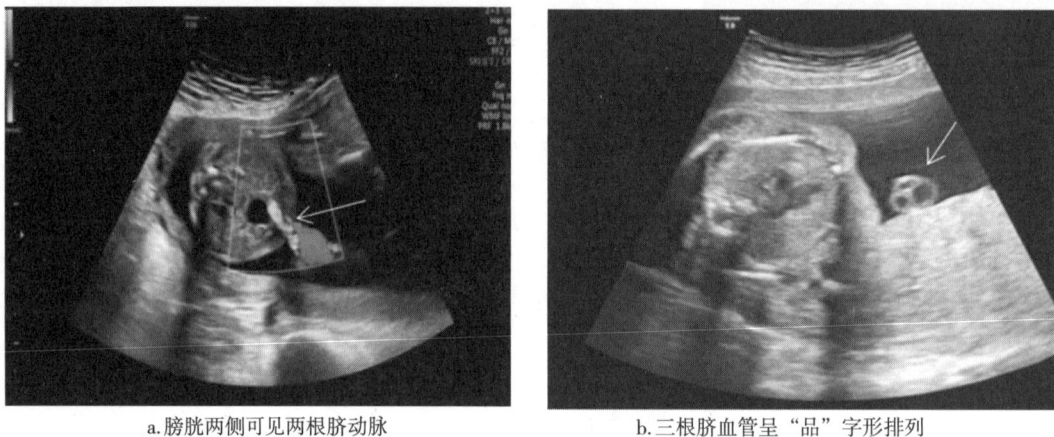

| a.膀胱两侧可见两根脐动脉 | b.三根脐血管呈"品"字形排列 |

图13-40　双脐动脉声像图

（二）单脐动脉

膀胱切面只显示一根脐动脉，内径较正常脐动脉粗（图13-41a）。

脐带的横切面显示由两根脐动脉和一根脐静脉组成的正常"品"字结构消失，而由仅含一根脐动脉和一根脐静脉组成的"吕"字所取代（图13-41b）。

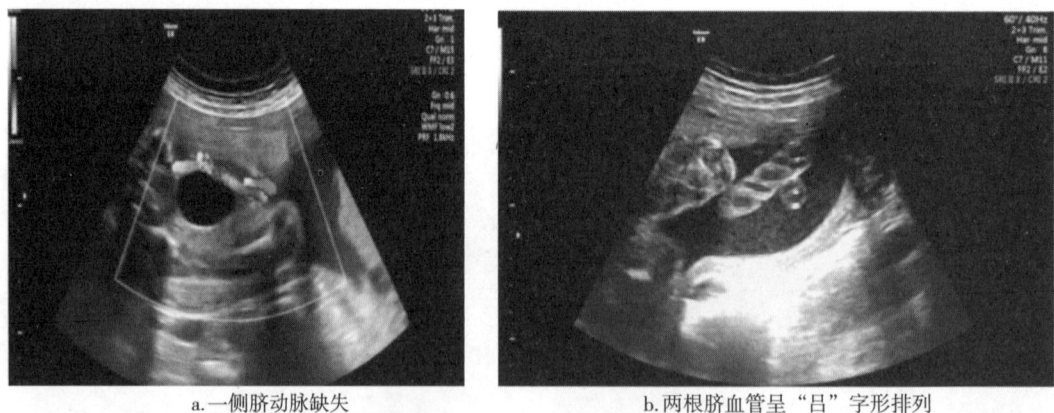

| a.一侧脐动脉缺失 | b.两根脐血管呈"吕"字形排列 |

图13-41　单脐动脉声像图

探测要点：主要观察脐带内部的三根脐血管，并可于下腹部膀胱横切面观察膀胱两侧的脐动脉。注意脐带是否有打结、水肿，表面是否有囊肿及三根血管的粗细比例。

两根细的脐动脉内部血流方向一致，但均与一根粗的脐静脉内部血流方向相反，因此彩色多普勒成像时脐动脉与脐静脉内部的血流颜色相反。

三、羊水

羊水是在胚胎和胎儿发育过程中存在于羊膜腔的液体。妊娠初期羊水主要是母体血清通过胎盘进入羊膜腔的透析液，少量从胎盘表面和脐带表面渗出。妊娠11~14周胎儿的肾脏已有排泄功能，因此妊娠中期以后胎儿排出的尿液为羊水的重要来源。足月妊娠时，羊水量为800~1000ml。

（一）羊水正常超声表现与超声测量

为胎体周围的无回声区，无固定形态，因胎儿形态或姿势变化而呈现不规则形。晚孕期时因胎儿皮脂、毳毛等脱落于羊水中可见内部有点状回声漂浮。

1.羊水量测量　选取深度与宽度相近的最大羊水池平面测量最大羊水池深度（DVP），正常值为2~8cm，一般用于早孕期和中孕期。羊水指数（AFI）的测量以脐部为中点，分别测量四个象限的最大羊水池深度并相加得羊水指数，正常值为5~25cm，一般用于晚孕期羊水的估测（图13-42）。

图13-42　羊水指数测定

2.羊水深度测量　不宜选取过窄或过浅的平面，且不应包括胎儿肢体或脐带，测量方向即测量线与水平面或床面应垂直。

（二）羊水异常

1.羊水过多　DVP ≥ 8cm或AFI ≥ 25cm（图13-43a），胎儿远离探头，沉搁在大片羊水池底部，显像度降低，部分病例可见相应结构异常。

2.羊水过少　DVP<2cm或AFI<5cm（图13-43b），严重羊水减少时，胎儿与胎盘、宫壁紧贴，体位强直且长时间无改变，胎动极少或无胎动，由于胎儿躯干、肢体挤成一团，超声能见度减低。

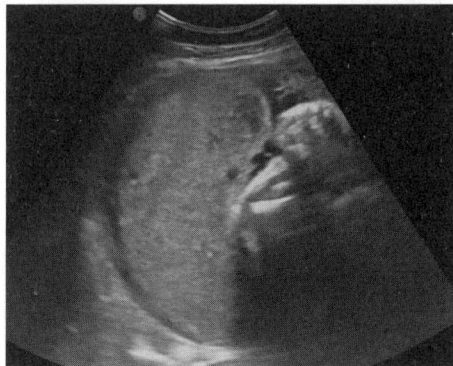

a.羊水过多　　　　　　　　　　　　b.羊水过少

图13-43　羊水异常声像图

本章小结

　　妊娠分早、中、晚孕期，不同孕期超声所关注点不同。早孕期需确定是否宫内妊娠、妊娠的个数及绒毛膜性等，同时需排除异常妊娠及异位妊娠。中孕期需进行排畸检查，标准切面的获取不仅能帮助我们判断胎儿生长发育情况，也有助于我们发现异常、诊断畸形。晚孕期超声检查的重点是确定胎方位、估测胎儿体重、发现迟发性胎儿畸形。每一时期超声扫查的重点不同，但阴性结果并不代表胎儿一定无异常。胎儿的生长发育是一动态过程，超声探测受母体腹壁情况、胎儿孕周、胎儿姿势、羊水多少、仪器分辨率等诸多影响，必要时应结合其他检查。异位妊娠是早孕期较凶险的急症，需要仔细扫查，超声探测无阳性也不能排除，必要时动态观察。

习 题

一、单项选择题

　　1.正常妊娠期约为（　　）。

　　A. 200天　　　　　　B. 230天　　　　　　C. 280天　　　　　　D. 320天

　　2.关于胎儿头臀长，不正确的描述是（　　）。

　　A.测量CRL，适用于7~12孕周

　　B.孕8周以前，所测头臀长实际是颈臀长

　　C.测量CRL的标准切面为胎体最长、最直的正中冠状切面

　　D.测量CRL时，不能包括胎儿肢体或卵黄囊

　　3.先兆流产的声像图特征是（　　）。

　　A.子宫增大但小于孕周，宫腔回声杂乱，胎囊及胎儿无法分辨

　　B.妊娠囊位置下移至宫颈内口，形态不规则，边缘模糊，胎囊周围液性暗区增大，无胎心

　　C.妊娠囊位置正常或稍低，形态正常或欠规则，胎囊周围见新月形液性暗区，有胚芽胎心

　　D.妊娠囊形态不规整或塌陷，囊内未见胎心搏动

　　4.患者，女性，36岁，孕31周，突发腹痛2小时，无阴道流血，临床考虑诊断为胎盘早剥，下列临床表现和声像图表现正确的是（　　）。

　　A.急性期子宫与胎盘之间可见中等回声

　　B.常伴羊水过少

　　C.主要症状是妊娠晚期无痛阴道出血

　　D.胎盘局部变薄

　　5.关于无脑儿的声像图表现，不正确的描述是（　　）。

　　A.胎头颅骨光环缺如　　　　　　　　B.常合并脊柱裂

　　C.眼球突出，似青蛙眼　　　　　　　D.常合并羊水过少

二、简答题

　　1.胎儿双顶径的测量标准包括哪些结构？

　　2.胎儿的六大畸形包括哪些？

（邬彩虹　梁丽萍）

第十四章 心脏超声诊断

微课

知识目标

1.掌握 心脏及大血管的解剖结构、超声检查方法、正常超声声像图特点。

2.熟悉 高血压心脏病、冠心病、瓣膜病及常见先天性心脏病的声像图特点和鉴别诊断，以及其病因病理、临床表现和临床价值。

3.了解 心肌病、心包疾病及心脏肿瘤的病因病理、临床表现、超声检查、鉴别诊断。

彩图

技能目标

1.学会 心脏与大血管常规标准切面的扫查方法。

2.具备 观察与分析正常及异常心血管超声声像图的能力；将基础理论、基本知识和基本技能融会贯通的能力。

具有良好的职业道德、医患沟通能力和团队协作精神。

PPT

第一节 心脏解剖概要

一、心脏的位置、毗邻关系

心脏位于胸腔中纵隔内，胸骨体和第2~6肋软骨后方，第5~8胸椎的前方。2/3居人体正中线的左侧，1/3在其右侧。心脏长轴方向从右肩部向左季肋部整体向左下方倾斜，与人体纵轴成30°。上方连有出入心脏的大血管；下端游离于心包内，并隔心包与横膈相贴；两侧借纵隔胸膜与肺相邻；后方有左主支气管、食管、胸主动脉等结构；心脏大部分被肺和胸膜覆盖，仅下部心包裸区与胸骨下部和第4~6肋间隙直接相邻，为超声检查的透声窗。

二、心脏的形态

心脏外形近似前后略扁的倒置圆锥形，外面包裹心包，心包为纤维浆膜结构，分为脏层和壁层，两层之间潜在的腔隙称为心包腔。心脏外观可分为一尖（心尖）、一底（心底）、三面（胸肋面、膈面、侧面）、三缘（左缘、右缘、下缘）、三条沟（冠状沟、前纵沟、后纵沟）。心尖：朝向左前下方游离，正对左锁骨中线第5肋间内侧1~2cm，由左心室构成。心底：朝向右后上方，大部分由左心房构成，小部分由右心房构成，与出入心脏的大血管相连。胸肋面又称前面（前壁），与胸骨及肋软骨相邻，大部分由右心房和右心室构成，小部分由左心室构成。膈面又称后面或下壁，隔心包与横膈相邻，由左心室和小部分右心室构成。侧面又称左面或侧壁，大部分由左心室构成，小部分由左心房构成。心脏左缘圆钝向左下倾斜，主要由左心耳和左心室构成，右缘主要由右心房构成，下缘近水平位，由右心室构成。在心脏表面近心底处，心房与心室以冠状沟为界，左、右心室之间有室间沟，前室间沟在心脏胸肋面偏左，后室间沟在心脏膈面偏右，两者在心尖部汇合形成的凹陷称心尖切迹，后室间沟与冠状沟交汇区域称为房室交点。

三、心脏的结构

心脏是中空的肌性器官，以主动脉瓣环为中央，将其余三个瓣环及连接瓣环的纤维结缔组织统称为心脏支架结构，心肌以此支架结构为基础，纵行的房间隔和室间隔将其分成四个心腔，即左心房、左心室、右心房、右心室。同侧心房、心室之间借房室口相连，心房与静脉血管相连，心室和动脉血管相通。

1.右心房　位于心脏右上方，为心脏最靠右的部分。房壁薄而内腔大，在右心房右缘表面有一浅沟，称为界沟，心房内面与浅沟对应的纵行肌性隆起称界嵴，以界嵴为有界分为固有心房和腔静脉窦，固有心房为界嵴以前的部分，壁上有平行发出的梳状肌，其向前突出的部位即右心耳，是血栓形成的好发部位。腔静脉窦为界嵴靠后部分，腔内光滑，无肌性隆起，上部为上腔静脉口，下部有下腔静脉和冠状窦口。

2.右心室　位于右心房左前下方，心腔中居最前的部分，平均壁厚3~4mm，室腔整体呈三角锥形。室上嵴是三尖瓣口与肺动脉口之间室壁上的肌肉构成的弓形隆起，跨越室间隔上部和右心室前壁，以室上嵴为界分为流入道和流出道，流入道亦称窦部，为室上嵴下方，三尖瓣膜覆盖区域的室腔，是右心室主要部分，室壁上有丰富隆起的肉柱。右心室入口即三尖瓣口，三尖瓣叶分为前叶、后叶、隔叶，附着于三尖瓣环上，三尖瓣环呈钝三角形，位置略低于二尖瓣环。通过腱索连于右心室壁乳头肌上。三尖瓣环、瓣叶、腱索和乳头肌在结构和功能上紧密相连，常统称为三尖瓣复合体。流出道亦称动脉圆锥或漏斗部，呈倒置的漏斗形，内壁光滑无肉柱，位于室上嵴的上方，向左上方经肺动脉口延续为肺动脉，肺动脉口周缘有三个袋状半月形瓣膜称肺动脉瓣，一个在前，两个在后，即前瓣、右瓣、左瓣。

3.左心房　位于右心房左后方，是心脏最靠后的部分，后邻食管和胸主动脉，向左前突出的锥形部分为左心耳，左心房壁光滑，仅在左心耳内有梳状肌，此处亦是血栓的好发部位。左心房后部两侧各有两个肺静脉口，前下部二尖瓣口通向左心室。

4.左心室　位于右心室的左后方和左心房的左前下方。室壁后9~12mm，室腔呈圆锥体，以二尖瓣前叶为界，分为流入道和流出道。流入道又称左心室窦部，位于二尖瓣前叶后方，是左心室的主要部分，入口是二尖瓣口，前、后瓣叶附着于二尖瓣环上，通过腱索下连于左心室壁乳头肌上，二尖瓣环、瓣叶、腱索和乳头肌在功能上是一个整体，称为二尖瓣复合体。流出道又称主动脉前庭，位于室间隔上部和二尖瓣前叶之间，其右上方通向主动脉口。主动脉口周围有主动脉瓣环，其上附着有三个半月形的瓣叶，与瓣叶相当于的主动脉壁向外膨出沟通形成的袋状结构，称为主动脉窦，也称冠状动脉窦或瓦氏窦，窦和瓣叶根据冠状动脉开口命名为左、右与无冠状动脉窦和瓣。整个右冠窦与右心室流出道相邻，下方与室间隔连接，无冠窦与左、右心房和房间隔相邻。左冠窦右侧邻左心房，左侧与左心室基底部外侧相连，下方与二尖瓣前叶连续。左、右冠瓣交界与相应的肺动脉瓣交界相邻，两者之间有致密的纤维组织。

5.心壁　心肌分三层，外层为心外膜，即心包浆膜的脏层；内层为心内膜，相当于血管内膜，心瓣膜由其皱褶而成；中层为肌层，由心肌纤维组成。心房心室肌不连续，由纤维环隔开，心脏的结缔组织支架是心肌纤维及瓣膜的附着点。

6.房间隔　较薄，由心内膜夹以结缔组织和少量的肌束构成。大体为长方形，前邻主动脉根部后方，呈斜位，约与正中矢状面成45°。房间隔中后部的卵圆窝处最薄，该处在胚胎时期为左、右心房相通的卵圆孔，出生后不久即封闭，房间隔缺损多发生于此。

7.室间隔　主要由心内膜和心肌构成，室间隔即分隔左、右心室，也是左、右心室壁共同组成部分，呈弧形凸向右心室面。室间隔分为膜部和肌部两部分，膜部指室间隔上部，主动脉下方的膜状结构，三尖瓣隔瓣附着线在其右侧横过膜部，将其分为后上和前下两部分，后上部分隔右心房与左心室，称为房室间隔膜部，前下部分隔左、右心室，称室间隔膜部，是室间隔缺损好发部位，室间隔其余部分为室间隔肌部。

四、心脏的血管

（一）冠状动脉

冠状动脉是心脏的营养血管，起自主动脉窦壁中1/3处，高于主动脉瓣游离缘，冠状动脉多走行于心外膜下，分为左、右两支。

1.左冠状动脉 起源于主动脉左冠窦，主干较短，经左心耳与肺动脉根部沿冠状沟向左前走行0.5~1.0cm，其后分为前降支和回旋支。前降支在前室间沟下行至心下缘后，通常沿后室间沟继续上行与右冠状动脉吻合，沿途供应左右心室前壁、室间隔前上部及心尖部心肌血流。回旋支与前降支几乎呈垂直方向，在冠状沟内向左走行，跨过心左缘至心室膈面，主要供应左心房、左心室侧壁及部分后壁心肌的血流。

2.右冠状动脉 起源于主动脉右冠窦，经右心耳与肺动脉之间绕行三尖瓣口入冠状沟，沿冠状沟向右下走行后转降至心尖部，主要供应右心房、右心室、室间隔后1/3和左心室后壁，此外还发出分支供应窦房结和房室结血流。

（二）冠状静脉

冠状静脉是心脏的主要静脉回流通路，心壁各层间静脉网逐渐汇聚成较大的静脉分支，最后构成少数几条注入冠状静脉窦内，冠状静脉窦长度约5cm，直径小于0.5cm，开口于右心房。其主要分支有四支：心大静脉、心中静脉、心小静脉及左心房斜静脉。

五、心包

心包是包裹心脏和大血管根部外面的圆锥形密闭的囊腔，从解剖上看分为内、外两层，外层为纤维性心包，厚而坚韧，包绕心脏和大血管根部，上方与大血管的外面向移行，下方附着于隔中心腱。可防止心脏过度扩张，以保持血容量的相对恒定，还可起屏障保护作用，有效防止邻近部位的感染波及心脏。内层为浆膜层心包，又分为壁层和脏层，壁层与纤维层紧贴，脏层即心外膜，紧贴心肌层外面。心包腔内含有少量起润滑作用的浆液，以减少心包搏动时的摩擦。升主动脉与主肺动脉起始部完全被心包所包裹，形成一个大血管鞘，此鞘的后方主肺动脉与右肺动脉之下、左心房上方构成左右贯通的窦道，称为横窦。肺静脉下方与腔静脉口之间的心包反褶形成的狭长的凹陷，称为斜窦。由于纤维性心包伸缩性小，当心包腔内大量积液时，不易向外扩张，以致压迫心，影响心的正常功能活动。

第二节 心脏超声检查方法和正常声像图

一、心脏超声检查方法

（一）仪器条件及受检者准备

1.仪器条件 用于心脏检查的超声诊断仪必须具备二维超声成像、M型超声扫描、频谱多普勒成像及彩色多普勒血流成像功能，有相应的测量距离、面积、血流速度及频谱多普勒压力峰值和均值功能，由于心脏检查需要配合心动周期，故心脏超声检查诊断仪应配有心电图电极线，显示器上能够实时显示超声动态图像和与之同步的心电图。

2.仪器调节

（1）发射能量 超声发射脉冲能量的大小。婴幼儿时发射能量应适当调小。成人体型大、图像显示不清晰者，发射能量应该适当增大。

（2）频率调节 频率的高低将影响图像的分辨力和声束的穿透深度。成人检查频率一般为2.5~3.5MHz，穿透较深，但分辨力稍差。儿童则用4.5~7.0MHz，穿透深度较浅，但图像分辨力明显提高。

（3）灵敏度 主要通过总增益和分段增益补偿等控制钮的调节，高灵敏度可以获得符合诊断要求的清晰图像。灵敏度调节应以心腔和大血管腔内为无回声区；心内膜瓣膜和大血管壁等各层结构反射清晰，心肌反射较弱，但可以识别，心脏的近场与远场结构均可显示，且发射强度大致相等。

PPT

医药大学堂
www.YIYAODXT.COM

（4）灰阶　调节辉度和对比度，使反射强度以适当的敏感度加以显示，以清楚显示所探查的结构。理论上，灰阶的动态范围越大，组织的层次越丰富，能分辨的组织结构越精细。

（5）扫描深度　应视个体情况而定，成人和心脏扩大者，扫描深度一般设置为16~18cm，以显示心脏的全貌。儿童扫描深度适当调浅，一般为6~10cm之间。

（6）帧频　一般仪器帧频系自动调节，检查者也可以根据需要，通过改变图像的扇形角度、深度和彩色取样框大小等调节。

3.受检者准备及探查透声窗　受检者需安静休息片刻，对儿童应做好说服工作，婴幼儿必要时可给小剂量镇静剂，防止躁动，以利于检查。经胸探查时取左侧卧位或仰卧位，胸骨上窝检查时应将肩部垫高，暴露颈部，剑突下扫查时仰卧位屈膝，放松腹部肌肉。

心脏由于胸骨、肋骨和肺等组织遮盖，影响超声声束穿透，能避开这些组织使超声声束直接进入心脏的特定体表和体内部位，称为透声窗，常用的心脏透声窗如下。

（1）胸骨旁透声窗　胸骨左侧2~5肋间隙，内自胸骨左缘，外至心脏左缘区域，部分右位心或心脏明显扩大达胸骨右缘者，则需要在胸骨右缘扫描（图14-1）。

（2）心尖部透声窗　一般在心尖冲动处（图14-2）。

（3）剑突下透声窗　位于剑突下方（图14-3）。

（4）胸骨上窝透声窗　位于胸骨上窝（图14-4）。

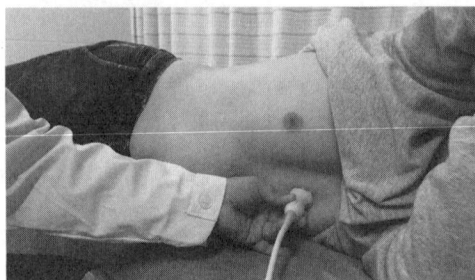

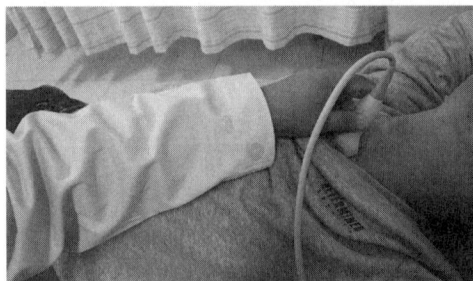

图14-1　胸骨旁透声窗示意图　　　　　图14-2　心尖部透声窗示意图

图14-3　剑突下透声窗示意图　　　　　图14-4　胸骨上窝透声窗示意图

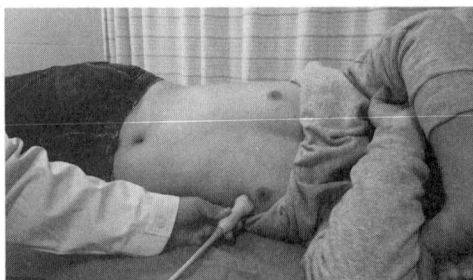

（5）食管内透声窗　食管超声心动图探头置于食管内。

（二）图像方位

人体解剖学一般采用相互垂直的矢状面、冠状面和横断面，但心脏大血管的形状和位置特殊，不能简单地采用解剖学断面，通常以心脏长轴为标准来描述二维超声切面。

1.心脏长轴切面（矢状面）　沿着心脏长轴垂直于身体腹背面切过心脏，与人体解剖矢状面呈30°，图像扇尖为前胸壁，扇弧为心脏后部，图像右侧为头侧，左侧为足部。

2.心脏短轴切面（横切面）　声束长轴垂直身体腹背面同时又垂直于心脏长轴切面切过心脏，图像上、下方分别是心脏前、后侧，图左为心脏右侧，图右为心脏左侧。

3.四腔心切面（冠状面）　声束平行身体腹背面切过心脏，扇尖为心尖部，扇弧为心底部，图左为心脏右侧，图右为心脏左侧。

二、心脏正常声像图及超声测量

（一）二维超声心动图

二维超声心动图（two-dimensional echocardiography，2-DE）又称切面超声心动图，是将人体反射回来的回波信号以光点形式组成的切面成像，也是其他超声心动图方法的基础。图像多以扇形表示，扇尖为近场，代表身体表浅结构的反射；扇弧为远场，代表体内深处的反射。其不仅能实时、直观地显示心脏和血管结构的形态、活动、空间位置及连续关系等，同时也能评价心肌收缩、舒张功能。

1.心前区（胸骨旁透声窗）

（1）胸骨旁左心室长轴切面 探头置于胸骨左缘第3或4肋间，长轴平行于受检者右肩至左腰连线获取。近场为右心室前壁，右心室腔的一部分及右心室流出道，其后为室间隔、左心室腔、左心室后壁、左心房、主动脉根部及部分升主动脉（图14-5）。与室间隔相连续的是主动脉根部前壁，与二尖瓣前叶相连续的是主动脉根部后壁，与二尖瓣后叶相连续的是左心房后壁，主动脉瓣为右冠瓣及无冠瓣。左心房后方可见一椭圆形无回声区，为胸段降主动脉。在左心房室交界处后方有时可见一较小的圆形无回声区，为冠状静脉窦，当存在永存左上腔静脉、肺静脉异位引流等畸形时，冠状静脉窦可明显扩张。

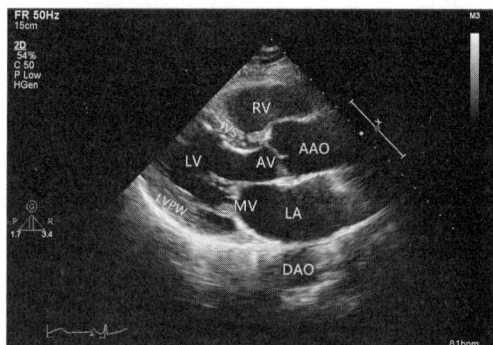

LA：左心房；LV：左心室；RV：右心室；AV：主动脉瓣；IVS：室间隔；
LVPW：左心室后壁；AAO：升主动脉；DAO：降主动脉；MV：二尖瓣

图14-5 胸骨旁左心室长轴切面标准切面声像图

（2）胸骨旁右心室流入道长轴切面 上述左心室长轴切面后将探头移向外侧，声束指向剑突和后内侧三尖瓣方向获取。近场为右心室，向远场依次为三尖瓣、右心房、腔静脉，其中靠近心尖为三尖瓣前叶，对应的是三尖瓣后叶。右心房下段可见下腔静脉开口，在三尖瓣后叶与下腔静脉开口之间为冠状静脉窦汇入右心房开口处（图14-6）。

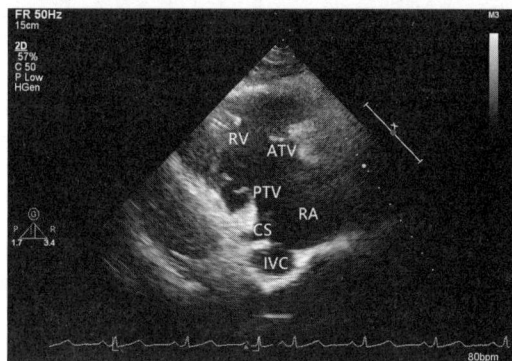

RA：右心房；RV：右心室；ATV：三尖瓣前叶；PTV：三尖瓣后叶；
IVC：下腔静脉；CS：冠状静脉窦

图14-6 胸骨旁右心室流入道长轴切面标准切面声像图

（3）胸骨旁大动脉短轴切面 胸骨旁左心室长轴切面基础上顺时针旋转90°获取，亦称为胸骨旁心底短轴切面（图14-7）。近场为右心室前壁、右心室流出道，其后图像中央为圆形主动脉根部横断面，其内可见三个瓣叶，收缩期瓣叶打开呈三角形，舒张期关闭呈"Y"形。主动脉后方为左心房、房间隔，右侧为右心房、三尖瓣，前方为右室流出道，左侧为肺动脉，上述结构顺时针依次包绕主动脉，靠近右心室流出道为主动脉右冠瓣，靠近肺动脉为左冠瓣，靠近房间隔为无冠瓣。有时还可在左心房后方见胸段部分降主动脉。探头方位略做调整，适当减低增益能显示左、右冠状动脉主干及开口。

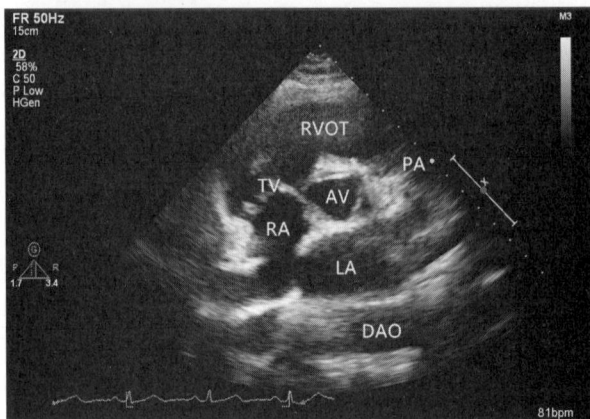

TV：三尖瓣；AV：主动脉瓣；PA：肺动脉；RA：右心房；

LA：左心房；RVOT：右心室流出道；DAO：降主动脉

图14-7 胸骨旁大动脉短轴切面标准切面声像图

（4）胸骨旁肺动脉长轴切面 在胸骨旁大动脉短轴切面基础上探头略向左上方倾斜获取。可以观察肺动脉瓣、主肺动脉、分叉处及左、右肺动脉起始段，是动脉导管未闭、肺动脉狭窄、主-肺动脉窗等先天畸形常用的切面之一（图14-8）。

PV：肺动脉瓣；MPA：主肺动脉；RPA：右肺动脉；

LPA：左肺动脉；DAO：降主动脉

图14-8 胸骨旁肺动脉长轴切面标准切面声像图

（5）胸骨旁左心室短轴系列切面 在胸骨旁大动脉短轴切面基础上，声束由心底逐步移向心尖依次通过二尖瓣口、乳头肌及乳头肌以下心尖部水平获取。

1）二尖瓣水平 由近场到远场依次为右心室腔一部分、基底段室间隔、左心室腔、二尖瓣前叶、二尖瓣后叶、左心室游离壁等（图14-9）。在此切面重点观察二尖瓣口及交界处（前外侧和后内侧）瓣叶的形态及活动，测定瓣口面积以及基底段室间隔和左心室壁（前壁、侧壁、下壁、后壁）的运动情况。

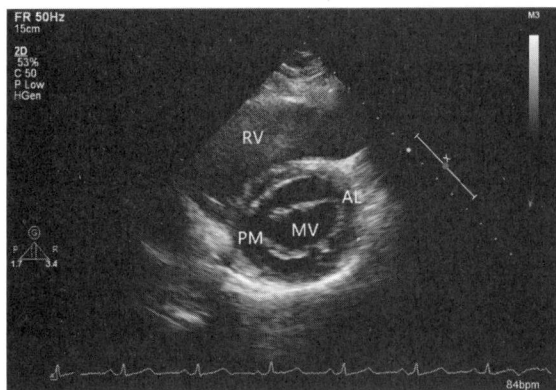

RV：右心室；AL：前外侧；PM：后内侧；MV：二尖瓣

图14-9　胸骨旁二尖瓣水平左心室短轴切面标准切面声像图

2）乳头肌水平　由近场至远场显示乳头肌水平的右心室腔、中间段室间隔、左心室腔、前外侧及后内侧乳头肌、左心室游离壁。重点观察乳头肌的大小、回声强度，中间段室间隔与左心室壁（前壁、侧壁、下壁、后壁）的运动情况（图14-10）。

RV：右心室；LV：左心室；APM：前乳头肌；PPM：后乳头肌

图14-10　胸骨旁乳头肌水平左心室短轴切面标准切面声像图

3）心尖水平　主要观察心尖部水平左心室壁（室间隔、前壁、侧壁、下壁）的运动情况（图14-11）。

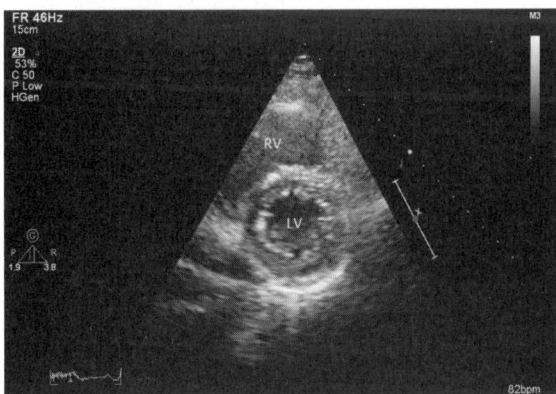

LV：左心室；RV：右心室

图14-11　胸骨旁心尖水平左心室短轴切面标准切面声像图

（6）胸骨旁斜四腔心切面　声束方向指向右后上方呈近似心脏冠状切面。显示四个心腔、房间隔、室间隔、二尖瓣前叶及后叶、三尖瓣前叶及隔叶（图14-12）。

LA：左心房；LV：左心室；RA：右心房；RV：右心室

图14-12 胸骨旁斜四腔心切面标准切面声像图

2.心尖区（心尖部透声窗）

（1）心尖四腔心切面 探头位于心尖部，声束方向指向心底部呈近似心脏冠状切面，心室在近场，心房在远场。显示四个心腔、房室间隔、二尖瓣前叶及后叶、三尖瓣前叶及隔叶等，左心房顶部可见肺静脉口。观察各房室大小、房室间隔连续性、房室瓣及室壁运动情况。由于房间隔中段卵圆窝处回声低，且房间隔走形与声束基本平行，因此容易引起房间隔假性回声失落（图14-13）。

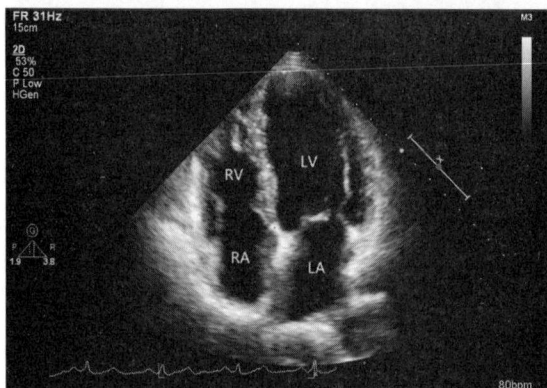

LA：左心房；LV：左心室；RA：右心房；RV：右心室

图14-13 心尖四腔心切面标准切面声像图

（2）心尖五腔心切面 在心尖四腔心切面基础上将探头向前倾斜获取。可观察到主动脉根部、主动脉右冠瓣和无冠瓣的形态及活动、各房室间隔连续性等，余同心尖四腔心切面（图14-14）。

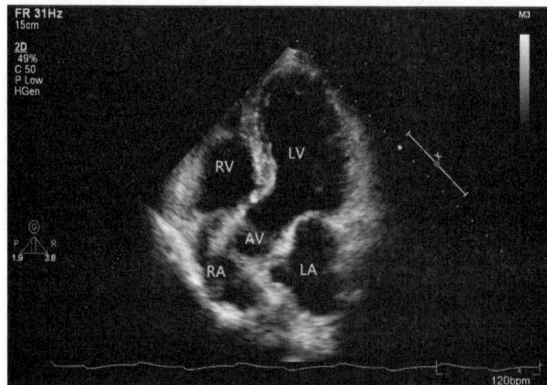

LA：左心房；LV：左心室；RA：右心房；RV：右心室；AV：主动脉瓣

图14-14 心尖五腔心切面标准切面声像图

（3）心尖两腔心切面　在心尖四腔心基础上逆时针旋转60°左右，使其与室间隔平行获取。在此切面不显示右心，可显示左心房、左心室、乳头肌、二尖瓣、部分肺静脉等心脏结构，观察二尖瓣瓣叶及乳头肌的形态、活动，左心室前壁及下壁的室壁运动情况（图14-15）。

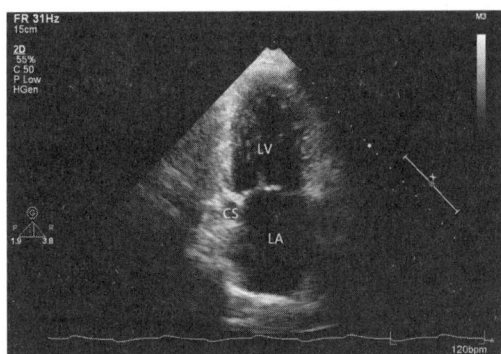

LA：左心房；LV：左心室；CS：冠状静脉窦

图14-15　心尖两腔心切面标准切面声像图

（4）心尖三腔心切面　探头位于心尖部，声束方向指向右上，近似呈人体矢状面。显示左心房、左心室、主动脉根部、主动脉右冠瓣及左冠瓣、右心室腔的一部分，评估室间隔及左心室下后壁的活动。与胸骨旁左心室长轴切面类似（图14-16）。

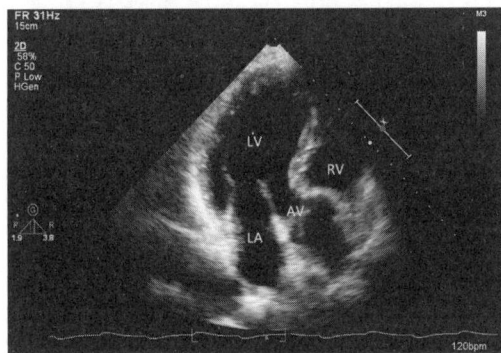

LA：左心房；LV：左心室；AV：主动脉瓣；RV：右心室

图14-16　心尖三腔心切面标准切面声像图

3.剑突下区（剑突下透声窗）

（1）剑突下四腔心切面　探头置于剑突下，指向左肩部，与胸骨左缘左心室长轴切面基本垂直获取。心尖位于图像右侧，近场及图像左侧为部分肝脏。显示结构基本同胸骨左缘心尖四腔心切面。由于声束方向与房室间隔基本垂直，不易出现假性回声缺失，因此是诊断房室间隔缺损的理想切面之一（图14-17）。

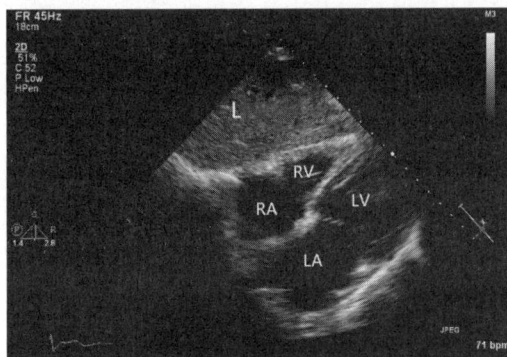

L：肝脏；LA：左心房；LV：左心室；RA：右心房；RV：右心室

图14-17　剑突下四腔心切面标准切面声像图

（2）剑突下双心房切面　探头置于剑突下靠近右肋缘部位，标记朝向受检者右肩，向左后方倾斜获取。近场及偏左侧为部分肝脏，其后依次为右心房、房间隔、左心房，适当调整探头方向可以同时显示上、下腔静脉（图14-18）。

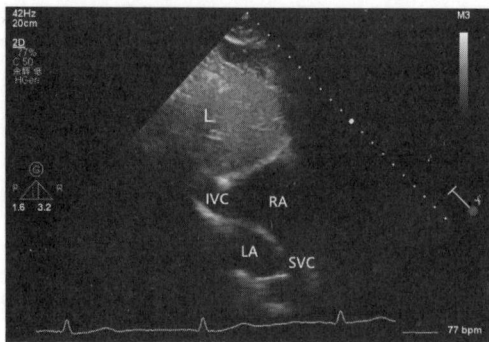

L：肝脏；IVC：下腔静脉；SVC：上腔静脉；LA：左心房；RA：右心房

图14-18　剑突下双心房切面标准切面声像图

（3）剑突下下腔静脉长轴切面　剑下双房切面基础上探头略向右侧偏移。图像上主要显示右心房、下腔静脉及肝静脉。一般于下腔静脉进入右心房前2cm处测量下腔静脉宽度（图14-19）。

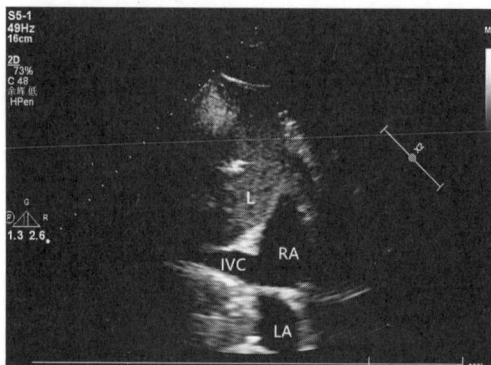

L：肝脏；IVC：下腔静脉；LA：左心房；RA：右心房

图14-19　剑突下下腔静脉长轴切面标准切面声像图

4.胸骨上窝区（胸骨上窝透声窗）

（1）胸骨上窝主动脉弓长轴切面　探头置于胸骨上窝，指向心脏左后下方，与主动脉弓长轴方向大致平行获取。显示升主动脉，主动脉弓及其主要分支（自右向左依次为头臂干、左颈总动脉、左锁骨下动脉），降主动脉起始部，在主动脉弓下方为右肺动脉横断面，再下方为左心房（图14-20）。

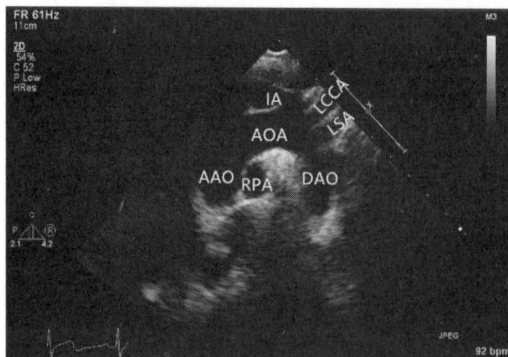

AAO：升主动脉；AOA：主动脉弓；DAO：降主动脉；IA：头臂干；

LCCA：左颈总动脉；LSA：左锁骨下动脉；RPA：右肺动脉

图14-20　胸骨上窝主动脉弓长轴切面标准切面声像图

（2）胸骨上窝主动脉弓短轴切面　以主动脉弓长轴切面为基础，将探头逆时针旋转90°左右，指向下方心脏方向获取。图像上方为主动脉弓横切面，呈圆形，其右侧可见上腔静脉，其下方为右肺动脉纵切面，再下方为左心房（图14-21）。

SVC：上腔静脉；AO：主动脉；LA：左心房；RPA：右肺动脉

图14-21　胸骨上窝主动脉弓短轴切面标准切面声像图

（二）M型超声心动图

M型超声心动图（M-mode echocardiography）显示心脏结构在一维空间上的截面厚度、距离、活动方向、运动速度及其在心动周期不同时相的运动-时间曲线。可以用于心腔和大血管内径的测量及特定心脏结构运动的细致观察，是超声心动图检查不可或缺的部分。常规检查时，常在二维超声心动图引导下进行。

1.心底波群　包括主动脉根部及主动脉瓣曲线，探头置于胸骨旁第4肋间探查，在左心室长轴或心底短轴切面垂直与主动脉根部取样，主动脉根部曲线为前后两条明亮的同步活动曲线，上线为右心室流出道后壁及主动脉前壁，下线由主动脉后壁与左心房前壁构成。主动脉瓣活动曲线为一六边形盒样结构，上方曲线为右冠瓣，下方曲线为无冠瓣，收缩期分开，舒张期迅速闭合成一单线，主动脉瓣收缩期开放，曲线分开处称K点，位于心电图R波第一心音后，相当于等容收缩期末。曲线闭合处称G点，位于心电图T波之后即第二心音处，相当于主动脉瓣关闭时。KG段为左心室射血期（图14-22）。

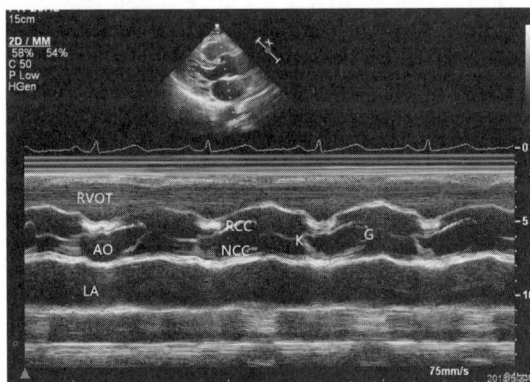

RVOT：右心室流出道；AO：主动脉；RCC：右冠瓣；NCC：无冠瓣；
LA：左心房；K：主动脉瓣开放点；G：主动脉瓣闭合点

图14-22　心底波群"M"形曲线

2.心室波群　探头置于胸骨旁第4肋间探查，在左心室长轴切面二尖瓣腱索水平取样。从前向后依次由胸壁、右心室前壁、右心室腔、室间隔、左心室腔、左心室后壁构成。此波群可测量心室腔大小与室壁厚度。

3.二尖瓣波群　胸骨旁左心室长轴切面上经过二尖瓣叶取样。正常二尖瓣叶舒张期开放，前后叶分离，前叶形成向前呈"M"形双峰曲线，各点与尖峰依次称为A、B、C、D、E、F、G

点和AC、DE段。第一峰为E峰，代表左心室舒张早期，位于心电图T波之后。第二峰为A峰，代表左心室舒张晚期心房收缩所致心室的缓慢充盈。后叶与前叶方向相反，向后呈倒影样曲线，在与前叶E、A峰相对应处，分别形成E′峰和A′峰。二尖瓣前后叶在收缩期闭合，在曲线上形成CD段（图14-23）。

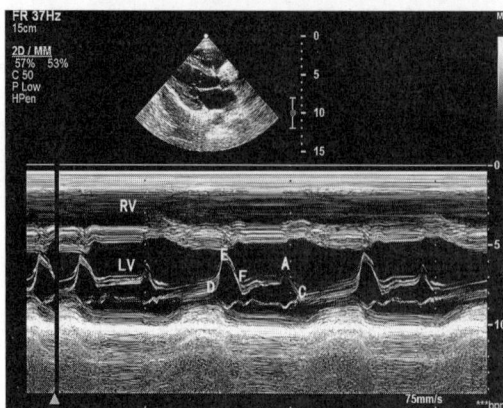

RV：右心室；LV：左心室；E：舒张早期二尖瓣前叶峰；A：舒张晚期二尖瓣前叶峰；
D：二尖瓣开放点；C：二尖瓣闭合点；F：快速充盈期末二尖瓣前叶最低点

图14-23 二尖瓣波群"M"形曲线

4.三尖瓣波群 在胸骨旁四腔心或心尖四腔心切面，经过三尖瓣前叶取样。其活动状态和相应血流动力学基础与二尖瓣相似，其前叶"**M**"形曲线也分别命名为A、B、C、D、E、F、G点。

5.肺动脉波群 胸骨旁肺动脉长轴切面，取样线经过肺动脉后瓣叶。肺动脉瓣于收缩期后移，舒张期前向移动。肺动脉瓣曲线分为a波、b点、cd段、e点、de段。a波位于心电图P波之后，为右心房主动收缩期；b点位于心电图R波之后，为右心室射血期开始；cd段呈缓慢上升的直线代表右心室射血；e点位于心电图T波后，为肺动脉瓣关闭点。

（三）多普勒超声心动图

多普勒超声心动图（Doppler echocardiography）是利用多普勒原理，检测血流红细胞回声的多普勒频移信号组成的灰阶频谱和超声图像，可精确评价心脏的血流状态、速度、压力等血流动力学特征。

1.显示方式

（1）频谱多普勒 分为脉冲多普勒和连续多普勒两种显示方式。脉冲多普勒具有距离选通功能，声束的发射和接收由同一组晶片完成，探头每发射一组脉冲群后，必须间歇一段时间用于接收发射声波信号。它可以确定血流的部位、方向以及性质，但脉冲重复频率较低，测量高速血流时容易出现混叠现象。以中空频带型频谱显示血流信息。连续多普勒无距离选通功能，声波的发射和接收分别由两组独立的晶片完成，它虽然不能准确判断血流的部位，但能测定快速血流速度，以填充型频谱显示血流信息。

（2）彩色多普勒 以脉冲多普勒超声为基础，对取样区域内的血流多普勒频移信号进行彩色编码，以显示血流方向和速度。血流方向一般用红色和蓝色表示，红色代表血流朝向探头运动，蓝色代表血流背离探头运动，彩色的亮度反映血流平均速度。

2.测量及观察

（1）正常二尖瓣口血流 心尖四腔心或两腔心切面上，将取样容积放置在二尖瓣尖部左心室侧。正常二尖瓣舒张期血流为层流，多普勒频谱呈正向双峰中空窄带状频谱，上升支频谱较窄，下降支较宽，第一峰为E峰，为舒张早期快速充盈所致，第二峰为A峰，为心房收缩形成（图14-24）。彩色多普勒显示舒张期红色为主血流信号通过二尖瓣口进入左心室（图14-25），收缩期瓣口关闭时无血流通过。

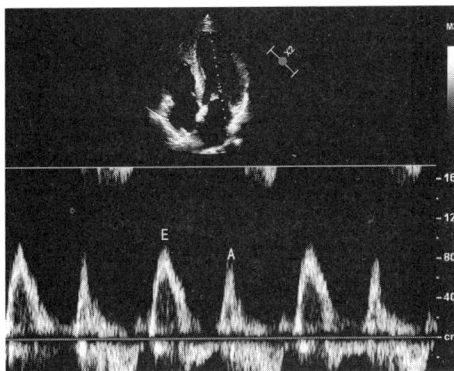

图14-24　正常舒张期二尖瓣血流频谱

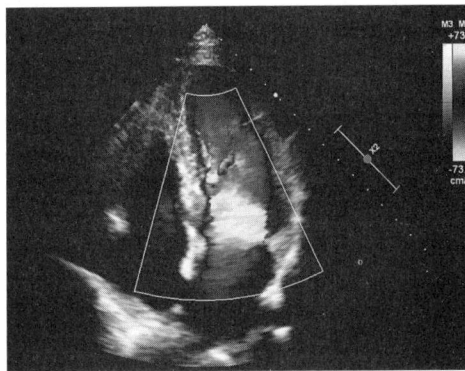

图14-25　正常舒张期二尖瓣彩色血流

（2）正常三尖瓣口血流　心尖四腔心或大动脉短轴切面上，将取样容积放置在三尖瓣尖部右心室侧，可探及类似二尖瓣口血流的舒张期正向双峰频谱，但幅度较低，且受到呼吸运动影响，吸气时峰值增高，呼气时降低。彩色多普勒显示舒张期红色为主血流信号通过三尖瓣口进入右心室，收缩期瓣口关闭时无血流通过。

（3）正常主动脉瓣口血流　在心尖五腔心或三腔心切面，收缩期取样容积放置于主动脉瓣口，可见负向中空三角形频谱，上升支陡峭，下降支圆钝（图14-26）。彩色多普勒在收缩期主动脉瓣开放时可见蓝色为主血流通过主动脉瓣口（图14-27），舒张期瓣口关闭，无血流信号通过。

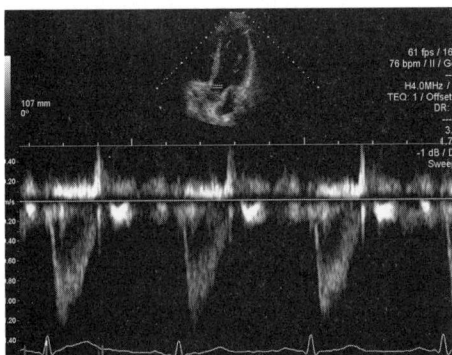

图14-26　正常收缩期主动脉瓣血流频谱

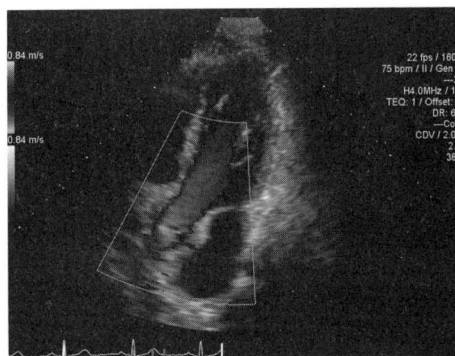

图14-27　正常收缩期主动脉瓣彩色血流

（4）正常肺动脉瓣口血流　在胸骨旁肺动脉长轴切面，收缩期取样容积放置于肺动脉瓣口，可见负向中空等腰三角形频谱。彩色多普勒在收缩期肺动脉瓣开放时可见蓝色为主血流信号通过肺动脉瓣口，舒张期瓣口关闭时，无血流信号通过。

（5）正常肺静脉血流　在心尖四腔心切面上，将取样容积放置在右上肺静脉开口处探查，正常肺静脉血流频谱呈三相波，收缩峰（S）和舒张峰（D）为正向波、舒张晚期心房收缩波（Ar）为负向波，正常人S波大于D波，Ar峰值不超过30cm/s（图14-28、图14-29）。

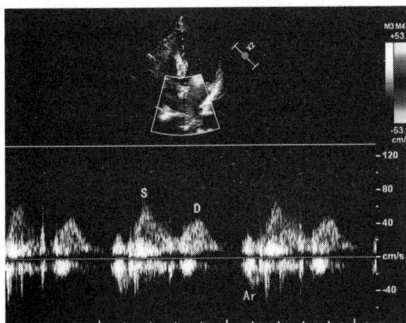

图14-28　正常肺静脉血流频谱

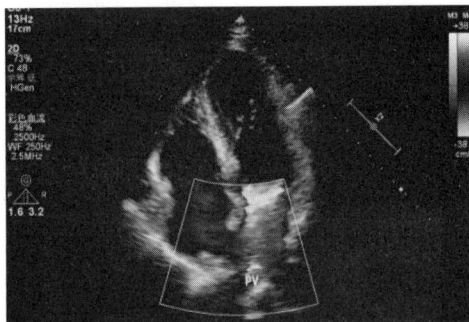

图14-29　心尖四腔心见右上肺静脉入左心房彩色血流

（6）正常下腔静脉血流 在剑突下下腔静脉长轴切面上，将取样容积放置在下腔静脉距入房口1~2cm处探查，正常下腔静脉血流频谱呈三相静脉血流频谱，由负向收缩峰（S）和舒张峰（D）、正向舒张晚期心房收缩波（a）组成，其测值受呼吸运动影响较大，吸气时血流速度加快，呼气时降低。

（四）心脏声学造影

心脏声学造影又称对比超声心动图（contrast echocardiography），是通过注射造影剂使血流信号得到增强的一种检查方法。

1.超声造影剂

（1）第一代超声造影剂 早期使用二氧化碳和双氧水造影法。特点是微气泡直接裸露于液体中，表面无外壳包绕，且微泡直径通常大于10μm，不能通过肺毛细血管，所以只能用于右心声学造影。

（2）第二代超声造影剂 在微泡表面包绕一层外壳，增加微气泡的稳定性，微泡直径通常3~5μm，但其气体成分主要还是空气。如Albulex、Levovist等，在临床上用于左、右心腔显影和增强多普勒信号。

（3）第三代超声造影剂 微泡的内核使用不易溶于水的惰性气体，如六氟化硫、全氟丙烷、全氟丁烷等，延长了微泡在体内的留存时间，平均微泡直径约2.5μm。常用的有Sonovue，临床上不仅可以用于心腔显影，还可以用于心肌灌注显影，具有很好的显影效果。

2.右心声学造影 由外周静脉注射声学造影剂，造影剂经过上腔或下腔静脉后，使右心房、右心室和肺动脉依次显影。由于造影剂的微泡不能通过肺毛细血管，所以正常情况下，左心系统基本不显影。若造影剂在上述正常部位以外区域出现，或应该出现造影剂的腔室内出现充盈缺损，则提示相应腔室存在分流。根据造影剂显影部位可以准确地进行解剖结构定位，区别左、右心系统，确定心脏大小、心室轮廓、分流方向，诊断心包积液，鉴别心外肿瘤。

3.左心声学造影 超声检查方法与右心系统声学造影相同，使用造影剂可以通过肺循环，显示顺序为右心系统—肺循环—左心系统，左心显影比右心晚数个心动周期。左心造影可以精确勾画左心内膜边界，对心腔大小和室壁厚度、左心房黏液瘤、心腔内血栓等诊断有重要价值。

（五）经食管超声心动图

经胸超声心动图检查受到胸部透声窗的限制和胸廓、肺部疾病等影响，不能清楚显示心血管某些结构，致使诊断受到限制。经食管超声心动图（transesophageal echocardiography，TEE）将探头放置于食管中，由后向前近距离扫查心脏结构，避开胸骨和肺部的干扰，能清晰显示心脏的解剖结构。能为某些特殊心血管病变的诊断，以及心外科和心内科介入治疗术中的引导提供更多准确信息。

1.受检者准备 检查前要求受检者禁食、禁水至少4~6小时，向患者详细交代检查必要性及可能发生的不适，同时告知缓解不适的方法并签署检查知情同意书，摘除口腔内活动义齿、鼻胃管等异物。经食道超声检查时必须连接心电监护，具备必要的急救措施。一般采用局部麻醉，以2%利多卡因溶液喷受检者咽部，或让患者缓慢吞咽含有局部麻醉剂的半胶胨状润滑止痛剂，充分麻醉咽部和食管。插入方法类似胃镜检查。

2.扫查方法 包括对管体深度及左右旋转调节、操作控制钮使探头前屈或后弯以及调节探头旋转晶片角度等。通过观察管体上的刻度可以掌握插入深度，便于寻找需要的切面。旋转管体可以用有限的声束成像范围观察到更多的心脏解剖结构。通过调控晶片调控电钮，多平面探头的晶片可以0°~180°旋转，从不同的角度观察心内结构。

3.标准切面图

（1）五腔心切面 探头头端距齿门约30cm，扫查角度0°~10°。显示心腔结构与经胸心尖五腔心切面探查相似。主动脉瓣位于图像中央（图14-30）。

（2）四腔心切面　探头自五腔心再向前进一点并略向后曲，头端距齿门约32cm，扫查角度0°~10°。显示心腔结构与经胸心尖四腔心切面探查相同（图14-31）。

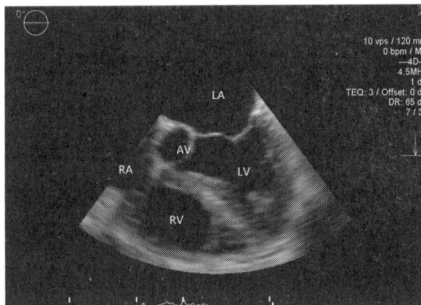

LA：左心房；LV：左心室；RA：右心房；
RV：右心室；AV：主动脉瓣

图14-30　五腔心切面标准切面声像图

LA：左心房；LV：左心室；
RA：右心房；RV：右心室

图14-31　四腔心切面标准切面声像图

（3）主动脉根部短轴切面　探头头端距齿门约31cm，扫查角度30°~50°。主动脉根部位于图像正中，其内可见主动脉三个瓣叶，周围分别为左心房、右心房、右心室和肺动脉等结构。在此切面探头稍后退并逆时针旋转，可观察到左心耳（图14-32）。

（4）左心二腔心切面　在四腔心基础上探头旋转到70°~90°，类似经胸心尖二腔心切面，可以观察左心房、左心室、左心耳、二尖瓣及腱索（图14-33）。

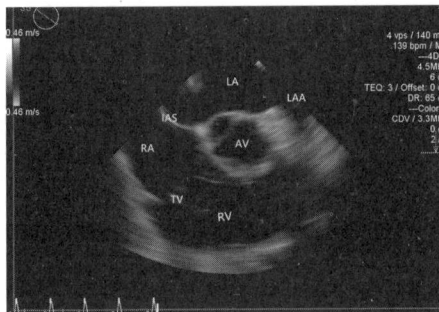

LA：左心房；RA：右心房；RV：右心室；AV：主动脉瓣；
TV：三尖瓣；IAS：房间隔；LAA：左心耳

图14-32　主动脉根部短轴切面标准切面声像图

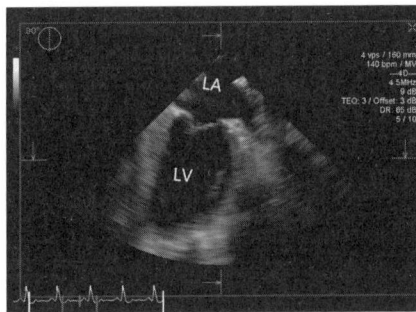

LA：左心房；LV：左心室

图14-33　左心二腔心切面标准切面声像图

（5）双腔静脉切面　探头位置基本与四腔心切面相同，顺时针旋转到90°~110°，使声束指向右前方，可显示左心房、右心房、上腔静脉、下腔静脉、右心耳（图14-34）。

（6）左心室长轴切面　从四腔心切面将探头顺时针旋转到135°，可显示右心室、左心房、二尖瓣、左心室、主动脉根部图像（图14-35）。

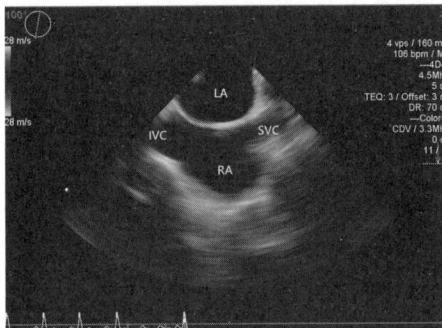

LA：左心房；SVC：上腔静脉；
RA：右心房；IVC：下腔静脉

图14-34　双腔静脉切面标准切面声像图

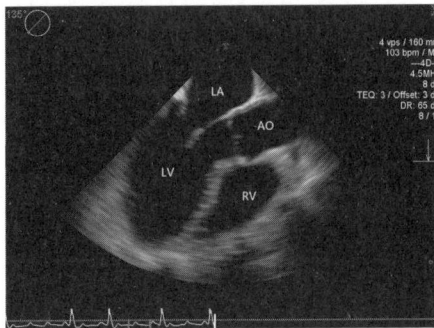

LA：左心房；RV：右心室；
AO：主动脉；LV：左心室

图14-35　左心室长轴切面标准切面声像图

（7）肺静脉水平切面　在探及左心耳后再稍回撤探头并向左旋转，于左心耳外侧处可见左上肺静脉，呈管状，内侧开口于左心房，当探头向右旋转，指向左心房右侧时，可在房间隔后面观察到右肺静脉及其在左心房内开口（图14-36）。

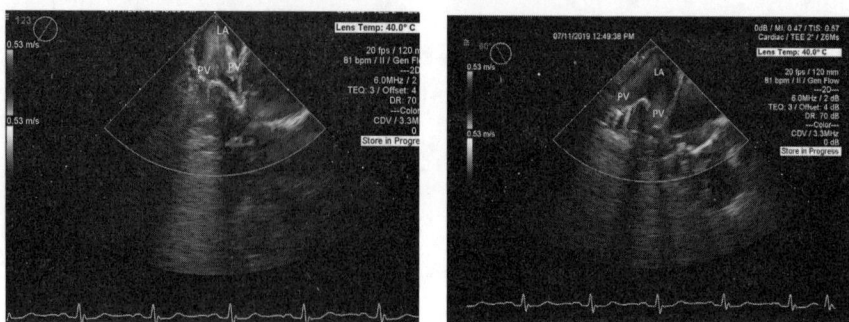

LA：左心房；PV：肺静脉

图14-36　肺静脉水平切面标准切面声像图

课堂互动

学生思考：1.胸骨左缘3~4肋间锁骨中线位置超声扫查未显示心脏影像，常见原因有哪些？扫查要点有哪些？

2.超声探查房间隔的方法和切面有哪些？

三、心功能测定

心脏是人体循环系统的动力装置，不断地进行收缩和舒张交替的运动，推动人体血液循环。在心脏四个腔室中，起主要泵血作用的是左心室。在病理状态下，心功能的变化对患者的病情、治疗方案选择、疗效及预后评估均有重要意义，超声心动图是目前临床应用最广泛的无创评价心脏功能的检查技术。按性质分为收缩功能和舒张功能两大类，按部位可分为左心室功能、左心房功能、右心室功能。

（一）左心室收缩功能

左心室收缩功能是反映心脏血流动力学变化的最重要指标，常用指标包括心脏大小、容积、心搏量、射血分数等参数。

1.M型超声心动图　适用于无节段性运动异常者，在标准胸骨旁左心室长轴切面、二尖瓣腱索水平，将取样线垂直于室间隔和左心室后壁，测量左心室舒张末期内径（LVEDd）、收缩末期内径（LVEDs）、舒张期室间隔（IVS）厚度及左心室后壁（LVPW）厚度。按照校正立方体积法（Teich）计算左心室舒张末期容积（LVEDV）、收缩末期容积（LVESV）。

2.二维超声心动图　多用于心尖双平面改良Simpson法，经心尖四腔心和二腔心切面，测量左心室长、短径，计算左心室容积（图14-37、图14-38），此法适用于心室形态变异和室壁节段性运动异常等患者的心功能测定。

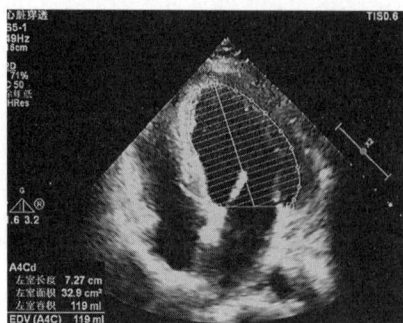

图14-37　改良Simpson法测量LVEDV

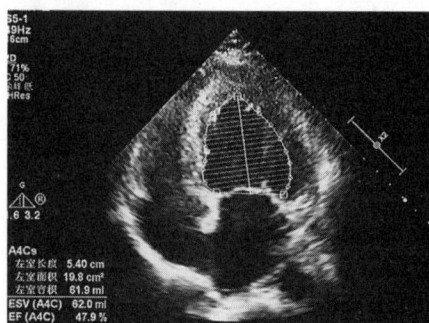

图14-38　改良Simpson法测量LVESV

（1）每搏输出量（SV）、每分输出量（CO）、心排出量指数（CI） SV=LVEDV–LVESV；CO=SV×HR；CI=CO/体表面积。

（2）射血分数（EF） LVEF=（LVEDV–LVESV）/LVEDV；正常左心室射血分数（LVEF）>55%，低于50%提示左心室收缩功能减退。

（3）左心室短轴缩短率（FS） LVFS=（LVEDd–LVEDs）/LVEDd；正常范围为25%~45%。

（二）左心室舒张功能

1.二尖瓣口舒张期血流频谱 舒张早期最大血流速度（E），反映舒张早期左心室弛张性，正常成人参考值为60~130cm/s，舒张晚期最大血流速度（A），反映舒张晚期左心室顺应性，正常成人参考值为40~70cm/s。E/A正常为1< E/A <2；E/A <1时提示左心室松弛功能受损，但左心室充盈压基本正常；E/A>2时提示左心室限制性充盈异常，舒张功能减退。

2.肺静脉血流频谱 左心室松弛功能减退，顺应性正常时，肺静脉血流频谱形态表现为D波降低，S波代偿性增大，Ar正常或轻度增高；左心室松弛功能和顺应性均减退时，肺静脉血流频谱形态表现为D波增大，S波降低，D/S>1，Ar峰值增大，时限延长；左心室限制性充盈异常时，D波进一步增大，S波降低甚至缺如，D/S>1，Ar峰值增大，时限延长，大于二尖瓣口舒张期血流频谱A峰时间。

3.二尖瓣环运动速度 采用组织多普勒成像（TDI）技术，观察二尖瓣环运动状态。在心尖四腔心切面，取样容积放置于二尖瓣环，测量二尖瓣环运动速度，其频谱由收缩期s′峰、舒张早期e′峰和舒张晚期a′峰组成。左心室舒张功能正常时，e′峰>a′峰；舒张功能减退时，e′峰<a′峰；随着舒张功能减退的加重，e′峰进一步降低，a′峰增大。

4.E/e′ 正常值<8，E/e′>15为异常。

（三）右心室功能

1.三尖瓣环位移（TAPSE） 反映收缩期三尖瓣环在长轴方向上的位移，通常取M型超声心尖四腔心切面测量，TAPSE<16mm时，提示右心室收缩功能不全。

2.右心室面积变化率（FAC） 右心室收缩期至舒张期面积的变化，即（舒张期面积–收缩期面积）/舒张期面积，FAC<35%时，提示右心室收缩功能不全。

3.TDI三尖瓣环收缩期峰值速度（S′） 小于10cm/s时，提示右心室收缩功能不全。

第三节　心脏瓣膜病超声诊断

案例讨论

案例 患者，女性，50岁，因"心慌气短5年，加重伴头晕、呼吸困难1个月"就诊。既往有关节红肿疼痛病史十多年。5年前出现阵发性心慌、气短，可自行缓解，近1个月以来心慌加重，呈持续性，出现呼吸困难、头晕等症状。查体：双侧面颊紫红，口唇轻度发绀；心脏浊音界呈梨形，心尖部闻及舒张期杂音。心电图检查：左心房增大。实验室检查：血清抗链球菌溶血素"O"升高，红细胞沉降率加快。行超声心动图检查，图14-39为患者心脏超声声像图。

讨论 1.观察以上超声图像，描述上述疾病超声声像图表现。

2.结合案例综合分析，提示哪种疾病？

3.诊断依据有哪些？患者出现的特殊面部体征一般称作什么？造成这种表现的原因是什么？

4.图14-39a中的团块样回声是什么？

5.图14-39b中的特殊曲线称作什么？

PPT

医药大学堂

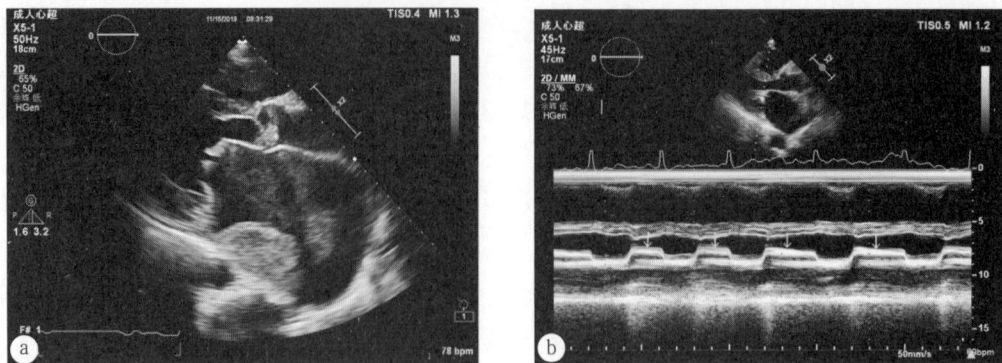

图 14-39　患者心脏超声图

一、二尖瓣狭窄

【病因病理】

二尖瓣狭窄是较为常见的二尖瓣疾病，其最常见病因为风湿热，极少数由先天性畸形及瓣膜退行性改变引起。单纯性二尖瓣狭窄在慢性风湿性心脏病中约占40%。风湿性二尖瓣狭窄，病变最初侵犯瓣膜前后叶交界处及根部，发生水肿、炎症，然后继续累及瓣叶体部发生粘连、增厚、钙化及瘢痕形成，甚者腱索及乳头肌亦发生变形、增粗或缩短，瓣膜严重僵硬、活动受限，最终导致瓣口变小、狭窄。当二尖瓣口狭窄形成后，舒张期左心房血液进入左心室受阻，左心房压力升高，容积逐渐扩大，长期血液瘀滞，可形成血栓。左心房压升高，肺循环阻力增加，右心室负荷加重，后期可导致右心室肥大，肺动脉高压。

【临床表现】

本症状以女性多见，约占患者数的2/3。患者可有反复的关节肿痛或扁桃体炎发作的病史。在病变早期，一般没有明显症状，多数在合并感染、发热、房颤，或在体力劳动、精神负担、妊娠等情况下加重。后期症状加重并持续，主要表现有气短、呼吸困难、咯血、咳嗽、发绀、乏力、心悸、头晕、晕厥等，还有的可出现胸痛、声音嘶哑、吞咽困难等。

【超声表现】

1. 二维及M型超声

（1）二维超声　可显示二尖瓣前、后叶增厚，回声增强，瓣叶开放间距明显缩小，开放受限，舒张期前叶体部膨隆呈典型的"圆顶样"改变（图14-40）；如累及瓣下结构，则可显示腱索增粗、缩短及融合。二尖瓣口短轴切面能清晰显示二尖瓣增厚、钙化以及瓣叶交界处粘连，开放时呈"鱼口状"（图14-41），也是测量瓣口面积的最佳切面。二维超声心动图还可显示不同程度的左心房及右心室扩大，左心房内血液瘀滞及血栓形成情况。

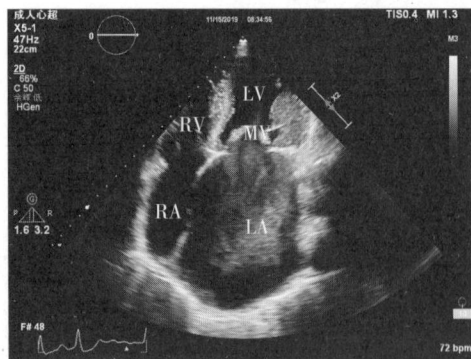

RV：右心室；LV：左心室；RA：右心房；
LA：左心房；MV：二尖瓣

图 14-40　四腔心切面显示二尖瓣开放受限

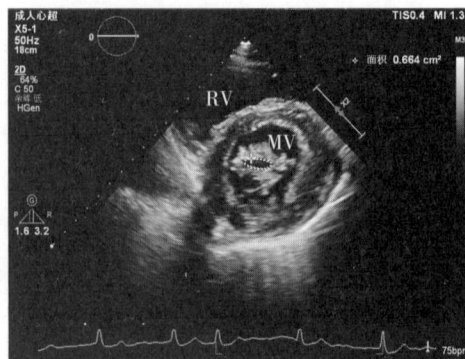

RV：右心室；MV：二尖瓣

图 14-41　二尖瓣短轴切面测量瓣口面积0.66cm²

（2）M型超声　显示二尖瓣前叶运动曲线上舒张期正常双峰消失，前叶E、A间的F点凹陷消失，呈平台状，EF斜率减低甚至消失，曲线呈典型的"城墙样"改变。二尖瓣后叶与前叶的运动曲线平行，呈同向运动。

2.多普勒超声

（1）彩色多普勒　能动态显示舒张期二尖瓣口及左心室侧出现狭窄的五彩涡流血流信号，左心房侧形成血流汇聚区。

（2）频谱多普勒　显示典型的全舒张期正向双峰实填的宽带频谱，频谱的E峰和A峰可消失，E、A峰之间的斜率大小取决于二尖瓣口的狭窄程度。

3.二尖瓣狭窄的定量评估　见表14-1。

表14-1　二尖瓣狭窄的定量评估

	MVA（cm^2）	MG（mmHg）	PG（mmHg）	PHT（ms）	PAP（mmHg）
轻度狭窄	>1.5	<5	<10	90~150	<30
中度狭窄	1.0~1.5	5~10	10~20	150~220	30~50
重度狭窄	<1.0	>10	>20	>220	>50

（1）瓣口面积

1）二维直接测量法　在左心室短轴的二尖瓣瓣尖水平，应用面积法直接测量二尖瓣口面积。如果瓣口形态不规则，测量结果会出现一定的误差。

2）压差减半时间测量法　应用连续多普勒获取二尖瓣口前向血流频谱，利用公式MVA=220/PHT测量二尖瓣口面积，其中PHT为峰值压差降至其一半压差时所需时间。沿频谱下降斜坡描绘后，仪器可自动算出PHT和二尖瓣口面积。此方法不能用于计算人工瓣口面积。

3）连续方程法　本方法测量的瓣口面积为有效瓣口面积，MVA=AOA×VTIAO/VTMV，其中AOA为主动脉瓣口的面积，VTIAO为主动脉瓣口的血流速度时间积分，VTMV为二尖瓣口血流速度时间积分。此方法不适用于伴有二尖瓣关闭不全的患者。

4）近端等速表面积法　又称为PISA法，其原理是血流从狭窄的二尖瓣口通过时，也从左心房向狭窄的瓣口汇聚，从而在左心房形成一个半圆形的等速区。本方法可在左心室长轴、心尖四腔及两腔心切面测量，计算方法为：MVA=Q/Vmax，$Q=2\pi r^2 \times Va \times \alpha /180$，式中Q为二尖瓣口最大瞬时血流（ml/s），Vmax为二尖瓣前向峰值的流速；r为狭窄瓣口至色彩翻转界面的半径；Va为色彩翻转的速度；α为二尖瓣前后瓣间的角度。

（2）跨瓣压差　应用频谱多普勒测量二尖瓣口血流速度的峰值，来计算二尖瓣跨瓣压差。要注意跨瓣压差会受心率、心输出量、跨瓣血流量以及二尖瓣口反流量等诸多因素的影响。

4.经食管超声　除了可以更加清晰地显示瓣膜的形态及活动，更主要的是用于观察左心房及左心耳内血栓的形成，并准确测量血栓的大小。

5.实时三维超声　能实时、动态地显示二尖瓣的三维立体解剖结构（图14-42）。彩色多普勒能清晰显示二尖瓣狭窄时跨瓣血流的立体形态、分布和动态走行。

【鉴别诊断】

1.与左心室负荷容量增大的疾病鉴别　在室缺、动脉导管未闭、二尖瓣关闭不全、贫血等疾病中，由于通过二尖瓣口的血流量增多，故流速加快。但与二尖瓣狭窄血流的不同之处是血流束较二尖瓣狭窄者明显增宽，结合二维图像可鉴别。

2.与左心功能不全的疾病鉴别　在扩张型心肌病及冠心病等疾病中，左心室收缩功能减低，二尖瓣开放幅度减小，血流速度明显减慢，彩色多普勒为略淡的单纯红色，但仍具有层流的特点，结合二维图像可鉴别。

3.与先天性二尖瓣狭窄鉴别　先天性二尖瓣狭窄一般以二尖装置不同程度的畸形为特征，

包括瓣叶增厚、纤维化及结节状改变；交界处粘连、退化或缺失；腱索融合及乳头肌纤维化等，使瓣膜形成增厚的斗状、平台样或隔膜样结构。

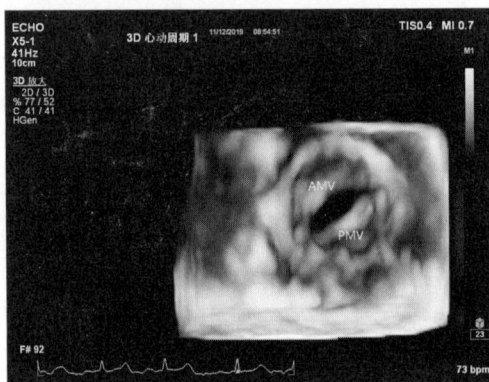

AMV：二尖瓣前叶；PMV：二尖瓣后叶

图14-42 三维超声显示狭窄的二尖瓣呈"鱼口样"

4.与降落伞样二尖瓣畸形鉴别 降落伞样二尖瓣仅存在一组乳头肌，或虽有两组乳头肌，但其中一组明显退化，由此单组乳头肌或两组中有功能的一组发出的腱索同时连接前后叶，造成二尖瓣开放受限，血流经过狭窄口后经腱索之间的空隙进入左心室，形成瓣口及腱索水平的双重流入障碍。

5.与二尖瓣瓣上狭窄环鉴别 二尖瓣上（心房面）额外发生于由结缔组织构成的环状或膜状结构，部分阻挡左心房血流入左心室。

6.与相对性二尖瓣狭窄鉴别 部分主动脉瓣关闭不全可引起二尖瓣相对性狭窄，主要是由于舒张期主动脉瓣的反流冲击二尖瓣前叶所致。表现为二尖瓣前叶舒张期开放幅度减低，短轴可见前叶由向前凸出变为平坦。

【临床价值】

目前超声心动图是诊断二尖瓣狭窄最直接、有效、便捷的检查方法，不仅可以判断瓣口有无狭窄，还可以对狭窄的程度进行准确的定量，为临床制定治疗方案提供有力的依据。在术中经食管超声心动图可以清晰显示瓣膜修复及人工瓣膜置换的情况，即时评价手术效果。术后还可以长期追踪评价患者的手术疗效。

二、二尖瓣关闭不全

【病因病理】

二尖瓣关闭不全是由各种原因导致的二尖瓣装置（包括瓣叶、瓣环、腱索、乳头肌及其周围组织结构）发生器质性病变，或者由心功能异常引起的二尖瓣位置、形态改变从而导致的继发性二尖瓣关闭不全。二尖瓣关闭不全的常见原因主要包括风湿性瓣膜病、二尖瓣脱垂、腱索断裂、乳头肌功能不全、感染性心内膜炎、缺血性心脏病、老年退行性变、先天性二尖瓣畸形、结缔组织病等。慢性轻度二尖瓣反流者左心室和左心房一般有一个较长的功能代偿期，在相当一段长时间内无明显左心房增大和肺淤血。慢性中度以上反流者，收缩期较多的血返回左心房，舒张期又进入左心室。这部分无效循环的血使左心房和左心室容量负荷增加，左心房压逐渐升高，最终出现肺淤血和肺动脉高压，右心室肥大。同时还会导致左心室功能失代偿，左心室扩大，进一步加重二尖瓣反流，形成恶性循环，出现心力衰竭。急性严重二尖瓣反流，由于起病急，左心房来不及增大适应突然增多的反流量，左心房压急速上升，从而出现肺水肿、肺高压。

【临床表现】

由于少量或轻度二尖瓣反流常常存在于一部分二尖瓣形态和结构正常的人群中，所以大多数患者可长期无症状。中度以上反流或关闭不全患者可出现劳力性呼吸困难、乏力、心悸、胸痛、端坐呼吸、咯血、晕厥等症状。

【超声表现】

1.二维及M型超声　不同病因所导致的二尖瓣关闭不全二维及M型超声各呈不同的特征性表现。风湿性心脏病者二维超声可显示二尖瓣叶增厚、钙化、腱索缩短，常合并二尖瓣狭窄；M型超声可有典型的"城墙样"改变。二尖瓣脱垂者二维超声可显示二尖瓣叶冗长，瓣叶的全部或一部分收缩期呈圆隆状脱向左心房侧；M型超声则有特征性表现——二尖瓣波群上二尖瓣瓣叶收缩中晚期CD段呈"吊床样"改变。二尖瓣腱索断裂者二维超声可见断裂的腱索于收缩期甩入左心房内，呈"连枷样"改变；M型超声可见CE段幅度明显增大同时CD段明显分离。感染性心内膜炎患者则表现为二尖瓣叶回声增强、增厚，可伴有回声中断，瓣叶上可见赘生物附着。左心房和左心室有不同程度的扩大。

2.多普勒超声　二尖瓣关闭不全时，彩色多普勒可见收缩期二尖瓣口由左心室侧向左心房侧走行的五彩镶嵌花色异常血流信号（图14-43），可为中心性或偏心性。频谱多普勒可于左心房内检测到收缩期高速血流频谱，连续多普勒测量其速度可达到3~5m/s。

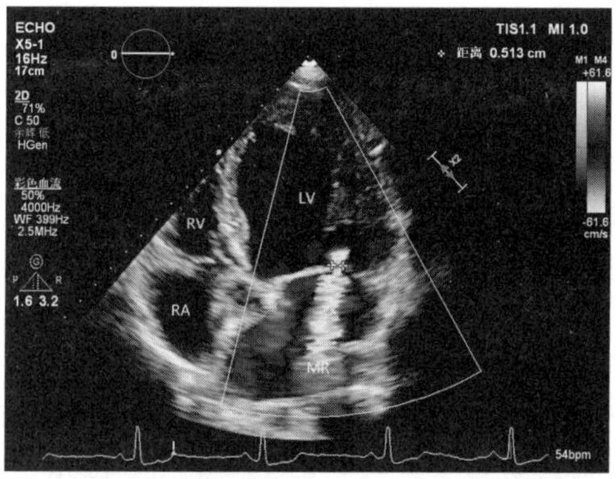

LV：左心室；RA：右心房；RV：右心室；MR：二尖瓣反流

图14-43　二尖瓣反流束流颈宽度5.1mm（中度反流）

3.二尖瓣关闭不全的定量评估

（1）反流束面积和长度　根据反流束面积与左心房面积比值进行半定量估测：比值小于20%为轻度反流；比值介于21%~40%为中度反流；比值大于40%为重度反流。还可以根据最大反流束面积进行分级：小于4cm²为轻度；介于4~8cm²为中度；大于8cm²为重度。另外，也可以根据反流束所到达的部位进行简单的半定量估测：一般反流束长度仅限于二尖瓣口者为轻度反流；反流束长度到达左心房中部者为中度反流；反流束长度到达左心房顶部者为重度反流。

（2）反流颈宽度　反流颈宽小于3mm为轻度反流；介于3~7mm为中度反流；大于7mm为重度反流。

（3）反流分数（RF）　根据连续方程的原理，在单纯二尖瓣反流的患者中RF=（二尖瓣血流量-主动脉瓣血流量）/二尖瓣血流量。30%为轻度；介于30%~50%为中度；大于50%为重度。因其测量烦琐，且对于轻度二尖瓣反流不敏感，所以在临床很少使用。

（4）反流口面积　评价二尖瓣反流程度的一个可靠定量指标，可以通过二维、脉冲多普勒及PISA法测得。PISA法是利用彩色多普勒血流成像原理，血流在二尖瓣左心室面向二尖瓣反流口汇聚。此时二尖瓣口反流量$Q=2\pi r^2 \times Va$，式中r是反流口至血流汇聚区域的近端位置的距离，Va为色彩翻转的速度。然后计算出反流口有效面积EROA=Q/Vp，Vp是二尖瓣峰值反流速度。根据国内外相关指南，EROA对反流程度划分如下：小于0.2cm²为轻度；介于0.2~0.39cm²为中度；大于等于0.4cm²为重度。

【鉴别诊断】

1.与生理性反流鉴别　超声心动图发现的少量或轻度二尖瓣反流，但临床无任何症状及体征，通常不伴有二尖瓣及瓣下结构异常，无左心房及左心室的扩大；反流通常发生在收缩早期，血流信号以蓝色为主，反流束长度常小于1cm。

2.与冠状动脉左心房瘘和主动脉窦瘤破入左心房鉴别　两者均可在左心房内探及异常血流信号，但是以双期或舒张期为主，同时二维超声可探查到扩张的冠状动脉或主动脉窦部异常形态。

【临床价值】

超声心动图根据左心房内反流信号的有无可明确诊断二尖瓣反流，并根据反流信号的特点区分生理性与病理性反流。彩色多普勒与二维超声相结合，不仅可以判断病因，运用多种半定量与定量的方法还可以准确评价二尖瓣关闭不全的严重程度，为临床提供重要的有关治疗措施、治疗时机选择与治疗效果评价等信息。术中经食管超声可在不干扰手术视野情况下及时了解反流变化、有无残余反流或瓣周漏等，帮助评价手术疗效。

三、二尖瓣脱垂

【病因病理】

二尖瓣脱垂的定义为二尖瓣某一个或两个叶在收缩中、晚期或全收缩期部分或全部脱向左心房，超过二尖瓣环连线水上。多数伴有二尖瓣关闭不全。正常二尖瓣对合严密是依赖于二尖瓣装置的结构完整与功能协调，只要其中任何一个部分出现问题均可导致二尖瓣脱垂。

二尖瓣脱垂按病因分为原发性和继发性。原发性二尖瓣脱垂主要见于黏液样变性，Marfan综合征、直背综合征等。继发性二尖瓣脱垂常见于胶原病（风湿热、风湿性心内膜炎、二尖瓣狭窄）、感染性心内膜炎、冠心病、肥厚型心肌病、房间隔缺损等病变。二尖瓣脱垂的血流动力学类同于二尖瓣关闭不全。

【临床表现】

部分二尖脱垂患者可长期无明显症状。最常见的症状为心悸、胸痛、气急、乏力、焦虑、晕厥，个别患者有严重二尖瓣反流时，可出现急性左心衰的症状。炎症性二尖瓣脱垂由于瓣叶发生溃疡，形成血栓，血栓一旦脱落可引起脑梗死，所以部分患者可出现头晕、头痛、一过性脑缺血等症状。主要体征为心前区听诊闻及非喷射性收缩中晚期喀喇音。

【超声表现】

1.二维及M型超声　二尖瓣脱垂最常见于单纯后叶脱垂（67%），其次为前后叶同时脱垂（23%），单纯前叶脱垂最少见（10%）。收缩期可见部分或全部瓣叶脱向左心房，并且瓣叶的最高点超过瓣环前后缘连线水平2mm（图14-44）。脱垂的瓣叶冗长、卷曲，部分可出现瓣叶增厚，增厚的瓣叶表面不光滑，有时与赘生物形态相近。二尖瓣瓣环径扩大。在原发性二尖瓣脱垂患者，多见腱索变长、松弛，舒张期呈挥鞭样运动。腱索断裂者，腱索断端呈散在光点回声，收缩期位于左心房，舒张期位于左心室，且往返运动速度快。如为主腱索或次级腱索断裂，相应的瓣叶可产生"连枷样"运动（图14-45）。乳头肌断裂时，可见断裂的乳头肌连同其腱索支持的瓣叶收缩期翻入左心房。乳头肌功能不全时可见乳头肌部位的相应室壁发生节段性运动异常。二尖瓣脱垂时大多数伴有二尖瓣关闭不全，因此可以出现左心房、左心室增大，室间隔运动明显增强。M型超声CD段在收缩期向下凹陷，呈"吊床样"曲线，与CD两点间的连线距离大于2mm。

2.多普勒超声　二尖瓣脱垂者常伴有二尖瓣反流，彩色反流束的形态和走向有助于判断脱垂的部位。前叶脱垂或以前叶为主的双瓣叶脱垂，反流束沿后叶瓣体及左心房后壁走行。后叶脱垂或以后叶为主的双瓣叶脱垂时，反流则沿前叶瓣体及左心房顶部走行。以上两种反流均为偏心性反流，在评估其反流程度时，即使切面上显示的彩色血流束范围较小，亦可为重度反流。双叶对称性脱垂时，反流束的方向往往为中心性反流。频谱多普勒图像特征与二尖瓣关闭不全时的图像特征相同。

LA：左心房；LV：左心室；PMV：二尖瓣后叶

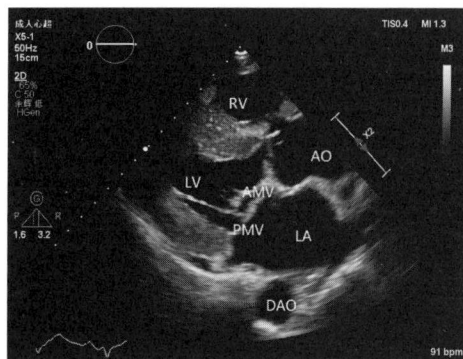

图14-44　瓣叶最高点超过瓣环水平大于2mm

LA：左心房；LV：左心室；RV：右心室；AO：主动脉；
AMV：二尖瓣前叶；PMV：二尖瓣后叶；DAO：降主动脉

图14-45　后叶腱索断裂伴瓣体脱垂

3.三维超声　能显示出二尖瓣叶与二尖瓣瓣环本身固有的立体解剖位置关系。二尖瓣脱垂在左心室侧显示时，收缩期可见脱垂的瓣叶向左心房侧凹陷；在左心房侧显示时，则见脱垂部分向左心房膨出。

【鉴别诊断】

1.与假性二尖瓣脱垂鉴别　各种原因所致的大量心包积液、心包填塞者，左心室腔受压，腱索相对过长可致二尖瓣叶出现脱垂表现。但心包积液消除后，脱垂的瓣叶又可恢复至正常位置。

2.与其他病因导致的二尖瓣关闭不全鉴别　其他如风湿性心脏病、二尖瓣先天性发育异常所导致的二尖瓣关闭不全，在超声心动图上有其特征性的改变，与原发性二尖瓣脱垂的鉴别并不困难。

【临床价值】

超声心动图无论在解剖结构还是在血流动力学上均是评价二尖瓣脱垂的首选方法。由于二尖瓣环的非平面特性，以往的单纯心尖四腔切面诊断脱垂已不可靠，目前以左心室长轴切面上瓣叶超过瓣环平面2mm以上诊断二尖瓣脱垂更可靠。三维、经食管超声心动图可更清晰地显示瓣叶解剖结构，更准确地判断病变类型，为临床提供更详尽的资料，对手术修复具有指导意义。

四、主动脉瓣狭窄

【病因病理】

主动脉瓣狭窄病因可分为先天性和后天性两类。后天性常见的病因是风湿性和老年退行性病变。风湿性主动脉瓣狭窄常合并二尖瓣病变，单纯性风湿性主动脉瓣狭窄较少见。先天性主动脉瓣狭窄由主动脉瓣发育异常所致，常见二叶瓣（图14-46）或四叶瓣畸形。正常主动脉瓣口面积约3cm^2，左心室与主动脉间的压力阶差小于5mmHg。当瓣口面积减小到正常的一半时，左心室与主动脉间的压力阶差增大、左心室压力负荷增加，左心室代偿性增强收缩，左心室壁逐渐增厚。

【临床表现】

轻度狭窄者临床症状可不明显，中度以上狭窄者会出现明显的呼吸困难、心绞痛、晕厥等临床症状。

【超声表现】

1.二维及M型超声　风湿性主动脉瓣狭窄表现为瓣膜增厚、回声增强，瓣叶开放受限；重度狭窄时，瓣膜几乎失去活动度，瓣口呈小孔状。老年退行性狭窄主要表现为瓣膜根部与瓣环处回声增强，可累及至瓣体和瓣尖，但狭窄程度一般较风湿性轻。先天性主动脉瓣发育畸形时，可在短轴切面上观察主动脉瓣叶的数量。病程较长者，还可见升主动脉狭窄后扩张，左心室壁增厚。M型超声主动脉波群可显示主动脉瓣的收缩期瓣口开放幅度明显减小，瓣膜运动曲线回声增强。

2.多普勒超声 显示收缩期从主动脉瓣口射向升主动脉内的五彩镶嵌血流信号，连续多普勒可检测到收缩期高速血流频谱（图14-47）。

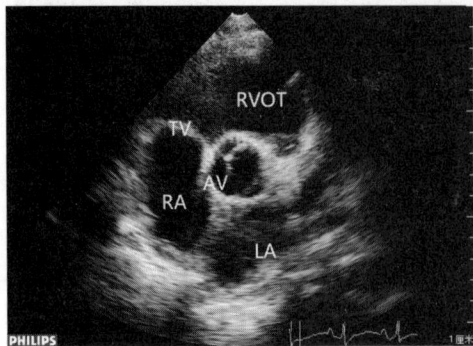

LA：左心房；RA：右心房；RVOT：右心室流出道；
AV：主动脉瓣；TV：三尖瓣

图14-46 主动脉瓣二叶

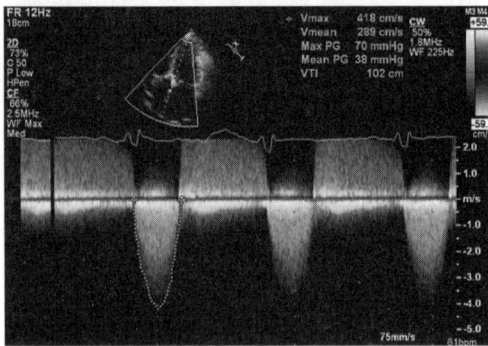

图14-47 收缩期主动脉瓣高速血流频谱

3.主动脉瓣狭窄的半定量及定量评估 见表14-2。

表14-2 主动脉瓣狭窄的半定量评估

	轻度狭窄	中度狭窄	重度狭窄
瓣口流速（m/s）	2.6~2.9	3.0~4.0	>4.0
平均跨瓣压差（mmHg）	<20"（<30*）	20~40"（30~50*）	>40"（>50*）
有效瓣口面积（cm²）	>1.5	1.0~1.5	<1.0
流速比	>0.50	0.25~0.50	<0.25

注："美国心脏病协会指南，*欧洲心脏病协会指南。

（1）跨瓣压差 在左心室收缩功能正常的情况下，跨瓣压差与主动脉瓣狭窄的严重程度成正比。

（2）主动脉瓣口有效面积 判断主动脉瓣病变程度的重要依据。利用连续方程公式原理测量主动脉瓣口有效面积，其原理是流经左心室流出道的血流量等于流经主动脉瓣口的血流量，两者血流量计算方法均为流出道或瓣口的横切面积与其相应血流速度积分的乘积。

（3）左心室流出道/主动脉瓣口流速比 计算左心室流出道与主动脉瓣口的血流速度比。

4.经食管超声和实时三维超声 能清晰地显示主动脉瓣叶的数目、瓣环的增强、增厚以及狭窄的程度。

【鉴别诊断】

1.与左心室容量负荷增加导致的主动脉瓣口流速增快鉴别 主动脉瓣重度反流、动脉导管未闭、主动脉窦瘤破裂等疾病可导致主动脉瓣口的血流量增加、流速增快，但主动脉瓣的形态、开放正常。

2.与主动脉瓣上或者瓣下狭窄鉴别 主动脉瓣下狭窄分为瓣下肌性狭窄和膜性狭窄，多为先天性发育异常所致。瓣下肌性狭窄主要表现为瓣下左心室流出道可见异常肌性或隔膜样结构，流出道内径变窄，彩色血流束主要位于左心室流出道内。主动脉瓣上狭窄表现为瓣环上方血流束变窄，而主动脉瓣本身未见明显异常。

【临床价值】

超声心动图目前已成为临床上无创性评价主动脉瓣狭窄的首选方法。经食管超声及实时三维超声心动图对主动脉瓣狭窄的评价更为准确可靠。超声心动图对主动脉狭窄手术时机的选择也有重要作用。对于无明显症状者，超声心动图追踪观察，当跨瓣口压差大50mmHg或瓣口面积小于0.75cm²时，应考虑手术治疗。

五、主动脉瓣关闭不全

【 病因病理 】

主动脉瓣关闭不全可分为后天获得性和先天性。后天获得性主动脉瓣关闭不全的主要病因为风湿性心脏瓣膜病和主动脉瓣退行性病变。此外，高血压、感染性心内膜炎、主动脉夹层等也可以引起相对性主动脉瓣关闭不全。先天性主动脉瓣关闭不全主要由瓣膜先天发育异常引起，常见二瓣或四瓣畸形。轻度主动脉瓣关闭不全通常无明显血流动力学改变。中-重度主动脉瓣关闭不全时，舒张期主动脉血液反流入左心室，导致左心室舒张末压力增高、容量负荷增加，左心室扩大。左心室代偿性收缩增强，左心室无效做功增大。失代偿期，左心室射血分数和每搏输出量均减低。

【 临床表现 】

轻度主动脉瓣关闭不全常无明显的临床表现。中重度主动脉瓣关闭不全早期临床症状为活动后出现心悸或心慌，心尖冲动强烈和颈动脉冲击感。随着病情加重，可引起心绞痛或严重心力衰竭，甚至发生猝死。

【 超声表现 】

1.二维及M型超声　二维超声可见瓣叶增厚、挛缩、钙化。中重度关闭不全时，瓣叶关闭时可出现缝隙。先天性主动脉瓣发育异常时可观察到瓣叶形态异常或瓣叶数目异常。反流量较大，左心室可见增大。M型超声动脉波群显示主动脉瓣口的运动曲线回声增强，舒张期时间延长，主动脉瓣关闭时呈双线。二尖瓣前叶波群可显示因主动脉瓣反流冲击二尖瓣前叶而出现的震颤波。

2.多普勒超声　彩色多普勒可显示舒张期自主动脉瓣口向左心室反流的五彩镶嵌的血流信号（图14-48）。连续多普勒能检测到高速舒张期湍流频谱。重度主动脉瓣关闭不全时，胸骨上窝主动脉弓长轴切面于降主动脉内可显示舒张期逆流血流信号。

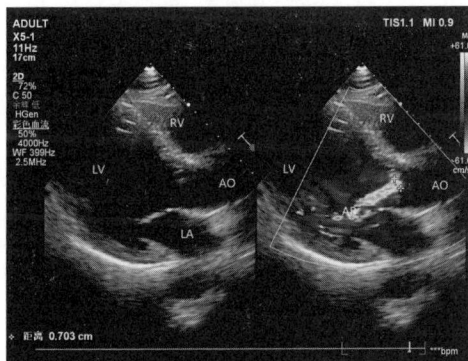

LA：左心房；LV：左心室；RV：右心室；AO：主动脉；AR：主动脉瓣反流

图14-48　主动脉瓣反流颈宽度7mm（重度反流）

3.主动脉瓣关闭不全的半定量及定量评估

（1）反流长度　彩色多普勒显示主动脉瓣反流长度。反流不超过二尖瓣尖，局限于主动脉瓣下为轻度；反流束超过二尖瓣前瓣瓣尖达乳头肌水平为中度；反流束达心尖部为重度。

（2）反流宽度　测量反流束的宽度与左心室流出道宽度的比值。小于25%为轻度反流；介于25%~65%为中度反流；大于65%为重度反流。

（3）反流颈宽度　小于3mm为轻度反流；介于3~6mm之间为中度反流；大于6mm为重度反流。

（4）压差减半时间（PHT） 反流的PHT与主动脉瓣的反流程度成反比，反流的PHT值越大，反流的程度越轻；反流的PHT值越小，反流的程度越重。

4.经食管超声和实时三维超声 经食管超声心动图能多角度观测主动脉瓣数目、病理解剖改变，准确判断有无瓣膜反流。实时三维超声可清晰地显示主动脉瓣的三维解剖结构。

【鉴别诊断】

1.与生理性主动脉瓣关闭不全鉴别 正常人也可出现少量的主动脉瓣反流，其特点是范围局限、流速低、占时短。

2.与二尖瓣狭窄鉴别 主动脉瓣反流起源于主动脉瓣口，瓣存在增厚、钙化等表现，反流的最大速度一般大于4.0m/s。二尖瓣狭窄的舒张期湍流束起源于二尖瓣口，二尖瓣膜存在不同程度的增厚、开放受限，舒张期湍流的最大速度一般不超过3.0m/s。

【临床价值】

二维超声可以显示主动脉瓣的结构形态改变，经食管超声心动图可更清晰地显示主动脉瓣叶的病变，多普勒超声对检出主动脉瓣反流具有极高的敏感性与特异性。此外，超声心动图在判断主动脉关闭不全患者是否需要手术问题上有重要价值。当患者已出现明显的临床症状时，应及时进行手术治疗。但对于无明显症状者，可用超声心动图随访观察，最好在左心室收缩末期内径大于55mm、左心室短轴缩短率小于25%之前选择手术治疗。

第四节　先天性心脏病超声诊断

一、房间隔缺损

【病因病理】

房间隔任意部位的缺损使得左、右心房之间出现直接交通和异常的分流，称为房间隔缺损（atrial septal defect，ASD）。ASD为一种常见的先天性疾病，女性多见，自愈的概率较小。根据胚胎发育理论和病理解剖，ASD分为继发孔型、静脉窦型、冠状静脉窦型和原发孔型四类。其中，继发孔型最常见，占70%~75%；冠状静脉窦型少见，占1%~2%。ASD易合并其他畸形，常见的有肺静脉异位引流、室间隔缺损、动脉导管未闭、右位主动脉弓及永存左上腔等。通常情况下，左心房压力高于右心房，ASD一般为左向右分流，分流量大小取决于缺损的大小。一般缺损较小的患者，分流量较少，当缺损较大时，分流量较多，左向右分流明显增加，可造成右心负荷明显增加，右心明显增大，肺动脉明显增宽。长期肺循环血流量增多，造成肺动脉高压。随着右心容量负荷的不断增加，最终导致右心衰竭，当右心房压力超过左心房压力时，出现发绀，即Eisenmenger综合征。

【临床表现】

ASD患者的临床症状取决于ASD年龄、大小和合并畸形等。ASD越小，对患者影响较小，可一直没有明显临床症状；ASD越大，发病越早。病情也随年龄增加，逐渐出现明显症状。常见症状有活动后心悸、气短、易劳累，有时有胸痛。合并严重肺动脉高压患者，可有发绀、咯血、水肿等症状。若早期即有心衰症状，提示病情较重，ASD较大。缺损较小的患者，辅助检查常无明显改变。缺损较大的患者可于胸骨左缘2、3肋间闻及收缩期柔和杂音，传导不明显，不伴有震颤。胸片提示心影增大，肺血增多。

【超声表现】

1.二维超声 显示房间隔回声失落的直接征象，判断ASD的分型，即ASD的部位、大小，以及周边组织情况。同时可显示的间接征象包括右心明显增大，右心室流出道明显增宽，主肺动脉及左、右肺动脉增宽。

（1）继发孔型 又称中央型，位于房间隔中部，卵圆孔附近（图14-49），显示切面有大动

脉短轴、四腔心、剑突下双房心切面。部分患者的房间隔发育菲薄，摆动明显，且膨向右心房侧，其上可探及一个或多个回声失落，称为筛孔样ASD。

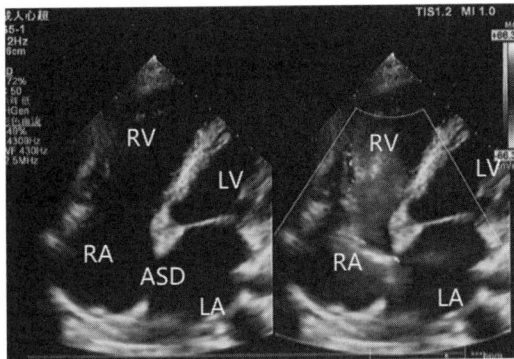

LA：左心房；LV：左心室；RA：右心房；RV：右心室；ASD：房间隔缺损

图14-49　中央型房间隔缺损声像图

（2）腔静脉窦型　ASD靠近上腔静脉的称为上腔型，ASD靠近下腔静脉的称为下腔型。剑突下双房心切面可以很好地显示缺损与上、下腔静脉的关系。这类ASD易合并肺静脉异位引流。

（3）冠状静脉窦型　又称无顶冠状静脉窦，是由于冠状静脉窦与左心房交界部位窦壁部分或完全缺失，导致冠状静脉窦与左心房直接交通。

（4）原发孔型　又称Ⅰ孔型房间隔缺损，属于部分型心内膜垫缺损的一个类型。缺损位于房间隔下段至十字交叉处。

2.多普勒超声　能显示ASD的左向右红色分流信号，亮度较高，分流束的宽度可反映缺损的大小及分流量的多少。需要注意的是假阳性和彩色外溢所导致的过度估计ASD大小。同时彩色多普勒还能显示瓣膜反流情况、肺动脉内血流情况。连续多普勒可定量三尖瓣反流速度及压差，并由此估测肺动脉压力。部分患者由于重度肺动脉高压，左向右分流不明显，或者由于透声较差，回声失落不明显，可进一步行经食道超声心动图检查明确。

3.经食管超声　明确诊断ASD的最佳方法，特别是三维TEE，更能准确地判断ASD的部位（图14-50），断口的大小、数量，同时可清晰显示毗邻结构，包括四支肺静脉以及上、下腔静脉开口位置。但由于其存在一定的创伤和风险，限制了TEE的临床应用。

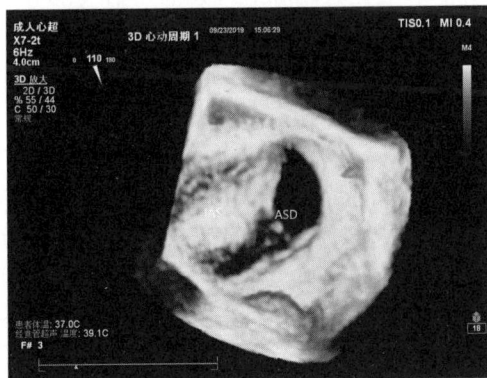

ASD：房间隔缺损

图14-50　三维TEE观察ASD呈"月牙形"

【鉴别诊断】

1.与肺静脉异位引流鉴别　完全性肺静脉异位引流的患者，其右心增大的程度与ASD的大小不匹配，且患者左心较小。检查时需注意观察四支肺静脉的开口情况，左心房后方是否有异常的共同腔结构，必要时可行TEE检查明确。

2.与卵圆孔未闭鉴别 需与中央型 ASD 进行鉴别。卵圆孔未闭多表现为卵圆窝处斜行裂隙，宽度 <3mm，彩色多普勒显示细窄的斜行分流束。

【临床价值】

ASD 患者的临床生存率较高，随着年龄的增长，患者症状逐渐明显。ASD 在超声心动图上有典型的直接征象和间接征象。目前的经胸和经食道超声技术都能对 ASD 做出明确诊断，对指导临床手术方式起到了重要的作用。

二、室间隔缺损

【病因病理】

胚胎期，室间隔任意部位的异常发育造成左、右心室之间的异常分流的先天性心脏病，称为室间隔缺损（ventricular septal defect, VSD）。其发病率居先心病首位。VSD 的自然愈合率较高。可单发，也可是一些复杂先心的组成部分，如法洛四联症、大动脉转位、肺动脉闭锁、心室双出口等。亦常合并房间隔缺损、动脉导管未闭、主动脉缩窄等先心病。VSD 的病理改变是由于心室间的异常交通造成心室间的异常血液分流。一般左心室压力明显高于右心室压力，因此缺损部位一般为室水平的左向右分流。在一定范围内，缺损较小的 VSD 患者，分流量少，血流动力学改变较小，临床症状较轻；而缺损较大的患者，分流量越多，肺循环血流量增加，造成了左心容量负荷的增加，左心增大，同时造成动力性肺动脉高压，肺动脉增宽。到了晚期，肺动脉压力逐渐增高，致右心室压力不断增加，当其超过左心室压力时，出现了右向左为主的双向分流时，患者出现发绀，即 Eisenmenger 综合征。

【临床表现】

VSD 的临床表现取决于其大小、部位、年龄等因素。VSD 较小的患者，通常没有临床症状，杂音也不明显，心电图和胸片也一般在正常范围。VSD 较大的患者，易感冒或者肺部感染，活动后心悸、胸闷、易劳累等。晚期患者可有发绀、咯血、周围水肿等表现。典型 VSD 患者可于胸骨左缘 3、4 肋间闻及粗糙、响亮的收缩期杂音，伴震颤，且向胸前传导。但巨大的 VSD 患者，其杂音和震颤往往较轻，有时只能出现肺动脉瓣区杂音。胸片提示心影增大，左心为著，肺动脉段突出，肺血增多。

【超声表现】

1.二维超声 能显示室间隔回声失落的直接征象，判断 VSD 的分型，即 VSD 的部位、数量、大小，以及周边组织情况。一般在大动脉短轴切面可对大部分的 VSD 进行分型。

（1）膜周型 超声显示回声失落位于十点钟左右，包括单纯膜部、隔瓣后及嵴下型。

（2）嵴内型 超声显示回声失落位于十二点钟附近，包括室上嵴周围和嵴内部。

（3）干下型 超声显示回声失落靠近肺动脉瓣下（图 14-51）。

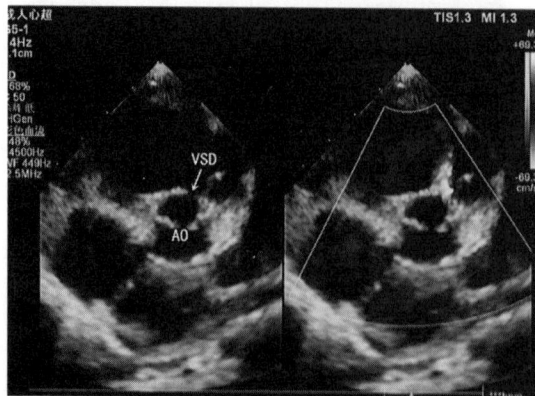

AO：主动脉；VSD：室间隔缺损

图 14-51 干下型室间隔缺损声像图

（4）肌部型　超声显示回声失落位于室间隔肌部的任意部位。

（5）膜部瘤　部分膜部的VSD，可与周围组织粘连，右心室面形成瘤样膨出，部分封闭断端，使得VSD有效分流口减小，很多患者可自然愈合。

二维超声同时还能观察到VSD与其毗邻的关系，包括缺损距三尖瓣隔瓣及主动脉瓣的距离，缺损与主动脉右冠窦的关系及主动脉瓣是否脱入缺损口。

2.多普勒超声　一般情况下，由于左心室的压力明显高于右心室压力，彩色多普勒可显示左向右的五彩高速收缩期分流信号。血流束宽与VSD的大小呈正相关，血流流速与VSD的大小呈负相关。而缺损较大，分流量较多的患者易合并肺动脉高压，当右心压力高于左心时，形成右向左分流。频谱多普勒能定量测量分流流速及压差，估测肺动脉压力。

3.超声心动图显示的间接征象　包括左心房、室增大，左心室壁运动幅度增强，但对部分VSD有效分流口较小的患者，心脏大小可正常。合并肺动脉高压时，右心可增大，右心室壁增厚，肺动脉内径增宽。

【鉴别诊断】

1.主动脉窦瘤破裂VSD与窦瘤破入右心室鉴别　主动脉窦瘤破裂一般合并有主动脉根部的增宽，主动脉窦部呈瘤样膨出。频谱多普勒显示舒张期为主的双期分流为主要鉴别点。有些窦瘤破裂的患者常常合并VSD，需要注意以防漏诊。

2.与主动脉瓣反流鉴别　部分偏心性的主动脉瓣反流易被误诊为膜周部的VSD，频谱多普勒可显示其为舒张期血流信号。

【临床价值】

目前超声心动图是诊断VSD的首选方法。其对VSD大小和部位的判断、估测肺动脉压力的程度为手术方式和时机的选择提供了必要的依据。同时在介入手术中为临床提供术中引导和监护。

三、动脉导管未闭

【病因病理】

胎儿时期，主、肺动脉之间正常连接的动脉导管，出生后未能自然愈合，使得主肺动脉之间出现异常的分流，称为动脉导管未闭（patent ductus arteriosus，PDA）。胎儿时期，肺循环阻力大，右心的大部分血液经动脉导管进入降主动脉。出生后，肺血管扩张，肺循环阻力逐渐下降，右心血液逐渐进入肺动脉。大部分新生儿出生后即形成功能性关闭，随后逐渐形成解剖学完全闭塞，成为动脉韧带。部分婴儿要在3个月至1年内自然闭合。出生后，主动脉压力逐渐高于肺动脉压力，因此典型的PDA患者，会出现全心动周期的连续性左向右分流。分流量的大小取决于PDA的管径大小，以及主、肺动脉之间的压力差。由于主动脉压力远高于肺动脉压力，肺循环血流量增加明显，因此患者会早期出现左心容量负荷明显增加的表现，相对于VSD来说，更容易出现左心衰。肺循环血流量的增加，导致肺动脉压力的增高，当肺动脉压力高于主动脉压时，则会出现右向左分流。而细小的PDA对血流动力学的影响较小。

【临床表现】

细小的PDA患者一般没有明显的临床症状和体征。多数患者可有心悸、气短、易劳累、肺部感染等症状。当出现右向左分流时，患者可出现发绀，时间长的患者可出现杵状指（趾）。典型患者的体征可于整个心动周期在胸骨左缘第2、3肋间闻及响亮的连续粗糙机器样杂音，伴有震颤，向胸前传导。合并重度肺动脉高压的患者，可仅出现收缩期杂音。胸片检查对于细小PDA患者，心脏大小正常或轻度增大，大部分患者可显示心影增大，早期左心增大，晚期可有全心增大，主动脉增宽，肺动脉段突出，肺血增多。

【超声表现】

1.二维超声 于肺动脉长轴及胸骨上凹切面能显示主、肺动脉之间的异常交通，并测量PDA管径大小，判断分型。同时显示间接征象，包括左心增大，左心室壁活动幅度增强。肺动脉内径增宽。

（1）管型 大部分PDA为此类型。整个PDA管腔呈管状，肺动脉侧较主动脉侧开口小，管腔长度一般超过直径。

（2）漏斗型 较少见，动脉导管一端直径大于另一端，状如漏斗，一般为主动脉侧开口较粗。

（3）窗型 最少见，动脉导管短粗，形似窗户，类似主-肺动脉间隔缺损。

2.多普勒超声 二维超声对于PDA的诊断一定要同时结合多普勒超声心动图。绝大多数PDA患者，在肺动脉长轴及胸骨上凹主动脉弓长轴切面的彩色多普勒可显示源自降主动脉的连续性五彩分流束（图14-52），持续整个心动周期，多见沿肺动脉外侧壁走行，也有部分患者射向肺动脉内侧壁。其束宽和方向取决于PDA的宽度和位置。当合并重度肺动脉高压时，则会出现以右向左为主的双向分流，增加诊断难度。典型的PDA患者，可用连续多普勒超声，在肺动脉长轴切面的肺动脉端探及阶梯样改变的连续性高速频谱，定量分流的流速和压差。

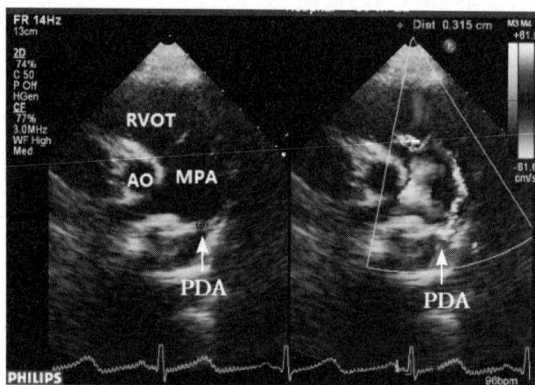

AO：主动脉；MPA：主肺动脉；RVOT：右心室流出道；PDA：动脉导管

图14-52 肺动脉长轴切面显示PDA

【鉴别诊断】

1.与冠状动脉-肺动脉瘘鉴别 冠状动脉-肺动脉瘘的患者也可于肺动脉长轴切面的主肺动脉内探及异常分流，但一般分流出现在舒张期，且流速较低，位置较高，一般位于主肺动脉外侧壁，射向肺动脉内侧。

2.与主-肺动脉窗鉴别 窗型的PDA患者需与此类疾病相鉴别。主-肺动脉窗一般缺损较大，且多位于升主动脉，分流流速较低。

【临床价值】

PDA患者在超声心动图上有典型的特征性表现。二维超声与多普勒超声相结合对PDA的诊断有很高的敏感性，简单、方便、无创，是临床诊断PDA的首选方法。

四、法洛四联症

【病因病理】

法洛四联症（tetralogy of Fallot，TOF）是一种较常见的复杂的先天性心脏病。由室间隔缺损（VSD）、主动脉骑跨、肺动脉狭窄、右心室壁肥厚等四种典型的病理改变组成。本病的严重程度主要取决于肺动脉口的狭窄程度及肺动脉的发育情况，其次取决于VSD的大小及是否合并其他的畸形。肺动脉口的狭窄可发生于右心室、右心室流出道、肺动脉瓣上、肺动脉瓣及瓣下的任意部位或多个部位，类型多样。患者的VSD一般较大，膜周部至室上嵴处多见，干下型较少见。VSD越大，主动脉骑跨越明显，右向左分流越大，发绀越明显。主动脉骑跨是由于较大的VSD导致主动脉前壁右前移，使得主动脉接受来自左、右心室的血流，主动脉内径一般多增宽，同时也加重了肺动脉狭窄程度。右心室壁肥厚多为肺动脉口狭窄的继发性改变，狭窄程度越重，右心阻力越大，则右心室壁肥厚越明显，右心室壁肥厚又进一步加重了肺动脉口狭窄的程度。肺动脉口狭窄使得肺血减少，患者缺氧和发绀明显。

【临床表现】

患儿生长迟缓、身高及体重较轻、进食困难、耐力较差，活动后蹲踞为其特征表现，绝大多数患儿有不同程度的发绀、杵状指（趾），随年龄增加而加重。其典型体征可于胸骨左缘2~4肋间闻及粗糙的收缩期杂音，伴有震颤。典型患者的胸片检查，提示患者心脏增大，心影呈靴形心，肺动脉段凹陷或平直，心尖圆钝，肺血减少，肺内血管纹理稀疏，升主动脉增宽。超声心动图可对本病明确诊断。

【超声表现】

1.二维及M型超声 显示主动脉前壁前移，主动脉前壁与室间隔的解剖连续性中断，主动脉骑跨于室间隔之上（图14-53）。用主动脉前壁外侧缘到室间隔右心室面的距离，除以主动脉内径，得出主动脉骑跨率。一般小于等于50%。同时可显示VSD大小及部位，通常于膜周部至室上嵴处可见较大的回声失落。二维超声能显示右心室流出道、主肺动脉及左、右肺动脉起始段的狭窄情况，肺动脉瓣狭窄的表现（图14-54），肺动脉瓣增亮增厚、活动度差，开放受限。右心增大，右心室壁增厚。一般左心室相对较小。

AO：主动脉；PA：肺动脉；VSD：室间隔缺损

图14-53 主动脉骑跨、室间隔缺损声像图

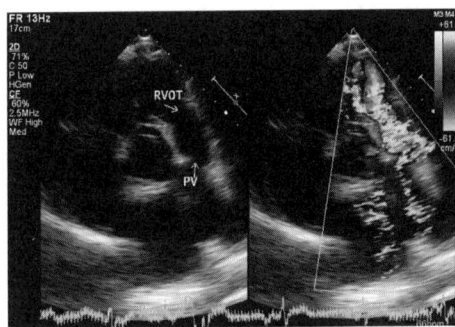

RVOT：右心室流出道；PV：肺动脉瓣

图14-54 右心室流出道和肺动脉瓣狭窄声像图

2.多普勒超声 由于VSD较大，患者室水平的分流流速较低，多为双向分流。于右心室流出道至肺动脉的狭窄部位探及五彩镶嵌的高速血流信号。连续多普勒可定量测量血流流速，同时其形态为特异的倒匕首样，狭窄程度越重，流速越高，压差越大。法洛四联症合并Ⅱ孔型ASD（法洛五联症）或卵圆孔未闭时，若狭窄程度轻，彩色多普勒可在房水平探及分流信号。

【鉴别诊断】

1.与共同动脉干鉴别 两者有类似的超声表现，包括主动脉增宽并骑跨，较大的VSD。但共同动脉干的患者，仅能探及一支大动脉干、一组半月瓣。而法洛四联症患者，虽有肺动脉系统的狭窄，却仍能探及两组半月瓣。

2.与右心室双出口（合并肺动脉狭窄）鉴别 两者的超声表现非常相似，但法洛四联症的右心室双出口，主动脉骑跨程度超过50%，且主动脉后壁与二尖瓣前叶之间可探及肌性圆锥组织回声。

【临床价值】

随着超声心动图的广泛应用，可以对法洛四联症明确诊断，二维超声能清晰地显示本病的四种畸形，多普勒超声能清楚地显示心内的异常分流和肺动脉的异常血流，并能定量异常血流流速及压差。但对于重者患者，仍需心血管造影检查，明确肺动脉系统的发育情况。

五、心内膜垫缺损

【病因病理】

心内膜垫缺损（endocardial cushion defect，ECD）又称房室间隔缺损，是由于胚胎期心内膜垫融合过程中发育障碍导致的十字交叉部位出现不同程度和范围的缺损和发育不良，累及部位包括房间隔下段、室间隔上段和房室瓣。

ECD的基本畸形包括Ⅰ孔型ASD，心内膜垫型的VSD和房室瓣的不同程度畸形。其病理改变较为复杂，根据病变的严重程度可分为部分型和完全型，可根据有无VSD来区分两种类型。

1.部分型ECD 其血流动力学改变类似Ⅱ孔型ASD，但因其分流量较多，早期易出现肺动脉高压。合并房室瓣病变的患者，同时会有ASD和房室瓣关闭不全的血流动力学改变，房室瓣关闭不全可加重心脏的容量负荷，关闭不全的程度决定了病情的严重程度。

2.完全型ECD 由于同时存在房、室水平分流，以及明显的房室瓣关闭不全，分流量和反流量均较多，左、右心的容量负荷均明显增加，较早出现严重的肺动脉高压和Eisenmenger综合征。

少数的完全型ECD患者，若其VSD较小，可与三尖瓣粘连出现部分自然愈合的情况。但Ⅰ孔型ASD几乎无自发愈合的可能性。

ECD患者可合并各种其他心血管畸形。如Ⅱ孔型ASD、肺动脉瓣狭窄、大动脉转位、主动脉缩窄等。先天性愚型患者常合并ECD。

【临床表现】

ECD的临床表现差异较大，取决于ASD、VSD的大小，房室瓣病变的程度，以及是否合并其他畸形。通常，部分型ECD患者多数具有ASD的相应表现，伴有房室瓣关闭不全患者，一般发育较差，容易合并呼吸道感染。胸骨左缘2、3肋间闻及收缩期柔和杂音，伴有二尖瓣反流患者，心尖部有全收缩期粗糙反流性杂音，向腋下传导，多伴震颤。完全型ECD的临床合并肺部感染及发育不良的症状一般发生较早且较明显，患者常有发绀。先天愚型患者常合并ECD。

【超声表现】

超声心动图室有特异性表现，二维超声能对ECD做出准确的分型。

1.部分型ECD 二维超声可在多个切面上近十字交叉处房间隔探及回声失落及其大小（图14-55）。合并二尖瓣前叶裂的患者，在左心室长轴切面显示前叶呈多重回声，左心室短轴切面可显示二尖瓣前叶回声失落，活动幅度增加，且撞向室间隔。同时还能观察右心增大，右心室流出道增宽，肺动脉内径增宽等继发性改变。多普勒超声显示低位房间隔水平的左向右穿隔血流信号。伴有二尖瓣前叶裂的患者，左心房内可探及源于二尖瓣的五彩反流束，半定量其反流量。连续多普勒超声可测量三尖瓣反流压差，估测肺动脉收缩压。

2.完全型ECD 二维超声除了能观察到十字交叉部位房间隔的回声失落外，还能观察到十字交叉部位室间隔的回声失落（图14-56），二尖瓣前叶与三尖瓣隔叶位于同一水平上，形成共同房室瓣，可于剑突下观察瓣叶附着点，对完全型ECD进行分型。

（1）A型 显示共同房室瓣腱索附着于室间隔残端的顶端。

（2）B型 显示共同房室瓣腱索经过室间隔缺损附着于右心室游离壁，但有时腱索较细，超声难以观察清楚其腱索附着点，需多角度、多切面观察。

（3）C型 共同房室瓣呈漂浮状，无腱索附着点。多普勒超声能显示房、室水平的分流情况及房室瓣反流程度，半定量瓣膜反流量。

【鉴别诊断】

1.与完全性心内型肺静脉异位引流鉴别 部分型ECD易于此病相混淆，此病患者的冠状静脉窦明显扩张，在部分切面会被误诊为低位房间隔回声失落。在检查时，需注意肺静脉开口及位置。

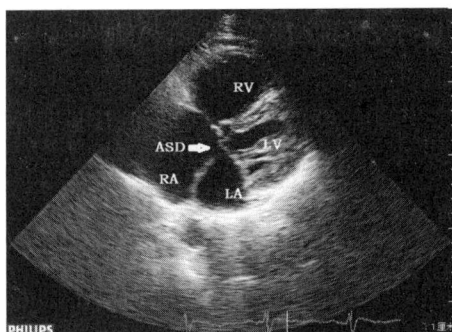

ASD：房间隔缺损；LA：左心房；LV：左心室；
RA：右心房；RV：右心室

图14-55　部分型心内膜垫缺损声像图

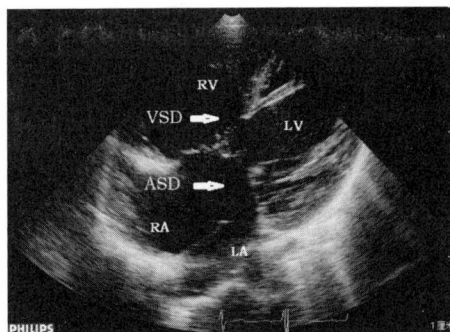

ASD：房间隔缺损；VSD：室间隔缺损；
LA：左心房；LV：左心室；RA：右心房；RV：右心室

图14-56　完全型心内膜垫缺损声像图

2.与冠状静脉窦型房间隔缺损鉴别　Ⅰ孔型ASD与冠状静脉窦型房间隔缺损的分流部位较像，剑突下切面均显示靠近下腔静脉侧，易混淆，多切面观察可区分。

【临床价值】

超声心动图技术是目前诊断心内膜垫缺损的最佳方法，无创、简便、易行，能对其准确分型、判断房室瓣发育情况、判断其毗邻关系的血流动力学改变、判断是否合并其他畸形，是诊断该病的首选方法。

知识链接　　　　　　　　　先天性心脏病的节段分析法

这是目前国际公认的分析心脏结构性畸形的重要方法，1964年由Van Praagh等首先提出，基于心脏胚胎发育学说，将心脏结构分为三个节段和两个连接，按照顺序，对心脏每个节段和连接的空间位置和排列做出判断，以诊断复杂先天性心脏病。

1.三个节段　心房、心室、大动脉。

（1）心房　确定左、右心房的位置，也就是心房与内脏的位置关系，包括心房正位（S）；心房反位（I）；心房不定位（A）。确定心房段畸形，如房间隔缺损、单心房、房室间隔缺损等。

（2）心室　确定左、右心室的位置，包括心室右襻（D），即右心室在右侧；心室左襻（L），即右心室在左侧。确定心室段畸形，如室间隔缺损、单心室、二尖瓣畸形、三尖瓣畸形、左心室流出道狭窄、右心室流出道狭窄等。

（3）大动脉　确定主动脉瓣和肺动脉瓣的位置关系，包括主动脉右位（D）；主动脉左位（L）；大动脉关系正常（S）；大动脉关系左位正常或者反位（I）。确定大动脉水平畸形，如主动脉瓣上及瓣下狭窄、肺动脉瓣上及瓣下狭窄、主肺动脉窗、主动脉窦瘤、共同主动脉干等。

2.两个连接　房室连接、心室大动脉连接。

（1）房室连接　心房与心室连接不协调。如单心室、矫正型大动脉转位、心室双入口等。

（2）心室大动脉连接　心室大动脉连接不协调。如完全性大动脉转位、心室双出口等。

3.先天性心脏病复杂畸形的表示方法　按照节段分析法将每个节段的异常进行排列组合，以缩写代号表示各种畸形。举例说明如下。

（1）正常心脏　心房正位、心室右襻、大血管关系正常，表示为［S.D.S］。

（2）镜面右位心　心房反位、心室左襻、大血管关系左位正常，表示为［I.L.I］。

（3）完全型大动脉转位　最常见类型是心房正位、心室右襻、主动脉右位，表示为［S.D.D］。如主动脉左位，则表示为［S.D.L］。

PPT

第五节 原发性心肌病超声诊断

心肌病是指各种原因（主要是遗传）引起的一组非均质性心肌病变，常伴有心功能不全。传统分类分为原发性心肌病和继发性心肌病。原发性心肌病是局限于心肌本身的病变，包括扩张型心肌病、肥厚型心肌病、致心律失常性右心室心肌病、限制型心肌病和未定型心肌病。继发性心肌病是指有明确病因的或者为全身性疾病累及心肌的病变，例如感染性心肌病、围产期心肌病、自身免疫性心肌病、代谢内分泌性和营养性疾病相关心肌病等。本节主要介绍原发性心肌病中发病率较高的扩张型心肌病、肥厚型心肌病和限制型心肌病。心肌病病因复杂、临床表现多样且无特异性，临床诊断比较困难。随着医学遗传学、基因学和病理学的发展，特别是超声心动图学、心脏磁共振等影像学技术的进步，多种手段结合，提供诊断和分类依据，大大提高了心肌病的检出率。

一、扩张型心肌病

【病因病理】

扩张型心肌病（dilated cardiomyopathy，DCM）是最常见的一种原发性心肌病，在心肌病中所占比例约为55%，以左心腔、右心腔或者双心腔不同程度扩大、心肌收缩功能减退为主要特征。发病原因未明，与多种因素相关，比如基因突变、病毒感染、自身免疫反应、中毒、代谢内分泌和营养性疾病等，目前研究认为基因突变是扩张型心肌病的主要原因之一，病毒感染导致的心肌损害也是重要原因之一。根据是否有遗传性或者家族性特征分为遗传性和非遗传性两类。目前，心肌结构蛋白异常和功能缺陷被认为是导致扩张型心肌病病理改变的基础。

【临床表现】

扩张型心肌病早期临床表现不典型，中晚期出现进行性心力衰竭、阵发性呼吸困难、心律失常、肺动脉高压、水肿、血栓栓塞和猝死。无特定发病年龄，从新生儿至老年期都可发病，发病后症状进行性加重。本病猝死率高，5年内死亡率为15%~50%。

【超声表现】

1.M型及二维超声

（1）M型超声 心腔明显增大，心室壁活动幅度普遍减低，射血分数小于正常值。二尖瓣前后叶活动幅度减低，呈"钻石征"。特征性表现"大心腔，小开口"（图14-57）。

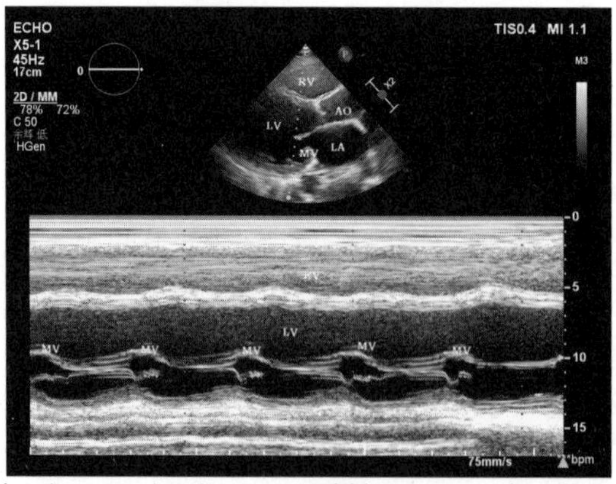

RV：右心室，LV：左心室，MV：二尖瓣，LA：左心房，AO：主动脉

图14-57 心腔大，瓣膜开口小称为"钻石征"

（2）二维超声 所有心腔均可增大，以左心室腔增大为主，呈球样，室壁厚度相对变薄，弥漫性活动幅度减低，常伴有运动不协调。瓣膜活动幅度减低，瓣环扩大，瓣膜闭合不良。心腔内可见血栓形成。

医药大学堂
WWW.YIYAOQXT.COM

2.**多普勒超声** 心腔内血流充盈黯淡，二、三尖反流多见。各瓣膜的血流速度减低。

3.**主要切面** M型超声心动图观察左心室切面，二维超声心动图观察左心室长轴切面、心尖四腔心切面、左心室短轴切面，同时观察彩色多普勒血流和各瓣口频谱多普勒。

【鉴别诊断】

1.**与心脏瓣膜病鉴别** 发现瓣膜结构性异常是鉴别诊断的关键，瓣膜表现为增厚、钙化、腱索断裂、脱垂、赘生物形成、穿孔等结构性改变。

2.**与冠心病鉴别** 节段性室壁运动紊乱是冠心病的主要表现，合并室壁瘤形成更有助于鉴别诊断。

3.**与高血压心脏病鉴别** 结合长期高血压病史，大多数高血压心脏病患者室壁厚度还是相对偏厚，收缩功能减低在终末期才出现。

4.**与先天性心脏病鉴别** 有心腔或者大血管水平的异常血流。心脏结构异常，比如间隔的回声失落（房间隔缺损、室间隔缺损）、大动脉间的异常交通（动脉导管未闭）等。

【临床价值】

超声心动图对于扩张型心肌病的诊断和鉴别诊断具有重要价值，虽然不能直接明确诊断，但是可以排除部分由明确病因引起的心脏扩大的疾病。对心脏形态和功能的监测，为临床治疗、评估疗效、长期随访提供了重要参考。

二、肥厚型心肌病

【病因病理】

肥厚型心肌病（hypertrophic cardiomyopathy，HCM）以心肌不规则肥厚为特点，排除继发因素，例如高血压、主动脉瓣狭窄、主动脉缩窄等左心室后负荷增加的疾病和运动员心脏肥厚。HCM是一种常染色体显性遗传病，致病基因影响肌小节蛋白，导致心肌结构紊乱、心肌细胞肥大和间质纤维化，心脏功能受损。根据心肌肥厚的特点分为对称性肥厚型心肌病和非对称性肥厚型心肌病；根据血流动力学分为梗阻性肥厚型心肌病和非梗阻性肥厚型心肌病。

【临床表现】

临床症状隐匿、轻微，最常见的症状是劳力性呼吸困难、胸痛、晕厥，晚期也可出现心力衰竭表现。猝死是肥厚型心肌病的严重并发症，与恶性心律失常有关。部分患者心电图有一定特点：左心室肥厚，异常Q波，巨大倒置T波，合并各种心律失常等。

【超声表现】

1.**M型及二维超声**

（1）M型超声 室壁增厚，以室间隔增厚多见，心腔正常或者变小，室壁增厚率减低，晚期可出现射血分数减低。当存在左心室流出道梗阻时，二尖瓣前叶曲线出现特征性"SAM征"，收缩期CD段抬高，与室间隔间隙变窄，甚至消失（图14-58）。

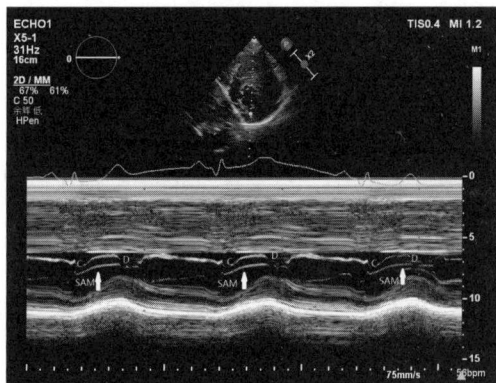

图14-58 二尖瓣前叶"SAM征"

（2）二维超声　室壁肥厚，以左心室壁肥厚为主，也可见右心室壁肥厚。室壁厚度绝对值>15mm，非对称性肥厚的室壁厚度比值>1.3~1.5。心肌回声不均，呈斑点状增强。左心室流出道内径狭窄时（直径<20mm），收缩期可见二尖瓣前叶前移，出现二尖瓣关闭不全。

2.多普勒超声　通过观察心腔内血流汇聚判断梗阻部位，最常见的为室间隔基底部的典型左心室流出道狭窄，其次为左心室中部的心腔狭窄（室间隔中部与乳头肌之间）。各瓣膜血流评估，特别是左心室流出道梗阻时，多合并二尖瓣反流，测量时要注意与二尖瓣反流区别开来，建议先使用脉冲多普勒确定流速最快部位，再使用连续多普勒测量最大流速和压差。

频谱多普勒测量左心室流出道血流速度增快，安静时压力阶差>30mmHg为梗阻性HCM，此时峰值后移，特征性的血流频谱形态呈"匕首状"。

3.主要切面　M型超声心动图观察左心室切面，二维超声心动图观察左心室长轴切面、心尖四腔心切面、心尖五腔心切面、左心室短轴切面、右心室流入道切面、右心室流出道切面，同时观察各心腔和瓣膜彩色多普勒血流和频谱多普勒，特别注意观察和测量左、右心室流出道血流速度，判断有无流出道梗阻。

【鉴别诊断】

1.与引起室壁增厚的其他疾病鉴别　如高血压、主动脉瓣狭窄、主动脉瓣上或瓣下狭窄、主动脉缩窄等左心室后负荷增加的疾病。鉴别要点：首先可以找到原发疾病，其次室壁肥厚多为对称性，且肥厚的程度较轻。

2.与右心室壁肥厚鉴别　肥厚型心肌病单独累及右心室较少，多与左心室肥厚共同出现。当出现右心室壁肥厚时，首先要排除右心室流出道狭窄、肺动脉狭窄、肺动脉高压等右心室后负荷增加的疾病，排除继发因素，才能考虑诊断原发性肥厚型心肌病。

3.与运动员心肌肥厚鉴别　肥厚程度轻，不影响心功能。结合病史易鉴别。

【临床价值】

超声心动图是诊断肥厚型心肌病最便捷也是最主要的方法。二维超声心动图发现结构异常、彩色和频谱多普勒超声发现血流动力学改变，同时完成对心肌肥厚程度和梗阻部位的评价，识别危险因素，对于指导后续治疗有重要意义。

三、限制型心肌病

【病因病理】

限制型心肌病（restrictive cardiomyopathy，RCM）发病率仅占心肌病的3%，主要以心室舒张充盈功能受限为主要特征，原因不明，病理改变为心内膜和内膜下心肌纤维增生。累及双心室多见，也可仅累及左心室和右心室。

【临床表现】

限制型心肌病患者早期多无特异性症状和体征，逐渐出现体循环淤血和心排出量减少的症状，如乏力、心悸、周围性水肿、头晕、虚弱等。最终出现左、右心功能衰竭表现，如夜间阵发性呼吸困难、端坐呼吸、心绞痛、肝大、腹水、颈静脉怒张等。常见死亡原因为恶性心律失常。

【超声表现】

1.M型及二维超声

（1）M型超声　心室腔正常或者变小，室壁活动僵硬，幅度减低，特别是收缩期增厚率减小，晚期可出现射血分数减低。

（2）二维超声　心内膜及其下方部分心肌增厚、回声增强，心内膜厚度一般大于2~3mm，可出现心室壁增厚，心肌回声不均，增厚的心肌中可见闪烁的颗粒状强回声是本病的特征性表现（图14-59）。双房增大，收缩期心室壁向心性运动正常，舒张期心室壁离心性运动僵硬、幅度减小。心腔内血栓形成，下腔静脉增宽，房室瓣回声增强，心包积液等也是常见表现。

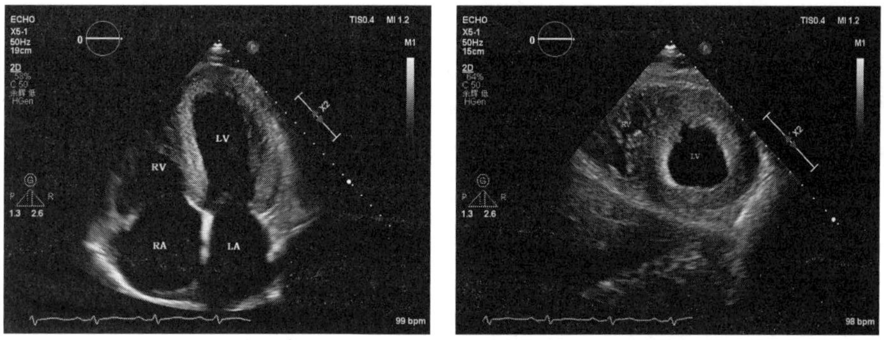

LA：左心房；LV：左心室；RA：右心房；RV：右心室

图14-59　限制型心肌病声像图

2.多普勒超声　多有房室瓣的反流，二尖瓣血流呈限制性充盈障碍表现，充盈峰值速度加快而充盈时间明显缩短。二尖瓣频谱表现为E峰高尖。

3.主要切面　M型超声心动图观察左心室切面，二维超声心动图观察左心室长轴切面、心尖四腔心切面、左心室短轴切面，同时观察各瓣膜彩色多普勒血流和频谱多普勒，特别注意观察和评估限制性充盈障碍。

【鉴别诊断】

限制型心肌病需与缩窄性心包炎相鉴别。缩窄性心包炎是由于心包炎症导致心包增生、增厚、粘连、钙化，形成盔甲样结构，心脏周围空间狭小，导致心脏舒张受限，引起一系列血流动力学改变，其临床表现和超声表现与RCM都非常相似，极易造成误诊。虽然典型的缩窄性心包炎二维超声心动图可见心包回声增厚增强，但对于心包不典型改变的病例，一定要仔细鉴别，两种疾病的超声鉴别诊断要点见表14-3。

表14-3　限制型心肌病与缩窄性心包炎的超声鉴别诊断

	限制型心肌病	缩窄性心包炎
心包改变	正常	增厚增强
心肌改变	心内膜及心肌增强增厚	正常
心腔改变	双房增大，双室缩小常见	双房增大，双室正常或缩小
二尖瓣血流呼吸变化	无	存在
间隔部二尖瓣环e′	<7cm/s	>7cm/s
侧壁二尖瓣环e′	高于间隔部二尖瓣环e′	低于间隔部二尖瓣环e′
肺动脉高压	多见	少见
肝静脉多普勒	吸气相舒张期血流反向	呼气相舒张期血流反向

【临床价值】

限制型心肌病虽然在临床上相对少见，但缩窄性心包炎相对多见，要对疾病有充分的认识，才能更好地鉴别诊断，误诊会影响临床治疗决策的选择。超声心动图注意区别心包和心内膜心肌的变化，结合血流动力学及舒张功能的评价是鉴别要点。

📖 **知识拓展**　　　　　　　　特殊类型心肌病

1.左心室心肌致密化不全　纳入不定型心肌病，被认为是胚胎期心肌致密化过程异常导致的。左心室功能不全、心律失常和栓塞为本病的三大特征。同样表现心脏扩大、心肌收缩和舒张功能障碍，与扩张型心肌病鉴别困难。其特点是左心室心肌小梁粗大突出和小梁间隐窝加深，舒张期非致密化层/致密化层≥2是左心室心肌致密化不全的诊断标准。

2.心尖肥厚型心肌病　心肌肥厚部位集中在心尖部，其他部位室壁厚度正常，非常容易漏诊，多切面观察心尖部位对于诊断尤为重要，心尖短轴切面是最重要的切面之一。

3.心内膜弹力纤维增生症和Loffler's心内膜炎　限制型心肌病的特殊表现，早期主要表现为心内膜增厚纤维化，内膜面血栓附着；晚期心肌受累，活动幅度减低，心室腔增大，心力衰竭。

4.心肌淀粉样变　随着近年来对心肌淀粉样变的深入研究，认为本病是继发性限制型心肌病的常见原因。心肌淀粉样变的超声表现没有明显特异性。心脏磁共振心内膜下延迟显像是心肌淀粉样变的高度特征性改变。组织或者心肌活检为诊断的"金标准"，活检组织中含有淀粉样物质，刚果红染色阳性。

第六节　高血压性心脏病超声诊断

高血压心脏病（hypertensive heart disease）是指动脉血压持续升高引起心脏功能和器质性改变的疾病，心脏可表现出室壁肥厚、心力衰竭等并发症。

【病因病理】

根据高血压的病因，临床中将高血压分为原发性高血压和继发性高血压。高血压患者中大多为原发性高血压，其病因及发病机制目前尚没有明确，一般认为与遗传基因、血管内皮功能异常、交感神经兴奋性和内分泌系统功能异常、钠摄入量过多等因素相关。可能为多种因素共同作用的结果。其靶器官包括心脏、脑和肾脏以及视网膜器的损害。继发性高血压患者是指在临床上有明确导致其血压增高原因的患者，其中较为常见的病因有以下几种：肾性高血压、内分泌性高血压、药物性高血压、大血管性高血压、神经精神性高血压以及其他，包括妊娠、红细胞增多症以及一些医源性（激素类药物等）和职业病（乙醇中毒等）等。

由不同的病因及发病机制导致心血管压力增高，对其相应的病理生理均有一定改变。

高血压患者心脏器质性改变主要包括左心室的肥厚、重构和动脉硬化。高血压引起心脏的后负荷增加，从而导致左心室心肌增厚肥大。左心室舒张功能减低，导致左心房增大，其充盈压增高进而引起肺静脉压增高，肺循环压力增高可使肺动脉压增高，从而导致右心压力增高，可出现右心房增大、三尖瓣反流等。当失代偿时，出现心功能衰竭。

【临床表现】

部分单纯性高血压患者症状体征可不明显。典型临床早期可表现有心慌、胸闷、乏力、头晕头痛等症状，随病情进展可出现劳力性呼吸困难、夜尿增多、血尿等，还可出现心绞痛和视觉下降等并发症表现。早期高血压病患者的心电图检查可无明显特异性改变，随病情进展可出现心肌肥厚伴劳损及心律失常等表现。胸片可表现为心脏增大、升主动脉增宽。

【超声表现】

1.M型及二维超声

（1）M型超声　左心房增大；左心室壁心肌厚度对称性增厚，代偿期活动幅度增强；失代偿期心脏增大，活动幅度减低。主动脉增宽，重搏波消失。

（2）二维超声　早期的高血压心脏病患者超声心动图可无明显特异性改变。随着病情进展可出现左心室壁增厚，左心增大及左心室重构（图14-60）。高血压心脏病患者左心室壁一般呈对称性向心性或者离心性增厚，心肌回声无明显改变，心肌厚度一般不超过15mm。左心房可随血压升高而增大，瓣膜可增亮增厚并出现反流，主动脉各段可增宽，进展可形成动脉瘤。左心室长轴、心尖四腔心、五腔心切面及左心室短轴切面可显示以上病变特征。

2.多普勒超声

（1）舒张功能异常　依据二尖瓣口及肺静脉血流频谱，二尖瓣环组织多普勒多指标综合分

析。主要指标包括二尖瓣口舒张早期峰值流速（E峰）/心房收缩期峰值流速（A峰），即E/A；二尖瓣口舒张早期峰值流速（E峰）/二尖瓣环舒张早期峰值速度（e'），即E/e'。正常二尖瓣口血流频谱E/A>0.8，舒张早期侧壁e'<10cm/s或间壁e'<7cm/s。二尖瓣E/e'<8提示左心室充盈正常，>14提示左心室充盈压升高（图14-61）。

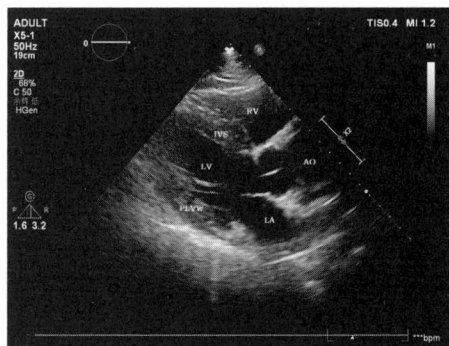

LA：左心房；LV：左心室；RV：右心室；
AO：主动脉；IVS：室间隔；PLVW：左心室后壁

图14-60 左心房增大，左心室壁增厚

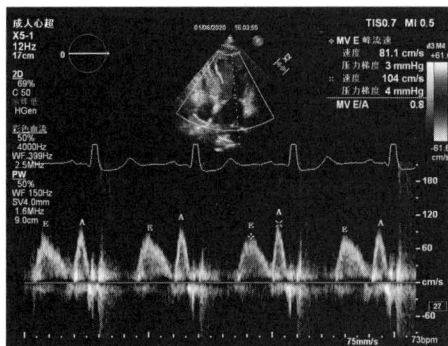

图14-61 二尖瓣频谱（E/A<0.8）

（2）瓣膜反流 主动脉瓣及二尖瓣口多可探及反流信号。

（3）左心室流出道梗阻 左心室壁增厚可引起左心室流出道内径变窄，脉冲多普勒（PW）测左心室流出道峰值流速增快，峰值后移。

【鉴别诊断】

1.与肥厚型心肌病鉴别 心肌回声增强欠均匀，可呈颗粒或毛玻璃样改变，一般向心性增厚且以非对称性增厚居多。室间隔与左心室后壁比值>1.5。高血压病患者心肌呈对称性增厚且回声一般无明显改变，室间隔与左心室后壁比值一般<1.3。

2.与其他原因导致的继发性心肌肥厚鉴别 左心室流出道狭窄、主动脉瓣狭窄及主动脉缩窄均可引起左心室心肌肥厚。应仔细观察上述结构，排除其他器质性病变造成的继发性心肌增厚。

3.与运动员心脏鉴别 可表现为心室扩大、心室壁增厚，但心肌回声及心脏功能正常，室壁厚度一般不超过13mm。可询问相关病史鉴别。

【临床价值】

超声心动图对于高血压心脏病患者心脏形态、结构和功能的判断具有良好的特异性。在高血压心脏病患者中，左心室舒张功能的变化先于收缩功能，超声心动图可应用脉冲多普勒及组织多普勒技术在早期准确发现患者舒张功能的改变。超声心动图对患者左心室收缩功能有多种判断方法。对于左心室构型正常的患者可采用二维或M型超声计算出相关心功能指数，而对于左心室重构的患者，可采用双平面法、Simpson法以及实时三维超声来计算相关参数，可以更加精确地判断患者的心功能。超声心动图对于左心室心肌肥厚诊断敏感性、特异性高，在筛查并早期干预高血压患者的左心室重构上起到了重要的作用。

第七节 冠状动脉粥样硬化性心脏病超声诊断

【病因病理】

冠状动脉粥样硬化性心脏病简称冠心病（coronary heart disease），是冠状动脉血管发生动脉粥样硬化病变从而引起血管的狭窄甚至阻塞，进而造成心肌的缺血、坏死的心脏疾病。其主要病因是管腔内斑块的破裂引起的血栓，也可见于因炎症、栓塞等导致的血管腔狭窄或闭塞。另外，还可能与生活方式、个体和生物学特性相关，主要包括年龄、性别、高血压、糖尿病及吸

PPT

烟等因素。一般男性的发病率高于女性。目前我国的发病率逐年上升并趋于年轻化。

冠状动脉粥样硬化的发病机制较为复杂，为多种因素导致的动脉内皮细胞损伤后局部脂质堆积，逐渐在动脉内形成粥样硬化斑块，随病情进展出现局部纤维组织增生、坏死形成瘢痕并钙化，进而造成管腔的局部狭窄甚至闭塞，由此构成冠心病的病理基础。

粥样硬化病变可累及单支冠状动脉形成孤立性狭窄病变，也可累及多支冠状动脉形成广泛弥漫性病变。在判定冠心病的严重程度时，一般以狭窄部位的横断面积来划分，依据狭窄面积<25%，26%~50%，51%~75%，>75%依次划分为四级，三级以上（狭窄面积超过50%）会对血供产生明显影响，如狭窄超过90%，患者在静息状态下也可能出现心肌缺血的表现。

一般认为在冠状动脉粥样硬化病变基础上，并发血栓的形成是造成局部管腔闭塞形成心肌梗死最常见的病理改变。由于心肌缺血和（或）血供不足，心肌组织发生广泛的坏死，可以引起缺血性心肌病、心力衰竭等表现，坏死的心肌可形成室壁瘤甚至室壁破裂穿孔，乳头肌功能不良，甚至断裂形成急性心衰等心脏急重症。

【临床表现】

根据冠心病不同的病理生理变化分为以下几种类型：无症状隐匿型、心绞痛型、心肌梗死型、心力衰竭和心律失常型、猝死型冠心病，其中最常见的是心绞痛型。典型心绞痛的临床症状为疲乏、无力及气短，或突感心前区疼痛，多为绞痛或压榨性疼痛或憋闷感。疼痛一般出现在胸骨后，并向左侧肩、手臂及手掌内侧放射，可持续数分钟，一般不超过15分钟。诱因多为体力劳动、情绪激动或气候改变等，大多停止劳动休息后或含服硝酸盐类药物后缓解。临床指征上大多患者发病时无明显阳性体征，少数伴有血压升高及心率增快。多数患者未发病时心电图检查可表现为正常或ST-T改变，发病时多有ST-T改变、QRS波及U波改变或其他心律失常。当心绞痛发作缓解后，心电图异常表现亦可恢复。可伴或不伴有心肌损害标志物的升高。

【超声表现】

超声心动图对于冠状动脉粥样硬化疾病的观测方法包括二维超声及M型超声，观测内容主要包括以下几个方面。

1.冠状动脉起源、走行及血流支配

（1）起源　正常的冠状动脉（coronary artery）分左、右冠状动脉，分别起自主动脉左、右冠脉窦，在经胸二维超声心动图大动脉短轴切面可以分别显示左、右冠状动脉的开口，在4~5点钟方向可见左冠状动脉开口，约10点钟方向可见右冠状动脉开口。若冠状动脉未从正常位置发出，则提示冠状动脉异常起源的存在。

（2）走行　左冠状动脉（LCA）自主动脉左冠窦发出左主干（LM），长1~3cm，之后发出左前降支（LAD）和左回旋支（LCX），在大动脉短轴切面观察到左主干后稍旋转探头可显示左主干分叉，前方为左前降支，下方为左回旋支。

（3）血流支配　右冠状动脉走行于肺动脉及右心耳之间，沿右侧房室沟下行至心脏膈面并沿后纵沟下行。右冠状动脉及其分支主要供应右心室、左心室后壁、室间隔的后三分之一以及左心室膈面及窦房结和房室结等部位。左冠状动脉自左冠窦发出，走行于肺动脉根部及左心耳之间，于室间沟上部分为左前降及左回旋支。部分人在前降支和回旋支间另发出1~2条斜角支，又称中间支。左前降支沿室间沟走行下至心尖部。前降支及其分支供应左心室前壁、间壁的前2/3以及心尖部。左回旋支走行于房室沟，向左后走行至膈面并与右冠状动脉吻合。左回旋动脉及其分支主要供应左心室前外侧壁、左心室后壁及左心房。

2.室壁节段性运动异常　目前左心室壁心肌节段划分方法主要是采用美国超声心动图协会（ASE）推荐的17节段分法。

（1）具体方法　将左心室心肌基底段及中间段每60°作为一节段，左心室心尖段每90°作为一节段，另外，将左心室心尖顶部没有心腔部分的心肌作为一个节段，一共划分为17个节段（图14-62）。

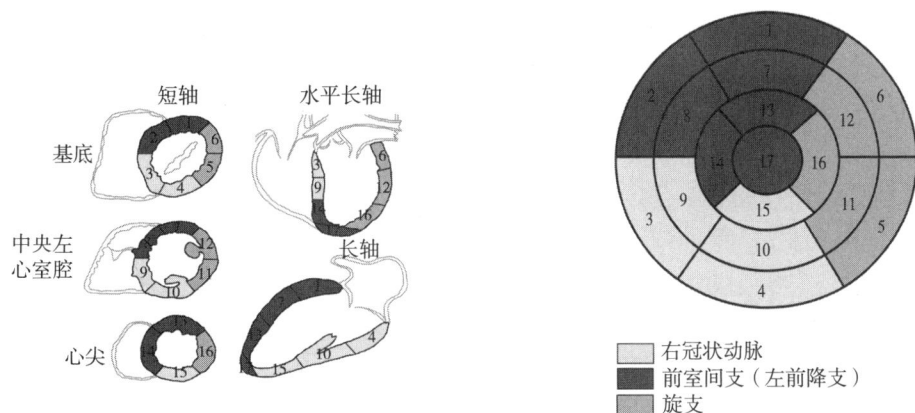

图14-62　心肌节段划分的示意图

（2）室壁运动异常的判断　1分为运动正常；2分为运动减低；3分为运动消失（无运动）；4分为反常运动；5分为室壁瘤形成（矛盾运动）。

（3）室壁运动计分指数（WMSI）　可评价室壁运动情况。WMSI＝各节段评分总和/参与评分节段数。正常为1分，≥2分为异常（图14-63）。

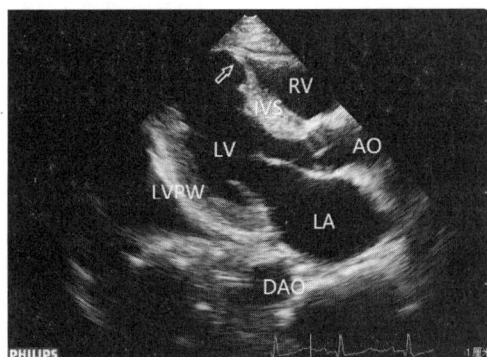

LA：左心房；LV：左心室；RV：右心室；
AO：主动脉；IVS：室间隔；LVPW：左心室后壁；DAO：降主动脉

图14-63　左心室壁节段性运动异常（箭头）声像图

3.心肌梗死　稳定性心绞痛患者可不出现节段性运动紊乱，或运动稍减弱。心肌梗死的病患冠状动脉粥样病变斑块破裂后的血栓形成导致血管阻塞，致使相应冠脉供血的心肌发生缺血病变而坏死。室壁运动减低甚至低平，受损冠脉所支配的室壁可出现厚度变薄、回声增亮，心肌由纤维组织代替，局部心腔向外膨出形成室壁瘤，严重者可出现穿孔。心肌梗死也可因缺血导致相应的乳头肌功能不全，继发二尖瓣关闭不全、左心室增大及心腔内血栓形成（图14-64）。

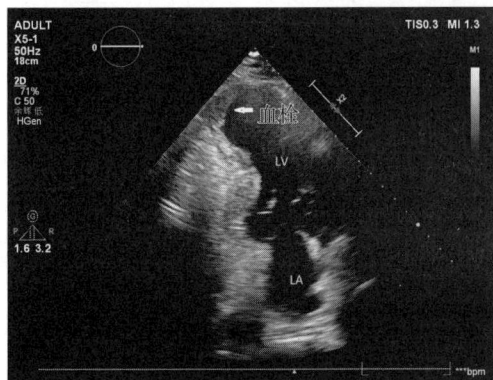

LA：左心房；LV：左心室

图14-64　左心室心尖部室壁瘤伴血栓声像图

【鉴别诊断】

1.与室壁运动不协调鉴别　可见于房室传导阻滞的患者，多为左束支传导阻滞；预激综合征患者；心脏外科手术后患者亦可见室间隔运动异常，多呈抖动样改变；另外，右心室容量负荷过重时室间隔呈矛盾运动。此类疾病通过超声图像心肌无节段性运动紊乱可鉴别。

2.与扩张型心肌病鉴别　各种原因引起的心肌病变导致心脏增大，心肌整体活动幅度减低。扩张型心肌病患者的心腔明显扩大，瓣膜的开口变小，心肌可均匀变薄，心肌运动呈整体减低甚至低平的形态。心肌梗死的患者心腔可增大，但一般表现为病变冠脉所支配的室壁心肌出现回声增亮、厚度变薄及运动减低甚至反向运动，其他正常的心肌节段不会出现运动紊乱。冠状动脉造影可鉴别诊断。

3.与假性室壁瘤鉴别　由于室壁破裂形成的血肿、外周纤维组织剥落，或因心包脓肿、心脏创伤等形成假性的室壁瘤。此类疾病应注意结合相关的病史，与真性室壁瘤相比较，假性室壁瘤颈部较窄，一般瘤口的直径小于瘤体直径，当心肌收缩时心室变小瘤体反而变大，可加以鉴别。

【临床价值】

超声心动图检查作为一项无创便捷的检查，可以快速鉴别缺血性和非缺血性胸痛，可以协助心绞痛的诊断，可以较早期地发现无症状心肌缺血，并且能够判断冠状动脉狭窄的大致部位。较其他的检查方法能更快速准确地定位缺血的部位。其敏感性和特异性与冠脉造影相当，但其观察角度多样性、检查无创便捷性及较低的价格均优于造影。经胸及经食管超声心动图能清楚地显示冠状动脉的形态、走行，能够直观地发现冠状动脉的狭窄病变。超声心动图还能无创评估左心室功能，对于心肌梗死的指导治疗以及判断预后都具有一定意义。

第八节　心脏肿瘤和心包疾病超声诊断

一、心脏肿瘤

心脏肿瘤（cardiac tumor）按起源可分为原发性心脏肿瘤和继发性心脏肿瘤两大类，也可以根据心脏肿瘤累及的部位，分为壁内型（侵犯心肌为主的横纹肌瘤、纤维瘤、脂肪瘤等）、心外型（侵犯心包为主）、腔内型（侵犯心腔为主的黏液瘤等）。

【病因病理】

1.继发性心脏肿瘤　亦称心脏转移性肿瘤，全身所有脏器的各种恶性肿瘤均可以转移到心脏，多为恶性，是原发性肿瘤的20~40倍，恶性肿瘤死亡者的累及率可高达20%。属于恶性肿瘤晚期表现，预后极差。其中最常见的是肺部、食管、乳腺、纵隔等胸部恶性肿瘤侵犯心包，其次是淋巴瘤、白血病和多发性骨髓瘤等侵犯心肌；肝、肾肿瘤可以沿下腔静脉延伸到右心房。肿瘤心包转移常伴有血性及渗出性心包积液，出现心包填塞症状，侵犯心肌除影响心肌收缩舒张功能外，其占位病变可以导致心脏流入道或流出道血流受阻。

2.原发性心脏肿瘤　主要指起源于心包、心肌或心内膜的肿瘤，是一种少见的心脏病变，按性质分为良性和恶性两种。占80%以上以为良性，其中50%是黏液瘤，20%为横纹肌瘤，其次为脂肪瘤、乳头肌弹性纤维瘤。恶性肿瘤极其少见，几乎所有恶性患者病理类型均是肉瘤，包括血管肉瘤、横纹肌肉瘤、纤维肉瘤、淋巴瘤、胸腺瘤等。以下以左心房黏液瘤为例介绍。

左心房黏液瘤是最常见的原发性心脏肿瘤，男女发病比例为1∶2。多发生在各个心腔的心内膜面，以左心房占首位，极少数可见于心脏瓣膜或大血管内膜。因其来源于心内膜下层有分化潜能的原始间质细胞，而房间隔卵圆窝处富含此类细胞，所以该处是心房黏液瘤好发部位，多有蒂附着，瘤体大小和蒂的长度大小不一，蒂的长短可影响黏液瘤的活动幅度。瘤体多呈半透明胶冻状，质地松脆，容易脱落。故发现后应立即手术。

【临床表现】

心脏肿瘤的临床表现缺乏特异性，主要取决于肿瘤部位、大小、形态和活动幅度。多表现为心内梗阻、栓塞、全身性反应。小的黏液瘤可无临床症状，瘤体较大或活动幅度较大的黏液瘤，在心脏舒张时，下降堵塞房室瓣口，造成血流受阻，可以出现类似瓣膜狭窄血流动力学表现，临床常误诊为风湿性心脏病二尖瓣狭窄，但其杂音性质可随体位而发生改变。少数患者黏液瘤术后可以复发，故应定期复查。超声心动图是目前诊断黏液瘤的最佳方法。

【超声表现】

超声心动图可以从不同部位、多切面连续扫查，观察肿瘤的特征及其与周围组织的关系。注意观察肿瘤的部位、大小、形态轮廓、内部回声特点、有无蒂和包膜、心脏形态、瓣膜功能，以及血流动力学的变化、心包腔内有无积液等。

1.M型及二维超声

（1）M型超声 瘤体显示比较特殊的波纹状回声团，在心底波群看见左心房增大，左心房内有一光团回声，收缩期出现或变大，舒张期消失或变小（图14-65）；二尖瓣口波群，舒张期二尖瓣前后叶之间可见团块样反射，堵塞瓣口致使二尖瓣叶开放时呈方形波（图14-66）。二尖瓣EF斜率降低，类似二尖瓣狭窄，但瓣叶通常正常，无增厚表现。

图14-65 左心房黏液瘤心底波群

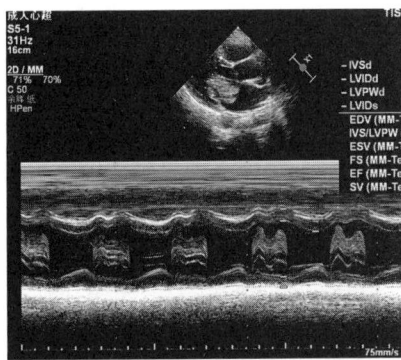

图14-66 左心房黏液瘤二尖瓣口波群

（2）二维超声 能够在心腔内扫及一椭圆形中低回声团块，少数有分叶，有蒂附着于房间隔或左心房壁等其他心脏结构上，在舒张期多堵塞房室瓣口，收缩期瘤体返回心房内，当瘤体进入瓣膜口时，形态可以出现变化（图14-67、图14-68）。

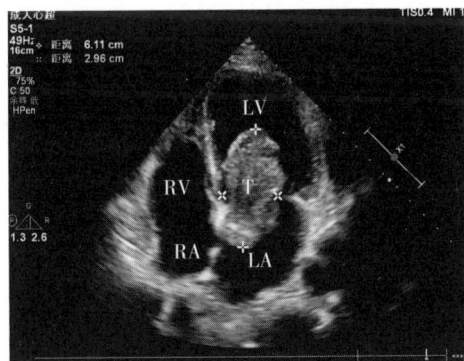

LA：左心房；LV：左心室；RA：右心房；
RV：右心室；T：肿瘤

图14-67 左心房黏液瘤心尖四腔心

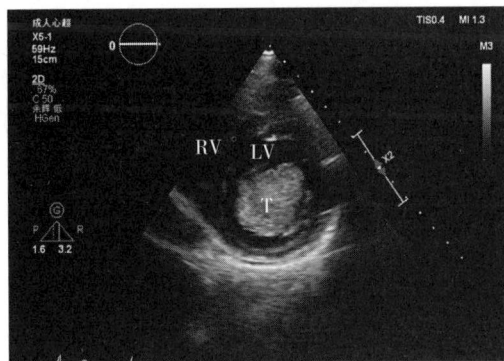

RV：右心室；LV：左心室；T：肿瘤

图14-68 左心房黏液瘤二尖瓣口短轴

2.多普勒超声

主要观察肿瘤堵塞瓣口时对血流动力学的影响，通过彩色多普勒显示堵塞房室瓣致使心房血流进入心室时受到阻碍，其表现类似于房室瓣狭窄。影响房室瓣关闭时，可探及收缩期瓣口反流（图14-69）。

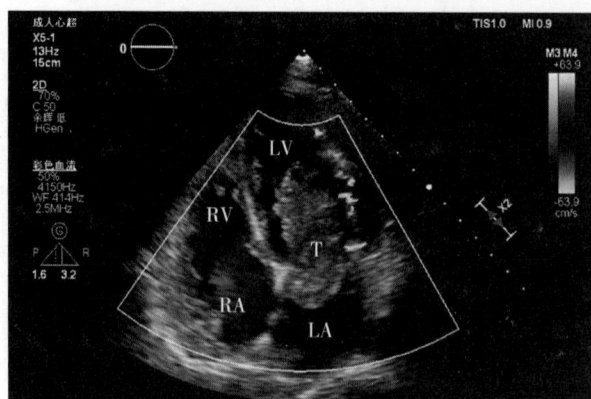

LA：左心房；LV：左心室；RA：右心房；RV：右心室；T：肿瘤

图14-69　左心房黏液瘤彩色多普勒血流显像

【鉴别诊断】

1.与心房血栓鉴别　多发生在房室瓣狭窄的基础上，极少有蒂，活动幅度差，形态固定，与房壁连接明显。

2.与房室瓣赘生物鉴别　多发生在有风湿性心脏病、感染性心内膜炎、先天性心脏病病史的患者，表现为瓣叶上大小不等的强回声团块，与瓣叶附着紧密，活动幅度较小。

【临床价值】

超声心动图能够快速、准确地显示心脏内占位性病变的位置、形态、大小数目、活动度以及与周围组织关系，已成为诊断心脏肿瘤的首选方法。但是，超声心动图难以判断肿瘤的病理学性质。

二、心包疾病

心包分为脏层和壁层，两层心包膜之间有心包腔，其内含有20~30ml浆液，起到润滑作用。心包具有保护心肺的作用，可帮助固定心脏，减少心脏搏动时与周围组织的摩擦和撞击，防止周围组织器官的感染或肿瘤侵犯心脏，减少外力对心脏的影响和调节心腔之间压力。心包疾病常见有心包积液和心包炎。

（一）心包积液

【病因病理】

心包积液是心包炎最重要的表现之一。心包腔内液体量超过50ml称为心包积液。常见病因为结核、病毒、肿瘤、炎症、风湿病等。一般分为：①漏出性：蛋白含量低、细胞数量少、液体清澈，多见于心力衰竭；②浆液性：蛋白含量高、细胞数量多、液体尚清澈或半透明液体、较稀薄胶胨状，见于大多数心包炎；③脓性：含有大量的白细胞，多见于细菌性、病毒性心包炎；④乳糜性；⑤血性：多见于结核、创伤、尿毒症和肿瘤性心包炎等。

【临床表现】

症状和体征取决于心包积液的病因和本身特点，最常见的症状是心前区疼痛和呼吸困难，当心包积液量过多或积聚速度过快时，将导致心脏压塞症状，出现严重的气急、心悸、面色苍白或发绀、肢冷、意识丧失等。体检发生颈静脉怒张、呼吸急促、心动过速、肝脏增大、心包摩擦音和心音低钝、齐脉等。

【超声表现】

1.M型及二维超声

（1）M型超声　心室波群在右心室前壁和左心室后壁心包腔内探及液性暗区（图14-70），并可以判断心包积液量。心包压塞时，由于吸气相每搏输出量减少，表现为二尖瓣开放幅度减小及EF斜率降低，剑突下切面见下腔静脉增宽，吸气时塌陷程度减小甚至消失。

（2）二维超声　主要检查胸骨旁左心室长轴切面、左心室短轴切面、心尖部及剑突下四腔心切面。超声可见心包脏层和壁层之间出现液性暗区，并且随着体位变化而改变；心包腔内内可见条索状或絮状纤维素渗出。包裹性心包积液可见积液部位局限性液性暗区，其中可见絮状粘连带。大量心包积液时，可见"心脏摆动征"和"舒张期右心房、右心室塌陷征"（图14-71）。

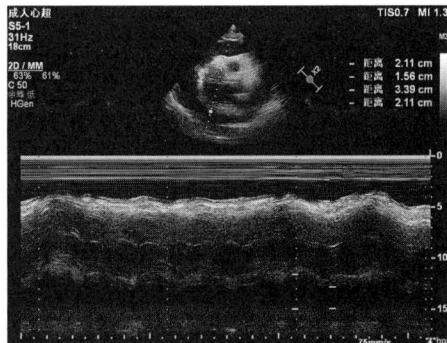

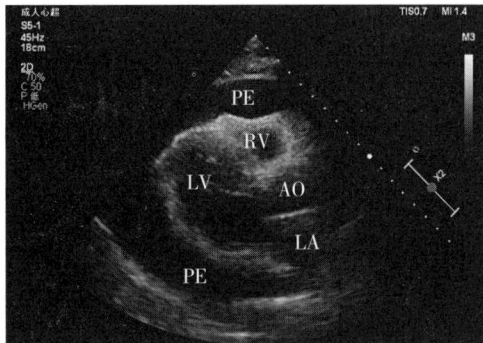

LA：左心房；LV：左心室；RV：右心室；
AO：主动脉；PE：心包积液

图14-70　心包积液M型超声　　　　　图14-71　心包积液二维超声

2. 多普勒超声　少量心包积液时，多普勒检查通常无特异性表现。大量积液时，各瓣口彩色多普勒血流黯淡。脉冲多普勒检查三尖瓣血流频谱E峰及A峰在吸气时明显增加，二尖瓣血流频谱E峰显著减少。肝静脉的血流频谱呈"W"形。

3. 定量评估　通过超声观察胸壁与心壁之间液性暗区的宽度基本上可以反映积液量的大小。

（1）少量心包积液　积液量小于100ml，仅局限于左心室后壁、房室瓣环远端，而在心脏前方、侧位和心尖部通常没有液性暗区。

（2）中等量心包积液　积液量在100~500ml之间，在左心室后壁出现较宽的液性暗区，同时出现于侧位、心尖部和前方。

（3）大量心包积液　积液量大于500ml，液性暗区较宽，环包在心脏周围，心后最多，左心房后也可以看到，可见心脏摆动征和激荡征，即整个心脏在心包腔内明显摆动，同时出现前后、左右方向运动及沿着心脏长轴方向的扭动。

需要注意的是，心包积液可呈不均匀分布，同时还与积液性质、部位和患者体位等有关，相同量的心包积液，在不同部位的胸壁与心壁之间，可出现不同宽度的液性暗区，故在估计心包积液量时要综合考虑。

【鉴别诊断】

1. 与心包脂肪垫鉴别　心包层脂肪较厚时，右心室前方呈现出一层低回声或无回声，容易误诊为心包积液，不同的是增大扫描增益，脂肪垫可出现点状回声，而且左心室后壁内无液性暗区。另外，当体位改变时，液性暗区无变化者则为脂肪垫，有变化者应为心包积液。

2. 与胸腔积液鉴别　心包积液范围仅仅限于围绕心脏周围，位于降主动脉前方；胸腔积液范围较广，延伸到心脏以外的胸腔壁和肋膈角，并有肺组织伸入液性暗区。

【临床价值】

超声心动图是心包积液的最佳影像诊断方法，可以对心包积液进行定性和定量诊断，还可以根据液性暗区的位置进行定位，引导心包穿刺治疗，提高心包穿刺的成功率和安全性。

（二）缩窄性心包炎

【病因病理】

各种原因心包炎症引起的心包膜增厚、粘连、纤维化和钙化，形成坚硬的外壳压迫心脏，限制心脏的舒张和收缩，导致体循环静脉和肺静脉回流受阻，心室的舒张期充盈严重受限，舒张期容量减少，心排量降低。病变可局限或弥漫，并可以累及心外膜下心肌。

【临床表现】

主要是体循环静脉淤血和肺淤血表现，如出现腹胀、食欲不振、乏力、下肢水肿、胸闷和呼吸困难等症状。体征：颈静脉怒张、Kussmaul征及肝颈静脉回流征阳性、肝脏肿大、周围静脉压升高和淤血等，心脏听诊可闻及心包叩击音，收缩压及舒张压减低。

【超声表现】

1.M型及二维超声

（1）M型超声　心室波群可以直观显示舒张早期异常向左心室摆动并立即反弹，室间隔形成的"V"字形切迹（图14-72）；左心室充盈减少和左心室舒张末期压力升高使二尖瓣提前关闭；左心室充盈突然停止舒张中晚期左心室后壁突然变平坦。下腔静脉扩张且不受呼吸影响。

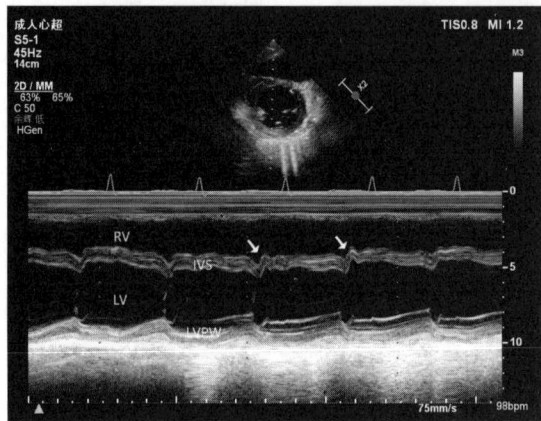

LV：左心室；RV：右心室；IVS：室间隔；LVPW：左心室后壁

图14-72　缩窄性心包炎室间隔形成的"V"形切迹

（2）二维超声　胸骨旁左心室长轴切面和心室短轴切面、心尖四腔心切面等可以比较直观地显示本病的病理解剖改变。显示心包膜增厚、回声增强，有些患者可有钙化的强回声，尤其以房室瓣环部位为著，可伴有心包积液；双心房明显扩大，双心室相对缩小，心脏轮廓亦僵硬、扭曲变形，有时呈"葫芦征"；心室舒张和收缩均受到限制，室壁运动受限；室间隔出现弹跳征和呼吸性漂移，即舒张早期向左心室腔内摆动，并在舒张中期立即向右心室侧反弹，呼气时间隔移向右心室，吸气时移向左心室；下腔静脉明显增宽，内径呼吸周期性变化消失（图14-73、图14-74）。

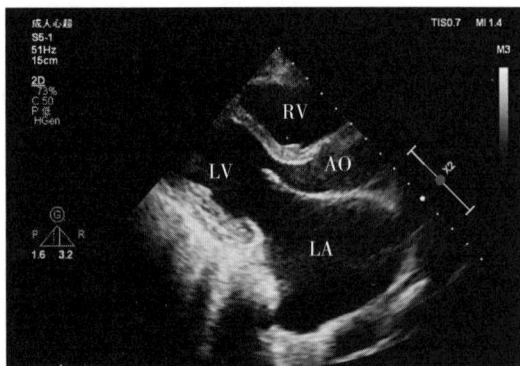

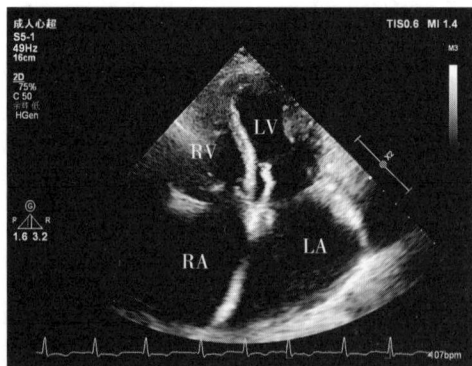

LA：左心房；LV：左心室；RV：右心室；AO：主动脉

图14-73　缩窄性心包炎左心室长轴切面

LA：左心房；LV：左心室；RA：右心房；RV：右心室

图14-74　缩窄性心包炎心尖四腔切面

2.多普勒超声　彩色多普勒通常无特异性表现。脉冲多普勒检查在心脏各瓣口可出现特征性血流频谱，即二尖瓣口舒张期充盈受限，舒张早期血流速度加快，晚期减慢，E峰与A峰之间的比值发生改变，E/A比值明显增大，吸气时左心室等容舒张期延长，峰值流速减低。肝静脉的血流频谱呈"W"形。

【鉴别诊断】

缩窄性心包炎应注意与限制型心肌病鉴别，限制型心肌病多数为全心扩大，以心室扩大为著，心室壁可肥厚，但无心包增厚、回声增强等表现。此外，左心室等容舒张期时间和二尖瓣E波速率基本上不受呼吸影响，二尖瓣和三尖瓣减速时间明显缩短、A波降低等。

【临床价值】

超声心动图是临床早期诊断缩窄性心包炎和进行鉴别诊断的首选无创诊断方法，还可以评价其治疗效果和预测其转归。

本章小结

心脏超声检查是心血管系统检查的最重要的方式，不仅能系统地观察心脏的解剖结构，明确诊断各种结构性心脏病，还可以实时观察心脏及各瓣膜的功能，定量评价心脏功能。掌握心血管系统超声规范化检查，运用顺序节段性的扫查方法获取标准切面，辅以灵活的扫查技巧，可清晰地显示心脏及大血管的位置、大小以及与周围结构的毗邻关系；可以观察各房室腔的大小、室壁厚薄、定量评价各心腔的功能；观察评价各瓣膜的形态回声及功能；动态观察房室间隔的回声，心包及心包腔的结构和回声。显示心血管系统常见疾病的声像图特征，如瓣膜疾病、高血压心脏病、冠心病、先天性心脏病、心肌病、心脏肿瘤、心包疾病等。特别是可以提供各心腔和瓣膜功能的定量和半定量评估指标，为临床诊断和治疗提供可靠的依据。随着技术的不断进步，经食管超声心动图和实时三维超声心动图将会在心脏超声领域发挥越来越大的作用。

习 题

习题

一、单项选择题

1.心脏的自身循环血管包括（　　）。

A.冠状动脉和心脏的静脉　　　　　　B.主动脉和下腔静脉

D.肺动脉和肺静脉　　　　　　　　　C.主动脉和上腔静脉

E.冠状动脉和冠状静脉窦

2.风湿性心脏病二尖瓣狭窄的典型声像图特征是（　　）。

① 瓣膜见团块样回声附着

② 二维短轴观察瓣口开放呈"鱼嘴样"

③ M型超声"城墙样改变"

④ 二尖瓣口血流速度增快

A.①②③　　　　　B.①③　　　　　C.②④　　　　　D.④　　　　　E.②③④

3.下列选项中，不属于继发孔型房间隔缺损的是（　　）。

A.中央型房间隔缺损　　　　　　　　B.静脉窦型房间隔缺损

C.Ⅰ孔型房间隔缺损　　　　　　　　D.筛孔型房间隔缺损

E.无顶冠状静脉窦

4.冠心病的超声特征表现是（　　）。

A.心脏增大　　　　　　　　　　　　B.心室壁节段性运动紊乱

C.心室壁增厚　　　　　　　　　　　D.心功能减低

E.瓣膜反流

医药大学堂
YIYAODXT.COM

5.患者，男性，20岁，突发脑梗死，超声探查发现左心房内团块样回声附着于房间隔中部，质地疏松，呈分叶状，随心脏舒张收缩摆动明显。最可能的超声诊断是（　　）。

A.左心房横纹肌瘤　　　　　　　　B.左心房纤维瘤

C.左心房血栓　　　　　　　　　　D.左心房黏液瘤

E.二尖瓣赘生物

二、简答题

1.简述心脏超声检查常用的扫查方法及标准切面。

2.简述风湿性心脏病二尖瓣狭窄与梗阻性肥厚型心肌病的超声诊断要点。

（史学功　杨冬妹　刘红霞）

第十五章 血管超声诊断

微课

知识目标

1.**掌握** 颈部血管、腹部血管及四肢血管的解剖结构、超声检查方法、正常超声声像图特点。

2.**熟悉** 颈动脉硬化病变、椎动脉狭窄闭塞性病变、腹主动脉瘤、四肢动脉硬化病变、下肢静脉血栓的声像图特点和鉴别诊断，以及其病因病理、临床表现和临床价值。

3.**了解** 夹层动脉瘤、假性动脉瘤、下肢静脉瓣功能不全的病因病理、临床表现、超声检查、鉴别诊断。

彩图

技能目标

1.**学会** 颈部血管、腹部血管、四肢血管常规标准切面的扫查方法；正常血管超声检查规范的超声测量。

2.**具备** 观察与分析正常及异常超声声像图的能力；探测时正确调节超声诊断仪的能力；将基础理论、基本知识和基本技能融会贯通的能力。

具有良好的职业道德、医患沟通能力和团队协作精神。

PPT

第一节 血管解剖概要

一、颈部血管

（一）颈总动脉

左、右侧颈总动脉（common carotid artery，CCA）分别发自主动脉弓和无名动脉，于胸锁关节后方于气管和喉的两旁，终末分成颈内动脉（internal carotid artery，ICA）和颈外动脉（external carotid artery，ECA）。

（二）颈动脉球部

颈动脉球部（窦部）是颈总动脉分叉和颈内动脉起始处的膨大部分，有时仅局限于颈内动脉起始处，该窦为压力感受器。

（三）颈内动脉

双侧颈内动脉在甲状软骨上源自颈总动脉分出，起始部位于颈外动脉的后外侧，沿咽侧壁和颈椎横突的前方上升至下颌角下缘的深面，向上行经颈动脉管到达颅内，颈内动脉在颅外无分支。

（四）颈外动脉

颈外动脉自颈总动脉分出后，位于颈内动脉的前内侧，在颈动脉三角内上升至下颌下区进入腮腺，其主要分支有：甲状腺上动脉、舌动脉、面动脉、枕动脉、咽升动脉、颞浅动脉、上颌动脉、脑膜中动脉。

（五）双侧椎动脉（vertebral artery，VA）

分别发自左右侧锁骨下动脉（subclavian artery，SCA）后上壁，向上于环状软骨水平穿上位6个颈椎横突孔，亦有少数穿经5个颈椎横突孔，自横突孔穿出后，弯向后内，行于寰椎后弓上面的椎动脉沟，最后于环椎中线旁向深面穿枕后膜，经枕骨大孔入颅。

二、腹部血管

（一）腹主动脉（aorta，AO）

腹主动脉是人体的大动脉，直接延续于发自左心室的胸主动脉，在第12胸椎下缘前方，经膈肌的主动脉裂孔进入腹膜后间隙，沿脊柱左侧下行，在第4腰椎下缘高度分为左、右髂总动脉，全长14~15cm，主要负责腹腔脏器和腹壁的血液供应。腹主动脉发出的第一个无对支为腹腔动脉，在膈肌稍下方，约在平第12胸椎处起于腹主动脉的前壁，长2~3cm，发出胃左动脉、肝总动脉、脾动脉。腹主动脉发出的第二个分支为肠系膜上动脉，约在第1腰椎高度起自腹主动脉前壁，在脾静脉与胰头后方下行，斜行向右下。腹主动脉发出的第三个重要分支为肾动脉，在平第1、2腰椎椎间盘水平起于腹主动脉两侧，横行向外，右肾动脉起点低于左肾动脉，左肾动脉较短，右肾动脉较长。第四个分支为肠系膜下动脉，约在第3腰椎高度起自腹主动脉前壁，在腹后壁腹膜深面向左下方走行。

（二）下腔静脉（inferior vena cave，IVC）

下腔静脉由左、右髂总静脉汇合而成，汇合部位多在第5腰椎水平，少数平第4腰椎。下腔静脉位于脊柱的右前方，沿腹主动脉的右侧上行，经肝的腔静脉沟、穿膈的腔静脉孔，开口于右心房，下腔静脉的主要属支有肝静脉和肾静脉。

（三）门静脉（portal vein，PV）

门静脉多由肠系膜上静脉和脾静脉在胰颈后方汇合而成，在十二指肠球部后方，走行于肝十二指肠韧带中，位于胆总管和肝动脉之后，至肝门处分为左、右两支进入肝门（见肝超声诊断部分）。

三、四肢血管

（一）上肢血管

静脉与同名动脉伴行。

1.锁骨下动脉 左、右两侧锁骨下动脉分别起于主动脉弓和无名动脉，锁骨下动脉在颈部的主要分支：椎动脉、胸廓内动脉（乳内动脉）、甲状颈干。锁骨下动脉穿过锁骨和第1肋之间的间隙成为腋动脉。

2.腋动脉 在越过大圆肌外下缘后成为肱动脉，其主要分支为肱深动脉。

3.肱动脉 沿肱二头肌内侧下行至肘窝，平桡骨颈高度分为桡动脉和尺动脉。

4.桡动脉 走行于前臂外侧至腕部，与掌深弓连接。

5.尺动脉 走行于前臂内侧至腕部，与掌浅弓连接。

（二）下肢血管

静脉与同名动脉伴行。

1.髂外动脉 沿腰大肌内侧缘下降，在腹股沟韧带水平延续为股总动脉。

2.股总动脉 在腹股沟韧带下方分叉成股浅动脉和股深动脉，股深动脉位于股浅动脉外侧，较股浅动脉为深，其分支为大腿肌肉供血，股浅动脉走行于大腿内侧，向下经收肌管出收肌膜裂孔进入腘窝成为腘动脉，其在大腿段无重要分支。

3.腘动脉 经膝关节后方下行，发出四支动脉：膝上内动脉、膝上外动脉、膝下内动脉、膝下外动脉。

4.胫前动脉 在膝下从腘动脉发出，向前外方穿过骨间膜后沿小腿前外侧下行至足背成为足背动脉。

5.胫前动脉和腓动脉 腘动脉分出胫前动脉后成为胫腓干，之后分出胫后动脉和腓动脉。

第二节 血管超声检查方法和正常声像图

一、颈部血管超声检查方法和正常声像图

（一）颈部血管超声检查方法

1.仪器条件及受检者准备

（1）仪器条件　采用高频线阵探头，常用频率7.0~10.0MHz，分叉位置高、血管位置较深、体型肥胖或颈部短粗者，必要时可用2.0~5.0MHz凸阵探头，或5.0~8.0MHz小凸阵探头，或2.0~3.5MHz扇形探头。

（2）受检者准备　检查前无须特殊准备。

2.检查方法

（1）体位选择　患者仰卧，颈部伸展放松头稍转向检查对侧（以患者感觉无不适状态为宜）进行颈动脉超声检测。

（2）扫查方法与标准切面图

1）右侧自无名动脉分叉处，左侧自主动脉弓起始处从颈总动脉近心端（颈根部）向远心端（头侧）移动做横向扫查，显示颈总动脉近心端、中部、远端、颈动脉分叉处、颈内、颈外动脉（图15-1）。颈外动脉位于前内侧，颈内动脉位于后外侧。

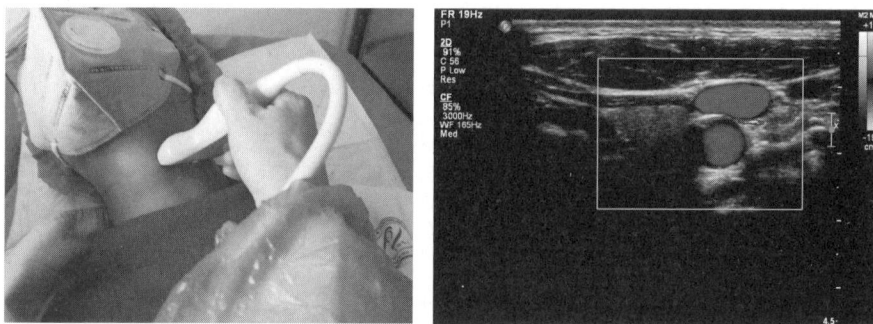

图15-1　颈总动脉横切面扫查及标准切面声像图

2）探头从颈根部以颈总动脉血管长轴做纵向扫查，观察CCA至ICA、ECA分支水平1~2cm范围内的血管腔，越过ICA与ECA分叉水平可以观察到颈内及颈外动脉长轴（图15-2）。探头侧向前内侧方显示颈外动脉，探头侧向后外侧方显示颈内动脉。

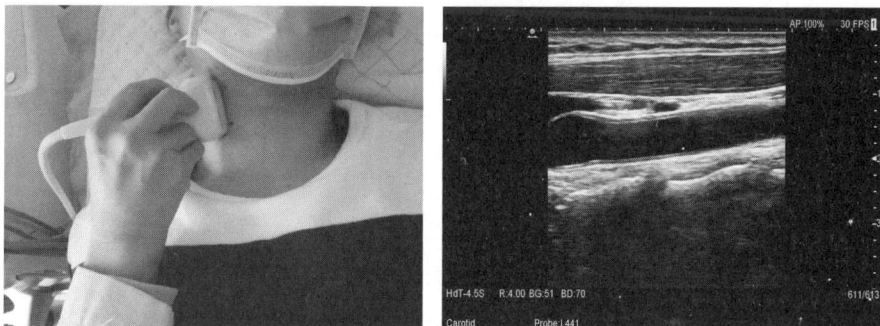

图15-2　颈总动脉纵切面扫查及标准切面声像图

3）在常规颈动脉二维显像的基础上，通过彩色血流或能量多普勒超声显像，可以进一步观察颈动脉各段的解剖结构及血流充盈状态。若高频探头对ICA、ECA结构检查显像不满意的情况下，可转换低频凸阵探头（2.0~5.0MHz），尽可能探测到颈内动脉颅外段全程血管腔结构。

4）采用脉冲多普勒超声测量颈总动脉中段、颈动脉球部、颈内动脉近段、颈外动脉近段

的峰值流速、舒张末期血流速度，检测均在血管长轴进行，选择血流平稳不受生理因素影响的部位定量测量。

5）先显示颈总动脉纵切面图像，然后探头稍向外侧动，即可显示穿行于横突孔的椎动脉。在一排颈椎横突及其后方的声影间寻找相关结构后，向近心端扫查至颈根部，显示椎前发自锁骨下动脉的起始部，转而再向头端追踪至颅底第二横突孔，观察椎动脉灰阶图像（图15-3）。

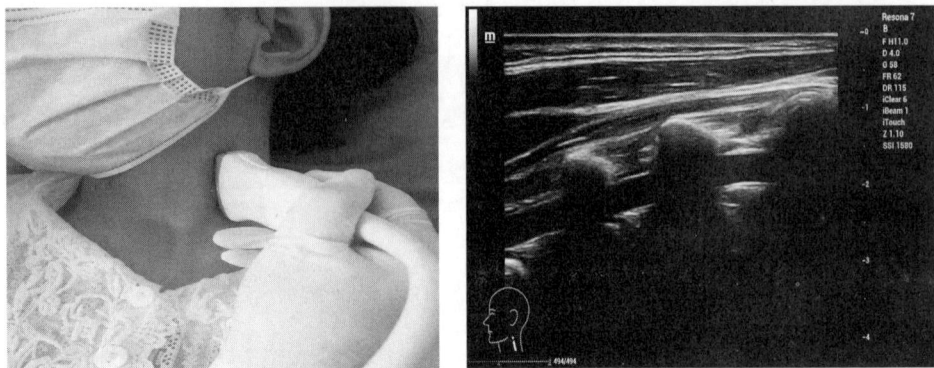

图15-3　椎动脉纵切面扫查及标准切面声像图

6）以彩色多普勒或能量多普勒显像观察椎动脉从V1~V3段全程血流充盈状态及走行；以脉冲多普勒超声检测V1~V3段血流频谱，并测量V1、V2段的收缩期峰值流速及舒张末期流速。

7）以灰阶显像从无名动脉上行或从颈总动脉下行观察左、右侧锁骨下动脉血管结构。

（3）注意事项

1）取样门要置于血管腔中心色彩较亮处，原则上取样容积的长度为动脉内径的1/3~1/2宽度，但在诊断颈动脉狭窄时，通常将取样容积调至1~2mm，采集最高血流速度。

2）取样线应与血管长轴方向保持一致，声速与血流方向夹角应小于等于60°。

3）调节血流增益，注意过高会使流速增大，高估动脉狭窄程度，频带增宽，频窗变小，层流误诊为湍流；过低会使频谱显示不清。

4）调节血流速度标尺，根据被检查血管的流速而定，注意过高会使彩色暗淡，充盈不良；过低会使彩色混叠。

5）取样框大小和位置：根据观察部位的范围而定，最好将其范围设置在刚好覆盖待观察区域的范围时为宜。

6）取样框方向：使声速与血管的夹角尽量小一些，以增加检测血流的敏感度。

课堂互动

学生思考：1.颈部血管检查主要观察内容包括哪些？

2.在检查过程中如何鉴别是颈内动脉还是颈外动脉？

（二）颈部血管正常声像图及超声测量

1.正常声像图

（1）二维超声　正常颈、椎动脉血管壁超声成像包括内膜、中膜、外膜层，内膜层声像图显示为一细线样连续光滑的等回声带，中膜层为低回声暗带，由平滑肌及弹性结缔组织构成，外膜层为疏松结缔组织层，超声图像表现为较内膜清晰而光滑的强回声带。椎动脉段因穿越颈椎横突孔而呈节段显示，椎动脉内壁光滑，内为无回声，有轻微搏动。

（2）多普勒超声

1）正常颈动脉血流呈层流，血流显示为单一的红色或蓝色，充盈整个管腔，流向颅脑。管腔中央为色彩明亮的高速血流信号，靠近管壁为色彩暗淡的低速血流信号，颈动脉球部因管径膨大，呈现轻度紊乱、颜色不一的彩色血流。颈内动脉血流供应大脑组织，循环阻力小，收缩期频谱上升较陡直，而舒张期下降较慢；颈外动脉血流供应头面部组织，循环阻力大，收缩期频谱上升较陡直，而舒张期下降也快，仅有少量低速血流信号；颈总动脉具有上述两者的特点，循环阻力介于两者之间，频谱形态呈三峰，收缩期有两个峰，第一峰大于第二峰，双峰间有切迹。舒张早期增速形成第三峰，舒张期全程有持续低速血流信号（图15-4至图15-7）。

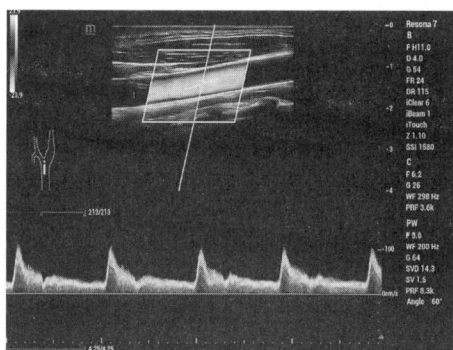

图15-4 颈总动脉频谱

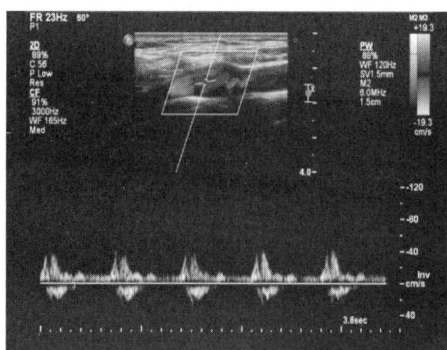

图15-5 颈动脉球部频谱

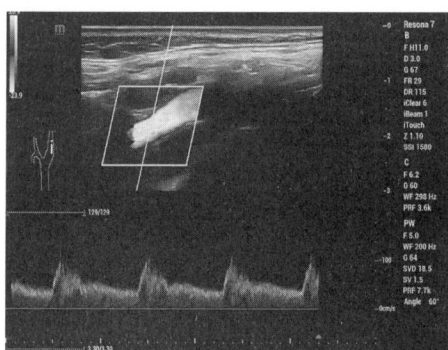

图15-6 颈内动脉频谱

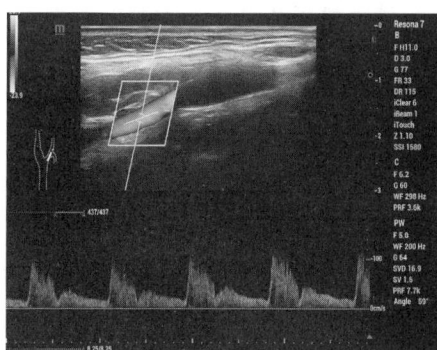

图15-7 颈外动脉频谱

2）椎动脉彩色血流信号充盈于管腔内，其血流方向色彩与同侧颈动脉相同。频谱形态与颈动脉相似，均为低阻型，不同点在于峰值流速及平均流速比颈内动脉低（图15-8）。

2.超声测量和正常值

（1）正常颈总动脉、颈内动脉、颈外动脉内径及内-中膜测量 纵切面分别在颈内、外动脉水平上下方1~1.5cm范围内测量颈总动脉远段（分叉下方）、颈总动脉球部（分叉部）、颈内动脉近段（分叉上方）内径（从内侧内膜内表面至外侧内膜内表面的距离）、动脉内-中膜厚度（IMT，从内膜表面至中膜外表面的垂直距离）（图15-9）。

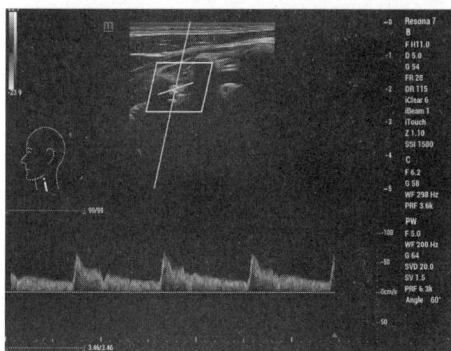

图15-8 椎动脉频谱

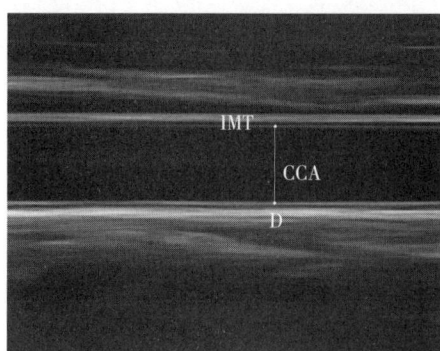

IMT：内-中膜厚率；CCA：颈总动脉；
D：颈总动脉远段内径

图15-9 颈总动脉内径及内中膜厚度测量

正常颈总动脉内径为6.5~8.0mm，颈动脉窦（球部）管腔较宽，正常内径6.0~11.0mm，颈内动脉内径4.5~6.5mm，颈外动脉内径4.0~5.0mm，血管内–中膜的厚度小于1.0mm。

（2）椎动脉内径测量　椎动脉的检测包括椎前段（V1段）、横突段（V2段）、寰椎段（V3段），测量V1段（特别是开口处）、V2段（C6~C2）血管直径，正常椎动脉内径大于2.5mm，内径（3.7±0.45）mm。椎动脉正常为低阻血流频谱，类似颈内动脉，多数为一侧椎动脉优势型，且大多为左侧。

（3）血管内血流速度测量　颈动脉血管内径与血流速度随年龄变化较大。正常颈总动脉：PSV 70.6~112.0cm/s，EDV 20.7~33.5cm/s，RI 0.65~0.75。颈内动脉：PSV 53.4~82.0cm/s，EDV 20.9~33.7cm/s，RI 0.53~0.65。颈外动脉：PSV 54.8~87.0cm/s，EDV 13.0~23.2cm/s，RI 0.65~0.83。椎动脉：PSV 52.1±14.0cm/s，EDV 19.2±5.8cm/s，RI 0.62±0.05。阻力指数ECA>CCA>ICA。

二、腹部血管超声检查方法和正常声像图

（一）腹部血管超声检查方法

1.仪器条件及受检者准备

（1）仪器条件　采用2.0~5.0MHz凸阵探头为佳，体瘦可用5.0MHz，肥胖者及深部血管可以用2.0MHz。

（2）受检者准备　检查前空腹8~12小时。

2.检查方法与标准切面

（1）体位选择　常规取仰卧位，必要时侧卧位或俯卧位。

（2）扫查方法与标准切面图

1）腹主动脉　探头置于剑突下腹部正中线偏左1~2cm连续性纵切和横切扫查腹主动脉及其分支。先扫查腹主动脉各段的横断面，而后纵断面扫查，深吸气后屏气，利用下移的肝作为透声窗，有助于腹主动脉上段的检查，探头加压可消除部分肠道气体的干扰，也有助于检查，但肥胖、腹胀及大量腹水患者可导致该切面检查不满意，甚至失败，此时可采用右侧卧位或左侧卧位侧腰部腹主动脉长轴冠状面扫查，利用脾、左肾或肝、右肾作为透声窗来显示腹主动脉。

①腹正中腹主动脉长轴矢状面：腹主动脉呈一长条状无回声，上起自第12胸椎之前，至第4腰椎水平分为左、右髂总动脉，从上到下管径逐渐变细，可见管壁的搏动（图15-10）。

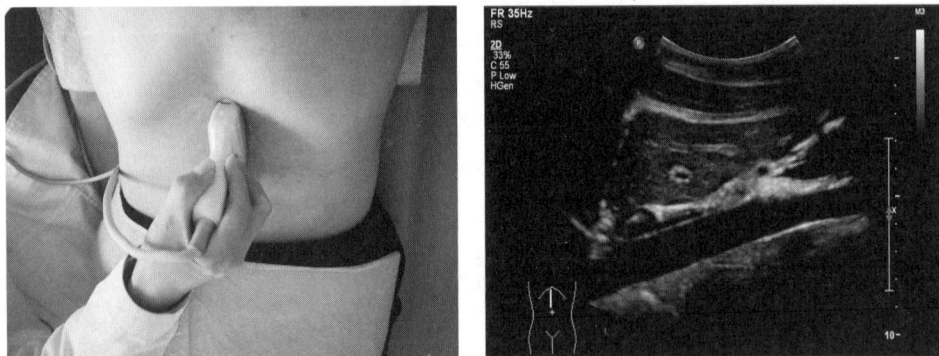

图15-10　腹正中腹主动脉长轴矢状面扫查及声像图

②腹正中腹主动脉横切面：腹主动脉在脊柱前方，略偏左侧一圆形无回声区，与心跳的搏动节律一致，管壁光滑（图15-11）。

2）下腔静脉　将探头置于剑突下正中线偏右约2cm处，自上往下纵切追踪观察下腔静脉的管壁和管腔内情况，横切下腔静脉位于腹主动脉右侧，或将探头置于右前腹肋间或右侧腰部，呈冠状面扫查，利用肝和右肾作为透声窗，能够显示呈平行排列的下腔静脉和腹主动脉的长轴图像，站立位或Valsalva动作时，由于下腔静脉扩张，有助于帮助观察。

医药大学堂 yiyodxt.com

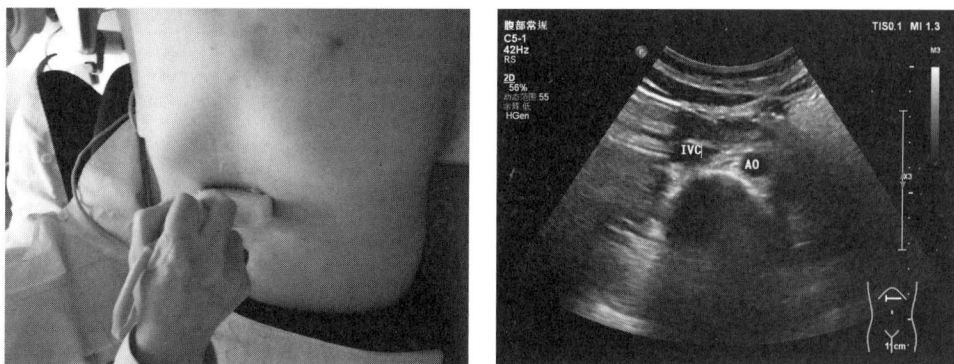

IVC：下腔静脉；AO：腹主动脉

图15-11　腹正中腹主动脉横切面扫查及声像图

①剑突下下腔静脉纵切面：下腔静脉呈长管状无回声，管壁随心脏舒缩有明显波动，吸气时管径缩小，呼气相反（图15-12）。

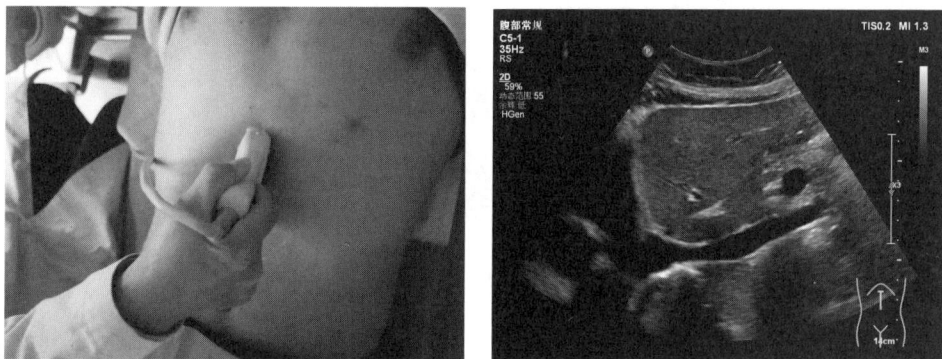

图15-12　剑突下下腔静脉纵切面扫查及声像图

②剑突下下腔静脉横切面：在脊柱右前方，腹主动脉右侧，呈现略带椭圆形或较扁平、似三角形无回声。

3）门静脉　探头置于脊柱右前方，中线略偏向右处沿门静脉解剖走向斜断扫查门静脉。

（3）注意事项

1）腹主动脉测量时在纵切和横切时测量腹主动脉前后径及左右径，测量方法均为从一侧管壁外缘至对侧管壁外缘，由于动脉扩张后常扭曲，测量时应以所测动脉的解剖位置为标准，而不是以患者本身为标准。

2）必须熟悉腹主动脉解剖。腹主动脉分三段，分别以肠系膜上动脉和肾动脉为界，分为上段、中段、下段，从近段至远段逐渐变细，至分叉处最细。

3）检查下腔静脉避免过度加压，过度加压可能影响静脉管腔形态和血流状态。

（二）腹部血管正常声像图及超声测量

1.正常声像图

（1）二维超声　包括内膜、中膜、外膜层，内膜层声像图显示为一细线样连续光滑的等回声带，中膜层为低回声暗带，由平滑肌及弹性结缔组织构成，外膜层为疏松结缔组织层，超声图像表现为较内膜清晰而光滑的强回声带。腹主动脉血管纵切面呈长管状无回声结构，随心脏节律一致，膨胀性扩张，下腔静脉受右心房压力影响呈波浪式波动。

（2）多普勒超声

1）在常规腹主动脉二维显像的基础上，通过彩色血流或能量多普勒超声显像，可以进一步观察腹主动脉各段的解剖结构及血流充盈状态。纵切时以红色血流为主，显示离心方向血流信号。观察有无血流充盈缺损，彩色血流边缘是否整齐，彩色血流是否呈现单一色，彩色血流有无五彩镶嵌色、色彩倒错及色彩逆转现象，观察彩色血流的明暗程度，大致估测血流速度快慢，并以此来确定脉冲多普勒取样点所置的区域。

2）采用脉冲多普勒测量腹主动脉流速，检测均在血管长轴进行，选择血流平稳不受生理因素影响的部位定量测量。腹主动脉频谱收缩期上升陡直，频带较窄，有清晰频窗，形态随部位不同而有差别，近段频谱显示舒张期有一定程度的正向血流，远段频谱显示舒张早期有一小幅负向波，舒张中晚期正向低速血流（图15-13）。

3）下腔静脉彩色多普勒显示收缩早期至舒张早期呈蓝色血流，舒张晚期呈红色血流。频谱多普勒呈三峰型，收缩期和舒张早期负向"S"波和"D"波，多数在心房收缩期有正向"a"波。下腔静脉近心段血流频谱呈三相型或四相型，远心段血流频谱呈连续性前向血流（图15-14）。

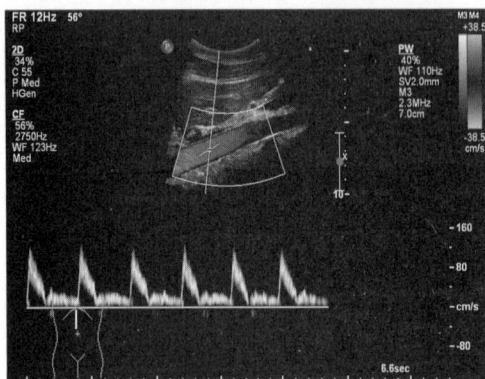

图15-13 腹主动脉血流频谱　　图15-14 下腔静脉血流频谱

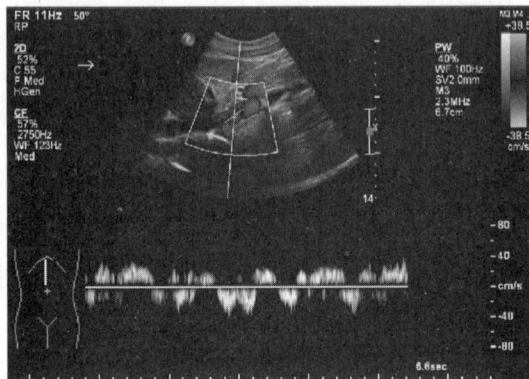

2.超声测量和正常值

（1）最大腹主动脉长轴矢状面测量　腹主动脉前后径或在腹主动脉横切面上测量腹主动脉前后径及左右径（测量方法均为从一侧管壁外缘至对侧管壁外缘）。自上而下均匀性变小，管径正常值：近段2.0~3.0cm，中段1.5~2.5cm，远段1.0~2.0cm（图15-15），流速尚无一定公认标准，文献报道流速50~110cm/s，从近端至远端逐渐减低。

（2）剑突下下腔静脉纵切面测量　下腔静脉右心房入口处及肝后段前后径，近右心房处有一生理性狭窄，管径随呼吸周期而变化，吸气时变窄，呼气时增宽，管径正常值：上段1.0~1.3cm，中段0.9~1.2cm，下段0.9~1.1cm（图15-16）。

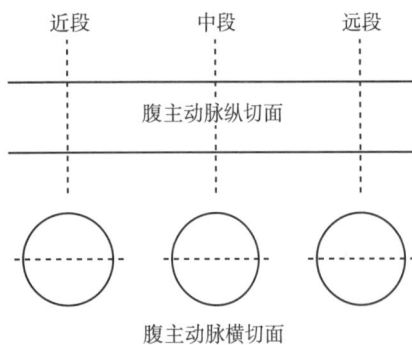

图15-15 腹主动脉测量　　图15-16 剑突下下腔静脉测量

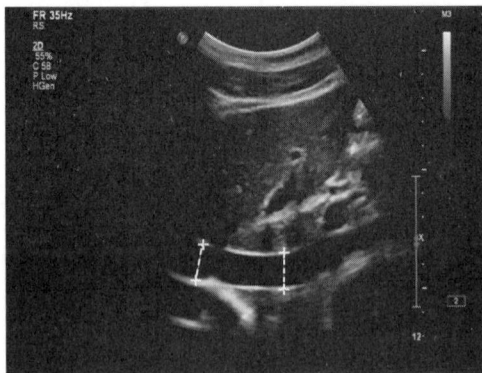

三、四肢血管超声检查方法和正常声像图

（一）四肢血管超声检查方法

1.仪器条件及受检者准备

（1）仪器条件　上肢血管通常用5.0~10.0MHz线阵探头，检查左侧锁骨下动脉起始段时可用

相控阵探头或2.0~5.0MHz凸阵探头；下肢血管通常用5.0~7.0MHz线阵探头，股浅动脉远段和胫腓干可用3.0~5.0MHz凸阵探头，胫前动脉远段和足背动脉可用7.0~10MHz线阵探头。

（2）受检者准备　检查前无须特殊准备。

2.检查方法

（1）体位选择　一般采用仰卧位，检查上肢血管时被检肢体外展、外旋，掌心向上，当被检者怀疑患有胸廓出口综合征时，可采用坐位检查锁骨下动脉和腋动脉，以便了解上肢体位变化对上述血管产生的影响；检查下肢血管时受检的肢体略外展、外旋，膝关节稍弯曲，呈现"蛙腿位"，俯卧、侧卧多用于腘动脉等。检查股静脉时，可用坐位或床头抬高30°（头高脚低位），大腿轻度外旋，使下肢静脉充盈。检查腘静脉及其远端静脉时，最好用站立位，主要也是让下肢静脉充盈，容易检查。

（2）扫查方法与标准切面图

1）上肢血管　探头置于胸锁关节附近的锁骨上窝，探头朝向后下方显示锁骨下动脉内侧段，探头置于颈根部，在锁骨上、下方横切观察锁骨下动脉中远段。右锁骨下动脉起始段显示不清时，可选择低频凸阵探头。左侧锁骨下动脉起始段位置较深，将腔内探头置于锁骨上窝及胸骨上窝，沿锁骨下动脉走行探查，可提高左锁骨下动脉起始段显示率。腋动脉可从肩部前方或经腋窝扫描，其为锁骨下动脉的直接延续。腋动脉下行至上臂为肱动脉，肱动脉上段可从上臂内侧显示，其远心段可从肘窝及前臂上段的前方显示。肱动脉在前臂上段分叉后成为桡动脉、尺动脉，桡动脉和尺动脉在腕部很表浅易显示，必要时可从腕部逆向扫描至其起始端。

腋动脉纵切面、肱动脉纵切面、桡动脉纵切面、尺动脉纵切面扫查及标准切面声像图如图15-17至图15-20所示，静脉与同名动脉伴行。

图15-17　腋动脉纵切面扫查及标准切面声像图

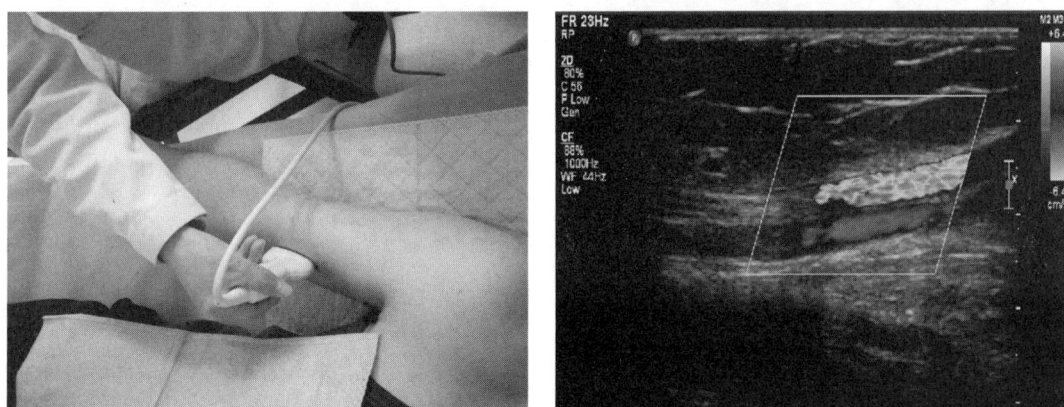

图15-18　肱动脉纵切面扫查及标准切面声像图

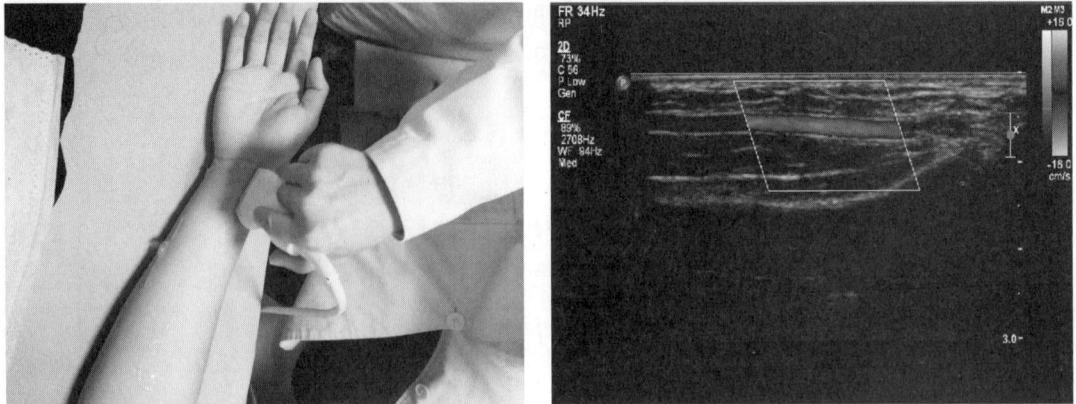

图15-19　桡动脉纵切面扫查及标准切面声像图

图15-20　尺动脉纵切面扫查及标准切面声像图

2）下肢血管　在腹股沟韧带下方先横切，找到股总动脉，再在此基础上纵切显示长轴。探头沿着股总动脉长轴向下扫查，在下方的股浅和股深动脉分叉处，显示股浅动脉和股深动脉的起始端，再向下沿股浅动脉走行扫查到股内侧内收肌群处进入收肌管至腘窝移行为腘动脉，自腘窝处纵切显示腘动脉长轴。探头在膝下胫骨的前方，小腿前外侧扫查胫前动脉，足背动脉是胫前动脉的直接延续，探头在胫骨中段，小腿前内侧扫查胫后动脉及腓动脉，胫后动脉至足底分为足底内侧动脉和足底外侧动脉。小腿动脉显示困难时，可以用彩色和能量多普勒观察。

髂外动静脉纵切面、腘动脉纵切面、胫后动静脉及腓动静脉纵切面、足背动脉纵切面扫查及标准切面声像图如图15-21至图15-24所示，动脉与同名静脉伴行。

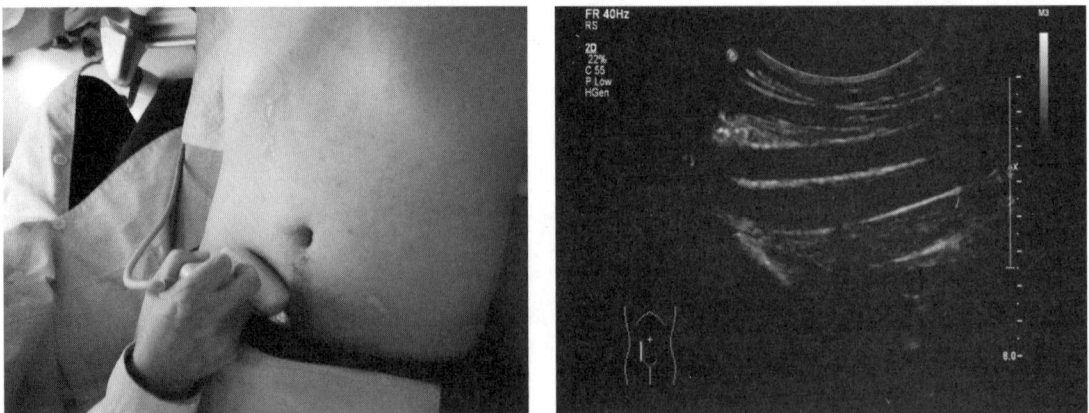

图15-21　髂外动静脉纵切面扫查及标准切面声像图

图 15-22　腘动脉纵切面扫查及标准切面声像图

图 15-23　胫后动静脉、腓动静脉纵切面扫查及标准切面声像图

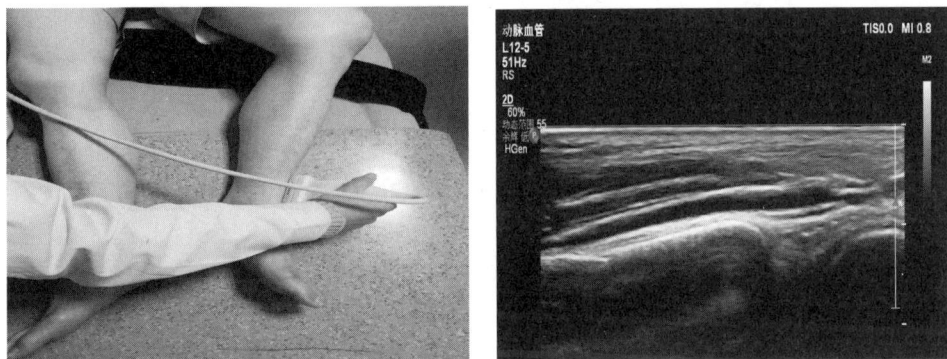

图 15-24　足背动脉纵切面扫查及标准切面声像图

（3）注意事项

1）间断加压检查时不应在长轴切面下进行，以免静脉滑出探测切面而产生静脉被压的假象。

2）可通过锁骨下静脉血流频谱间接评价左、右无名静脉及上腔静脉的通畅性。

（二）四肢血管正常声像图及超声测量

1. 正常声像图

（1）二维超声　成像包括内膜、中膜、外膜层，内膜层声像图显示为一细线样连续光滑的等回声带，中膜层为低回声暗带，由平滑肌及弹性结缔组织构成，外膜层为疏松结缔组织层，超声图像表现为较内膜清晰而光滑的强回声带。

（2）多普勒超声

1）在常规四肢动脉二维显像的基础上，通过彩色血流或能量多普勒超声显像，可以进一步观察各段的解剖结构及血流充盈状态。正常四肢动脉血流呈层流，血流速度是顺血流方向递减的，管腔内充满血流信号。多普勒频谱为典型的三相波型，频谱开始为心脏收缩引起的高速

前向血流，接着为舒张早期的反向血流，最后为舒张中晚期的前向低速血流。观察有无血流充盈缺损，彩色血流边缘是否整齐，彩色血流是否呈现单一色，彩色血流有无五彩镶嵌色、色彩倒错及色彩逆转现象，观察彩色血流的明暗程度，大致估测血流速度快慢，并以此来确定脉冲多普勒取样点所置的区域。

2）正常四肢静脉的血管壁薄，内膜平整，管腔内的血流呈无回声，一般内径大于伴行动脉内径，在深吸气或Valsalva动作时，静脉内径增宽。瓣膜绝大多数呈双瓣型，基底附着于静脉壁。静脉为单一反向回心血流，呈持续性且充盈于整个管腔。频谱多普勒有五个特征：自发性、周期性、Valsalva动作血流中断、挤压远端肢体时血流信号增强及单向回心血流（图15-25、图15-26）。

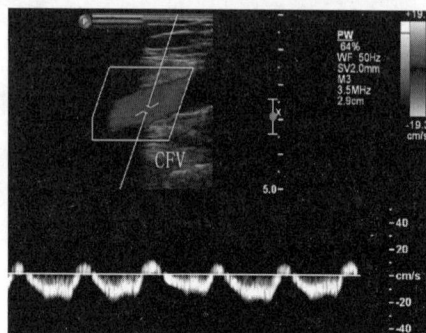 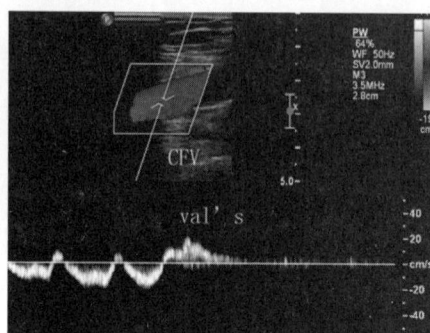

CFV：股总静脉　　　　　　　　　　　CFV：股总静脉

图15-25　正常股总静脉血流频谱　　　图15-26　Valsalva动作时股总静脉血流频谱

3）采用脉冲多普勒超声测量四肢动脉的峰值流速、舒张末期血流速度，检测均在血管长轴进行，选择血流平稳不受生理因素影响的部位定量测量。

2.超声测量和正常值

（1）四肢血管内径及内-中膜测量

1）测量方法　纵切面在股总动脉分叉处显示股浅动脉和股深动脉的起始端，沿其下方约1.0cm处，测量股浅动脉近段内径和股深动脉内径，再向下扫查到股内侧内收肌群处，测量股浅动脉远段内径（从内侧内膜内表面至外侧内膜内表面的距离）及动脉内中膜厚度（IMT，从内膜表面至中膜外表面的垂直距离）。

2）正常值　血管内-中膜的厚度正常小于1.0mm。

（2）上肢血管正常内径测量　见表15-1。

表15-1　上肢动脉内径及血流速度测量参考值

	内径（mm）	收缩期流速峰值（cm/s）	舒张期反向流速峰值（cm/s）
锁骨下动脉	4.8~7.5	66~131	30~50
腋动脉	3.9~6.1	54~125	25~45
肱动脉	2.9~4.0	53~109	20~40
桡动脉		38~67	

（3）下肢血管正常内径测量　见表15-2。

表15-2　下肢动脉内径及血流速度测量参考值

	内径（mm）	收缩期流速峰值（cm/s）	舒张期反向流速峰值（cm/s）
股总动脉	6.8~9.6	90~140	50~80
股浅动脉近心段	4.8~7.2	70~110	50~80
股浅动脉远心段	4.3~6.5		
腘动脉	4.1~6.3	50~80	20~40

第三节 颈部血管疾病超声诊断

案例讨论

案例 患者,男性,68岁,高血压20年,高血脂20年,糖尿病12年,吸烟42年,以"右侧肢体麻木,活动不利1年,饮水有呛咳"为主诉就诊。图15-27为患者颈部血管超声声像图。

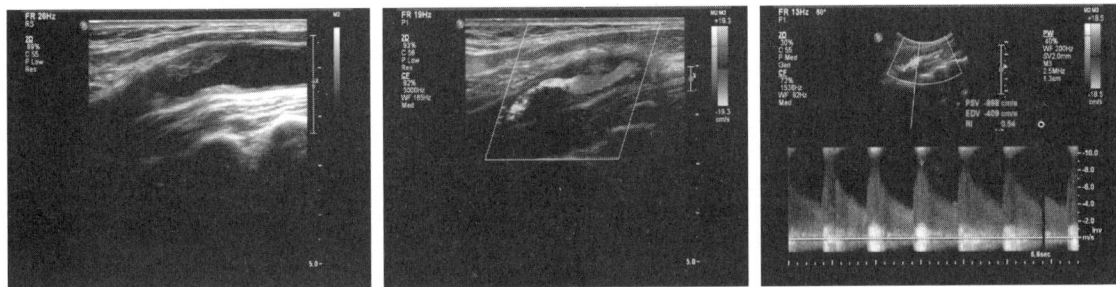

图15-27 患者颈部血管超声图

讨论 1.观察以上超声图像,描述上述疾病超声声像图表现。

2.结合案例综合分析,超声提示是什么?为什么?

3.与本疾病相关的鉴别诊断有哪些?

一、颈动脉硬化病变——内膜增厚(或伴斑块形成)

【病因病理】

主要病因为脂质代谢紊乱,动脉壁功能障碍。可由高血压、糖尿病、高血脂、吸烟以及持续的情绪紧张及缺乏运动等引起。

早期表现为内膜下结缔组织疏松变性;(血液中脂质积聚在内皮下)继而胆固醇及钙盐沉积,形成纤维斑块,导致管腔狭窄;(巨噬细胞吞噬脂质形成泡沫细胞)平滑肌细胞迁移至内皮下,转化成成纤维细胞,最后内膜破裂形成溃疡。

【临床表现】

轻者可无临床症状,重者可出现短暂性脑缺血发作(TIA)或脑卒中。

【超声表现】

1.二维超声 颈动脉硬化早期,病变局限于内膜层,超声可见内膜层粗糙,伴阶段性增厚,回声不均匀,不连续改变IMT ≥ 1.0mm。随后在内膜不均匀增厚的基础上,病变累及中膜平滑肌层,超声可见内膜回声不均匀,IMT进一步增厚,并向管腔内突出,弥漫性血管内-中膜增厚1.0<IMT<1.5mm(图15-28)。

图15-28 颈动脉弥漫性血管内-中膜增厚声像图

2.斑块情况的评价

（1）斑块的显微组织结构　包括表面致密的纤维帽，并与深层的平滑肌细胞相连，核心部分为脂质和碎片状坏死的组织。由于斑块形成的时间及病理组织结构不同，斑块的特性及稳定性也不同。

（2）斑块的分类

1）根据斑块声学特征，分为：①均质回声斑块：包括低回声斑块、等回声斑块、强回声斑块；②不均质回声斑块：斑块内部包含强或中或低回声斑块。斑块的声波特性与斑块的稳定性相关，均质型回声斑块中以等回声或强回声特征的斑块相对稳定，而低回声或不均质回声斑块是不稳定型斑块。

2）根据斑块形态学特征分为：①规则型，如扁平斑块，基底较宽，表面纤维帽光滑，回声均匀，形态规则；②不规则型：斑块形态不规则，表面不光滑，纤维帽不完整；③溃疡性斑块：表面纤维帽破裂不完整，表面不光滑，局部组织缺损，形成"火山口样"缺损（图15-29）。

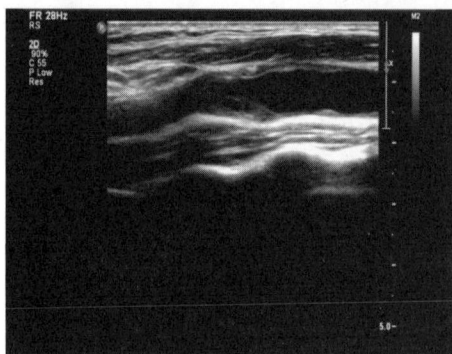

图15-29　溃疡性斑块声像图

3）根据斑块超声造影后增强特点，分为：①易损斑块：斑块由周边向内部呈密度较高的点状及短线状增强；②稳定斑块：斑块无增强或周边及内部呈稀疏点状增强。

3.多普勒超声

（1）在常规颈动脉二维显像的基础上，通过彩色血流或能量多普勒超声显像，可以进一步观察颈动脉各段的解剖结构及血流充盈状态，不规则或溃疡型斑块处血流信号充盈缺损。

（2）管腔轻度狭窄处血流束局部变细，流速正常或轻度增快。

（3）中重度狭窄血流束呈细线状五彩镶嵌的涡流或湍流信号，血流速度增快，频谱增宽、充填；重度狭窄时远段峰值流速减低，加速时间延长，呈低速低搏动改变，近段血流阻力增大（图15-30、图15-31）。

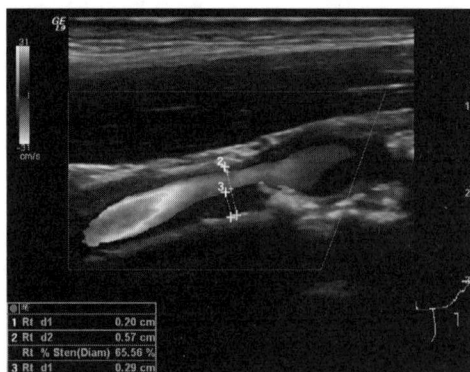

图15-30　颈内动脉中度狭窄声像图

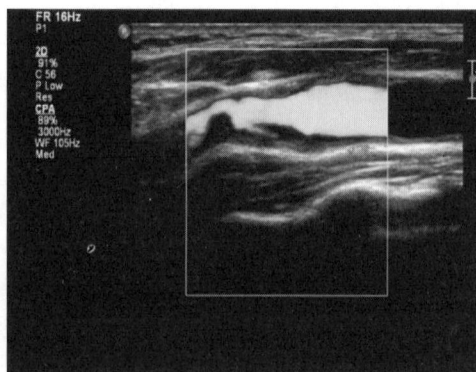

图15-31　颈内动脉重度狭窄声像图

（4）完全闭塞时管腔内血流信号消失，不能检测到血流频谱，闭塞上段血流速度降低或出现方向逆转（图15-32）。

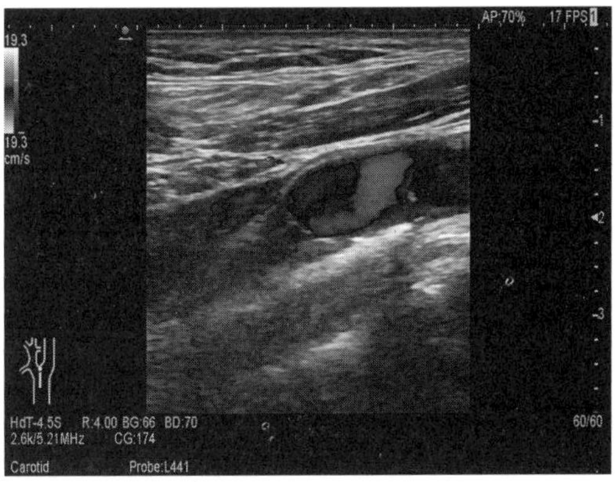

图15-32 颈内动脉闭塞声像图

（5）以彩色多普勒显像观察锁骨下动脉血流充盈状态；以脉冲多普勒超声检测锁骨下动脉血流频谱及测量收缩期峰值流速及舒张末期流速。

4.颈动脉狭窄超声评价标准 见表15-3（目前国际采用的标准是2003年美国放射年会超声会议公布的标准）。

表15-3 颈动脉狭窄超声评价标准

狭窄程度	PSV（cm/s）	EDV（cm/s）	PSV_{ICA}/PSV_{CCA}
正常或<50%	<125	<40	<2.0
50%~69%	>125，<230	>40，<100	>2.0，<4.0
70%~99%	>230	>100	>4.0
闭塞	无血流信号	无血流信号	无血流信号

【鉴别诊断】

1.与大动脉炎性血管狭窄或闭塞鉴别 病理基础为非特异性炎性病变造成颈总动脉结构损害，颈内、外动脉很少受累。超声表现为颈总动脉血管壁均匀性向心性增厚，管腔狭窄、血栓形成、血管闭塞等。

2.与颈动脉栓塞鉴别 颈动脉栓塞见于某些心源性病变（如心房纤颤等）血栓脱落造成颈动脉闭塞。超声表现为管腔内充填低或不均回声，局部血管内膜清晰，无动脉硬化斑块形成。

3.与颈内动脉肌纤维发育不良鉴别 病因不明，超声表现为一侧或双侧颈内动脉管径不均性缩窄，血流充盈不良，呈"串珠样"改变，多普勒频谱为低速高阻型。

【临床价值】

颈动脉超声检查可对颈动脉硬化性病变、多发性大动脉炎、颈动脉体瘤、锁骨下动脉窃血综合征等颈部血管常见疾病的病变部位、范围、严重程度以及颅外脑循环异常做客观评估。

二、椎动脉狭窄闭塞性病变

【病因病理】

椎动脉狭窄闭塞性病变主要病因为动脉粥样硬化或多发性大动脉炎，好发于椎动脉起始部。

【临床表现】

狭窄可导致椎-基底动脉供血不足症状，如头晕、耳鸣、复视、偏盲、面部麻木、吞咽障碍、共济失调、感觉异常等。

【超声表现】

1.二维超声 椎动脉内-中膜增厚，内膜粗糙，斑块形成，多见于起始段（开口处多见）（图15-33）。

2. 多普勒超声　在常规颈动脉二维显像的基础上，通过彩色血流或能量多普勒超声显像，可以进一步观察椎动脉各段的解剖结构及血流充盈状态。管腔狭窄时，可见血流束变细，彩色血流充盈缺损，血流速度可增快，频谱增宽、充填（图15-34）。完全闭塞时管腔内血流信号消失，不能检测到血流频谱，对侧椎动脉可出现内径增宽，流速增快等代偿性改变。另外，椎动脉闭塞时应注意观察是否存在侧支循环血流。

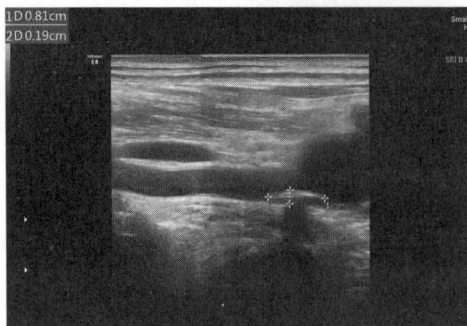

图15-33　椎动脉开口处斑块声像图

图15-34　椎动脉开口处狭窄频谱

【鉴别诊断】

需与椎动脉先天发育不良，管径不对称相鉴别，后者表现为一侧椎动脉管径较细（小于2.5mm）或双侧管径相差（0.5±0.04）mm，但血流充盈尚可，频谱形态正常。

【临床价值】

超声检查可对椎动脉狭窄性病变的病变部位、范围、严重程度以及颅外脑循环异常做客观评估。

知识拓展　　　　　　　　　颈动脉超声造影检查

颈动脉是一个向大脑供血的主要通道。斑块的出现，会使血管变窄，阻碍大脑正常供血，形成缺血性脑血管病，俗称"脑血栓"。颈动脉斑块好发于颈总动脉分叉处，目前认为与老年人缺血性脑卒中的发生密切相关。临床上，通过对颈动脉的狭窄程度及斑块的形态学测定，来对颈动脉斑块进行评价，判断其危害性。颈动脉超声造影可以提高颈动脉斑块的显示率，判断动脉狭窄程度，显示斑块内新生血管，弥补彩色多普勒的不足，为颈动脉疾病的诊断提供一种安全、有效、无创的检查方法。能实时观察颈动脉斑块内的微循环情况，无创性评价颈动脉斑块的稳定性。颈动脉超声造影可对脑梗死患者颈动脉粥样硬化程度做出评价，评估与急性脑血管疾病关系。同时可检出动脉粥样硬化早期血管内 – 中膜增厚程度及早期小斑块，从而对血管内膜增厚程度和内皮功能障碍的相关性进行分析。

第四节　腹部血管疾病超声诊断

一、腹主动脉瘤

【病因病理】

腹主动脉瘤是由于管壁局部粥样硬化或受外伤破坏，特别是中膜的破坏使管壁薄弱，受到管内动脉血压的影响和血流的冲击，使得已变薄弱的动脉壁局部逐渐扩大而形成的，以动脉粥样硬化最为常见。

【临床表现】

大多数腹主动脉瘤没有任何症状，多于体检或进行其他放射学检查时发现，临床症状可有腹部、胁肋部或背部疼痛、动脉远端栓塞、血栓形成或动脉瘤破裂等。

PPT

【超声表现】

1.二维超声　腹主动脉失去正常形态，管腔内径大小不一，向一侧突出，（最大径）外径>3cm，可见有与心律同步的搏动。病变处管径为相邻正常段管径1.5倍以上，边界清，后方可有增强效应，与腹主动脉前后壁相连且相通，连续性良好。向一侧突起时横径增宽显著，前后径增大不明显，有时管壁可见血栓形成（图15-35）。

2.多普勒超声

（1）在常规二维显像的基础上，通过彩色血流或能量多普勒超声显像，可以进一步观察腹主动脉各段的解剖结构及血流充盈状态。

（2）瘤体内流速减慢，可见涡流，红蓝参半，收缩期峰值流速下降，频谱带增宽（图15-36）。

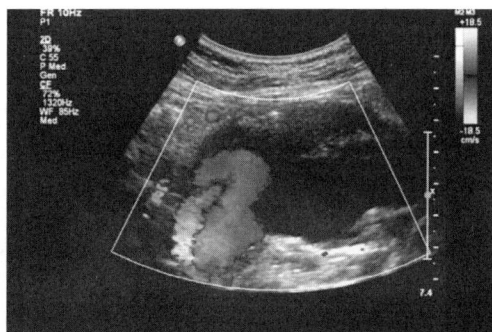

图15-35　腹主动脉瘤合并血栓声像图

图15-36　腹主动脉瘤内血流频谱

【鉴别诊断】

腹主动脉瘤需与假性动脉瘤鉴别，后者动脉壁有破口，形成与动脉管腔相通的局限性血肿。

【临床价值】

超声检查可为临床提供腹主动脉瘤的病变部位、类型、大小、形态、范围和程度，瘤内情况及周围组织的关系，并可提供血流动力学资料，同时可用于腹主动脉瘤治疗的动态随访。

二、夹层动脉瘤

【病因病理】

夹层动脉瘤的病因是动脉壁中层退行性病变，中膜发生坏死，血液通过内膜进入管壁夹层，内、中层分离，将动脉壁分离成真、假两个管腔，引起相应脏器缺血性改变。夹层动脉瘤发生于腹主动脉少见，大多因胸主动脉夹层所延续。

【临床表现】

临床表现为突发腹部剧痛。

【超声表现】

1.二维超声　动脉腔被纤细的膜样回声分成真腔和假腔两部分，横切可见两个内径不同的椭圆形无回声区，假腔一般大于真腔，假腔内可见血栓回声。断裂处动脉内膜分离形成一线状回声在腔内随心动周期摆动（图15-37）。

2.多普勒超声

（1）在常规二维显像的基础上，通过彩色血流或能量多普勒超声显像，可以进一步观察腹主动脉各段的解剖结构及血流充盈状态。

（2）真腔血流速度较快，血流频谱类似正常动脉血流频谱，假腔内血流缓慢，无血流或血流方向相反，为收缩期正向、舒张期反向的低速湍流频谱。内膜破口处可见收缩期高速血流，血流峰速度≥200cm/s。

图15-37　腹主动脉夹层动脉瘤声像图

【鉴别诊断】

夹层动脉瘤需与动脉瘤鉴别，后者表现为动脉管径局限增宽，内未见撕脱内膜。

【临床价值】

超声检查可为临床提供夹层动脉瘤病变部位、大小、形态、范围和程度，并可提供血流动力学资料，同时可用于夹层动脉瘤治疗动态随访。

知识链接　　　　　　　　　腹腔动脉压迫综合征

腹腔动脉压迫综合征，是指由于腹腔动脉局限性狭窄引起的内脏缺血，临床上多见于年轻妇女，主要表现为与饮食无关的间歇性上腹部疼痛，以钝痛为主，可伴有恶心、呕吐或腹泻等非特异性胃肠道症状，上腹部可听到较响亮的收缩期吹风样杂音，不向下传导，少数患者可无症状。本综合征大多数系因横膈弓形中肌腱或腹腔神经丛内过多的神经纤维组织压迫腹腔动脉所致，无动脉粥样硬化及梅毒等病变。临床表现无特异性，对未明原因的上腹痛，尤其是妇女应考虑到本病。需与腹主动脉瘤鉴别，腹主动脉瘤多由动脉粥样硬化引起，主要发生于肾动脉分支以下，常呈梭状扩大，破裂前常无明显症状。诊断主要靠腹腔动脉造影，如腹腔动脉造影显示局限性狭窄时即可诊断，B型超声、CT检查和磁共振（MRI）能检查发现瘤体的大小和范围，可帮助诊断。

第五节　四肢血管疾病超声诊断

一、四肢动脉硬化病变

【病因病理】

四肢动脉硬化病变病因主要为脂质代谢紊乱、高血压、糖尿病、吸烟等，多发生在下肢动脉。病理与颈动脉硬化病变相同。

【临床表现】

临床表现为患侧肢体远端搏动减弱或消失、肢体疼痛、间歇性跛行等。

【超声表现】

1.二维超声　可见动脉内-中膜增厚，内膜面粗糙，可见单发或多发大小不等及回声不均斑块，导致管腔局限性或弥漫性狭窄或闭塞，部分动脉管腔内可伴发低回声血栓（图15-38）。

2.多普勒超声

（1）在常规二维显像的基础上，通过彩色血流或能量多普勒超声显像，可以进一步观察病变血管的解剖结构及血流充盈状态，动脉轻度狭窄时，彩色血流形态不规则，狭窄处血流束变细，出现杂色血流信号；中重度狭窄时，彩色血流充盈明显缺损，狭窄处血流束明显变细（图

PPT

医药大学堂
www.YIYAO9XT.com

15-39）；完全闭塞时管腔内无血流信号。狭窄和闭塞的周围可见侧支循环血流。

图15-38　下肢动脉内膜增厚伴斑块声像图

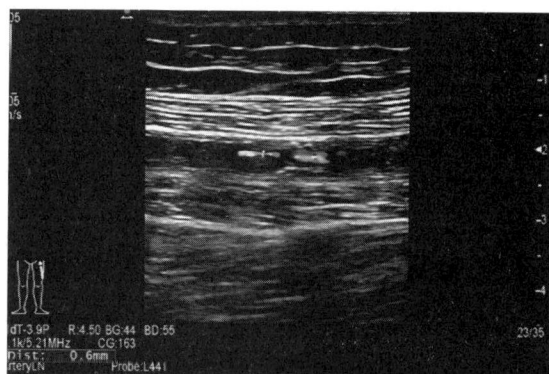

图15-39　股浅动脉重度狭窄声像图

（2）频谱多普勒　轻度狭窄时频谱形态可正常；中重度狭窄时，血流速度增快，三相波消失，反向血流消失，呈双期单相波，频带增宽充填；完全闭塞时管腔内测不到血流信号。

3.下肢动脉狭窄和闭塞超声评价标准　见表15-4。

表15-4　下肢动脉狭窄和闭塞的超声评价标准

狭窄程度	PSV（cm/s）	PSV病变处/PSV相邻正常动脉
正常	<150	<1.5：1
30%~49%	150~200	1.5：1~2：1
50%~75%	200~400	2：1~4：1
>75%	>400	>4：1
闭塞	无血流信号	

【鉴别诊断】

1.与血栓闭塞性脉管炎鉴别　血栓闭塞性脉管炎多见于青壮年男性，病变主要累及肢体中、小动脉，动脉内膜呈节段性、不规则增厚，管腔不同程度狭窄，病变之间动脉段可相对正常。不完全闭塞时，彩色血流纤细、迂曲，血流速度减低，呈单相低速血流频谱；完全闭塞时病变部位及远端血流信号消失。

2.与急性下肢动脉栓塞鉴别　急性下肢动脉栓塞常因心脏或主动脉内栓子脱落所致，造成远端动脉管腔堵塞，产生肢体急性缺血性疼痛或坏死。超声显示动脉管壁可正常，管腔内栓塞部位可见中低回声栓子，侧支循环未建立时，栓塞远段可无明显血流信号。

3.与多发性大动脉炎鉴别　多发性大动脉炎如果病变累及主-髂动脉，临床上可出现下肢缺血的症状，但此疾病多见于年轻女性，动脉病变主要累及主动脉及其分支的起始部，疾病活动期有发热和血沉升高等现象。

【临床价值】

彩色多普勒在诊断四肢动脉疾病方面具有很高的特异性和敏感性，加之其具有无创性、可重复性等特点，已经成为四肢动脉疾病的首选检查方法，可为临床提供动脉硬化性闭塞症诊断依据和病变的部位、范围、严重程度及其血流动力学改变和侧支循环形成情况。

二、假性动脉瘤

【病因病理】

假性动脉瘤的常见病因是动脉局部损伤，如外伤或医源性检查诊治过程中导致血管壁损伤。病理改变是局部动脉壁全层破损，引起出血及动脉周边形成血肿。

【临床表现】

不同原因所致、不同部位的假性动脉瘤，症状有所不同。一般多有疼痛，如果瘤体压迫周围脏器组织可能产生局部压迫症状，也可能伴发感染，位于表浅部位动脉的假性动脉瘤可能有搏动性包块。

【超声表现】

1.二维超声 可见动脉旁无回声或混合回声不规则包块为瘤腔结构，一侧可见破裂口与动脉交通形成瘤颈。

2.多普勒超声

（1）在常规二维显像的基础上，通过彩色血流或能量多普勒超声显像，可以进一步观察病变血管的解剖结构及血流充盈状态，瘤腔内血流紊乱或呈涡流状，瘤颈处可见双向窄束血流，收缩期自动脉喷射入瘤体内，舒张期反流回动脉腔内（图15-40）。

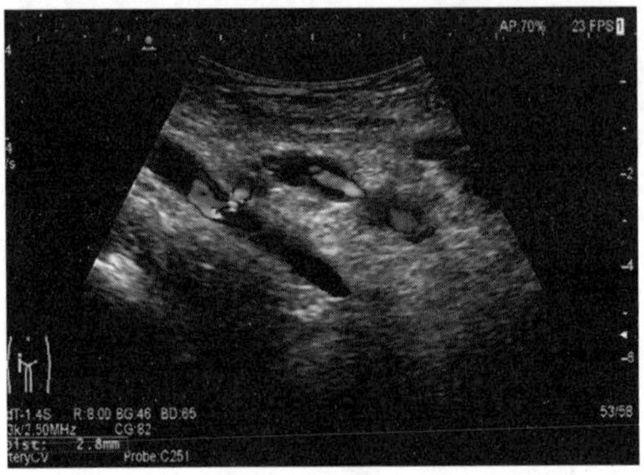

图15-40 股动脉假性动脉瘤声像图

（2）频谱多普勒可探及瘤颈处高速双向血流信号及瘤体内杂乱血流信号，当瘤体内血栓形成完全后可无血流信号（图15-41）。

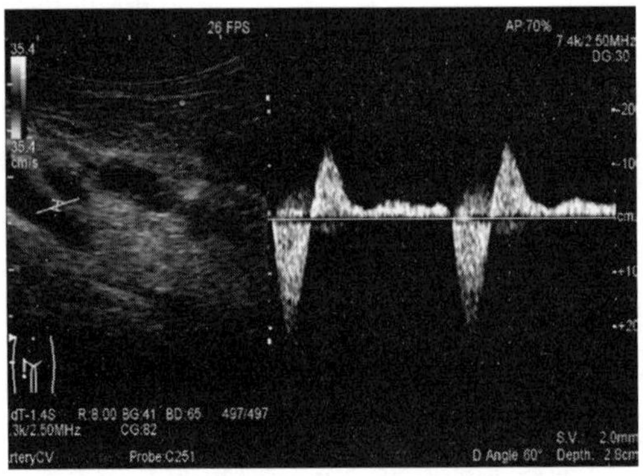

图15-41 股动脉假性动脉瘤瘤颈处血流频谱

【鉴别诊断】

假性动脉瘤需与真性动脉瘤鉴别，后者瘤壁仍为动脉壁的三层结构，不存在瘤颈结构。

【临床价值】

超声检查可为临床提供假性动脉瘤瘤颈的部位、长度、动脉瘤的大小及血流动力学改变等情况，为临床提供诊断依据。

三、深静脉血栓形成

【病因病理】

深静脉血栓形成系指血液在深静脉系统不正常地凝结，好发于下肢，多见于产后、术后长期卧床、肢体挤压伤等情况。

【临床表现】

临床多表现为患肢肿胀，疼痛。血栓脱落可致肺栓塞。

【超声表现】

1.二维超声

（1）急性血栓（两周以内血栓）血栓呈低–无回声，静脉管径扩张，探头加压管腔不能压瘪（图15-42）。

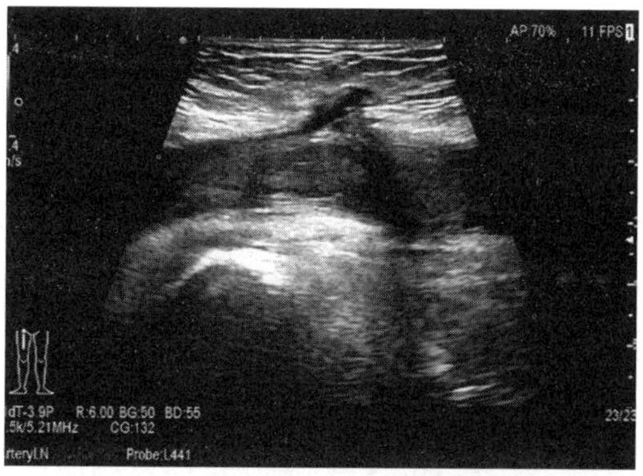

图15-42 急性股静脉血栓声像图

（2）亚急性血栓（数周以后血栓）血栓回声逐渐增强，因血栓的溶解和吸收，血栓变小，静脉管径恢复正常大小。

（3）慢性血栓（数月至数年血栓）血栓为中强–强回声，静脉壁增厚，静脉内径变小，血栓机化时可与静脉壁混为一体。

2.多普勒超声

（1）在常规二维显像的基础上，通过彩色血流或能量多普勒超声显像，可以进一步观察静脉管腔内血流充盈状态。完全性静脉血栓形成时病变段及近远端无彩色信号，不完全性静脉血栓形成显示彩色血流充盈缺损，血栓边缘或中间点条状血流明显变细，红蓝不一。慢性血栓可见侧支循环建立。

（2）频谱多普勒栓塞范围局限时呈高速连续性充填频谱。栓塞范围广泛时呈低速连续性充填频谱，非栓塞部分取样频谱不随呼吸运动变化呈连续性。

【鉴别诊断】

深静脉血栓形成需与四肢淋巴水肿鉴别，后者为淋巴液回流受阻或反流所引起的浅层组织内体液积聚，以及继而产生的纤维增生、脂肪硬化、筋膜增厚及整个患肢变粗的病理状态，静脉管腔内无血栓回声，血流通畅。

【临床价值】

下肢静脉血栓形成可能有肺栓塞的危险，超声检查可为临床提供深静脉血栓形成诊断以及血栓形成的部位、范围、严重程度、侧支循环情况，监测血栓发展状况，有助于临床制定治疗方案。

四、下肢静脉瓣膜功能不全

【病因病理】

下肢静脉瓣膜功能不全有原发性和继发性之分，原发性下肢静脉瓣膜功能不全的产生机制临床上尚未明确，通常有以下几种可能：①先天性瓣膜发育异常或缺如；②血流应力的变化使瓣膜受到牵拉等，致瓣膜形态结构损害（如长期站立性工作易发下肢静脉曲张，这与浅静脉功能不全密切相关）；③静脉瓣水平管腔扩张导致瓣膜相对关闭不全等。继发性静脉功能不全与深、浅静脉血栓后纤维化等病理改变相关。

医药大学堂
WWW.YIYADDXT.COM

【临床表现】

酸胀不适和疼痛为本病的早期症状。往往在静息站立时发生，逐渐加重，平卧休息时感到舒适。后期会出现踝部肿胀、色素沉着、局部营养不良、破溃不愈等症状。

【超声表现】

1.二维超声　静脉管腔正常或增宽，内呈无回声，加压能被完全压瘪，部分可见瓣膜增厚，关闭不全。

2.多普勒超声

（1）在常规二维显像的基础上，通过彩色血流或能量多普勒超声显像，可以进一步观察病变静脉各段的解剖结构及血流充盈状态，Valsalva实验或挤压小腿放松后可见病变静脉瓣膜反流血流信号。

（2）频谱多普勒可探及反向血流频谱，持续时间大于0.5秒（图15-43）。

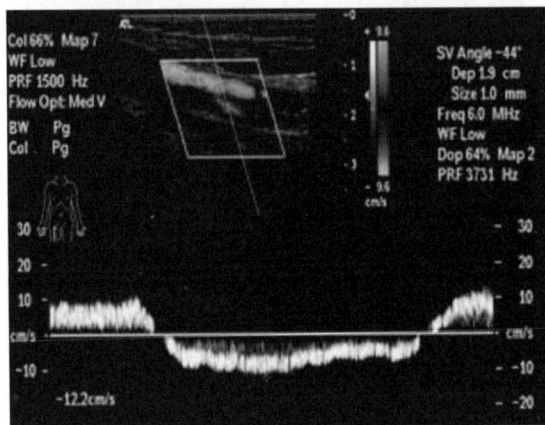

图15-43　病变静脉Valsalva实验后瓣膜反流血流频谱

【鉴别诊断】

下肢静脉瓣膜功能不全需与静脉血栓形成及四肢淋巴水肿鉴别。

【临床价值】

超声检查可明确下肢深静脉瓣功能不全病变的部位、性质、范围、反流程度及其血流动力学改变，为临床选择治疗方案提供依据。

本章小结

本章重点讲述了血管超声检查方法及正常声像图表现；介绍了颈动脉硬化性病变、椎动脉狭窄闭塞性病变、夹层动脉瘤、静脉血栓形成等疾病的二维、彩色及频谱多普勒声像图特征和鉴别诊断要点，能为诊断血管疾病、判断病变程度及指导治疗提供客观依据。

习　题

一、单项选择题

1.左侧锁骨下动脉起自（　　）。

A.无名动脉　　　　B.颈总动脉　　　　C.基底动脉　　　　D.主动脉弓　　　　E.以上都不是

2.颈动脉粥样硬化斑块好发在（　　）。

A.颈总动脉分叉处　　　　　　　　B.颈总动脉主干上

C.颈内动脉起始段　　　　　　　　D.颈外动脉起始处

E.以上都不是

习题

医药大学堂
www.yiyaodxt.com

3.腹主动脉夹层发生在（　　）。

A.内膜　　　　　　　　　　B.中层

C.外膜　　　　　　　　　　D.内、中、外三层

E.外膜与周围组织之间

4.腹主动脉多普勒频谱为（　　）。

A.典型的三相波型　　　　　B.典型的两相波型

C.频谱形态呈负向三峰　　　D.频谱形态呈正向三峰

E.以上都不是

5.人体最长的静脉是（　　）。

A.股浅静脉　　　　　　　　B.下腔静脉

C.髂总静脉　　　　　　　　D.大隐静脉

E.小隐静脉

二、简答题

1.简述腹部血管超声检查常用的扫查方法及标准切面。

2.如何鉴别颈动脉硬化狭窄或闭塞与大动脉炎所致的血管狭窄或闭塞？

（梁丽萍　邬彩虹）

微课

彩图

PPT

医药大学堂
www.yiyaodxt.com

第十六章　浅表器官超声诊断

📖 知识目标

1.**掌握**　甲状腺、涎腺、乳腺、淋巴结、眼球、阴囊的解剖结构、超声检查方法、正常超声声像图特点。

2.**熟悉**　甲状腺、涎腺、乳腺、淋巴结、眼球、阴囊疾病的声像图特点和鉴别诊断。

3.**了解**　甲状腺恶性肿瘤、乳腺恶性肿瘤的病因病理、临床表现。

📖 技能目标

1.**学会**　甲状腺、涎腺、乳腺、淋巴结、眼球、阴囊常规标准切面的扫查方法。

2.**具备**　观察与分析正常及异常超声声像图的能力；将基础理论、基本知识和基本技能融会贯通的能力。

具有良好的职业道德、医患沟通能力和团队协作精神。

第一节　甲状腺及甲状旁腺超声诊断

一、甲状腺及甲状旁腺解剖概要

（一）甲状腺

甲状腺是人体中最大的内分泌器官，主要功能是分泌甲状腺激素和降钙素，参与人体的能量代谢和物质交换，促进人体的生长和发育。甲状腺由左、右两叶以及峡部共同构成，呈"H"形。甲状腺前方是胸骨舌骨肌及胸骨甲状肌，外前方为胸锁乳突肌。两侧叶分为前后两面、上下两极，内外两缘。上极到达甲状软骨中部，下极至第六气管软骨环，呈上尖下宽的锥体形，两侧叶后方是颈长肌，内后方与喉、气管、咽部、食管以及喉返神经相邻；外后方是颈总动脉及颈内静脉。

甲状腺血供非常丰富，由甲状腺上动脉及下动脉供血。甲状腺上动脉为颈外动脉的第一支分支，从甲状腺两侧叶上方，分为前、后两支分别进入腺体的前面和后面。甲状腺下动脉起自于锁骨下动脉，从颈总动脉后方进入两侧叶的背面。甲状腺有三对静脉，分别为上静脉、中静脉及下静脉。

（二）甲状旁腺

甲状旁腺位于甲状腺两侧叶背面，腺体呈扁平的圆形或椭圆形，一般上、下各两枚。上甲状旁腺位置较固定，约位于甲状腺背侧上中1/3交界处。下甲状旁腺位置变化较大，大多位于甲状腺侧叶下极背侧。甲状旁腺主要分泌甲状旁腺素，具有升高血钙、降低血磷的作用，机体在甲状旁腺素和降钙素的协同作用下，维持血钙的稳定。

二、甲状腺及甲状旁腺超声检查方法和正常声像图

（一）甲状腺及甲状旁腺超声检查方法

1.仪器条件及受检者准备

（1）**仪器条件**　采用高分辨率彩色多普勒诊断仪，线阵探头，频率为7.5~10MHz为宜，直接放置于受检者颈前区检查，必要时调整探头频谱，采用宽景成像并结合吞咽动作，对肿大甲

状腺或异位甲状旁腺需扩大检查范围。

（2）受检者准备　去除颈部异物，充分暴露颈前区，其他无须特殊准备。

2.检查方法

（1）体位选择　受检者仰卧位，颈后垫高，使头部后仰，颈部伸展，充分暴露颈前区，探头轻置于甲状腺位置，做上下、左右检查（图16-1）。观察甲状腺两侧叶时，可将其面部转向观察部位的对侧，交替进行，以获得最大检查区域。

（2）扫查方法　超声波声束保持垂直入射，一般先行横向扫查，自甲状腺最上缘至最下缘，整体观察两侧叶及峡部后，旋转探头90°进行纵向扫查。观察两侧叶时，自腺体最内缘至最外缘或最外缘至最内缘，检查峡部时探头在颈前正中左右移动。

（3）彩色多普勒　超声观察甲状腺的内部血流分布。通过颈动脉做纵切检查，显示颈外动脉第一支分支，即甲状腺上动脉，测量其血流速度、阻力指数等（图16-2）。

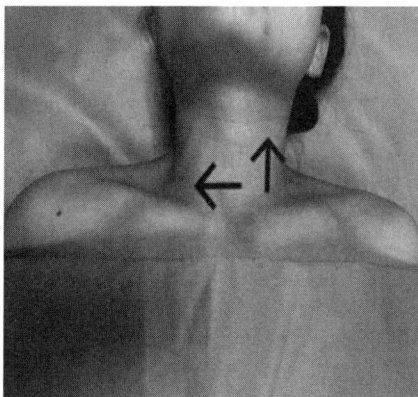

箭头：探头位置及方向

图16-1　甲状腺检查体位

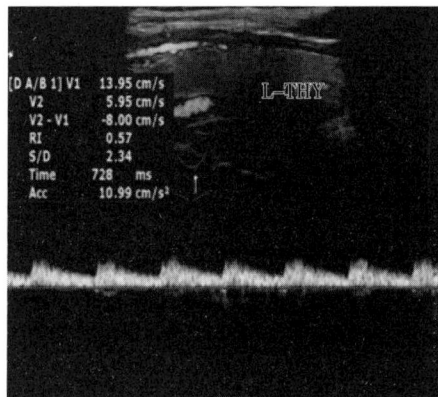

THY：甲状腺

图16-2　甲状腺纵切面及甲状腺上动脉血流

甲状旁腺和甲状腺检查方法一致，但焦点应置于甲状腺背侧，横向扫查重点是背侧气管位置，纵向扫查关注甲状腺下极区域。

3.检查内容　主要是仔细观察甲状腺及甲状旁腺位置、大小、形态、边界、内部回声及有无异常占位性病灶；如出现异常病灶，要描述其位置、数目、大小、形态、边界、内部回声、有无钙化、血流信号等。

（二）甲状腺及甲状旁腺正常声像图及超声测量

1.正常声像图

（1）甲状腺　横切时呈蝶形，双侧叶基本对称，纵切时呈上窄下宽的锥体形，表面被膜为一层高回声带。两侧叶前方低回声为胸骨舌骨肌、胸骨甲状肌，前外侧为胸锁乳突肌，后外侧为颈总动脉，颈总动脉外侧为颈内静脉。气管表现为弧形强回声光带后方伴宽大声影，其前方是甲状腺峡部。甲状腺实质内为均匀一致的中等强度回声。彩色多普勒显示甲状腺实质内可见稍丰富的点状、细条状血流信号。

（2）甲状旁腺　体积较小，与周围组织回声差异小，显示困难。彩色多普勒显示甲状旁腺内无血流或者少血流。

2.超声测量和正常值　甲状腺两侧叶最大纵切面时测量上下径，最大横切面测量左右径及前后径（图16-3）。气管前方峡部显示最大切面测量前后径。正常甲状腺上下径为4~6cm，左右径2.0~2.5cm，前后径1.5~2.0cm，峡部前后径小于0.5cm。甲状腺动脉平均内径约0.2cm，血流速度20~30cm/s。正常甲状旁腺体积平均约0.5cm×0.3cm×0.1cm。

THY：甲状腺；CCA：颈总动脉；CCV：颈静脉

图16-3 正常甲状腺横切面声像图和超声测量

三、甲状腺疾病超声诊断

甲状腺疾病大致分为三类：①甲状腺肿 各种原因造成的甲状腺体积增大，如单纯性甲状腺肿、甲状腺功能亢进、结节性甲状腺肿等；②甲状腺炎症：如桥本甲状腺炎和亚急性甲状腺炎等；③甲状腺肿瘤：如甲状腺腺瘤和甲状腺癌等。

（一）单纯性甲状腺肿

【病因病理】

因为碘的缺乏促进甲状腺素分泌的增加，造成甲状腺体积代偿性增大。

【临床表现】

临床表现主要是无痛性颈部增粗，质软，表面光滑。

【超声表现】

（1）甲状腺双侧叶弥漫性、对称性增大（图16-4），表面包膜光滑，轻度增大时，内部回声均匀，病程较长，体积增大较重时，实质光点增粗，回声分布多不均匀。

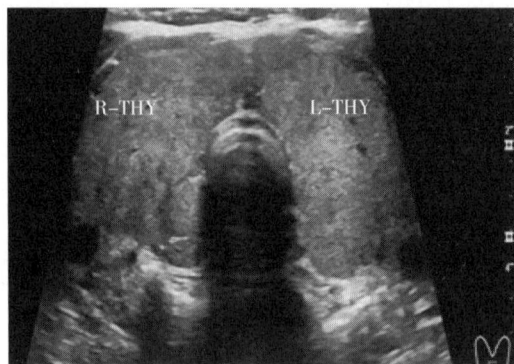

图16-4 单纯性甲状腺肿声像图

（2）彩色多普勒双侧甲状腺实质内血流多无明显变化或稍增多。甲状腺上动脉血流速度、阻力指数等无明显改变。

【鉴别诊断】

1.与桥本甲状腺炎鉴别 两者均表现为甲状腺体积增大，桥本甲状腺炎增大以峡部增厚明显，实质回声不均，呈"网格状"，实验室检查甲状腺微粒体抗体、甲状腺球蛋白抗体阳性。

2.与毒性弥漫性甲状腺肿鉴别 毒性弥漫性甲状腺肿有明显的甲状腺功能亢进症临床表现。彩色多普勒显示腺体内部呈"火海征"，甲状腺上动脉血流速度增快。实验室检查血清T_3、T_4值增高，促甲状腺素降低，血清甲状腺抗体阳性。

【临床价值】

结合临床表现及超声声像图特征，本病诊断准确性较高，如发现结节时，鉴别存在困难。

（二）甲状腺功能亢进症

亦称毒性弥漫性甲状腺肿，表现为甲状腺激素分泌增多，导致的高代谢和基础代谢增加。

【病因病理】

甲状腺功能亢进症属于自身免疫性疾病，多见于20~40岁女性。

【临床表现】

临床表现主要为患者食欲增加而体重减轻、易出汗、疲劳、脾气急躁、失眠。体格检查：心率增快，眼球突出，双手常见细微而有节律的颤动。实验室检查：血清T_3、T_4值增高，促甲状腺素降低，血清甲状腺抗体阳性。

【超声表现】

（1）甲状腺体呈对称性、均匀性或者不均匀性增大（图16-5），包膜欠光整，边界欠清晰，腺体回声可不均匀，内科治疗后可呈"网络状"改变，甲状腺上、下动脉内径增宽，扩张的血管增多。

（2）彩色多普勒显示甲状腺内血供明显增多，呈特征性的"火海征"（图16-6）。甲状腺上动脉血流速度明显增快，阻力指数减低。

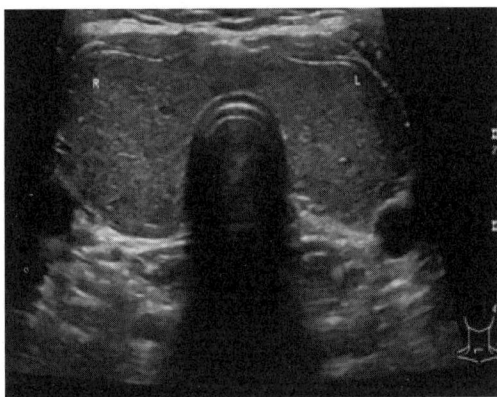

图16-5 甲状腺功能亢进症腺体增大

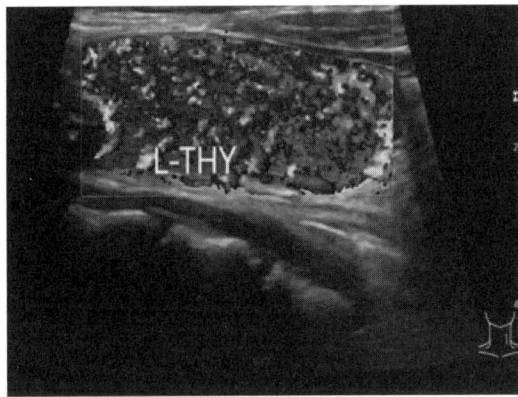

图16-6 甲状腺功能亢进症"火海征"

【鉴别诊断】

1.与亚急性甲状腺炎鉴别 亚急性甲状腺炎炎性区域的片状回声减低，探头压痛明显，边界模糊，无明显占位效应，腺体内血流、甲状腺上动脉管径正常，仅可见病变区域血流信号增多。

2.与单纯性甲状腺肿鉴别 单纯性甲状腺肿一般无临床表现，甲状腺对称性、均匀性增大，轻度腺体回声均匀，病情较重者多不均匀，实验室检查甲状腺功能多正常。

3.与桥本甲状腺炎鉴别 桥本甲状腺炎一般无临床表现，以峡部增厚的弥漫性体积增大为主要特征，回声不均匀，呈"网格状"，实验室检查甲状腺微粒体抗体、甲状腺球蛋白抗体阳性。

【临床价值】

结合实验室检查、临床体征及超声声像图特征，诊断准确性较高，同时监测甲状腺大小及血流，对于临床治疗具有一定的指导作用。

（三）结节性甲状腺肿

【病因病理】

由于长期的碘缺乏、补碘，造成甲状腺增生与不均匀复原交替进行，形成的增生性结节，随着病程进展压迫结节间血管，结节内缺血，造成坏死出血、囊性变、钙化等。

【临床表现】

一般无明显临床表现，多以颈前区包块就诊。

【超声表现】

（1）甲状腺体积正常或呈不均匀增大，腺体内光点可增粗，可见一个或多个低回声、等回声、稍高回声、混合回声结节，分布不均匀，直径几毫米至几厘米不等，边界清晰，形态规则，结节内回声均匀或不均匀，可呈实性、囊实性及囊性表现。当出现结节内出血时，体积会明显增大，当结节合并钙化灶时，周边或内部可见强回声光斑伴声影。结节周围可有正常甲状腺组织。

（2）彩色多普勒结节周围可见环绕彩色血流信号，内部见细条状彩色血流信号，小结节或内含有液化的结节内可无彩色血流信号显示。甲状腺上动脉内径可正常或轻度增宽，血流速度多在正常范围。

【鉴别诊断】

1.与甲状腺腺瘤鉴别 甲状腺腺瘤多单发，肿块包膜完整，边界清晰，形态规则。由于存在部分回声不均匀的结节，鉴别存在困难。

2.与甲状腺癌鉴别 边界不清，边缘有毛刺征，纵向生长，肿块内可有微小钙化点。

【临床价值】

超声诊断结节性甲状腺肿准确率较高，但与甲状腺癌鉴别上存在一定困难。对随诊肿块病情发展，有很好的监测作用。

（四）慢性淋巴性甲状腺炎

慢性淋巴性甲状腺炎又称桥本甲状腺炎，属于最常见的甲状腺炎症，95%发生于女性。

【病因病理】

慢性淋巴性甲状腺炎属于自身免疫性疾病，主要是因为甲状腺组织内淋巴细胞弥漫性浸润。

【临床表现】

临床上发病隐匿，病程较长，多无特殊症状，以发现颈部增粗就诊，少数可出现颈部压痛不适。实验室检查甲状腺微粒体抗体、甲状腺球蛋白抗体阳性。

【超声表现】

（1）甲状腺体积弥漫性增大，以峡部及前后径增厚为主，形态饱满，实质回声减低，光点增粗，分布不均匀，可见条状强回声光带，呈"网格状"改变，部分病例伴有甲状腺结节，数目及大小不等。

（2）彩色多普勒显示甲状腺内弥漫性血流信号增多，后期因腺体萎缩，血流信号可正常或轻度增多，甲状腺上动脉血流速度轻度增快。

【鉴别诊断】

1.与甲状腺功能亢进症鉴别 甲状腺功能亢进症患者腺体内血流信号明显增多，呈"火海征"，甲状腺上动脉血流速度明显增快。

2.与结节性甲状腺肿鉴别 结节性甲状腺肿以局部增大为主，内部回声不均，显示出结节，结节周边血流环绕，内部血流信号增多。

【临床价值】

慢性淋巴性甲状腺炎的超声声像图特征具有一定的局限性，需结合实验室检查来提高诊断准确性。合并结节时，鉴别存在一定困难。

（五）亚急性甲状腺炎

【病因病理】

亚急性甲状腺炎的病因主要和病毒感染有关，常继发于上呼吸道感染，好发于女性。

【临床表现】

临床表现主要是一侧或双侧颈部肿大伴局部压痛。实验室检查：血沉增快，白细胞增高等感染征象。

【超声表现】

（1）甲状腺患侧体积增大，形态饱满，腺体内部回声不均，可见一个或数个片状回声减低区，边界不清，形态不规则，早期内部回声均匀，后可合并钙化强回声伴声影。检查过程中按压探头，患者疼痛明显。

（2）彩色多普勒病变区域彩色血流正常或稍增多。甲状腺上动脉血流速度、阻力指数在正常范围。

【鉴别诊断】

1.与桥本甲状腺炎鉴别　桥本甲状腺炎的实验室检查甲状腺微粒体抗体、甲状腺球蛋白抗体阳性，体积增大呈弥漫性，并以峡部增厚为主要特征，腺体回声不均，呈"网格状"。

2.与结节性甲状腺肿鉴别　结节性甲状腺肿患者腺体内可见一个或多个结节回声，占位效应明显，病变区域彩色血流可明显增多，无压痛。

【临床价值】

结合临床表现、实验室检查、超声诊断亚急性甲状腺炎，准确性较高，并可对治疗效果良好地评估。

（六）甲状腺腺瘤

【病因病理】

甲状腺腺瘤起源于甲状腺滤泡上皮组织，是最常见的甲状腺良性肿瘤，多发于中年女性。

【临床表现】

肿瘤生长缓慢，一般无自觉症状，多在体检时或触及颈部包块就诊。如包块内出血时，包块体积明显增大，伴有压痛。该病恶变率低，少数可出现甲状腺功能亢进症状。

【超声表现】

（1）肿瘤多单发，边界清晰，有包膜，部分可见暗环，形态规则，呈圆形或椭圆形，横向生长，肿块长轴与甲状腺长轴平行，肿块内部回声多为均匀等回声，生长较大时，易合并出血、囊性变及斑块状钙化强回声。

（2）彩色多普勒肿块周边可见较丰富环绕彩色血流信号，肿块内部见较丰富细条状彩色血流信号。测肿块血流频谱一般为低阻动脉型。

【鉴别诊断】

1.与结节性甲状腺肿鉴别　结节性甲状腺肿患者甲状腺腺体内常发现多个结节，边界清晰，有包膜，形态规则。

2.与甲状腺癌鉴别　甲状腺癌无明显包膜，呈纵向浸润性生长，边界不清，形态不规则，内常见微小钙化。

【临床价值】

超声对于甲状腺腺瘤的诊断准确性较高，但与一些甲状腺癌、单发结节性甲状腺肿的声像图鉴别存在一定困难。

（七）甲状腺癌

【病因病理】

甲状腺癌是内分泌系统最常见的恶性肿瘤，女性多发。根据病理分为乳头状癌、滤泡癌、髓样癌和未分化癌。其中最常见的是乳头状癌，发病缓慢，一般无临床症状，预后较好；滤泡癌发病率第二，易经血行远处转移；髓样癌可分泌降钙素，引起患者腹泻及低血钙；未分化癌进展较快，易早期发生转移，预后较差。

【临床表现】

甲状腺癌起病隐匿，一般无明显临床症状，多由体检发现或因颈部肿块就诊。

医药大学堂 www.yiyaodxt.com

【超声表现】

（1）甲状腺癌声像图表现复杂，①常为低回声或弱回声团块，边界模糊，形态不规则，边缘呈"毛刺征"，如肿块临近甲状腺包膜，可侵犯包膜，与之分界不清且向外浸润生长；②肿块以垂直于甲状腺长轴纵向生长；③甲状腺肿块内钙化分为微小钙化、粗大钙化、环状钙化等，其中微小钙化是恶性肿瘤的特殊征象，肿瘤内部回声不均，可见散在或簇状分布的点状强回声，如后方伴"彗星尾征"，则良性居多，如伴声影，则是恶性肿瘤的特异性表现；④肿块后方回声多衰减；⑤可伴发周围淋巴结异常肿大。

（2）彩色多普勒显示肿块周边及内部血流信号增多（图16-7），分布杂乱，部分见穿支血管。测肿块血流频谱多为高阻动脉型。

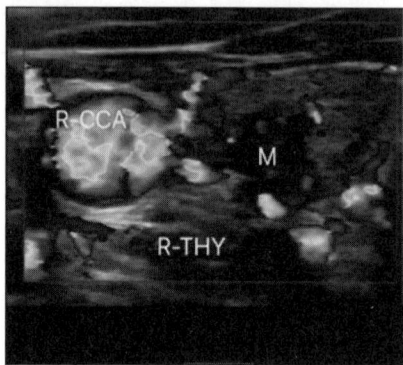

THY：甲状腺；CCA：颈总动脉；M：肿块

图16-7　甲状腺癌彩色多普勒血流显像

【鉴别诊断】

1.与甲状腺腺瘤鉴别　两者声像图表现可存在交叉性，鉴别有时存在一定困难，但甲状腺腺瘤边界清晰，有完整包膜，形态规则。

2.与结节性甲状腺肿鉴别　部分病例中，两者可并存，结节性甲状腺肿内部回声多为海绵状，质地较软，钙化多为粗大或环状，彩色血流周边多于内部，频谱形态为低阻力型。

3.与桥本甲状腺炎鉴别　体积弥漫性增大，且以峡部增厚为主，腺体回声不均匀，可合并甲状腺癌，故检查过程中需仔细探查有无具有恶性征象的结节存在。

良、恶性甲状腺结节超声鉴别诊断要点见表16-1。

表16-1　良、恶性甲状腺结节超声鉴别诊断

	恶性	良性
数目	常为单发	可单发或多发
边界	模糊不清	清晰
形态、边缘	不规则、毛刺征	规则、多为椭圆形
晕环	多无	多有
内部回声	实性低回声或弱回声，分布不均	等回声或高回声
钙化	微小钙化	少有钙化或粗钙化
彩色血流	血流丰富、分布紊乱	周边环绕血流较丰富，分布规则
后方回声	衰减或无变化	无变化或增强
生长方向	纵向生长	横向生长
颈部淋巴结	常伴转移	无

【临床价值】

随着高分辨率彩色多普勒诊断仪的发展，超声对于甲状腺癌的检出率越来越高，已是甲状

腺首选的影像学检查，可以发现2~3mm的小结节，为患者尽早发现疾病提供了很好的帮助，对于临床处理有一定指导作用。但因疾病病理分型较多，声像图表现复杂，且部分病例可有良性、恶性并存，诊断仍存在困难，检查过程中要仔细探查是否存在恶性征象，必要时，需结合其他检查，以提高诊断准确性。

📖**知识拓展**　　　　　　　　甲状腺疾病介入超声

甲状腺疾病介入超声主要包括诊断与治疗两个方面。诊断主要是在超声引导下经皮进针至病变部位，抽取细胞做病理学检查。对于甲状腺结节的良、恶性起到了关键作用，大大提高了诊断准确性。治疗主要指囊性结节抽取囊液，并做硬化性治疗，实性结节则通过射频、微波、化学、激光进行灭活处理，创伤小，患者恢复快。目前这两种技术经过多年的摸索，渐渐成熟起来，为越来越多的患者提供了更好的医疗保障。

四、甲状旁腺疾病超声诊断

【病因病理】

甲状旁腺腺瘤、甲状旁腺增生、甲状旁腺癌均可引起甲状旁腺功能亢进症，其中最常见的原因是甲状旁腺腺瘤，其次是增生。主要是由于分泌过多的甲状旁腺素，造成血钙、血磷代谢障碍。

【临床表现】

临床表现主要是患者关节疼痛、恶心呕吐、骨质疏松、易骨折等。

【超声表现】

1.甲状旁腺腺瘤

（1）肿块位于甲状腺的背侧，多为单发，体积多大于2cm，边界清晰，呈椭圆形，其长轴与人体长轴平行；肿块周边见包膜样回声，内为均匀性低回声；肿块甲状腺之间见双层强回声分隔光带。

（2）彩色多普勒肿块前方见血管绕行，并见分支血流进入肿块内部。肿块内显示动脉血流频谱。

2.甲状旁腺增生

（1）在甲状腺背侧，数个甲状旁腺体积不同程度增大，体积多小于2cm，形态常呈椭圆形，边界清晰，内部均匀，少数合并囊性变及钙化强回声。

（2）彩色多普勒肿块内少许或无彩色血流信号。

3.甲状旁腺癌

（1）甲状旁腺位置处见肿块，体积较大，边界不清，形态不规则，可呈分叶状；肿块内部回声以低回声为主，分布不均；与周围组织界限不清并常伴患侧淋巴结异常肿大。

（2）彩色多普勒肿块内显示较丰富彩色血流信号。

【鉴别诊断】

1.与甲状旁腺增生鉴别　两者鉴别存在一定困难，甲状旁腺腺瘤多为单发，体积大于2cm；甲状旁腺增生为多发，体积小于2cm。需结合其他影像学结果。

2.与甲状旁腺癌鉴别　甲状旁腺癌体积较大，肿块边界不清，向周围浸润生长，并伴患侧淋巴结肿大。

【临床价值】

随着高分辨率彩色多普勒仪的普及，甲状旁腺病变检出率越来越高，但因疾病声像图的共同性，鉴别诊断仍存在困难，需结合其他影像学诊断结果共同评价。

PPT

第二节 涎腺超声诊断

一、涎腺解剖概要

涎腺（salivary gland）又称唾液腺，分泌唾液。主要由腮腺、颌下腺、舌下腺三对大腺体及颊腺等小腺体组成。腮腺为涎腺最大一对腺体，以下颌骨后缘和腮腺中穿过的面神经丛为分界，分为浅、深两叶，位于两侧咬肌后方，耳垂下方。腮腺区淋巴结分三组，分别为浅表淋巴结、腮腺内淋巴结、深层腺内淋巴结。腮腺管从腮腺浅部前缘开始，经过颊肌，到口腔颊侧黏膜处。颌下腺呈三角形或类圆形，位于颌下三角内，颈深筋膜浅层构成的筋膜中。舌下腺位于舌系带两侧黏膜处，为最小一对涎腺，边界不清晰。

二、涎腺超声检查方法和正常声像图

（一）涎腺超声检查方法

1.仪器条件及受检者准备

（1）仪器条件 采用高分辨力线阵探头的彩色多普勒实时超声诊断仪，探头频率一般为5.0~14MHz。

（2）受检者准备 无特殊准备。受检者取仰卧位，充分暴露检查部位。检查一侧腮腺时，头偏向对侧，检查颌下腺及舌下腺时，头后仰。

2.检查方法 在皮肤表面直接对涎腺纵切、横切及周边组织扫查（图16-8）。在扫查中应双侧对比。彩色多普勒检查时，观察血流情况。

（二）涎腺正常声像图及超声测量

1.正常声像图 腮腺纵切面呈稍不规则倒三角形，颌下腺呈类圆形，舌下腺呈椭圆形，有舌下腺两侧相连时呈马蹄形。涎腺实质回声均匀（图16-9），与甲状腺实质回声相似或稍强，深叶深面边界显示不清，导管正常时不易显示。涎腺周缘常可见低回声淋巴结。涎腺实质内彩色血流信号多呈点状散在分布，动脉血流频谱为高阻型。

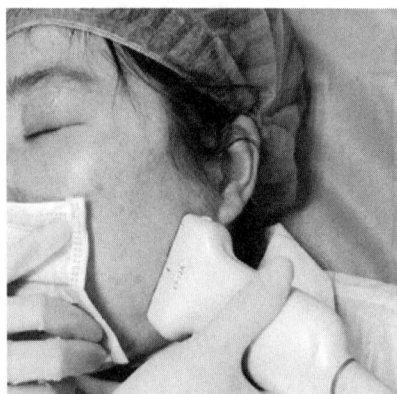

图16-8 腮腺的扫查方法

图16-9 正常腮腺声像图

2.超声测量和正常值 腮腺长径5~6cm，宽径4~5cm，厚径1.5~2cm。颌下腺长径3~4cm，厚径1.5~2cm。舌下腺宽径1.5~2.5cm。

三、涎腺疾病超声诊断

（一）涎腺炎

【病因病理】

涎腺炎是因感染细菌、病毒，或结核分枝杆菌引起的炎症反应。急性涎腺炎，腮腺多见，常单侧受累，病理上表现为腮腺导管扩张，导管内外及实质内见中性粒细胞聚集和浸润，涎腺组织坏死，形成脓肿。慢性涎腺炎，常见腮腺及颌下腺，病理上表现为导管上皮增生，淋巴细胞及浆细胞浸润。

【临床表现】

腮腺出现肿胀、疼痛，进食时加重，导管口肿胀、充血，唾液排出异常，有脓液、黏稠唾液。

【超声表现】

急性炎症时腺体中重度肿大，边界不清，实质回声减低不均匀，彩色血流较丰富（图16-10）。急性化脓性炎症时腺体内见点状回声漂浮的液性区，腔内无彩色血流信号。腮腺区可见肿大淋巴结。慢性炎症时腺体边界不光滑，实质回声不均匀、增粗，局部回声不均匀，彩色血流轻中度增多。

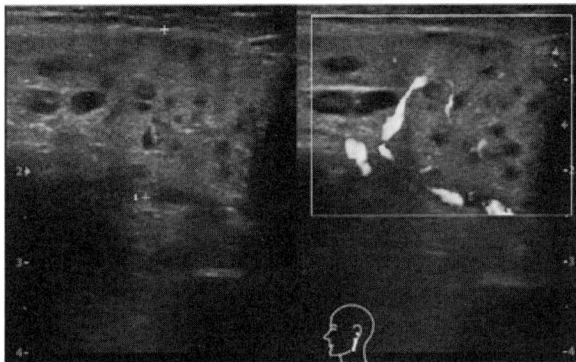

图16-10　急性腮腺炎彩色多普勒血流显像

【鉴别诊断】

涎腺炎需与流行性腮腺炎鉴别，根据流行病学血液检查，与急性腮腺炎鉴别。慢性腮腺炎应与腮腺肥大区别，病史、症状等有助于诊断。

（二）涎腺结石

【病因病理】

中青年多见，涎腺结石常发生在颌下腺，主要因炎性反应，唾液排出受阻，形成以钙盐为主的沉积物；也与内分泌和代谢性疾病有关。

【临床表现】

结石阻塞腺导管时，唾液排出不畅，进食时涎腺处感觉胀痛。

【超声表现】

涎腺结石常见于涎腺炎性时，腺体实质回声不均匀。结石可单发或多发，腺体实质内可见一个或多个强回声，后方伴声影，当伴导管阻塞扩张时，扩张的导管内可见强回声或絮状回声。

【鉴别诊断】

涎腺结石需与腺体内钙化灶鉴别，钙化位于涎腺实质内，结石位于涎腺导管内。

（三）涎腺肥大

【病因病理】

涎腺肥大多发生于腮腺，为一种非炎症性的腺体良性病变，主要与饮酒、糖尿病、内分泌疾病有关。病理表现腺泡肿大，腺泡细胞融合。

【临床表现】

涎腺双侧对称弥漫性增大，无疼痛，导管分泌正常。

【超声表现】

涎腺双侧腺体对称性肿大，腺体边界清晰，实质回声分布均匀增强。腺体内见稀疏点状彩色血流。

【鉴别诊断】

涎腺肥大需与涎腺慢性炎症鉴别，临床症状和病史有助于鉴别。

（四）涎腺囊肿

【病因病理】

涎腺囊肿由胚胎发育时期遗留于深部组织的上皮成分发展而成，分外渗性黏液囊肿、潴留性黏液囊肿、淋巴上皮囊肿。潴留性、外渗性黏液性囊肿见于导管阻塞，导致黏液分泌物潴留，病理表现囊壁为结缔组织，囊液为黏性分泌物，当囊液外漏形成炎性肉芽肿。淋巴上皮囊肿，病理表现囊壁为淋巴组织，黏液为浆液性分泌物。

【临床表现】

涎腺囊肿部位的肿大，导管阻塞，引起唾液分泌异常。

【超声表现】

腺体内囊肿形态呈类圆形或圆形的液性无回声区，舌下腺黏液性囊肿呈哑铃状，囊壁薄，边界清晰，后方回声增强。

【鉴别诊断】

腮腺囊肿需与先天性鳃裂囊肿鉴别，后者是胚胎发育中鳃裂与鳃弓融合不全，可伴有鳃裂瘘。舌下腺囊肿需与口底皮样囊肿鉴别，后者位于口底。

（五）涎腺混合瘤（多形性腺瘤）

【病因病理】

涎腺混合瘤是涎腺良性肿瘤最多见的一种，呈结节状，表面光滑，有时会出血变性。镜下主要见肿瘤性肌上皮细胞、黏液样组织或软骨样组织。

【临床表现】

腮腺最多发，多单侧发病，无痛性缓慢生长，患者一般无自觉症状。

【超声表现】

瘤体多数呈圆形或椭圆形，或分叶状，边界多数清晰，有包膜（图16-11）。瘤体内部显示均匀或欠均匀低回声，或见无回声区、钙化灶，后方回声增强。彩色多普勒示瘤体血流信号较丰富，少数瘤体血流信号难以呈现。

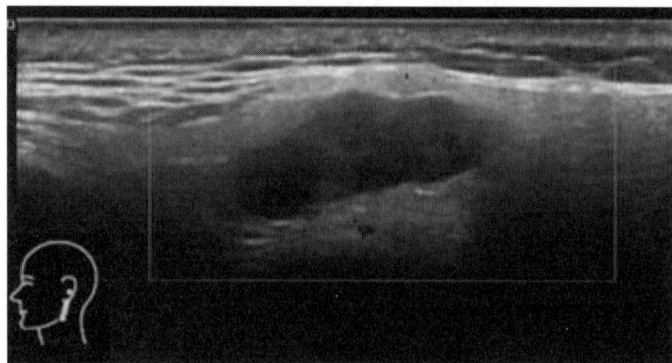

图16-11　腮腺混合瘤声像图

【鉴别诊断】

涎腺混合瘤需与恶性混合瘤相鉴别。恶性混合瘤形态不规则，边界不清，内部回声不均匀，可见点状钙化，血流丰富，生长较快。

医药大学堂
WWW.YIYAODXT.COM

（六）涎腺恶性肿瘤（黏液表皮样癌）

【病因病理】

涎腺恶性肿瘤好发于腮腺，高分化型常见。

【临床表现】

高分化型一般生长较慢，无痛，边界清楚，活动；低分化型常有疼痛，生长快，与周围组织分界不清，有远处转移。

【超声表现】

肿瘤形态多不规则，边界不清晰，内部回声不均匀，见囊性或囊实性结构，可伴有肿块后方回声增强。彩色多普勒示丰富血流信号。扫查同侧颈部淋巴结可见肿大。

【鉴别诊断】

涎腺恶性肿瘤需与涎腺良性肿瘤相鉴别。可根据肿瘤的形态、边界、回声、血供及淋巴结情况与良性肿瘤鉴别，但低度恶性肿瘤需借助病理检查来鉴别。

【临床价值】

对涎腺的超声检查，能观察到涎腺疾病的具体情况，了解涎腺形态大小、有无肿块（肿物囊实性、血供以及与周边组织的关系），鉴别肿物的良、恶性，有助于临床医师选择最佳治疗方案。

第三节　乳腺超声诊断

一、乳腺解剖概要

（一）位置

乳房位于胸大肌和胸肌筋膜的表面，向上起自第2~3肋，向下至第6~7肋，内侧至胸骨旁，外侧可达腋中线。乳房与胸肌筋膜之间的间隙，称为乳房后间隙。

（二）形态、大小

成年未哺乳女性的乳房呈半球形；妊娠期和哺乳期，腺体组织增生，乳房增大；哺乳结束后，乳房恢复正常；更年期后，乳腺萎缩，体积缩小。小儿和男性的乳房不发育。

（三）结构

乳房由皮肤、脂肪组织、纤维组织和乳腺构成。乳腺被结缔组织分隔成15~20个乳腺小叶，每个乳腺小叶有一排泄管称为输乳管。输乳管在靠近乳头处膨大为输乳管窦，其末端变细，开口于乳头。

（四）乳房悬韧带

胸壁浅筋膜不仅形成乳腺的包囊，而且还发出许多小的纤维束，向深面连于胸肌筋膜，浅面连于皮肤，对乳房起支持和固定作用，称为乳房悬韧带，即Cooper韧带。乳腺癌时纤维组织增生，乳房悬韧带变短，牵引皮肤形成许多小凹陷。

（五）淋巴

腋窝淋巴结接收乳腺淋巴引流的75%，胸骨旁淋巴结接收20%~25%。

二、乳腺超声检查方法和正常声像图

（一）乳腺超声检查方法

1.仪器条件及受检者准备

（1）仪器条件　选用7.5~12MHz的高频线阵探头。

PPT

医药大学堂

（2）受检者准备　去除胸部衣物，充分暴露胸前区，其余无须特殊准备。

2.检查方法

（1）体位选择　受检者双手上举，充分暴露乳腺及腋窝区域。肥胖或者乳腺下垂者，一侧背部垫以枕头，将乳房抬高至乳头朝向正前方为宜。

（2）扫查方法　按顺时针或逆时针顺序，以乳头为中心向外做辐射状扫查。内侧至胸骨，外侧至腋前线，上界和下界需至乳腺结构完全消失。扫查范围必须全面、完整。发现异常病灶时，需在病变处做十字交叉扫查，观察肿块的形态、大小、与邻近组织的关系及肿块的弹性、活动度等。另需检查双侧腋窝，是否有异常结构淋巴结存在。

彩色多普勒观察乳腺的内部血流分布，异常病灶时需测量血流速度。

（二）乳腺正常声像图及超声测量

1.正常声像图　乳腺由浅入深的结构依次为皮肤、皮下组织、腺体层、腺体后组织、胸大肌（图16-12）。乳腺中间凸起的部分为乳头。

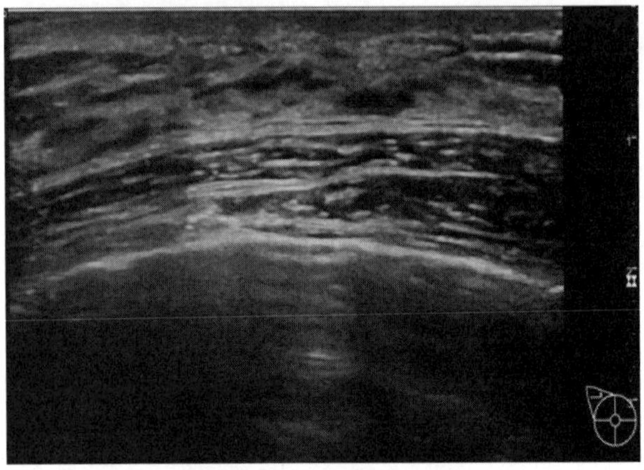

图16-12　正常乳腺声像图

（1）皮肤　显示为两条细线状强回声和中间等回声带。

（2）皮下组织　位于皮肤与乳腺腺体层之间，主要为脂肪小叶，脂肪小叶为低回声，有细线状强回声被膜。Cooper韧带在皮下脂肪层中显示最清晰，表现为中等回声的条索状结构与皮肤相连。

（3）乳腺腺体层　皮下脂肪层下方，回声比皮下脂肪层强，声像图表现为分布的乳腺小叶和导管，乳腺小叶和导管呈低回声，乳腺导管从乳晕呈放射状进入腺体层。脂肪、纤维组织回声高于乳腺的腺体组织回声。

（4）乳腺腺体后脂肪层　较薄，回声同皮下脂肪层一致。

（5）胸大肌　紧邻腺体后脂肪层，可见断续的条状纤维束。

彩色多普勒可无明显彩色血流表现，偶可见点条状彩色血流信号。

2.超声测量和正常值　成年女性的乳房大小差异较大，个体之间无可比性，无统一标准。一般来说皮肤的正常厚度<2mm，乳腺导管宽度一般<3mm，哺乳期腺体明显增厚且导管扩张。可经乳腺腺体最厚处的纵、横断面测量乳腺最大前后径即厚度。乳头下方主导管长轴断面测量乳头下方主导管宽度。

课堂互动

学生思考：1.正常的乳头回声是怎样的？

2.如何检测乳头及乳晕的病变？增加耦合剂检测乳头的作用是什么？

三、乳腺疾病超声诊断

案例讨论

案例 患者，女性，30岁，无不适主述，常规体检。行乳腺超声检查，图16-13为患者乳腺超声声像图。

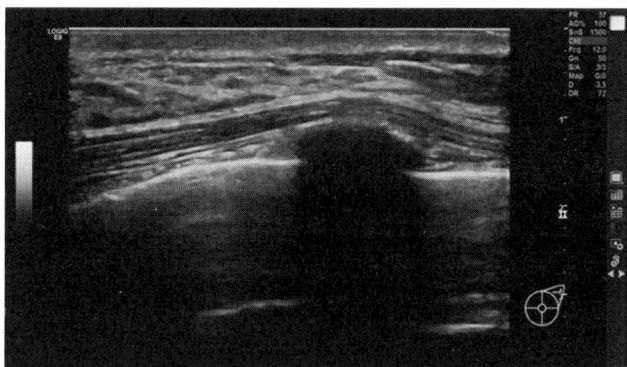

图16-13 患者乳腺超声图

讨论 1.观察以上超声图像，描述上述疾病超声声像图表现。

2.结合案例综合分析，超声提示是什么？为什么？

3.与本疾病相关的鉴别诊断有哪些？

（一）乳腺增生症

【病因病理】

乳腺增生症是最常见的乳腺疾病，好发年龄为30~50岁。一般认为本病的发生与内分泌紊乱有关，尤其是雌激素增高。

【临床表现】

临床表现为双侧乳房周期性胀痛，月经前3~4天疼痛加剧，月经来潮后症状减轻。

【超声表现】

（1）乳腺腺体双侧对称性增厚，结构紊乱，主要表现为低回声的小叶体积增大，数目增多。

（2）乳腺囊性增生症表现为腺体内可见多个大小不等的无回声区，边界清，后方回声增强。

（3）乳腺腺体内有时可见大小不等的中等回声或低回声实性结节，边界清，圆形或椭圆形，体积一般较小。

（4）彩色多普勒无特异性。

【鉴别诊断】

乳腺囊性增生与单纯囊肿的区别在于前者常表现为胸前区经前胀痛，声像图上见多发的无回声，而后者常常无明显临床症状。

【临床价值】

乳腺增生症的超声检查，具有无创、无辐射、可重复性高的优点，尤其是临床触诊发现的局部异常，如结节、界限不清的片状增厚区，是最受医生和患者信任的检查方法。

（二）乳腺囊性病变

【病因病理】

乳腺囊肿多指乳腺单纯性囊肿。主要是由于卵巢功能异常，分泌过多雌激素，导致腺泡和终末小导管局限性扩张，形成局部的囊肿；积乳囊肿病因则由于哺乳期乳腺导管阻塞，继之导管扩张形成囊肿。囊肿壁为一层扁平上皮，壁薄，内为均质液体，多数囊内液体清亮。

医药大学堂
www.yiyaodxt.com

【临床表现】

患者多无不适主述，囊肿较大时可体表扪及可移动性包块。

【超声表现】

（1）形态规则，呈圆形、椭圆形或叶状，边界光滑，常有侧方声影；内为无回声，透声好，有时可见分隔，后方回声增强。

（2）彩色多普勒显示囊肿壁上点状或棒状血流信号，内部无血流信号。

【鉴别诊断】

乳腺囊性病变常需要与导管内乳头状瘤或导管内乳头状癌鉴别，后者多呈囊实性改变，囊肿壁厚伴厚分隔（>0.5mm）或病变以实性为主（结节内液性成分<50%），彩色多普勒通常在厚壁、分隔及实性部分探及动脉血流信号。

【临床价值】

超声可初步判断乳腺囊性病变类型，是对疾病复查随访的重要方法。

（三）乳腺炎性病变

【病因病理】

乳腺炎多发生于哺乳期妇女，尤其是初产妇，病因主要是细菌通过伤口或乳头裂缝进入乳腺导管。乳腺导管阻塞是一个主要的易感因素。

【临床表现】

临床表现为感染症状，有不同程度发热，病变区域乳腺红肿、发热、疼痛，患侧腋下淋巴结肿大。

【超声表现】

（1）乳腺炎初期表现为受累局部出现界限不清的低回声，内部回声不均，病变与周围正常组织无明显分界；脓肿早期液化不完全，肿块呈囊实性，壁厚，不规则，内部回声不均，随着病情进展，无回声增多，加压探头可见细密光点流动；慢性乳腺炎病灶大小不一，多数病灶界限不清，当脓肿内液体吸收不全时，病灶可表现为回声不均匀的低回声、无回声混合存在，病灶吸收后可表现为边界不清的中低回声，后方回声衰减。

（2）炎症期彩色多普勒可见脓肿周边、脓肿内未完全液化的部分有较丰富的血流信号，吸收后可无明显异常血流信号。

【鉴别诊断】

乳腺炎不同阶段声像图可与乳腺血肿、乳腺囊肿、乳腺癌等类似，鉴别诊断需与临床表现及其他检查相结合。

【临床价值】

乳腺超声可以辅助判断是否有炎性病灶存在，观察脓腔形成、大小、数目等，也可以对保守治疗者随访，观察疗效，对于临床处理起到了关键性作用。

（四）乳腺纤维腺瘤

【病因病理】

乳腺纤维腺瘤系良性肿瘤，常见于生育年龄的妇女，特别是30岁以下的女性，是由于性激素水平失调，雌激素增高所致。双侧乳腺可单发或多发移动性肿块，且术后复发率较高。

【临床表现】

临床表现为无痛性、实性、边界清楚的孤立性结节，触之可移动。

【超声表现】

（1）肿块呈圆形，椭圆形或分叶状（图16-14）；边界清楚，有完整包膜；内部回声均匀，后方无衰减，可有侧方声影；与周围组织无粘连，探头挤压可滑动。

图16-14　乳腺纤维腺瘤声像图

（2）彩色多普勒一般为无血流或少血流，血流一般分布在肿块周围，如生长很快时，也可见较丰富的血流信号。

【鉴别诊断】

乳腺纤维腺瘤超声表现具有多样化，通常由于组织构成不同，尤其是出现变性和钙化的时候，需要与乳腺复杂性囊肿、乳腺癌鉴别。典型的乳腺囊肿为无回声，后方回声增强，乳腺癌多呈浸润性生长，形态不规则，无包膜，边缘呈毛刺状，肿块的纵径大于横径。

【临床价值】

超声是乳腺纤维腺瘤的首选检查方法，尤其是年轻女性，对于保守治疗的病例，超声能够对病变进行定期随访，监测结节进展情况。

（五）乳腺癌

【病因病理】

乳腺癌是起源于乳腺上皮的恶性肿瘤，最常见的是起源于末梢导管小叶单位的上皮细胞。目前乳腺癌已经成为我国妇女发病率最高的恶性肿瘤，男性亦偶有发生。其发病年龄以45~55岁和60~65岁这两个年龄段最常见。乳腺癌的分类很复杂，其中浸润性导管癌最常见，约占乳腺癌的70%。

【临床表现】

多以单侧乳房无痛性肿块为首发症状，肿块质硬，生长较快，不易推动，晚期乳房皮肤可呈橘皮样改变，乳头内陷，同侧腋下或锁骨上、下淋巴结肿大。

【超声表现】

（1）回声　小乳腺癌常呈均匀低回声，而较大癌肿可能因为内部出血坏死而出现内部囊性成分。可伴有肿块后方回声衰减（图16-15）。

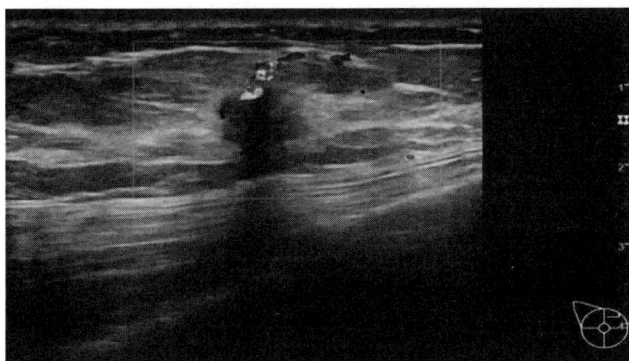

图16-15　乳腺癌声像图

（2）形态　乳腺癌常常形态不规则，无包膜，可呈分叶状。

（3）边界　乳腺癌边界不清，周边可呈毛刺状，肿块周围可见薄厚不均的强回声晕。

（4）纵横比　肿块生长不平行，或垂直于乳腺腺体，纵横比常常大于1。

（5）钙化　微小钙化多为点状强回声簇状分布。

（6）彩色多普勒　乳腺癌的血流可丰富，也可少量，甚至未见明显血流信号，但多数血流走行较为紊乱，以穿入性血管多见，脉冲多普勒显示以高速高阻为主，RI一般大于0.7。

【鉴别诊断】

乳腺癌的超声表现多样复杂，不同声像图表现可与乳腺复杂性囊肿、乳腺纤维腺瘤等多种良性病变类似，应从肿块的回声、形态、边界、是否伴有钙化、血流是否丰富以及频谱的形态、阻力指数等综合分析，但最终诊断的"金标准"是病理。

【临床价值】

目前认为X射线钼靶摄影术在显示钙化方面优于超声，而超声则可更好地显示乳腺肿块，临床应用时常常将二者的结果结合起来综合考虑。

📃**知识链接**　　　　　　　　**乳腺导管内乳头状瘤**

乳腺导管内乳头状瘤是发生在产后妇女乳腺导管内的疣状病变，可分为：位于乳晕区的中央型（大导管）乳头状瘤、起源于末梢导管小叶单位的外周型乳头状瘤。该病变为良性，但具有一定的癌变率。临床表现多为乳头溢液（血性、浆液血性或浆液性）、乳晕区触及肿块，也可无特殊临床表现，常经体检发现。典型的超声表现为病变导管囊状扩张为无回声，内可见乳头状低回声或中等实性回声，且实性部分可见较丰富血流信号。由于导管内乳头状瘤有恶变可能，因此如果术前怀疑此病应及时进行完整的手术切除。

第四节　淋巴结超声诊断

一、淋巴结解剖概要

浅表淋巴结遍布全身各处，是人体重要的免疫器官，按所处部位及附近血管可分为头部淋巴结、颈部淋巴结、胸壁淋巴结、腹壁淋巴结及四肢淋巴结。淋巴结组织学结构由外及内分别为：被膜、皮质、髓质及位于淋巴结凹陷处的淋巴通路。淋巴结凹陷处以结缔组织为主，内有血管、神经穿入，以及淋巴结管穿出，它们共同构成淋巴门。被膜由致密的结缔组织构成，向内延伸至实质构成支架。皮质位于被膜下方，由淋巴小结构成，内含有丰富的淋巴结细胞。髓质位于淋巴结中央部，由淋巴索和淋巴窦构成。淋巴门动脉由淋巴门处进入髓质，在其内分支，到达淋巴小结形成毛细血管网，最后汇合成小静脉经淋巴门流出。

二、淋巴结超声检查方法和正常声像图

（一）淋巴结超声检查方法

1.仪器条件及受检者准备

（1）仪器条件　采用高分辨力彩色多普勒实时超声仪，线阵探头，根据患者年龄、体型选择合适的频率，常用7.5MHz以上频率。

（2）仪器调节　选到浅表模式，设置聚焦在目标区域，增益调节使淋巴结结构清晰可见。

（3）受检者准备　无须特殊准备，暴露所需检查区域即可。

2.检查方法

（1）体位选择　头颈部扫查时应使患者头部转向对侧，必要时可以颈下或肩下垫枕以充分暴露；腋窝扫查时患者应上举上肢充分暴露腋窝；腹股沟扫查时双下肢伸直向外展开。

（2）扫查方法　对目标区域进行全面广泛的扫查，观察淋巴结形态、大小、包膜、皮髓质回声、与周围组织的关系以及血流。

（二）淋巴结正常声像图及超声测量

1.正常声像图

（1）正常淋巴结一般情况下轮廓呈类椭圆形或长条状，边缘光滑，外包膜呈线状高回声，向内为均匀低回声，至中央部呈条索状高回声，淋巴结一侧向内凹陷，构成淋巴门（图16-16）。

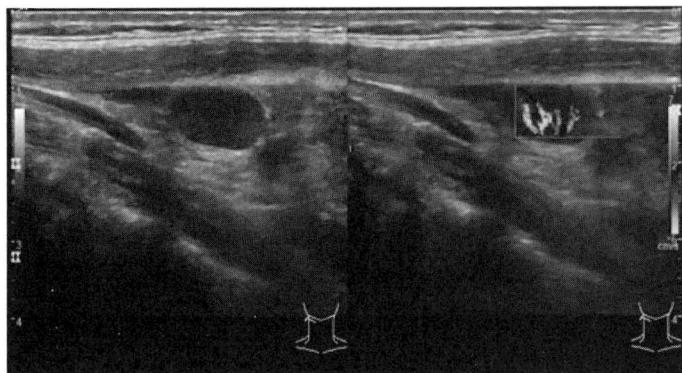

图16-16　正常淋巴结声像图

（2）正常淋巴结由一支或两支动脉供血，动、静脉通常平行走行，由淋巴门进入淋巴结呈放射状分布。由于淋巴结血流流速较低，一般情况下边缘血流不显示，仅能见淋巴门处血流，对于血流显示不满意时，可切换到能量多普勒模式。

2.超声测量和正常值

纵径大多<3cm，横径大多<0.5cm，纵径（L）/横径（T）≥2；正常下颌区及腮腺淋巴结趋向圆形，纵径/横径可<2；淋巴结血流速度测量临床意义不大，RI、PI对疾病鉴别具有一定意义。正常淋巴结阻力指数（RI）<0.8，搏动指数（PI）<1.6。

三、淋巴结疾病超声诊断

良性淋巴结疾病主要分为反应性淋巴结增生和结核性淋巴结炎两类。恶性淋巴结分为原发性及转移性，原发恶性淋巴结可分为霍奇金淋巴瘤和非霍奇金淋巴瘤。

（一）淋巴结反应性增生

【病因病理】

淋巴结引流部位发生炎症可继发引起淋巴结发生反应性增生，如牙周炎及咽炎可引起颈部淋巴结肿大。

【临床表现】

临床表现为淋巴结肿大疼痛，触之有弹性，可推动。

【超声表现】

（1）淋巴结体积增大，形态饱满，包膜光滑，皮质回声与周围肌肉组织回声相比，明显减低，通常L/T>2。在炎症初期及急性期淋巴门及内部结构一般清晰可见，皮髓质受到炎性细胞破坏后，可有坏死后液化，内部结构不清晰，但钙化不常见。

（2）彩色多普勒急性炎症引起的淋巴结增生，血管管径增粗，血流流速增快，淋巴门可见较丰富的血流（图16-17），部分甚至可见放射状分布的血流；慢性炎症引起的淋巴结增生，因为反复感染导致组织破坏后反复纤维化，血管管壁阻力增加，血流灌注减少，彩色多普勒显示血流减少，淋巴门处血流可不显示。反应性淋巴结频谱PI：0.85~1.10，RI：0.57~0.66；整体是血流阻力较低。

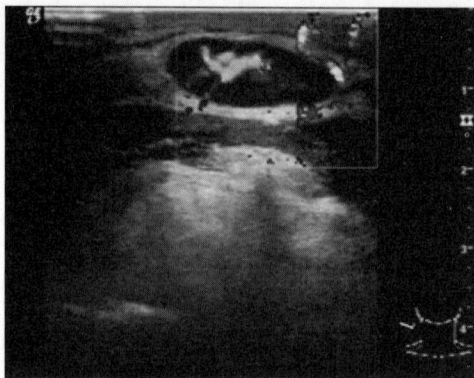

图16-17 炎性淋巴结声像图

【鉴别诊断】

反应性增生性淋巴结与结核性淋巴结及恶性淋巴结相比，通常内部结构保存较好，液化、钙化等改变不常见。血供以门样为主且不发生位移，阻力指数无明显增高，仅较正常淋巴结血流稍丰富。经治疗后可恢复正常。

【临床价值】

对于临床上不明原因的肿块，通过超声检查可以初步区分肿块性质，明确肿块的位置和周围毗邻关系。超声通过增生性淋巴结判断其回流区域，可以反推原发组织或器官部位，给临床提供较明确的诊断方向。

（二）结核性淋巴结

【病因病理】

结核性淋巴结多见于颈部，常因结核杆菌经扁桃体、龋齿进入所属淋巴结。

【临床表现】

临床表现为低热、盗汗、消瘦、乏力等全身中毒症状。青少年及儿童多见。局部触诊可见多发大小不等的淋巴结，初期可推动、质硬、无明显压痛，随着病情发展，继发淋巴结周围组织炎，伴随淋巴结之间互相粘连以及淋巴结与周围组织粘连，触诊不可推动。晚期淋巴结被结核杆菌破坏，发生干酪样坏死、液化形成脓肿。脓肿内含物多为豆渣样。

【超声表现】

（1）淋巴结体积增大，形态饱满呈类圆形，L/T<2。因病程不同淋巴结内部回声表现得多样化，大致演变如下：早期淋巴结包膜完整未被破坏，边界较清晰，以炎性渗出为主，淋巴结回声均匀减低，结构尚清晰；随着病程进展，淋巴结内部结构被破坏，累及包膜，并发淋巴结周围炎，导致淋巴结边界模糊，髓质偏心、变形或不清晰。淋巴结发生坏死后形成囊腔，超声显示淋巴结内不规则无回声存在，内含细点状或絮状回声漂浮，晚期坏死的组织可形成粗大的钙化呈片状或者团状，淋巴门在此期消失不见。

（2）彩色多普勒结核性淋巴结早期血流与急性淋巴结炎类似，表现为较丰富的门样彩色血流。随着淋巴结的破坏，再生血管排列杂乱，走行僵硬，淋巴门结构受到牵拉，发生淋巴门血管移位。淋巴门血管破坏后，淋巴结与之粘连的周围组织获得血供，形成边缘供血。PI：1.03~1.34，RI：（0.64~0.71）±0.4。

【鉴别诊断】

结核性淋巴结需与增生性淋巴结相鉴别，结核性淋巴结内部结构多遭到破坏，回声紊乱，组织坏死后发生液化或钙化较为常见，炎症累及包膜后形成周围组织炎发生淋巴结融合，且这些特征可同时存在。血流方面与转移性淋巴结的区别是可有血管移位。

【临床价值】

淋巴结结核多首发于颈部，患者在发生颈部淋巴结肿大后，通过超声检查可较早地给出临床提示，并可同时对病情的进展情况进行评估。

（三）原发性恶性淋巴结

【病因病理】

原发性恶性淋巴结多见于男性青壮年，常因颈部出现肿大的淋巴结就诊发现。

【临床表现】

开始时淋巴结肿大触及较硬，可部分推动，无压痛，随病情进展淋巴结迅速生长粘连成团，继之腋窝、腹股沟淋巴结出现肿大，肝脾受累肿大，伴发不规则高热。

【超声表现】

（1）原发恶性淋巴结多首见于颈部淋巴结肿大，形态饱满呈类圆形，直径较大，平均>3cm，L/T<2。疾病早期淋巴结髓质没被破坏完全，尚可显示部分淋巴门，出现不规则偏心性，被破坏的部分显示为囊性坏死，继中央区被完全破坏后，淋巴结门消失。

（2）彩色多普勒显示恶性淋巴结通常有丰富的血流，大部分可有门样血流，但是恶性淋巴结血管受到侵犯后，血管移位、血管迷行、局部无血流及边缘血管。RI：0.70~0.84，PI：1.20~2.20。

【鉴别诊断】

淋巴结体积增大，形态饱满，近似圆形，可以与增生性淋巴结区分。可保留门样供血，且血流丰富，坏死较少与转移性淋巴结及结核性淋巴结区别。

【临床价值】

对于无痛的体表肿块，超声能够快速、准确地给予定位和诊断，既便捷又经济，对细节的展示也明显优于其他方法，原发性淋巴瘤超声的诊断信息更丰富，对临床的指导意义更大。

（四）转移性淋巴结

【病因病理】

肿瘤细胞随淋巴经淋巴管到达引流区域的淋巴结，定植于淋巴结内边缘淋巴窦。比如甲状腺癌转移到颈部淋巴结，肿瘤细胞从淋巴结边缘生长，逐渐弥漫至整个淋巴结，淋巴结逐渐变硬。

【临床表现】

若肿瘤没有突破包膜，尚可推动且无明显压痛，当侵犯周围组织后可出现淋巴结粘连及更广泛的转移。

【超声表现】

（1）转移性淋巴结呈类圆形或不规则形。体积增大，长径达10mm以上，L/T<2。转移早期，淋巴门结构或尚可见，皮质呈不规则不均匀性增大，淋巴结门多呈狭窄形、偏心形，发生坏死后，淋巴门结构紊乱，内可见坏死液化形成的囊性结构及较细小的钙化。

（2）彩色多普勒肿瘤浸润早期，淋巴结结构尚完整，可表现为正常淋巴结血流，正常血管被肿瘤组织不断破坏后，再生血管在肿瘤间隙边缘形成，恶性淋巴结血管粗细不均，走行僵硬，受牵拉变形明显，对称的放射结构消失。频谱特征取决于肿瘤细胞的组织类型和受侵犯程度，同一淋巴结内，不同部位血流阻力指数差别明显。

【鉴别诊断】

转移性淋巴结与增生性淋巴结相比，形态多不规则，多趋向圆形，阻力指数较高。与结核性淋巴结相比，一般不发生淋巴结融合。边缘供血多需与原发性淋巴结相鉴别。

【临床价值】

对肿瘤发生部位的淋巴引流区域的淋巴结进行扫查，有助于对肿瘤进行分期，帮助临床进行评估。对于无法查明肿瘤部位的转移性淋巴结，根据其特征，有助于原发病灶定位溯源。如甲状腺乳头状癌淋巴结转移多表现为回声增高和钙化。

PPT

第五节　眼部超声诊断

一、眼部解剖概要

眼是人体最重要的感觉器官，分为眼球、视路及眼附属器。眼球位于眼眶的前部，近似于球形，由眼球壁和眼内容物组成。

1.眼球

（1）眼球壁　分为三层：纤维层（外层）、葡萄膜（中层）、视网膜（内层）。纤维层由角膜和巩膜组成，前1/6为角膜，后5/6为巩膜。葡萄膜因其富含色素和血管给眼球供营养，又称色素膜、血管膜，由前至后分别为虹膜、睫状体和脉络膜。虹膜外观呈圆盘状，中央的圆孔称为瞳孔。睫状体前紧接虹膜根部，后方接脉络膜，切面呈三角形。脉络膜前方始于视网膜锯齿缘，后方止于视盘。视网膜由内层的神经感觉层和外层的色素上皮组成，其前界为锯齿缘，后界为视盘周围。视网膜后极有一中央无血管的凹陷区，称为黄斑。

（2）眼内容物　包括房水、晶状体和玻璃体。

2.眼附属器　由眼睑、结膜、泪器、眼外肌及眼眶组成。眼睑覆盖于眼球前面，分为上睑、下睑。结膜是一层覆盖于眼睑内面和眼球的前面的黏膜，分为睑结膜、球结膜及穹隆结膜。泪器可分为泪腺和副泪腺及排出泪液的通道。眼外肌由四条直肌（上直肌、下直肌、内直肌、外直肌）及两条斜肌（上斜肌、下斜肌）组成。

3.眼部血管　眼动脉由颈内动脉分出，分支主要有视网膜中央动脉系统和睫状动脉系统。静脉系统包括眼静脉、涡静脉及视网膜中央静脉。

二、眼部超声检查方法和正常声像图

（一）眼部超声检查方法

1.仪器条件及受检者准备

（1）仪器条件　一般使用高频线阵探头（7.5~10MHz），选择仪器内置的小器官中眼球条件。

（2）受检者准备　取仰卧位，眼睑轻闭，瞳孔朝向正前方。

2.检查方法　应按照横切扫描→纵切扫描→轴位扫描的顺序，双侧眼部对比检查。

（1）横切扫描　探头位于角膜缘平行位置（图16-18），探头来回地运动，平行于角膜缘，显示眼球的左右方向，可以避开晶状体，更好地探测对侧眼底。

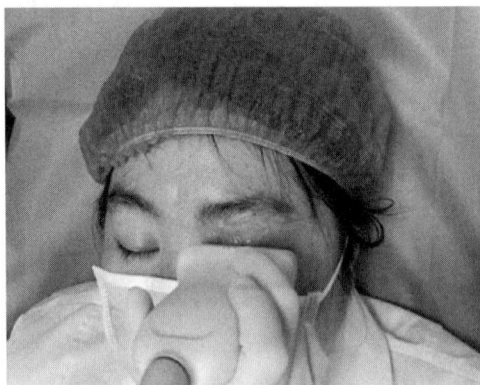

图16-18　正常眼球检查方法

（2）纵切扫描　探头方向与横切扫描位置垂直。显示眼球的前后方向。可以更清楚地了解病变与视神经的关系。

医药大学堂
www.yiyaodxt.com

（3）轴位扫描 分为水平轴位扫描和垂直轴位扫描两种，探头置于角膜中央，声束经晶状体中央和视神经。

彩色多普勒做眼球的轴位切面，在视神经的两侧可见两条弧形的粗大血管，即眼动脉。视神经的低回声区内可见红–蓝相间的血流信号，即视网膜中央动脉和视网膜中央静脉。视神经的两侧可以发现单一颜色的条带状血流信号为睫状后短动脉。

（二）眼部正常声像图及超声测量

1.正常声像图

（1）眼球 呈球形，角膜呈带状回声，球壁（除角膜外）均呈较厚高回声（图16-19），前房为新月形无回声区，晶体一般显示后界短弧线，虹膜呈对称的带状回声，中央回声缺失处为瞳孔，玻璃体为无回声区。眼眶后脂肪垫为三角形高回声区，视神经呈略弯曲的轴向走行的带状低回声，眼直肌呈偏低回声带。

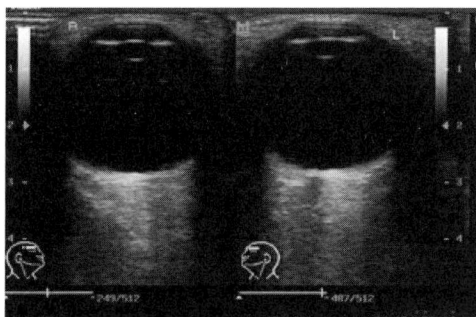

图16-19 正常双眼超声图

（2）眶内血管 彩色多普勒血流显像可在视神经周围或其前端分别显示闪烁的红色血流，自后向前分别是眼动脉、睫状后动脉和视网膜中央动脉。所有的眼局部动脉血管频谱均与颈内动脉类似，均为三峰双切迹状。

2.超声测量和正常值

（1）距离测量 眼轴测量：角膜正中至视网膜色素上皮层之间的距离，长度23~24mm。角膜测量：角膜各部分厚度不同，中央最薄，角膜的厚度0.5~1.0mm。前房测量：测角膜后面至晶体前面的距离，深度2~3mm。晶体测量：测晶体最厚处的前后距离，厚度3.5~5.0mm。玻璃体长度16~17mm。球壁厚度2.0~2.2mm。

（2）最大流速 眼动脉30~43cm/s；视网膜中央动脉10~14cm/s；睫状后动脉11~15cm/s。

三、眼部疾病超声诊断

（一）白内障

【病因病理】

白内障系因晶状体老化、遗传等因素引起晶体囊膜损害，导致晶体蛋白质变性，进而晶体混浊。

【临床表现】

患者患侧视力进行性减退，由于晶体皮质混浊导致晶状体不同部位屈光力不同，可有眩光感、近视度数增加等症状。

【超声表现】

晶状体厚度增大，晶状体前、后囊回声增强、增厚，皮质区见短条样强回声，中心部呈相对强回声反射光斑。当病变侵犯到晶体囊和核时，晶体可表现为"双同心圆征"。

【鉴别诊断】

白内障需与晶状体内异物鉴别，后者多有外伤史，晶状体大小、形态、内部回声一般正常。患者视力一般不受影响。

【临床价值】

结合临床表现及超声声像图特征，白内障诊断准确性较高，熟练掌握晶状体的正常声像图表现，即能对该病做出明确诊断。

（二）晶状体脱位

【病因病理】

晶状体依赖悬韧带与睫状体的联系而被维持在一定的位置上，可因外伤或先天性晶状体悬韧带发育不全导致脱位。

【临床表现】

患者的症状取决于晶状体移位的程度，若晶状体完全脱位，可引起急性青光眼、无晶体眼视力等症状表现。

【超声表现】

晶状体偏离原位，不全脱位时晶状体脱位于前房或向一侧脱位，全脱位时晶状体完全位于前房、玻璃体内或其他地方，转动眼球时可见晶状体随玻璃体的转动而移动。

【鉴别诊断】

晶状体脱位需与眼内异物鉴别，后者多有外伤史，晶状体位置正常，且若异物界面整齐，垂直入射时可见"彗星尾征"，衰减显著时异物常伴有声影。

【临床价值】

结合临床表现及超声声像图特征，晶状体脱位诊断准确性较高，掌握晶状体的正常解剖位置及声像图位置，与对侧晶状体的位置进行对比，即能对该病做出明确诊断。

（三）视网膜脱离

【病因病理】

视网膜脱离多见于中、老年人，因视网膜变性、裂孔形成、玻璃体变性近视、外伤、遗传等因素引起视网膜色素上皮细胞层与神经层之间的层间分离，两层间积聚液体。

【临床表现】

患者多表现为飞蚊症突然加重、闪光幻觉、视野缺损、变视症等。

【超声表现】

（1）玻璃体内可见较薄的条带状强回声，其凹面向前，两端均与球壁相连，后端连于视盘，前端可达锯齿缘。完全性视网膜脱离可见条带状强回声呈"V"字形（图16-20）。转动眼球，条带后运动试验阳性。

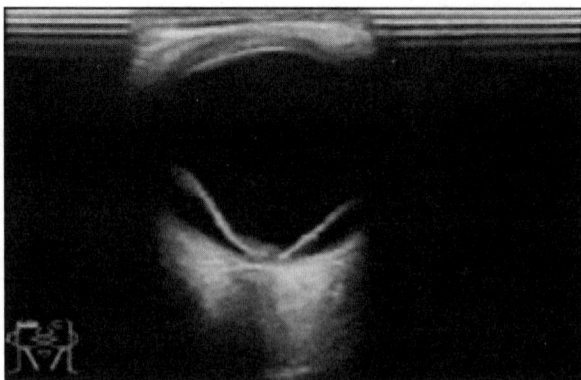

图16-20　视网膜脱离超声图

（2）彩色多普勒带状强回声上有从视盘沿带状回声向上延伸的血流信号，其来自视网膜中央动脉。

【鉴别诊断】

1.与玻璃体积血鉴别　积血时玻璃体内可见细弱点状回声分布较均匀，与球壁无连接。若时间较长形成强回声机化带，彩色多普勒显示机化带无血流信号。

2.与脉络膜脱离鉴别　脉络膜脱离患者玻璃体内可见弧形带状强回声的凸面指向玻璃体中心，与视盘无明显连接。

【临床价值】

结合临床表现及超声声像图特征，视网膜脱离诊断准确性较高，观察玻璃体内带状回声与视盘的关系，再结合其彩色多普勒表现，即能对该病做出明确诊断。

（四）视网膜母细胞瘤

【病因病理】

视网膜母细胞瘤是婴幼儿最常见的眼内恶性肿瘤，多发生于3岁以内婴幼儿，有家族性及遗传性倾向，恶性程度高。

【临床表现】

"白瞳症"是视网膜母细胞瘤的早期症状。可伴有斜视、视力减退、青光眼等症状。

【超声表现】

（1）肿瘤发生于视网膜后极部居多。玻璃体内可见球形、半球形或不规则的肿块，内部回声不均匀，部分内可见囊性回声区，多数内部可见粗大的钙化伴声影，若肿瘤浸润眼底光带，致其不均匀增厚，呈波浪形或"V"字形。

（2）彩色多普勒肿瘤内可见血流信号与视网膜中央动、静脉相延续。

【鉴别诊断】

1.与新生儿视网膜病变鉴别　二者均为双眼视网膜发病，且玻璃体内见类似花冠状条带状中强回声，包绕整个晶状体，向后与视盘相连。

2.与原始玻璃体增生症鉴别　原始玻璃体增生时二维超声显示玻璃体内见圆锥形或漏斗状的高回声团块，从晶状体后与视盘相连。

【临床价值】

仔细观察肿块的位置、形状、内部回声及其彩色多普勒的表现，再结合临床表现及其他影像学检查，即能对该病做出大致诊断。

（五）脉络膜脱离

【病因病理】

由于手术、外伤、炎症等原因引起脉络膜上腔液体增多或出血，导致脉络膜球形隆起形成脉络膜脱离。多见于眼外伤及眼内手术，一般多无自觉症状，视力下降不明显，有时出现视野和屈光的改变，当脱离波及黄斑区时即发生视力减退及视物变形。

【超声表现】

（1）玻璃体内探及一条或数条弧形带状回声，其凸面相对，两端连于球壁，边缘一般不会达到视盘及虹膜，若各个方向均有脱离，则形态类似"花瓣状"。后运动试验阴性。

（2）彩色多普勒带状回声上可见较丰富的血流信号。

【鉴别诊断】

1.与玻璃体积血鉴别　积血时玻璃体内可见细弱点状回声分布较均匀，与球壁无连接。若时间较长形成强回声机化带，彩色多普勒显示机化带无血流信号。

2.与视网膜脱离鉴别　视网膜脱离患者玻璃体内条带状强回声的凹面向前，两端均与球壁相连，后端连于视盘，彩色多普勒显示带状强回声上有从视盘沿带状回声向上延伸的血流信号。

【临床价值】

结合临床表现及超声声像图特征，脉络膜脱离诊断准确性较高，观察玻璃体内带状回声形状及其与视盘的关系，再结合其彩色多普勒表现，即能对该病做出明确诊断。

（六）脉络膜黑色素瘤

【病因病理】

脉络膜黑色素瘤是由恶性黑色性瘤细胞组成的肿瘤，是成人最常见的眼内恶性肿瘤。

【临床表现】

一般无明显视力异常，肿瘤生长在后极部或波及后极部，则患者可有眼前闪光感、视物变形、视物变小、视野缺损等症状。

【超声表现】

（1）脉络膜后极部探及呈蘑菇状、类椭圆形等形状的实性肿物，边界清晰，表面光滑，多数肿瘤前部呈均匀致密的点状中等回声，其后方回声逐渐衰减至基底部呈接近无回声，即"挖空征"。

（2）彩色多普勒瘤体内部探及丰富的血流信号，测其频谱是低速动脉型血流频谱。

【鉴别诊断】

1.与脉络膜血管瘤鉴别 瘤体内部回声较均匀，无明显声衰减表现，即无"挖空征"，彩色多普勒显示瘤体基底部血流最为丰富，可呈"血管池样"表现。

2.与脉络膜转移癌鉴别 视网膜下结节状扁平隆起，边界欠规整，内部回声较均匀，无明显变化。

【临床价值】

仔细观察肿块的位置、形状、内部回声及其彩色多普勒的表现，再结合临床表现及其他影像学检查，即能对该病做出大致诊断。

（七）玻璃体后脱离

【病因病理】

玻璃体后脱离指基底部以后的玻璃体与视网膜相互分离，多为老年变性引起，也可因高度近视、玻璃体液化、玻璃体内机化条的牵拉等导致。

【临床表现】

少量出血时视力不受影响，可有飞蚊症，出血量较多时视力急剧下降。

【超声表现】

（1）完全性玻璃体后脱离，玻璃体内探及连续的条带状回声，其不与后极部球壁回声相连。不完全性玻璃体后脱离，玻璃体内探及连续的条带状回声，其与后极部球壁回声相连。运动及后运动试验均为阳性。

（2）彩色多普勒脱离的玻璃体上均未见血流信号。

【鉴别诊断】

1.与玻璃体积血鉴别 在出血较少时玻璃体内可见均匀细弱点状回声，出血量较多时，出血可充满玻璃体内，陈旧性出血可形成强回声机化带，机化带上无血流信号。

2.与脉络膜脱离鉴别 脉络膜脱离患者玻璃体内可见弧形带状强回声，其凸面指向玻璃体中心，两端与球壁相连，彩色多普勒显示弧线光带上可见血流信号。

【临床价值】

仔细观察患者玻璃体内带状回声与眼球壁的关系及其彩色多普勒的表现，再结合临床表现，即能对该病做出明确诊断。

医药大学堂
www.yiyaodxt.com

PPT

第六节 阴囊超声诊断

一、阴囊解剖概要

阴囊是由皮肤组成的一个囊袋状结构,分为左、右两个腔,其内包含睾丸、附睾及精索等,鞘膜分为脏层和壁层,两层之间形成鞘膜腔,内含少量液体。睾丸左右各一,卵圆形,位于阴囊内,长 3.5~4.5cm,宽 2.0~3.5cm,厚 1.8~2.5cm。附睾为一对细长形器官,分为头部、体部及尾部,分别附着于睾丸的上方、后外侧缘及下端,附睾头内含有连接睾丸网的输出小管和附睾管,体部及尾部内含有附睾管。精索为一条索状结构,起于腹股沟管,经皮下环,连于睾丸及附睾,内包含输精管、动脉及蔓状静脉丛,外附精索鞘膜。睾丸及附睾的血液主要由睾丸动脉(又称精索内动脉)和输精管动脉供应。蔓状静脉丛收纳睾丸及附睾的血液,于阴囊根部汇合形成数条精索内静脉,左侧精索内静脉汇入左肾静脉内,右侧精索内静脉汇入下腔静脉。

二、阴囊超声检查方法和正常声像图

(一)阴囊超声检查方法

1.仪器条件及受检者准备

(1)仪器条件 使用彩色多普勒超声诊断仪,选用高频线阵探头,频率 7.0~12MHz;当阴囊严重肿大时,可选择 3.5~5.0MHz 低频凸阵探头。

(2)受检者准备 检查前应告知患者相关情况,询问病史,一般患者无特殊准备,部分隐睾患者应适当充盈膀胱。

2.检查方法

(1)体位选择 阴囊检查的体位有两种:①仰卧位:患者取仰卧位,将阴茎上提至前腹壁,用纸巾或衣物遮盖,嘱咐患者固定;②站立位:隐睾、精索静脉曲张等患者可取站立位,使隐睾下降,精索静脉充盈扩张,便于检查。

(2)扫查方法 检查时探头应轻放,压力适中,移动探头时应缓慢,应注意双侧睾丸对比扫查。当阴囊明显肿胀,高频线阵探头无法观察整体睾丸情况时,可选用低频凸阵探头观察。

3.检查内容

(1)阴囊的检查主要包括睾丸、附睾及精索的大小、形态、内部回声;鞘膜腔内有无积液;睾丸及阴囊内有无明显占位性病变,如有,应注意观察占位性病变的大小、形态,边界是否清晰,有无包膜,内部回声以及其与周围组织关系。

(2)彩色多普勒主要包括睾丸、附睾及精索内部的血流情况,重点观察血流的方向、速度及分布情况,了解血流是否正常(图 16-21)。

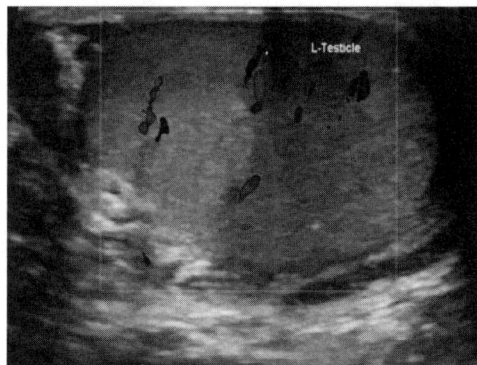

Testicle:睾丸

图 16-21 睾丸彩色多普勒血流显像

（二）阴囊正常声像图及超声测量

1.阴囊 囊壁呈中等回声，厚薄均匀，正常睾丸鞘膜腔内可见少量液体。

2.睾丸 呈椭圆形，实质回声中等强度，分布均匀，睾丸表面光滑，白膜回声清晰，为睾丸表面一层高回声致密线性结构。

3.附睾 头部位于睾丸后上方，呈新月形或半圆形，呈中等回声。附睾尾位于睾丸下方，呈新月形，内部回声呈中等回声，附睾体位于睾丸后外侧缘，呈细条状。

4.精索 纵切面呈条索状，横切面呈圆形。在声像图上表现为多条迂曲走行的管状结构。

三、阴囊疾病超声诊断

（一）炎症

【病因病理】

急性附睾炎较常见，多由后尿道炎、前列腺炎等通过输精管逆行感染所致。急性睾丸炎较少见，常继发于腮腺炎或附睾炎。

【临床表现】

急性附睾炎临床表现为阴囊疼痛伴坠胀感，附睾局部或弥漫性肿大，严重者可形成脓肿，多见于附睾尾部。急性睾丸炎临床表现为单侧或者双侧睾丸疼痛、肿大，阴囊皮肤发红、发热和触痛。

【超声表现】

（1）急性附睾炎常多发于附睾尾部，少数表现为附睾整体弥漫性肿大，炎症范围多呈不规则低回声区，边界不清晰，急性睾丸炎常表现为单侧或双侧睾丸肿大，表面光滑，内部回声均匀性减低或呈密集点状回声，当出现脓肿时，睾丸实质内可见不规则无回声区或低回声。

（2）彩色多普勒炎症区域内可见丰富彩色血流信号。

【鉴别诊断】

1.与睾丸扭转鉴别 急性睾丸炎，疼痛较明显，睾丸内血供丰富；睾丸扭转时，突发剧烈疼痛，睾丸血供减少，当睾丸扭转松解，疼痛缓解，睾丸内血供恢复。

2.与附睾结核鉴别 有反复发作病史、结核病史。

【临床价值】

超声诊断阴囊炎性疾病特异性较高，并可反复观察，确定疗效，是最简洁的检查方法。

（二）睾丸扭转

【病因病理】

睾丸扭转又称为精索扭转，是阴囊急诊原因之一。睾丸扭转是由于睾丸及精索的附着异常所致，在阴囊过度收缩或剧烈运动后，睾丸沿精索旋转，精索内的动静脉血液循环发生障碍，造成睾丸组织缺血坏死，分为鞘膜内型（睾丸扭转）和鞘膜外型（精索扭转），一般扭转角度为90°~360°。睾丸扭转的程度以及持续的时间是睾丸损伤程度的主要原因。

【临床表现】

当发生睾丸扭转时，应立即治疗，扭转后的6小时是睾丸治疗的黄金时间，当睾丸扭转超过360°或超过6小时后，睾丸扭转治疗效果欠佳，部分患者发生睾丸扭转时，可自行缓解。

【超声表现】

1.早期 睾丸发生扭转6小时内：睾丸附睾大小正常或者轻度增大，内部回声略减低，分布均匀，患侧睾丸内部血流信号减少，阻力指数增高。

2.坏死期 睾丸发生扭转1~4天：睾丸体积增大，精索增粗，内部回声不均匀，内部血流信号消失。

3. 坏死后期 睾丸发生扭转4~7天：睾丸体积变小，呈不均质低回声，伴有无回声区，中央血流信号消失，周边血流信号较强。

【鉴别诊断】

睾丸扭转起病急骤，临床上与急性睾丸炎较难鉴别，常因误诊而延误了最佳治疗时机，造成患者终身遗憾。因此早期诊断极为重要，彩色血流信号的减少、消失是睾丸扭转的诊断要点，灰阶超声有助于判断预后，而急性睾丸炎可见丰富彩色血流信号。

【临床价值】

睾丸扭转超声检查，可在早期即可诊断，起到早发现、早治疗的效果，并有助于判断预后情况。

（三）创伤

【病因病理】

阴囊或睾丸外伤是由于外来暴力或医源性损伤引起的，可合并有附睾及精索损伤。

【临床表现】

阴囊肿胀、疼痛，皮肤青紫淤血，睾丸肿大坚硬，或伴恶心、呕吐、发热等症状。

【超声表现】

患侧阴囊囊壁明显增厚，或形成血肿，睾丸实质回声不均匀，周围可见液性暗区，当发生血肿时，可见界限清楚的无回声区，当血肿发生机化，则可见强回声，彩色多普勒团块内未见明显彩色血流信号。

【鉴别诊断】

睾丸挫伤需与睾丸局限性炎症或睾丸肿瘤相鉴别，询问病史有助于鉴别诊断。

【临床价值】

睾丸创伤超声检查，有助于确定睾丸创伤情况，尤其是在部分创伤睾丸触诊检查不满意情况下，超声检查可作为首选检查方法。

（四）睾丸肿瘤

【病因病理】

恶性睾丸肿瘤分为原发性和继发性，原发性睾丸肿瘤又分为生殖细胞肿瘤和非生殖细胞肿瘤。

生殖细胞肿瘤以精原细胞瘤最常见，常发生中青年，其次为胚胎癌，恶性程度高，早期可发生转移。非生殖细胞肿瘤包括性索–性腺间质肿瘤、转移性肿瘤等。

良性睾丸肿瘤较少见，主要有表皮样囊肿、间质性肿瘤，表皮样囊肿囊壁由鳞状上皮细胞组成，常发生于中青年患者。

【临床表现】

主要以睾丸可触及无痛性质硬的肿块为首发症状。

【超声表现】

原发性肿瘤多以单发为主，较大肿瘤可占据大部分睾丸实质，使睾丸明显增大，当肿瘤侵犯包膜时候，睾丸包膜回声连续不完整，可见回声中断。精原细胞瘤一般多为单侧，睾丸实质内见实性低回声，边界尚清楚，可有少许液化，彩色多普勒肿块内可见彩色血流信号。胚胎癌多以实性为主，回声不均匀，可含有少量液性暗区，界限清晰或不清晰。

【鉴别诊断】

睾丸肿瘤需与睾丸结核、局限性睾丸炎等鉴别，肿瘤形态多较规则，无明显症状，结核及局灶性睾丸炎形态多不规则，有明显的疼痛等临床症状。睾丸良、恶性肿瘤的鉴别主要依据肿瘤的边界、回声及血供情况，临床检验指标也有助于判断。

【临床价值】

睾丸超声可以发现肿块，初步判断肿块的良、恶性，观察肿块大小、数目等，也可以对保守治疗者随访，观察疗效，对于临床处理起到了关键性作用。

医药大学堂
www.YIYADDXT.COM

（五）鞘膜积液

【病因病理】

鞘膜腔内液体积聚过多称为鞘膜积液。鞘膜积液分为睾丸鞘膜积液、精索鞘膜积液、睾丸精索鞘膜积液、交通性鞘膜积液。其中睾丸鞘膜积液最常见。

【临床表现】

阴囊有坠胀感，两侧睾丸大小不一。阴囊触及囊性肿物，透光试验阳性。

【超声表现】

1.睾丸鞘膜积液 单侧或双侧均可发生，液性无回声区三面环绕睾丸。

2.精索鞘膜积液 多为单侧发生，液性无回声区包绕精索，与睾丸不相关。

3.睾丸精索鞘膜积液 大量液性暗区包绕睾丸并延伸至精索。

4.交通性鞘膜积液 仰卧位时往往显示欠佳，当站立位时，可见鞘膜腔内液体慢慢增多，挤压阴囊，液性暗区变小，常合并斜疝。

【鉴别诊断】

睾丸、精索鞘膜积液需与睾丸囊肿、精索囊肿鉴别，囊肿位于睾丸、精索一侧，而鞘膜积液包绕整个睾丸、精索。

【临床价值】

睾丸鞘膜积液超声检查，有助于判断鞘膜积液分型，对临床治疗有很大帮助。

（六）隐睾

【病因病理】

睾丸在下降过程中，因其他因素影响未降至阴囊则称之为隐睾，常停留于同侧腹股沟或腹膜后，单侧多见，也可见于双侧，隐睾可引起睾丸萎缩、睾丸恶变、睾丸扭转等。

【临床表现】

患侧阴囊扁平，内未触及睾丸。部分可在同侧腹股沟区触及，大小较健侧小。

【超声表现】

阴囊内未探及正常睾丸回声，一般单侧多见，可在同侧腹股沟区探及睾丸实质回声，隐睾体积一般较小，内部回声与正常睾丸相似，彩色多普勒显示隐睾内血流信号较正常睾丸明显减少。

【鉴别诊断】

隐睾需与腹股沟区或腹膜后肿大淋巴结相鉴别，隐睾在做Valsalva动作（患者深吸气后屏气）后可滑动，而淋巴结不能移动。淋巴结有明显皮髓质分界，有淋巴门样彩色血流信号，而隐睾回声相对较低，血流较稀疏。

【临床价值】

隐睾的检查需尽早，早诊断、早治疗。超声检查隐睾，容易发现位置较表浅的腹腔外隐睾，可见观察其位置、评价功能等。而腹腔内隐睾的检出率相对很低，是由于部分隐睾位置过深，不易检出。可适当充盈膀胱，观察膀胱周围、肾脏下极以及腰大肌附近。并应配合其他影像学检查做出诊断，不可轻易诊断为睾丸缺如。

（七）睾丸微石症

【病因病理】

睾丸微石症的病因尚未明确，它是弥漫分布于睾丸曲精小管众多钙化灶形成的综合征。

【临床表现】

临床多无明显症状和体征，与男性不育有一定关系。

【超声表现】

睾丸大小形态正常，实质内可见多个散在点状强回声（同一切面5个或5个以上），后方无明显声影，强回声直径1~3mm，彩色多普勒睾丸实质内血流信号无明显改变。

【鉴别诊断】

睾丸微石症需与其他睾丸疾病合并钙化时相鉴别，后者形成的钙化灶多为孤立且较大的后方伴有声影的钙化灶或成簇状排列的钙化灶，数目上较睾丸微石症少。

【临床价值】

目前对于睾丸微石症仍处于摸索阶段，尚无明确病因，目前临床处理建议患者定期超声检查，定期随访。

（八）精索静脉曲张

【病因病理】

精索静脉曲张是指精索内蔓状静脉丛迂曲扩张，多见于青壮年。

【临床表现】

临床多无明显症状，部分可表现为阴囊胀痛不适，并向下延伸。

【超声表现】

（1）精索内蔓状静脉丛扩张，明显曲张者，静脉走行迂曲杂乱，似蜂窝样，最大内径超过2mm，管腔内清晰。

（2）做Valsalva动作时扩张的蔓状静脉丛内径增宽，并可见明显反向的彩色血流信号。

【鉴别诊断】

阴囊内血管较多，需注意区分蔓状静脉丛、精索外静脉以及阴囊后壁静脉，做Valsalva动作后彩色多普勒的反流信号是鉴别要点。

【临床价值】

目前，彩色多普勒可对于精索静脉曲张进行诊断和分级，并指导治疗。

本章小结

超声波检查是一种非侵害性的检查，在小器官中的应用越来越得到人们的重视，并广泛应用到体检项目中，疾病检出率逐年提高。浅表器官中，多数疾病临床症状隐匿，进程较慢。在小器官中发现肿块，并在良、恶性鉴别上，超声有无可替代的位置，可以通过各种声像图征象，对肿块的风险性进行评估，对于临床的处理方法起到了越来越重要的作用。在检查过程中，应结合多切面扫查，以及灰阶超声和彩色多普勒等共同对比，以免造成漏诊或误诊，必要时需结合其他影像学检查结果共同分析。

习 题

习题

一、单项选择题

1.以下不是正常甲状腺测值的是（   ）。

A.侧叶前后径为2cm，左右径为2cm，上下径为4~5cm

B.峡部前后径小于0.5cm

C.甲状腺上动脉直径大于5mm

D.收缩期峰值速度为22~33cm/s，平均速度为12~22cm/s

E.阻力指数为0.55~0.66

2.患者，女性，超声示左乳内圆形无回声区，边界清晰，光滑，整齐，内透声好，后方回声增强。最可能的诊断是（   ）。

A.乳腺囊性增生症　　　　　　　　B.乳腺囊肿　　　　　　　　C.乳腺炎

医药大学堂
www.yiyaodxt.com

D.乳腺脓肿　　　　　　　　　　　E.乳腺癌

3.患者高热后，超声示双侧颈部椭圆形低回声，边界清晰，内部回声均匀，血流呈树状分布。最可能的诊断是（　　　）。

A.腮腺肿瘤　　　　　　　　B.颈部淋巴结肿大　　　　　　C.急性腮腺炎

D.霍奇金肿瘤　　　　　　　E.甲状腺炎

4.眼球检查常使用探头的超声频率是（　　　）。

A.2.5MHz　　　　　　　　　B.3.5MHz　　　　　　　　　　C.5.0MHz

D.大于或等于7.5MHz　　　　E.以上均不对

5.以下属于正常睾丸超声表现的是（　　　）。

A.正常睾丸大小为4cm×3cm×2cm

B.外周一层环形高回声薄膜

C.内部回声中等强度、细小、密集、均匀

D.实质内见睾丸纵隔，血流呈放射状分布

E.以上都对

二、简答题

1.简述甲状腺癌的超声表现。

2.简述乳腺癌的超声表现。

（李安洋　马　琼）

第十七章 肌肉骨骼系统及周围神经超声诊断

微课

知识目标

1. **掌握** 骨关节及周围神经的解剖结构、超声检查方法、正常超声声像图特点。
2. **熟悉** 骨关节疾病及周围神经疾病的声像图特点、鉴别诊断。
3. **了解** 骨关节疾病及常见周围神经疾病的病因病理、临床表现、临床价值。

技能目标

1. **学会** 骨关节常规标准切面的扫查方法。
2. **具备** 观察与分析正常及异常超声声像图的能力；将基础理论、基本知识和基本技能融会贯通的能力。

具有良好的职业道德、医患沟通能力和团队协作精神。

彩图

第一节 肌肉骨骼系统及周围神经解剖概要

一、肌肉骨骼系统

PPT

骨与骨的连接及骨骼肌构成了人体运动系统。骨可分为颅骨、躯干骨及四肢骨，分布于全身各部位，具有支撑身体、保护脏器、完成运动等功能。骨骼肌是使骨骼运动的动力器官，借两端的肌腱附着于关节周围的骨骼，单块或多块肌肉共同协作完成各种运动。

骨与骨间的连接称为骨连接，四肢骨的连接主要以关节的形式。关节由基本结构和辅助结构共同构成，基本结构包括关节面、关节囊和关节腔，辅助结构包括韧带、关节内软骨、滑膜襞和滑膜囊。

二、四肢关节

（一）上肢关节

1.肩关节 由肱骨头与肩胛骨的关节盂构成，关节盂小且浅，活动度较大，关节周围的肌肉、肌腱及关节囊等软组织对维持肩关节稳定性有重要作用。

2.肘关节 由肱骨下端与尺、桡骨上端构成，包括肱尺关节、肱桡关节及桡尺近端关节。其关节囊前、后壁薄且松弛，两侧壁有尺、桡侧副韧带加强。

3.手腕部关节 包括腕关节、腕骨间关节、腕掌关节、掌指关节、指间关节（近端、远端）。

4.腕关节 又称桡腕关节。背侧的伸肌支持带，向深层发出纤维分隔，自桡侧向尺侧将伸肌腱分成6个腔室。掌侧的前臂深筋膜形成的屈肌支持带与腕骨沟共同围成腕管，内包含正中神经、拇长屈肌腱、4条指浅屈肌腱、4条指深屈肌腱及包绕其的屈肌总腱鞘。尺神经及尺动脉走行于屈肌支持带浅方的Guyon管内入掌。

（二）下肢关节

1.髋关节 位置较深且结构复杂，由髋臼及股骨头构成，髋臼的边缘有纤维软骨构成的髋臼唇，加深了关节窝深度，增加了髋关节的稳定性。

2.膝关节 人体最大、最复杂的关节。由股骨下段、胫骨上段及髌骨共同构成。关节囊附着于关节面周缘，囊的前壁自上而下分别是股四头肌腱、髌骨及髌腱。膝关节的两侧由侧副韧带加固。

3.足踝部关节 包括距小腿关节、跗骨间关节、跗跖关节、跖趾关节及趾骨间关节。

医药大学堂
YIYAODXT.COM

三、周围神经

周围神经是指除脑和脊髓以外的所有神经。随着肌骨超声的不断发展，目前高频超声能探查大部分周围神经，主要包括臂丛神经、正中神经、尺神经、桡神经、坐骨神经、胫神经、腓总神经等。

第二节　肌肉骨骼系统及周围神经超声检查方法和正常声像图

一、肩关节超声检查方法和正常声像图

（一）仪器条件及受检者准备

1.仪器条件　采用高分辨率多普勒实时超声仪，高频线阵探头，常用探头频率为5.0~12MHz，需根据目标区域深度及患者体型进行调整。

2.受检者准备　患者面向检查者，坐于可调节的旋转椅上，充分暴露肩关节检查区域，对于无法坐立患者可采取卧位检查。由于肌腱及韧带的厚度存在个体差异性，行相关检查时应双侧对比。

（二）检查方法和正常声像图

1.肱二头肌长头肌腱

【体位选择】

受检者自然端坐，位于检查者对面，肘关节屈曲90°，掌心向上。

【扫查方法】

（1）横切面扫查（短轴）　探头与上臂垂直，置于肱骨大结节与小结节之间，显示结节间沟的肱二头肌长头腱，上下移动探头可显示不同水平位置的肱二头肌长头肌腱短轴切面（图17-1a）。

（2）纵切面扫查（长轴）　上述体位完成肱二头肌长头肌腱横切面扫查后，探头旋转90°，调整声束方向，以便清晰显示肱二头肌长头肌腱长轴（图17-2a）。

【超声表现】

（1）横切面扫查（短轴）　肱二头肌长头肌腱超声显示为卵圆形偏高回声，生理状态下腱鞘内可显示少量液体，深度1~2mm（图17-1b）。

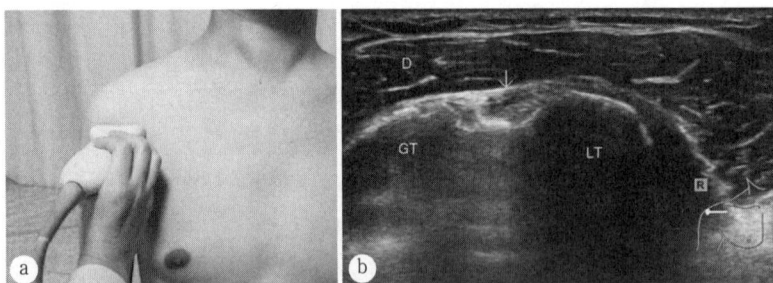

GT：大结节；LT：小结节；D：三角肌；箭头：肱二头肌长头肌腱

图17-1　肱二头肌长头肌腱短轴扫查及标准切面声像图

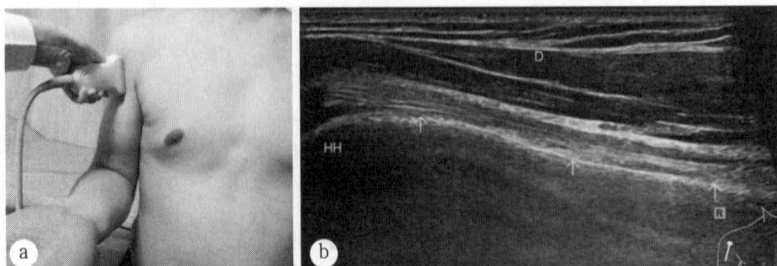

HH：肱骨头；D：三角肌；箭头：肱二头肌长头肌腱

图17-2　肱二头肌长头肌腱长轴扫查及标准切面声像图

（2）纵切面扫查（长轴） 超声显示肌腱呈带状均一高回声，内可及多条细线状回声。此切面更易观察肌腱连续性及回声变化（图17-2b）。

2.肩胛下肌腱

【体位选择】

屈肘90°，肘部紧贴外胸壁，前臂向外旋转使肩关节处于外旋位。

【扫查方法】

（1）横切面扫查（长轴） 探头与肱骨干垂直，置于小结节内侧横切，显示肩胛下肌腱长轴，上下平移探头以显示肌腱宽度的边界，最外侧止于肱骨小结节。调整肩关节内收肌外旋，动态扫查肩胛下肌腱（图17-3a）。

（2）纵切面扫查（短轴） 体位如上，探头旋转90°，与肱骨干平行，置于肱骨小结节内侧纵切（图17-4a）。

【超声表现】

（1）横切面扫查（长轴） 肩胛下肌长轴与肱骨长轴呈一定角度，伴随肩关节从中立位旋至最大外旋位，可见肩胛下肌腱从喙突下方向外侧移动，呈"鸟嘴样"，止于肱骨小结节（图17-3b）。

（2）纵切面扫查（短轴） 肩胛下肌短轴上呈弧形高回声，由于多为羽状肌，横断面显示为高回声的肌腱内间隔低回声的肌肉组织。短轴切面上更易发现微小的纵性肌腱撕裂（图17-4b）。

COR：喙突；LT：小结节；箭头：肩胛下肌腱

图17-3 肩胛下肌腱长轴扫查及标准切面声像图

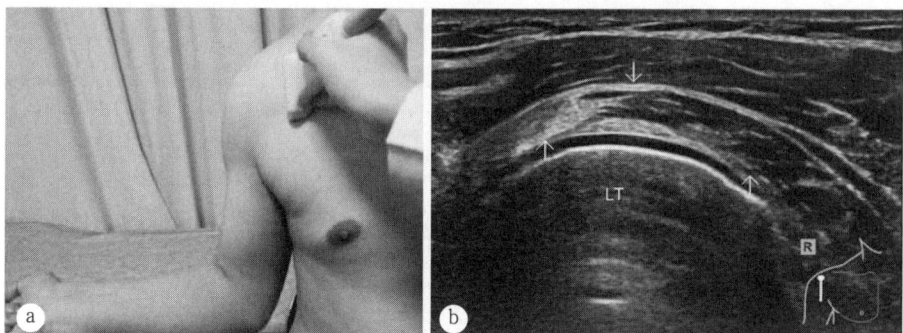

LT：小结节；箭头：肩胛下肌腱

图17-4 肩胛下肌腱短轴扫查及标准切面声像图

3.冈上肌腱

【体位选择】

冈上肌腱的检查常用体位有两种。第一种患者将同侧手背置于下腰区，肘部紧贴外胸壁，朝向外侧，以使肱骨内旋，大结节转向前方（图17-5a，Crass体位）。该体位有利于微小撕裂的检测，但一些患者无法配合。第二种患者上臂后伸，屈肘，手掌放置于髂嵴上缘（图17-5b，改良Crass体位）。

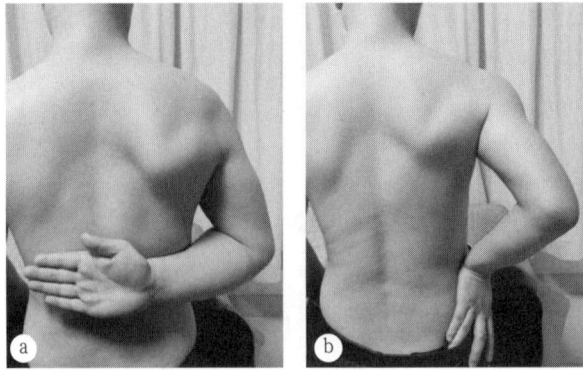

图 17-5　冈上肌腱检查体位

【扫查方法】

（1）长轴扫查　探头斜切（与身体的矢状面及横断面各呈45°）显示冈上肌腱长轴切面（图 17-6a）。

（2）短轴扫查　先显示肱二头肌长头腱短轴的关节内部分，以此为标志，向外侧移动探头，以显示冈上肌短轴切面（图 17-7a）。

【超声表现】

（1）长轴扫查　正常时长轴肌腱显示为高回声、弧形的"鸟嘴样"附着于肱骨大结节前上方。肌腱走行方向变化，易出现各向异性伪像，在检查时应不断调整探头方向及角度（图 17-6b）。

（2）短轴扫查　正常时短轴肌腱呈向前方凸起的弧形带状高回声，肌腱深方为肱骨头表面，呈弧形的强回声，肌腱浅方为呈低回声的三角肌（图 17-7b）。

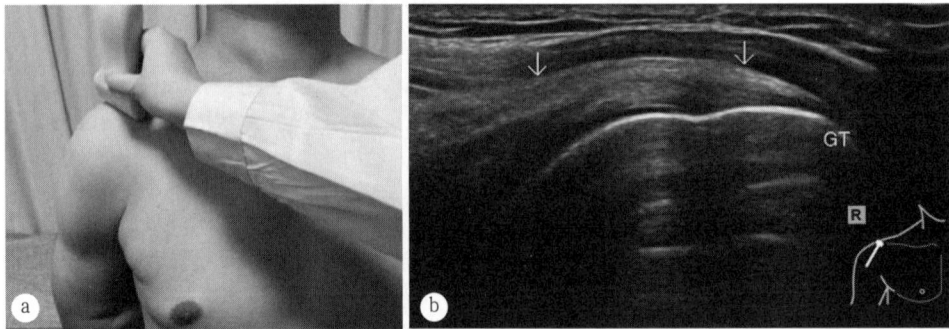

GT：大结节；箭头：冈上肌腱

图 17-6　冈上肌腱长轴扫查及标准切面声像图

COR：喙突；D：三角肌；箭头：冈上肌腱；INF：冈下肌腱

图 17-7　冈上肌腱短轴扫查及标准切面声像图

4.冈下肌腱及小圆肌腱

【体位选择】

受检者坐位，手自胸前放置对侧肩部。

【扫查方法】

长轴扫查时以肩胛冈为体表标志，探头放置于冈下窝纵切，显示冈下肌及小圆肌肌腹，然后旋转探头90°横切，沿肌腹向外侧移动，显示肌腱走行及肌腱的肱骨大结节附着处（图17-8a）。

【超声表现】

正常时探头沿肌纤维方向移行可依次对肌肉、肌肉肌腱移行处及肱骨附着处进行显示。冈下肌位于三角肌深方，肌腱附着于大结节后方的中间；小圆肌腱较薄，位于冈下肌腱下方，附着于大结节后下方。超声声像图上不易区分两者肌腱的界限（图17-8b）。

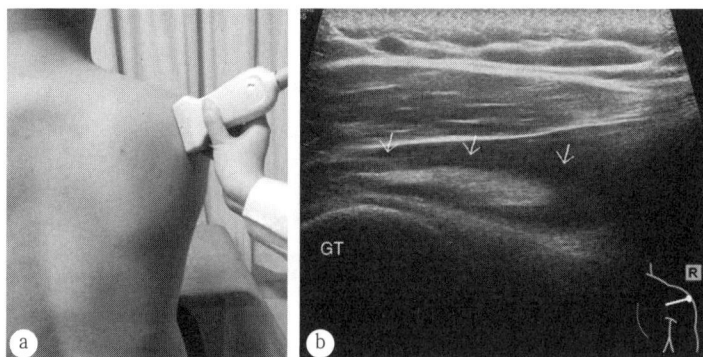

GT：大结节；箭头：冈下肌腱

图17-8 冈下肌腱长轴扫查及标准切面声像图

5.后盂唇及盂肱关节后面观

【体位选择】

同冈下肌及小圆肌体位。

【扫查方法】

可适当降低探头频率，探头置于肱骨头后缘（外侧）与关节盂后面（内侧）间横切（图17-9a）。

【超声表现】

正常时肱骨头及肩胛骨呈强回声，两者间为肩关节后隐窝，内可及三角形状后盂唇（图17-9b）。在此切面上可观察并测量关节腔积液，积液常集聚在后盂唇和冈下肌间，测值大于2mm为异常。

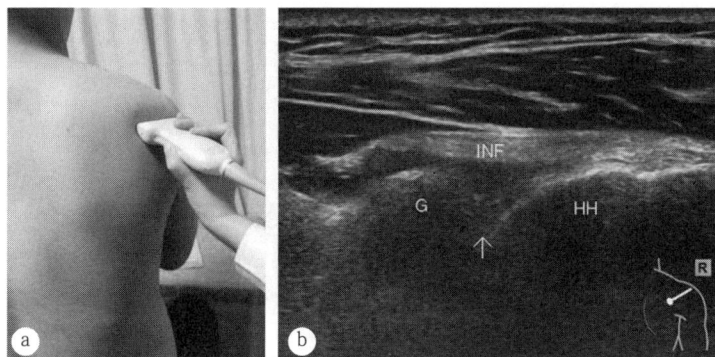

G：肩盂；HH：肱骨头；箭头：后盂唇；INF：冈下肌腱

图17-9 后盂唇扫查及标准切面声像图

6.肩峰下–三角肌下滑囊

【体位选择】

同冈上肌腱扫查体位。

【扫查方法】

肩峰下–三角肌下滑囊覆盖范围较大，进行扫查时应在多种位置进行观察，寻找最大滑囊厚度的切面进行测定（图17-10a）。

【超声表现】

肩峰下–三角肌下滑囊位于三角肌与肩袖间，正常情况下呈塌陷状态，可存在少量积液，常表现为两条高回声的膜，中间极少量的无回声，厚度常小于2mm（图17-10b）。

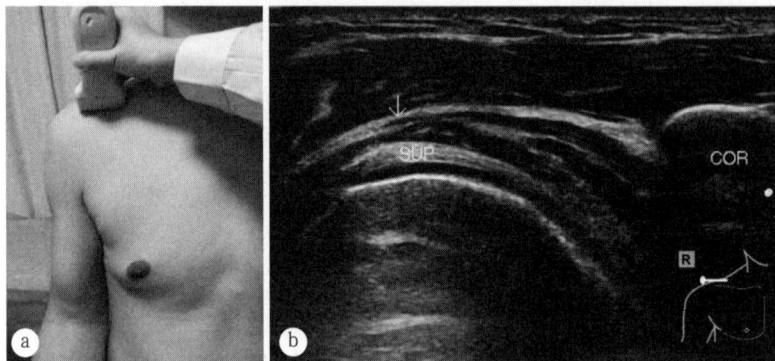

COR：喙突；SUP：冈上肌腱；箭头：肩峰下滑囊区

图17-10 肩峰下–三角肌下滑囊扫查及标准切面声像图

7.肩锁关节及喙肩韧带

【体位选择】

上肢自然下垂，保持中立位。

【扫查方法】

（1）用手触及肩峰及锁骨间隙，探头置于两者之间，做冠状切面，显示肩锁关节（图17-11a）。

（2）探头置于喙突及肩峰表面，可显示呈薄层条索样的喙肩韧带（图17-12a）。

【超声表现】

（1）肩锁关节关节腔内可及低回声关节盘，可观察关节间隙的大小及其变化，如：变窄、增宽及错位等，也可观察有无关节腔积液、滑膜增生及骨皮质的破坏（图17-11b）。

（2）喙肩韧带位于喙突及肩峰间，呈高回声条索样，检查时应注意其完整性及厚度变化，同时注意双侧对比检查（图17-12b）。

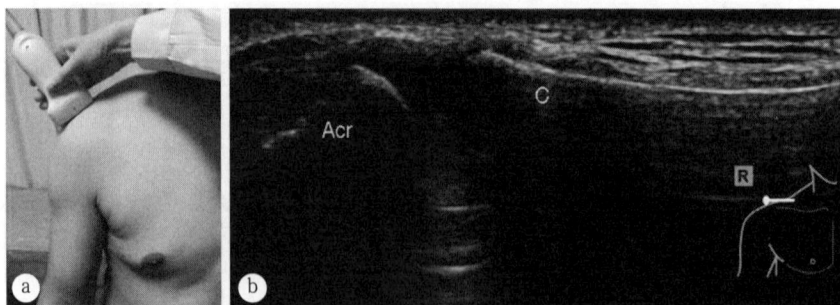

C：锁骨；Acr：肩峰

图17-11 肩锁关节扫查及标准切面声像图

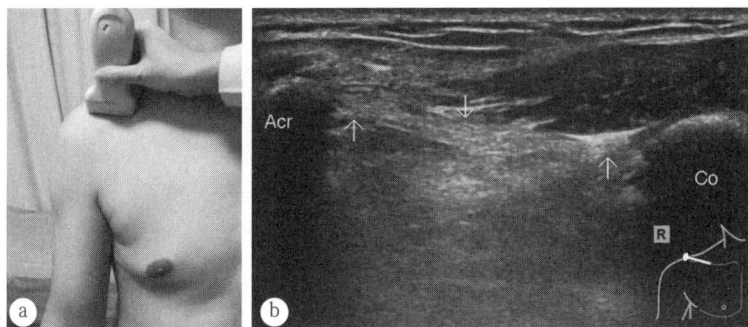

Co：喙突；Acr：肩峰；箭头：喙肩韧带

图17-12　喙肩韧带扫查及标准切面声像图

二、肘关节超声检查方法和正常声像图

（一）仪器条件及受检者准备

1.仪器条件　常采取高频线阵探头，常用探头频率为5~12MHz，对于表浅部位可采用更高频率探头。

2.受检者准备　检查时患者取坐位，面向检查者，根据扫查的具体部位，调整肘部摆放。

（二）检查方法和正常声像图

1.肘关节前部

【体位选择】

受检者坐位，面向检查者，前臂旋后伸展，完全伸展肘关节，置于检查床上。

【扫查方法】

（1）桡侧纵向扫查　沿肱骨干方向，探头放置于肱骨及桡骨间（图17-13a）。

（2）尺侧纵向扫查　沿肱骨干方向，探头放置于肱骨及尺骨间（图17-14a）。

（3）横断面扫查　垂直于肱骨干长轴，探头扫查时范围至少包含肘窝上、下5cm（图17-15a）。

（4）肱二头肌肌腱长轴扫查　沿肱二头肌走向，远端加压倾斜，适当调整前臂，保持声束与肌腱长轴垂直，避免各向异性伪像（图17-16a）。

【超声表现】

（1）桡侧纵向扫查　肱骨小头及桡骨头骨皮质呈强回声，两者间呈倒三角形低回声区域为关节间隙，此切面可及肱骨头近端的呈弧形凹陷的桡窝（图17-13b）。

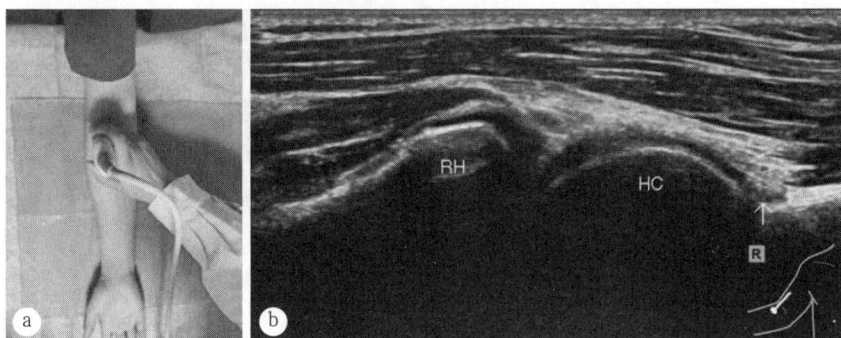

RH：桡骨头；HC：肱骨小头；箭头：桡窝

图17-13　肘前部桡侧纵向扫查及标准切面声像图

（2）尺侧纵向扫查　从近端至远端可及肱骨冠突窝、肱骨滑车、肱尺关节间隙、尺骨冠突（图17-14b）。

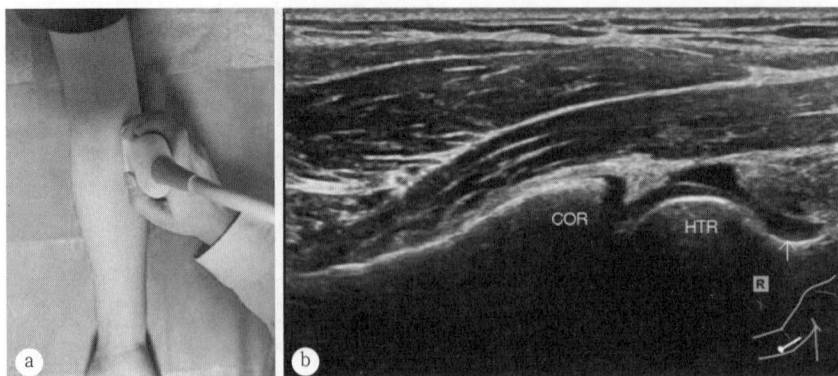

COR：冠突；HTR：肱骨滑车；箭头：冠突窝

图17-14　肘前部尺侧纵向扫查及标准切面声像图

（3）横断面扫查　肱骨小头及肱骨滑车骨皮质呈强回声，表面的关节软骨呈均匀一致低回声。肱骨滑车位于内侧，表面为中间凹陷形，占肱骨宽度的2/3；肱骨小头位于外侧，呈凸形，占1/3。浅方低回声为肱肌横断面声像图（图17-15b）。

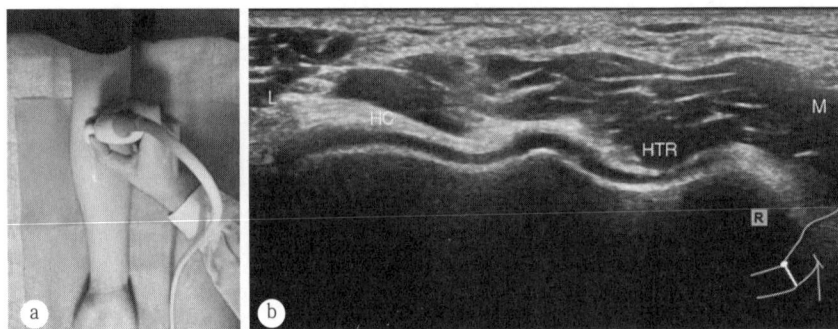

HC：肱骨小头；HTR：肱骨滑车；M：内侧；L：外侧

图17-15　肘前部横断面扫查及标准切面声像图

（4）肱二头肌肌腱长轴扫查　肱二头肌远端走向由浅入深，长轴可显示附着于桡骨粗隆处（图17-16b）。

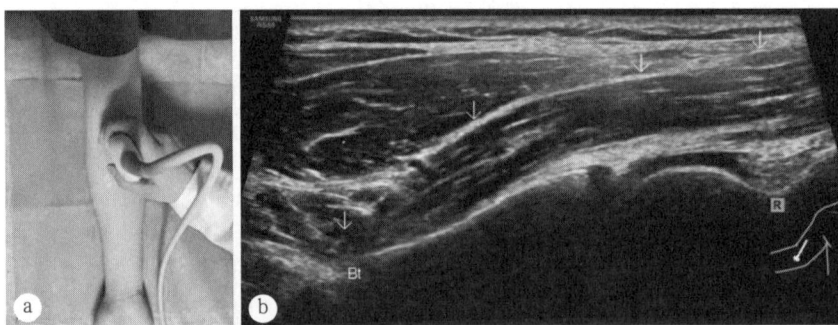

Bt：桡骨粗隆；箭头：肱二头肌肌腱

图17-16　肱二头肌肌腱长轴扫查及标准切面声像图

2.肘关节外侧

【体位选择】

受检者拇指向上，双手合拢，双前臂向前下伸展，呈"祈祷"姿势。

【扫查方法】

探头放置于肘关节外侧肱骨与桡骨间（图17-17a）。检查环状韧带时，探头放置于桡骨头处横切（图17-18a）。

【超声表现】

伸肌总腱向上附着于肱骨外上髁,呈强回声。桡侧副韧带位于伸肌总腱深方,两者关系紧密,声像图不易辨别(图17-17b)。环状韧带覆盖于桡骨头、颈表面,呈条索样强回声(图17-18b)。

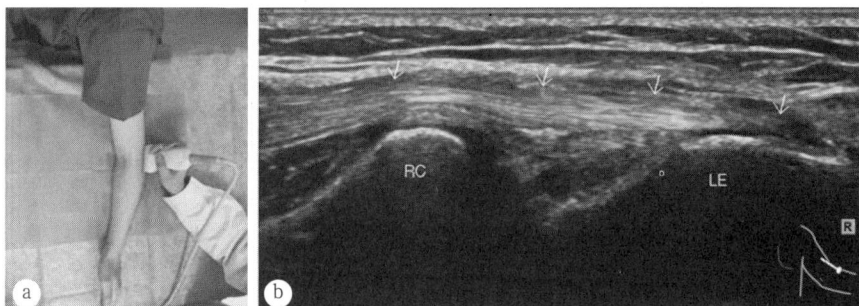

RC:桡骨头;LE:肱骨外上髁;箭头:伸肌

图17-17 肘关节外侧伸肌总腱扫查及标准切面声像图

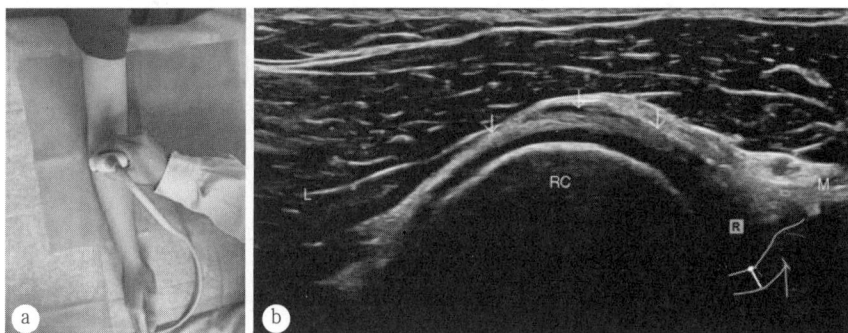

RC:桡骨头;M:内侧;L:外侧;箭头:环状韧带

图17-18 肘关节环状韧带扫查及标准切面声像图

3.肘关节内侧

【体位选择】

受检者肘关节轻度屈曲,手后旋,双前臂充分外展,呈"反祈祷"姿势。

【扫查方法】

检查屈肌总腱时,探头放置于肘关节内侧肱骨与尺骨间(图17-19a)。行尺侧副韧带检查时,可在手外翻并使肘关节屈、伸状态下,检查韧带的完整性及紧张程度。

【超声表现】

屈肌总腱呈条束状强回声,向上附着于肱骨内上髁。尺侧副韧带呈强回声纤维状结构,位于屈肌总腱深方,其走行有别于屈肌总腱(图17-19b)。

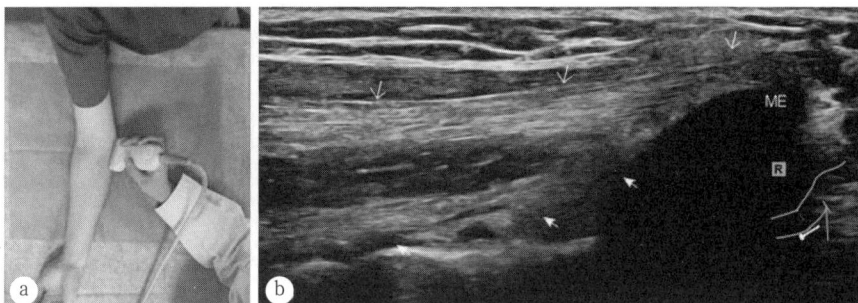

ME:肱骨内上髁;细箭头:屈肌总腱;粗箭头:尺侧副韧带

图17-19 肘关节内侧屈肌总腱扫查及标准切面声像图

345

4.肘关节后部

【体位选择】

受检者屈曲肘关节呈90°，手掌向下平撑于检查床上。

【扫查方法】

行肱三头肌腱长轴检查时，探头放置于肱骨下端与尺骨鹰嘴间，与肱骨干方向平行（图17-20a）。

【超声表现】

肱三头肌腱呈强回声，向远端附着于鹰嘴骨皮质。肱骨远端后方的浅窝为鹰嘴隐窝，正常情况下被脂肪及结缔组织填充（图17-20b）。

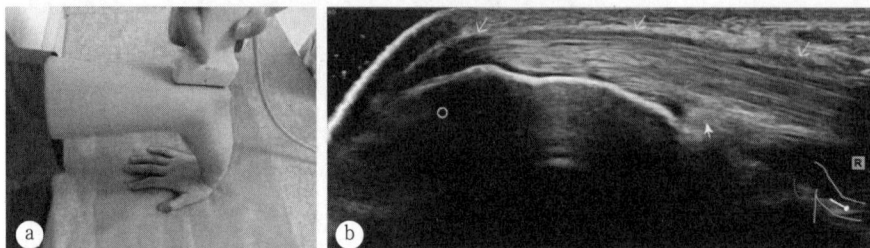

O：鹰嘴；细箭头：肱三头肌腱；粗箭头：鹰嘴窝内脂肪垫

图17-20 肘关节后部扫查及标准切面声像图

三、手腕关节超声检查方法和正常声像图

（一）仪器条件及受检者准备

1.仪器条件 腕关节、掌指关节及指间关节位置表浅，尽量使用高频探头，常用频率为10~15MHz，可采取多涂耦合剂、导声垫及水囊等措施，利于皮下组织结构的显示。

2.受检者准备 检查时患者端坐于检查者对面，放松腕部及肘部，手平放于检查床上。对于不能坐立并保持上述姿势者，可平卧于检查床上，上肢分别摆放于身体两侧。

（二）检查方法和正常声像图

1.腕关节

（1）腕关节背侧 伸肌支持带发出分隔，形成6个腔室，12条肌腱通过，从桡侧向尺侧依次扫查各个腔室（图17-21）。

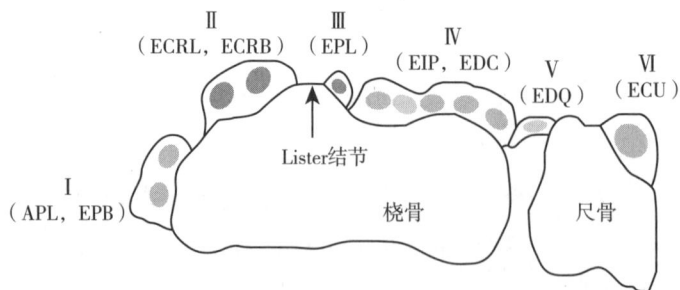

I	APL	拇长展肌腱	EPB	拇短伸肌腱
II	ECRL	桡侧腕长伸肌腱	ECRB	桡侧腕短伸肌腱
III	EPL	拇长伸肌腱		
IV	EIP	示指伸肌腱	EDC	指总伸肌腱
V	EDQ	小指伸肌腱		
VI	ECU	尺侧腕伸肌腱		

图17-21 腕关节背侧横断面示意图

腕关节及手指关节需进行掌侧、背侧、尺侧及桡侧全面扫查，应长轴与短轴切面相结合，可根据患者的实际情况，对相应部位针对性检查。

1）第一腔室　手腕保持中立位，桡侧向上，探头横向放于桡骨茎突表面（图17-22a）。可显示掌侧的拇长展肌腱和背侧的拇短伸肌腱（图17-22b）。

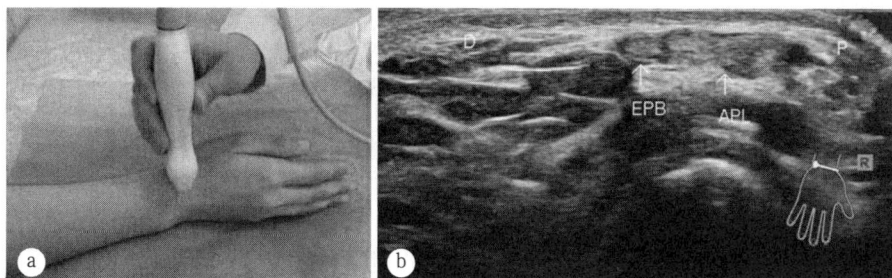

EPB：拇短伸肌腱；APL：拇长展肌腱；D：背侧；P：掌侧

图17-22　第一腔室扫查及标准切面声像图

2）第二腔室　手掌向下，平放于检查床上，探头置于Lister结节处，向桡侧稍移动（图17-23a）。Lister结节显示为桡骨背侧的强回声突起（图17-23b）。Lister结节桡侧可及桡侧腕长伸肌腱（桡侧）及桡侧腕短伸肌腱（尺侧）。

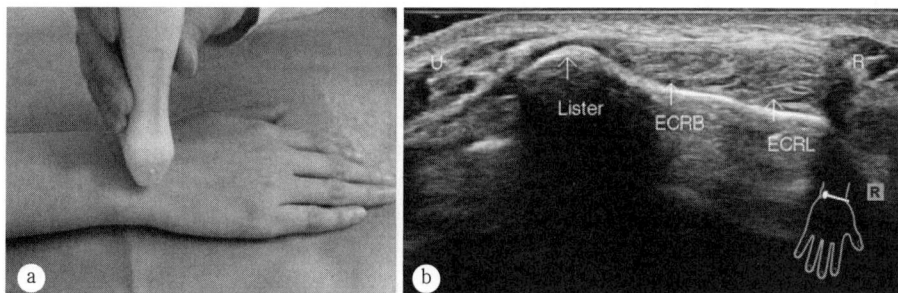

ECRB：桡侧腕短伸肌腱；ECRL：桡侧腕长伸肌腱；U：尺侧；R：桡侧

图17-23　第二腔室扫查及标准切面声像图

3）第三腔室　探头置于Lister结节处，向尺侧稍移动（图17-24a）。Lister结节分界第二及第三腔室，其尺侧为拇长伸肌腱（图17-24b）。

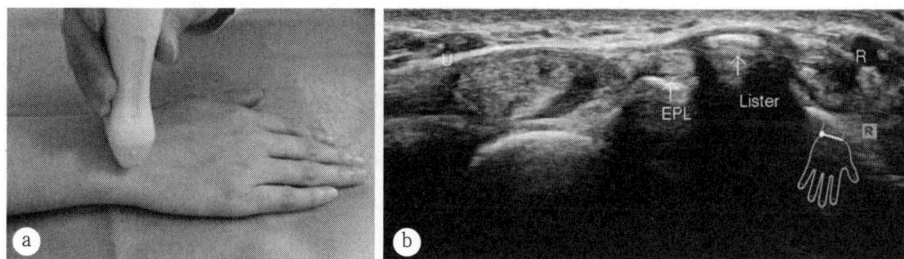

EPL：拇长伸肌腱；U：尺侧；R：桡侧

图17-24　第三腔室扫查及标准切面声像图

4）舟月韧带　手腕部运动创伤的好发部位之一。探头横切置于Lister结节处，向远端移动至舟骨与月骨间，可显示两者间的舟月韧带，为了便于显示手腕，可以向尺侧偏斜（图17-25a）。舟月韧带呈三角形强回声，位于舟骨与月骨间（图17-25b）。

5）第四腔室　探头从第三腔室位置向尺侧稍移动（图17-26a）。可显示示指伸肌腱及指总伸肌腱（图17-26b）。

6）第五腔室　探头从第四腔室位置向尺侧稍移动（图17-27a）。可显示小指伸肌腱（图17-27b）。

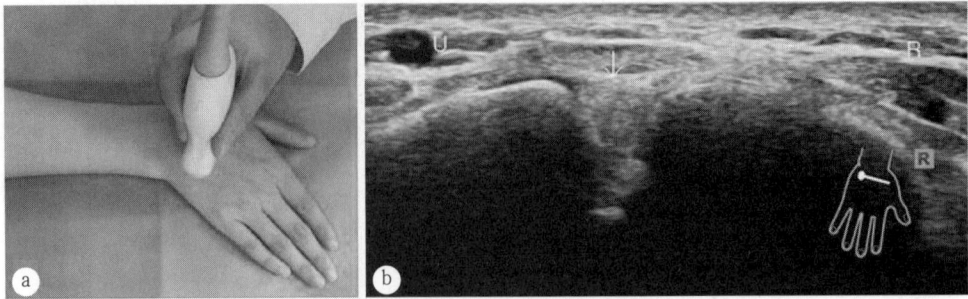

U：尺侧；R：桡侧；箭头：舟月韧带

图 17-25　正常舟月韧带扫查及标准切面声像图

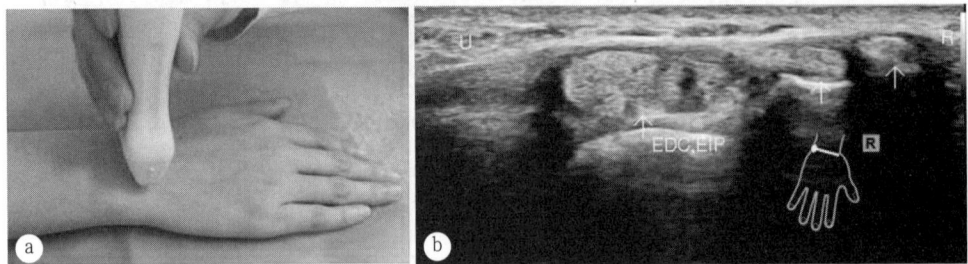

EDC：指总伸肌腱；EIP：示指伸肌腱；U：尺侧；R：桡侧

图 17-26　第四腔室扫查及标准切面声像图

EDQ：小指伸肌腱；EDC：指总伸肌腱；EIP：示指伸肌腱；U：尺侧；R：桡侧

图 17-27　第五腔室扫查及标准切面声像图

7）第六腔室　手腕侧放，桡侧向下，探头横向放于尺骨茎突表面（图 17-28a）。可显示尺侧腕伸肌腱（图 17-28b）。

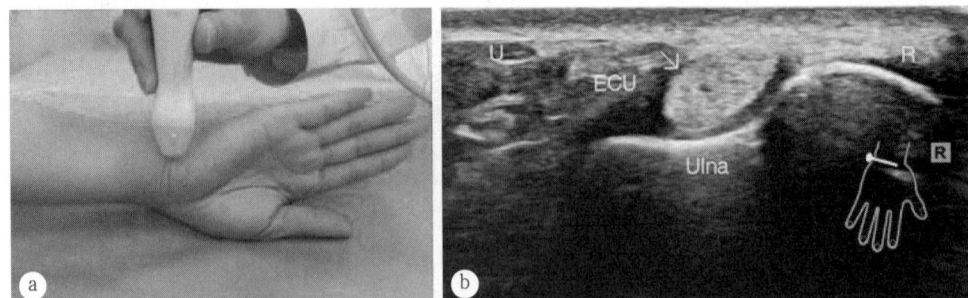

ECU：尺侧腕伸肌腱；Ulna：尺骨；U：尺侧；R：桡侧

图 17-28　第六腔室扫查及标准切面声像图

8）桡腕关节、腕骨间及腕掌关节　手掌部平放于检查床上，探头沿腕部背侧长轴放置（图 17-29a）。从近端向远端可依次显示桡腕、腕骨间及腕掌关节的滑膜隐窝（图 17-29b）。

Met：掌骨；Cap：头状骨；Lun：月骨；Rad：桡骨；箭头：桡腕、腕骨间及腕掌关节

图17-29　腕关节背侧扫查及标准切面声像图

（2）腕关节掌侧

1）纵向扫查　手腕部平放于检查床上，掌心朝上，探头沿腕部掌侧长轴放置（图17-30a）。从近端向远端可依次显示桡腕、腕骨间及腕掌关节的滑膜隐窝（图17-30b）。

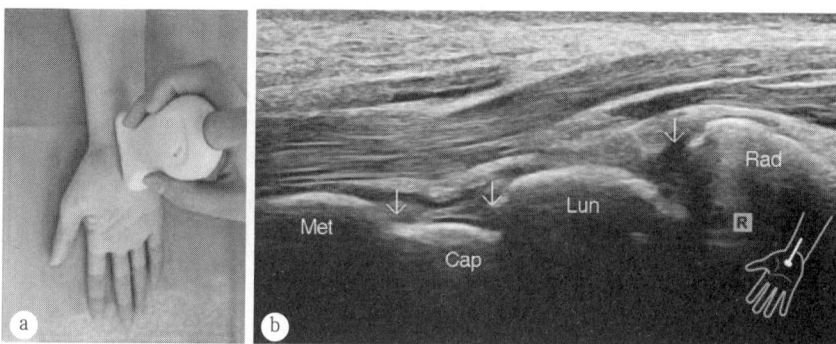

Met：掌骨；Cap：头状骨；Lun：月骨；Rad：桡骨；箭头：桡腕、腕骨间及腕掌关节

图17-30　腕关节掌侧扫查及标准切面声像图

2）横向扫查　主要检查腕管。手背平放于检查床上，探头放置于舟骨结节与豌豆骨间（图17-31a）。

舟骨、月骨、三角骨、豌豆骨构成近端腕管的骨性底部，表层为屈肌支持带，腕管内最浅层为正中神经，短轴切面呈扁椭圆形，内部为"筛孔样"，其后方桡侧为拇长屈肌腱，正中神经深方为8条横切面呈圆形中高回声的屈肌腱，即浅方的指浅屈肌腱及深方的指深屈肌腱（图17-31b）。

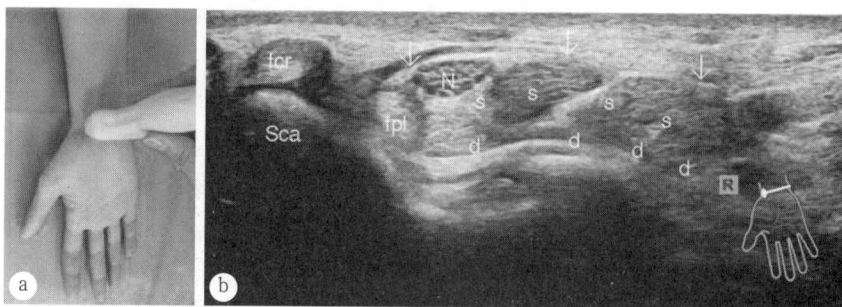

Sca：舟状骨；fcr：桡侧腕屈肌腱；fpl：拇长屈肌腱；s：第2~5指浅屈肌腱；d：第2~5指深屈肌腱；
N：正中神经；箭头：屈肌支持带

图17-31　近端腕管扫查及标准切面声像图

（3）腕关节尺侧　腕横韧带浅方的尺侧可及尺动静脉，尺动脉与尺侧腕屈肌腱间可及尺神经。腕部轻度桡侧偏斜，探头纵向放置于腕部尺侧（图17-32a）。显示尺侧腕屈肌腱深方的类似三角形强回声的三角纤维软骨复合体，其尖端指向腕关节腔（图17-32b）。

Tri：三角骨；Ulna：尺骨；粗箭头：三角纤维软骨复合体；细箭头：尺侧腕伸肌腱

图17-32　三角纤维软骨复合体扫查及标准切面声像图

（4）腕关节桡侧　腕管浅方的桡侧可及桡侧腕屈肌腱（图17-33）。

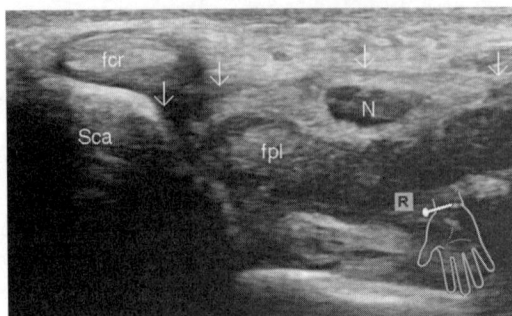

Sca：舟状骨；fcr：桡侧腕屈肌腱；fpl：拇长屈肌腱；N：正中神经；箭头：屈肌支持带

图17-33　腕关节桡侧扫查及标准切面声像图

2.手指关节

（1）掌指关节及指间关节背侧　可显示关节软骨面、关节囊及其浅层的指伸肌腱（图17-34、图17-35）。

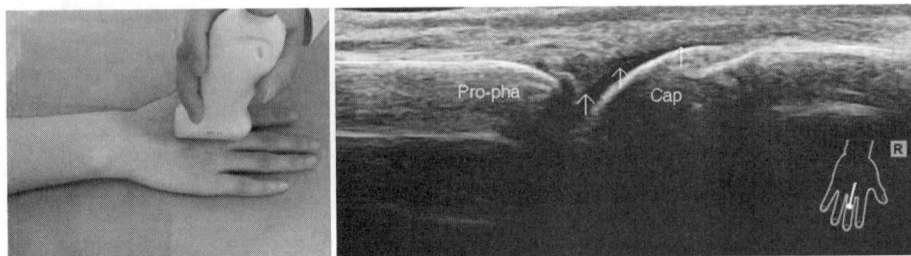

Cap：掌骨；Pro-pha：近节指骨；箭头：关节囊及关节腔

图17-34　第三掌指关节扫查及标准切面声像图（背侧）

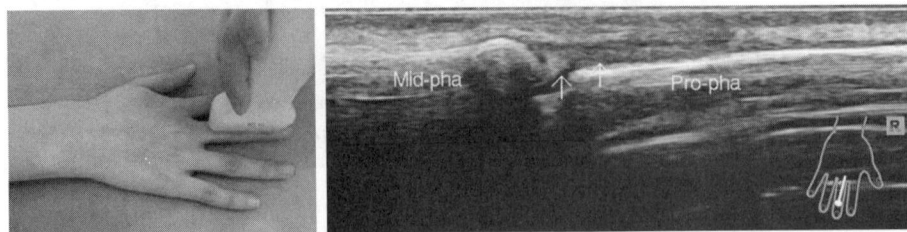

Pro-pha：近节指骨；Mid-pha：中节指骨；箭头：关节囊及关节腔

图17-35　第三近端指间关节扫查及标准切面声像图（背侧）

（2）掌指关节及指间关节掌侧　可显示关节腔及三角形高回声的软骨板，软骨板尖端指向关节腔，其浅方为厚且坚韧的指屈肌腱（图17-36、图17-37）。

（3）A1滑车　指屈肌腱周围有一系列的环形及交叉纤维环防止运动中的肌腱移位，位于掌指关节掌侧的环状韧带称为A1滑车。声像图为屈肌腱旁线状弱回声（图17-38）。狭窄性腱鞘炎（扳机指）最常见的病因是A1滑车的病变致使鞘管狭窄，手指出现屈伸障碍。

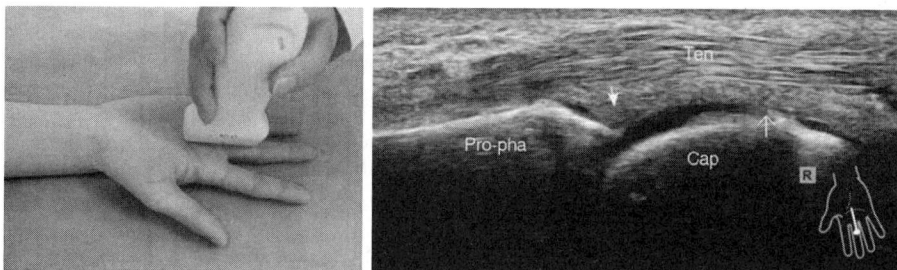

Cap：掌骨；Pro-pha：近节指骨；Ten：指屈肌腱；细箭头：关节囊及关节腔；粗箭头：掌板

图17-36 第三掌指关节扫查及标准切面声像图（掌侧）

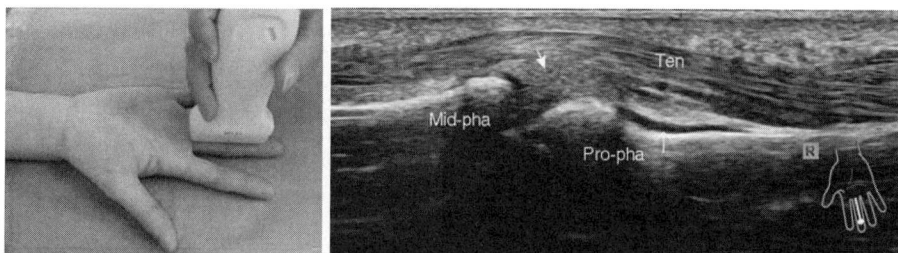

Pro-pha：近节指骨；Mid-pha：中节指骨；Ten：指屈肌腱；细箭头：关节囊及关节腔；粗箭头：掌板

图17-37 第三近端指间关节扫查及标准切面声像图（掌侧）

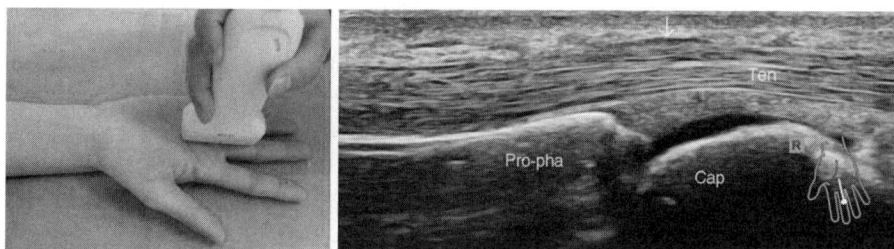

Cap：掌骨；Pro-pha：近节指骨；Ten：指屈肌腱；箭头：A1滑车

图17-38 A1滑车长轴扫查及标准切面声像图

（三）注意事项

（1）行腕部及手指肌腱、滑膜及神经厚度测量时，声束应尽量垂直于检查结构，避免出现各向异性伪像，同时注意双侧对比。

（2）超声对手腕部病变有较好的显示，对关节滑膜炎诊断及腱鞘炎、骨侵蚀评估与MR具有同样效果，但超声无法检查骨髓水肿，且存在检查者依赖性等不足。

课堂互动

学生思考：1.腕关节背侧扫查时，从桡侧至尺侧6个腔室内的伸肌腱分别是哪些？

2.腕关节背侧扫查时，重要的定位标志是什么？

四、髋关节超声检查方法和正常声像图

（一）仪器条件及受检者准备

1.仪器条件 常采用频率为5~12MHz的高频线阵探头，深部组织检查时可选择凸阵探头。

2.受检者准备 扫查髋部前面时，患者取仰卧位，大腿轻度外旋。侧方检查时，患者侧卧位，患肢朝上。

（二）检查方法和正常声像图

髋关节的检查包括前斜矢状位扫查及横断面扫查，侧面纵向及横断面扫查。

1.髋关节前斜矢状面

【体位选择】

受检者仰卧位，髋关节及膝关节伸直，大腿外旋10°~30°。

【扫查方法及超声表现】

检查内容：髋关节腔、前上盂唇、髂腰肌等。

探头沿股骨颈长轴放置，可同时显示强回声的股骨头及股骨颈，头颈交界处凹陷为前关节隐窝，常在此处评估髋关节积液（图17-39）。向上移动探头，在股骨头及髋臼间可及三角形状等回声的前上盂唇（图17-40）。在关节腔及股骨头表面均可及位于血管神经束外面的髂腰肌。

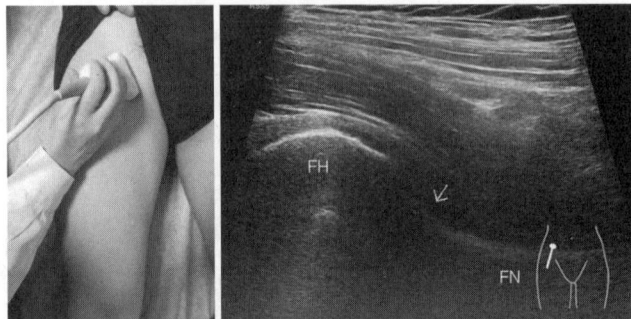

FH：股骨头；FN：股骨颈；箭头：前隐窝

图17-39　髋关节前隐窝扫查及标准切面声像图

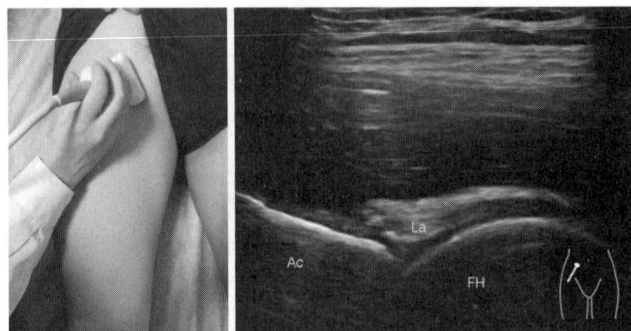

FH：股骨头；Ac：髋臼；La：前上髋臼唇

图17-40　髋关节前上髋臼唇扫查及标准切面声像图

2.髋关节前横断面

【体位选择】

同前斜矢状位扫查。

【扫查方法及超声表现】

从浅至深，可依次观察到髂腰肌横断面、股骨头表面软骨及股骨头（图17-41）。

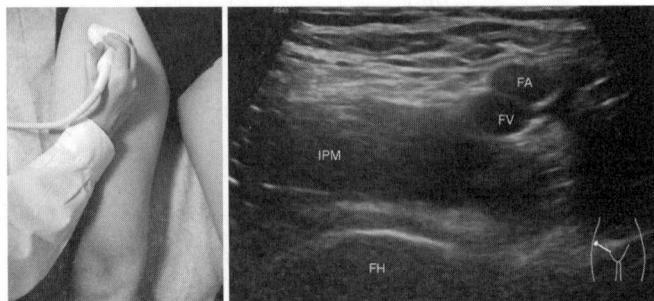

FH：股骨头；IPM：髂腰肌；FA：股动脉；FV：股静脉

图17-41　髋关节前横断面扫查及标准切面声像图

3.髋关节侧方纵向

【体位选择】

患者侧卧位，患肢朝上，可适当屈曲和后伸。

【扫查方法及超声表现】

探头沿股骨颈长轴方向纵切，由深到浅依次可见股骨大转子、贴近骨面的臀小肌纵向及臀小肌滑囊，臀中肌纵向及臀中肌滑囊，同时需扫查臀大肌滑囊，上述滑囊均位于相应肌（图17-42）。

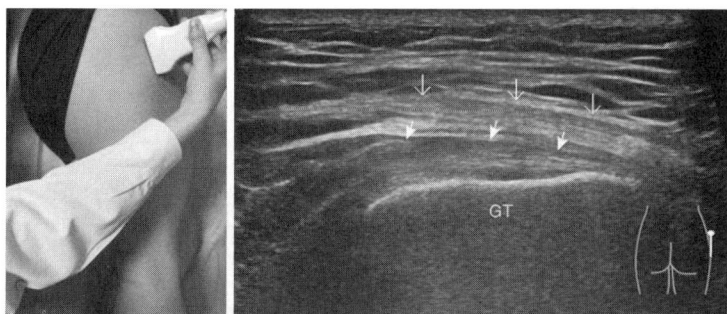

GT：大转子；细箭头：臀中肌；粗箭头：臀小肌

图17-42　髋关节侧方纵向扫查及标准切面声像图

4.髋关节侧方横断面

【体位选择】

同侧方纵向扫查。

【扫查方法及超声表现】

探头横切放置于股骨大转子上，与股骨颈长轴垂直。可及股骨大转子的前骨面、外侧骨面及两者间的骨突。外侧骨面的后方为较圆的后骨面。臀小肌肌腱位于前骨面，臀中肌肌腱位于外侧骨面（图17-43）。股骨大转子为侧方横向扫查的一个重要骨性标志，行超声检查前，可先触及此处，以便于检查。

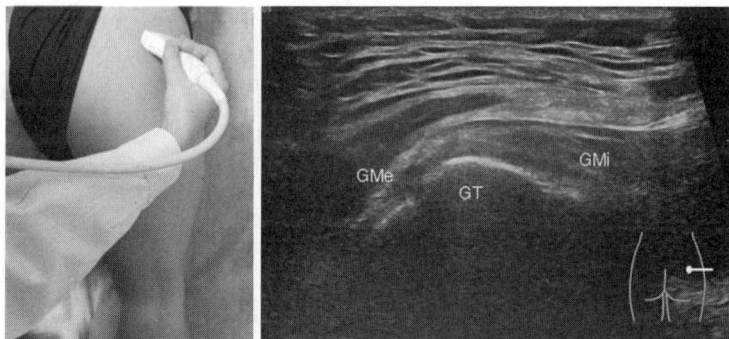

GT：大转子；GMe：臀中肌；GMi：臀小肌

图17-43　髋关节侧方横断面扫查及标准切面声像图

五、膝关节超声检查方法和正常声像图

（一）仪器条件及受检者准备

1.仪器条件　可根据所检查区域的深度，选择探头频率，如行膝关节前侧、内侧及外侧检查时，可选取10MHz以上的高频探头，检查腘窝时可选择5~10MHz线阵探头。

2.受检者准备　膝关节检查不同区域时，采用不同姿势以充分暴露被检区域，并双侧对比检查。

（二）检查方法和正常声像图

膝关节检查分为前部、内侧区、外侧区及后部4部分，首先检查前部、然后内侧区及外侧区，最后行后部检查。

1.膝关节前部

【体位选择】

患者仰卧位，膝下垫一软枕使膝关节轻度屈曲（30°~45°），显示股四头肌腱、髌腱、髌上囊、髌下深囊，最大屈膝位时可显示股骨远端关节面软骨。

【扫查方法及超声表现】

（1）股四头肌腱及髌上囊　探头纵向置于股骨下段与髌骨上缘间，显示呈致密纤维样结构的股四头肌腱，其深方与股骨间可及高回声的脂肪垫，脂肪垫间的低回声为生理状态下的髌上囊，正常髌上囊内有少量积液（图17-44）。

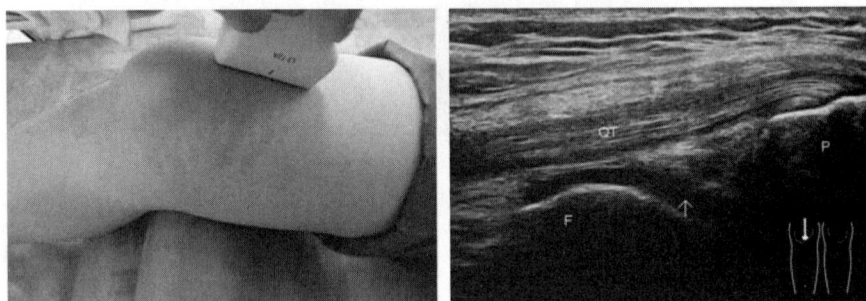

F：股骨；P：髌骨；QT：股四头肌腱；箭头：髌上囊

图17-44　股四头肌腱及髌上囊扫查及标准切面声像图

（2）髌腱　探头纵向置于髌骨与胫骨粗隆间，显示髌腱长轴。髌腱呈较宽的扁平形，纵向检查时应从内向外移动探头，避免遗漏（图17-45）。旋转探头90°，横断面扫查髌腱，横切扫查时应从髌腱起点到止点连续性检查（图17-46）。

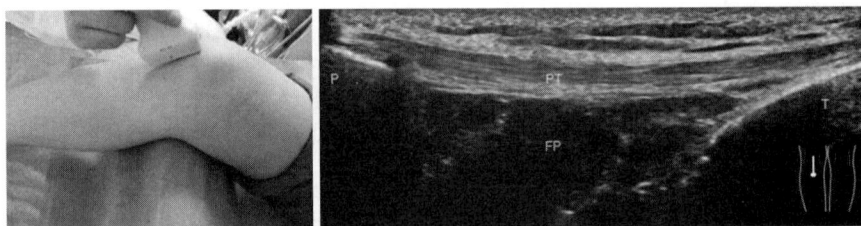

T：胫骨；P：髌骨；PT：髌腱；FP：髌下脂肪垫

图17-45　髌腱长轴扫查及标准切面声像图

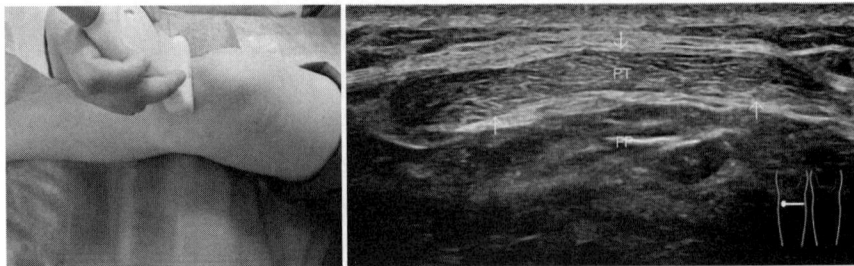

PT：髌腱；FP：髌下脂肪垫

图17-46　髌腱短轴扫查及标准切面声像图

（3）髌下深囊　位于髌腱深方与胫骨间，正常情况下可存在少量积液（图17-47）。

（4）关节面软骨　膝关节最大屈膝位，探头横向置于股骨下端。显示股骨下端骨皮质上方厚度均匀、边界清晰的低回声带，即股骨下端表面软骨（图17-48）。

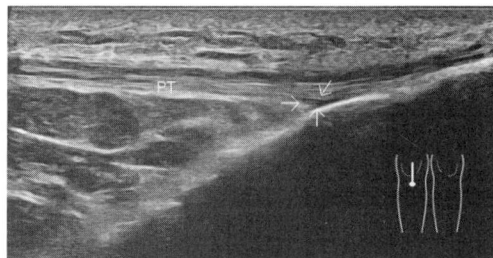

PT：髌腱；箭头：髌下深囊

图 17-47　髌下深囊标准切面声像图

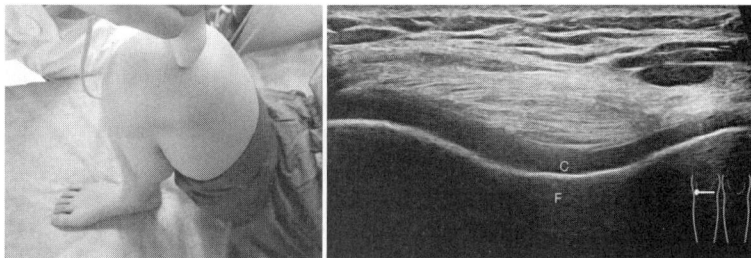

F：股骨；C：软骨

图 17-48　股骨下端表面软骨扫查及标准切面声像图

2.膝关节内侧区

【体位选择】

患者仰卧位，腿部伸直，探头纵向置于股骨下段及胫骨上端间。

【扫查方法及超声表现】

（1）膝内侧副韧带及内侧半月板　纵切面显示内侧副韧带长轴，韧带深方与内侧半月板相连，内侧半月板呈三角形稍高回声，底部朝外，尖部指向关节腔（图 17-49）。

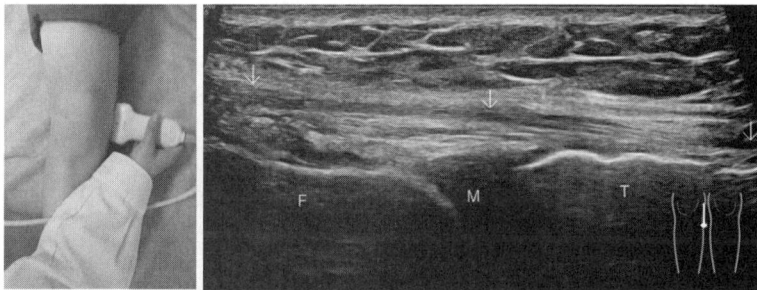

F：股骨；T：胫骨；M：半月板；箭头：内侧副韧带

图 17-49　膝内侧副韧带及内侧半月板扫查及标准切面声像图

（2）鹅足肌腱　在胫骨的附着点位于内侧副韧带胫骨附着点的前下方，其下方与胫骨间存在潜在的鹅足腱滑囊（图 17-50）。

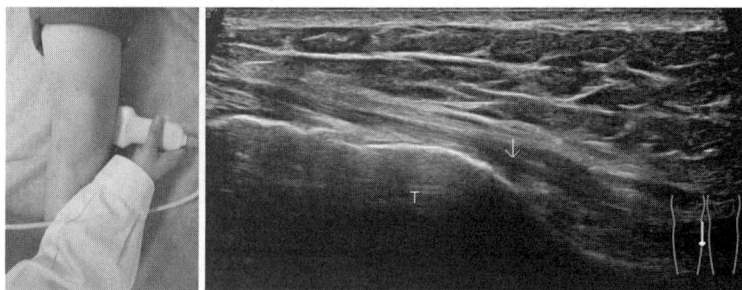

T：胫骨；箭头：鹅足腱

图 17-50　鹅足肌腱短轴扫查及标准切面声像图

3.膝关节外侧区

【体位选择】

患者仰卧位，腿部伸直，探头纵向置于股骨下段与腓骨头间。

【扫查方法及超声表现】

（1）膝外侧副韧带及外侧半月板　探头纵向置于股骨下段及腓骨头间，纵切面显示呈带状等回声结构的外侧副韧带（图17-51）。外侧半月板呈倒三角样结构（图17-52）。

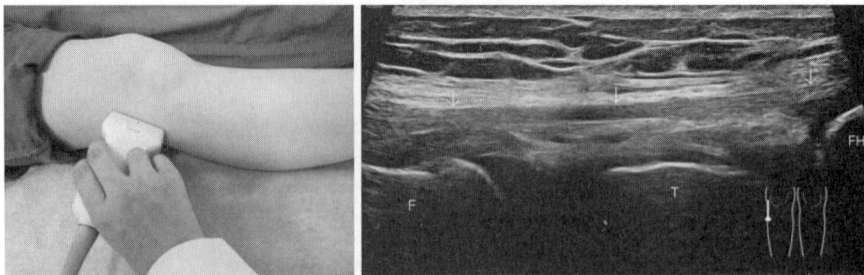

F：股骨；T：胫骨；FH：腓骨头；箭头：外侧副韧带

图17-51　膝外侧副韧带扫查及标准切面声像图

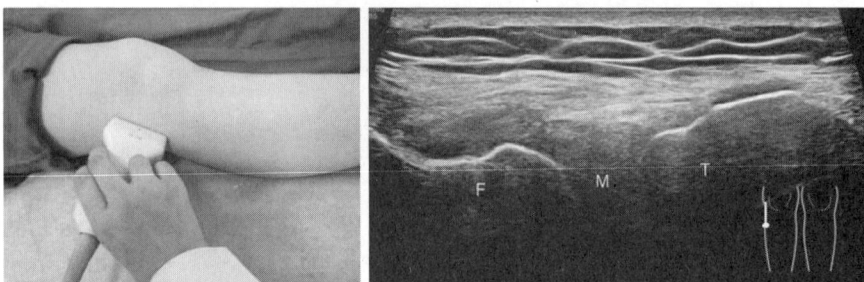

F：股骨；T：胫骨；M：半月板

图17-52　膝外侧半月板扫查及标准切面声像图

（2）髂胫束　探头纵切置于股骨外侧髁及胫骨外上髁结节（Gerdy结节）间。声像图表现为较高回声的纤维状结构（图17-53）。

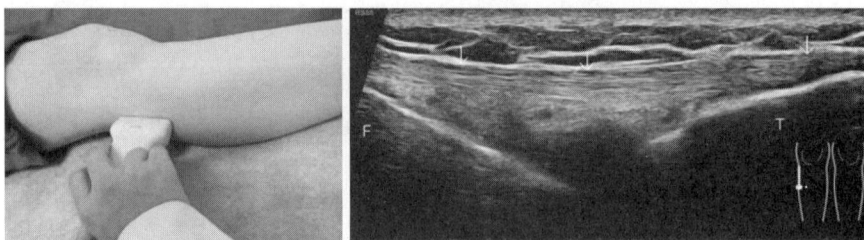

F：股骨；T：胫骨；箭头：髂胫束

图17-53　髂胫束远段扫查及标准切面声像图

4.膝关节后部

【体位选择】

患者俯卧位，探头置于膝关节屈侧。

【扫查方法及超声表现】

（1）股二头肌腱　探头纵向放置于腓骨头，可显示附着于腓骨头的股二头肌腱（图17-54）。

（2）后交叉韧带　以股骨远端后部及胫骨近端为参考标志，探头纵向放置于腘窝中线，内侧旋转探头近端约30°以完整显示后交叉韧带。正常声像图为带状低回声结构（图17-55）。

FH：腓骨头；箭头：股二头肌腱

图 17-54　股二头肌腱长轴扫查及标准切面声像图

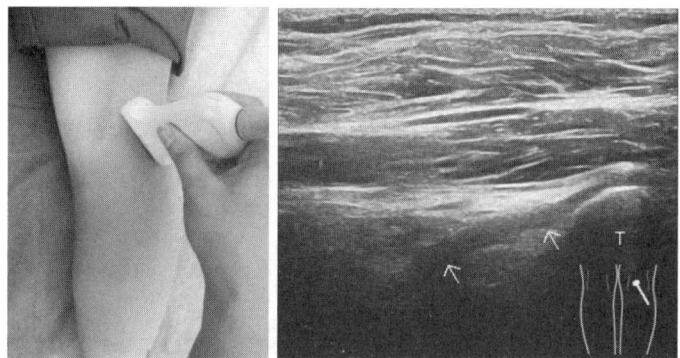

T：胫骨；箭头：后交叉韧带

图 17-55　膝后交叉韧带扫查及标准切面声像图

（3）内侧半月板　探头纵向放置于膝后内侧，可显示呈三角形高回声结构的内侧半月板的后内侧，此处为半月板撕裂的常发部位（图17-56）。

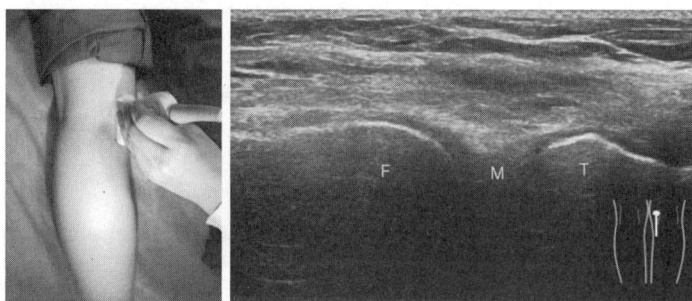

F：股骨；T：胫骨；M：半月板

图 17-56　膝内侧半月板扫查及标准切面声像图

（4）腓肠肌内侧头-半膜肌腱滑囊　位于腓肠肌内侧头肌半膜肌腱间的滑囊，正常情况下仅有少量积液，积液增多时可致使滑囊异常扩张，呈"逗号样"无回声，伸向关节腔，称为Baker囊肿（图17-57）。

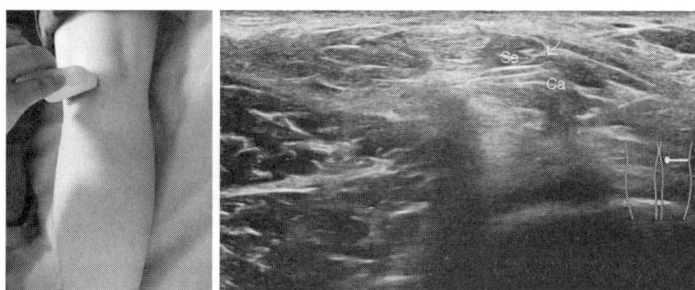

Se：半膜肌腱；Ca：腓肠肌内侧头；箭头：腓肠肌内侧头-半膜肌腱滑囊

图 17-57　腓肠肌内侧头-半膜肌腱滑囊扫查及标准切面声像图

六、足踝关节超声检查方法和正常声像图

(一)仪器条件及受检者准备

1.仪器条件　足踝部超声检查常用频率为10MHz左右的线阵探头,对于跖趾关节及较浅表的部位可采用更高频率,同时可以采取多涂耦合剂、导声垫及水囊等方法。

2.受检者准备　足踝部检查时,起始体位各关节应该处于中立位,检查过程中随检查部位适当调整体位,以充分显示检查区域。

(二)检查方法和正常声像图

踝关节检查分为前部、内侧区、外侧区及后部4部分,首先检查前部,然后内侧区及外侧区,最后行后部检查。

1.踝关节前部

【体位选择】

患者仰卧位或坐位,膝关节屈曲,足底平放于检查床上。

【扫查方法及超声表现】

(1)胫距关节前隐窝　踝关节呈中立位,于胫距关节背侧中部纵向扫查。距骨滑车表面可及呈低回声的关节软骨,软骨浅方为前脂肪垫(图17-58)。

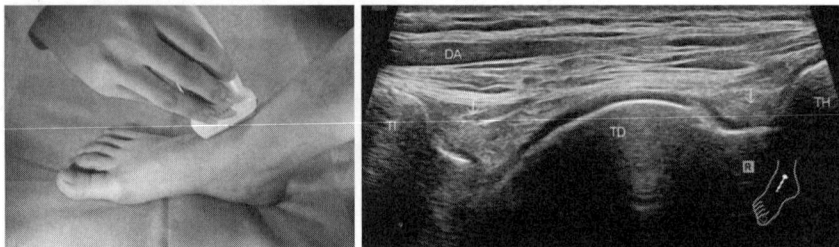

TI:胫骨下端;TD:距骨顶;TH:距骨头;DA:足背动脉;箭头:关节前隐窝

图17-58　胫距关节前隐窝扫查及标准切面声像图

(2)踝前部伸肌腱　探头横切扫查前部伸肌腱,从内向外依次胫骨前肌腱、𧿹长伸肌腱及趾长伸肌腱(图17-59)。

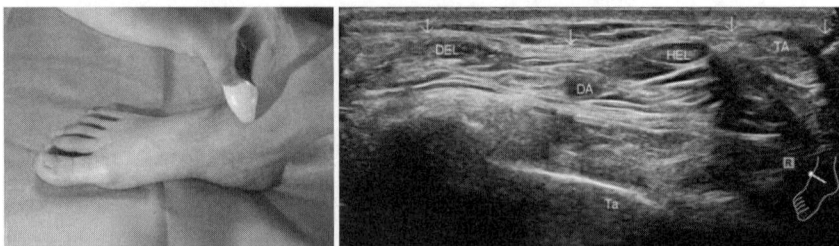

DEL:趾长伸肌腱;HEL:𧿹长伸肌腱;TA:胫骨前肌腱;DA:足背动脉;Ta:距骨;箭头:伸肌支持带

图17-59　踝前部伸肌腱扫查及标准切面声像图

2.踝关节内侧区

【体位选择】

同踝前部检查,检查时可适度外翻。

【扫查方法及超声表现】

(1)踝内侧屈肌腱　探头一端置于内踝中部,另一端向下。从前向后依次显示胫骨后肌腱、趾长屈肌腱、𧿹长屈肌腱横断面(图17-60)。

TP：胫骨后肌腱；DF：趾长屈肌腱；HFL：踇长屈肌腱；A：前；P：后；箭头：屈肌支持带

图17-60　踝内侧屈肌腱扫查及标准切面声像图

（2）三角韧带　探头一端置于内踝中部，另一端向前下、下方及后下方扫查，分别显示胫舟韧带、胫跟韧带及胫距后韧带。声像图上呈现纤维状高回声（图17-61至图17-63）。

MM：内踝；Ta：距骨；Na：舟骨；箭头：胫舟韧带

图17-61　胫舟韧带扫查及标准切面声像图

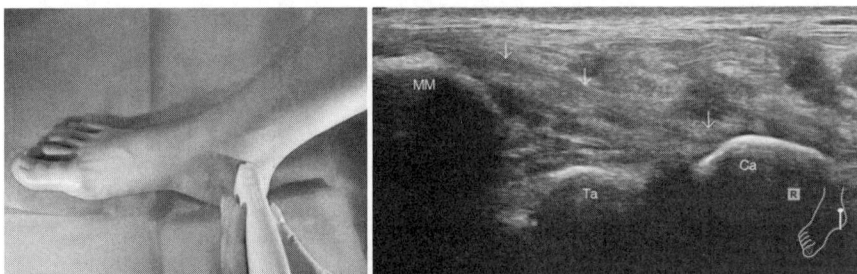

MM：内踝；Ta：距骨；Ca：跟骨；箭头：胫跟韧带

图17-62　胫跟韧带扫查及标准切面声像图

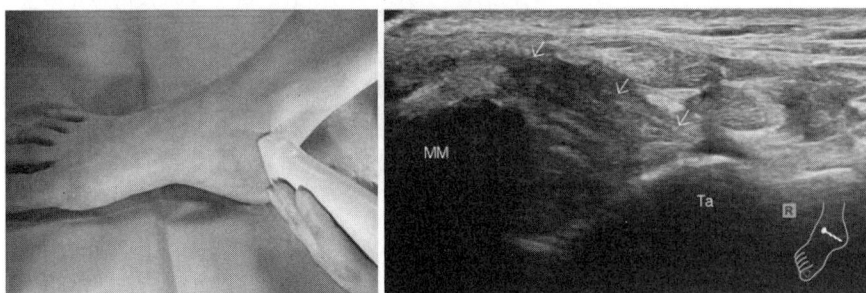

MM：内踝；Ta：距骨；箭头：胫距后韧带

图17-63　胫距后韧带扫查及标准切面声像图

3.踝关节外侧区

【体位选择】

患者仰卧位，屈膝，足底平放于检查床上，足前段轻度内旋。

【扫查方法及超声表现】

（1）踝外侧肌腱　外踝后方探头横切，显示腓骨长、短肌腱横断面。声像图上两者呈类圆形高回声。近端两者包绕于同一腱鞘，腓骨短肌腱较小，紧邻外踝后方。远端两者被腓骨肌滑车分开，腓骨短肌位于滑车上方（图17-64）。

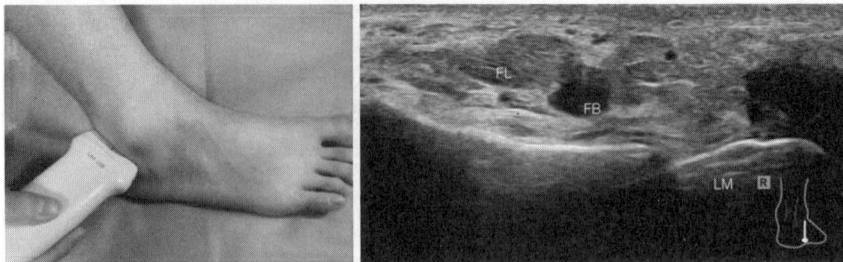

FL：腓骨长肌腱；FB：腓骨短肌腱；LM：外踝

图17-64　踝外侧肌腱扫查及标准切面声像图

（2）踝外侧韧带

1）距腓前韧带　探头一端置于外踝处，另一端向前，长轴大致平行于床面，声像图为带状高回声（图17-65）。

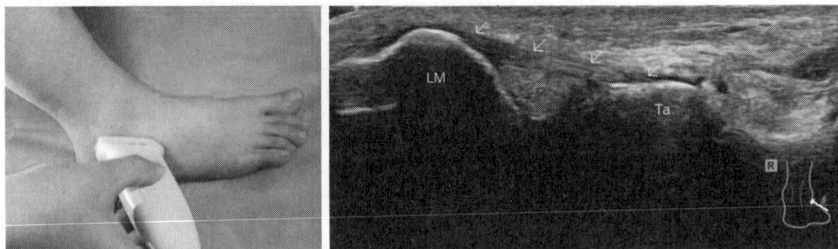

LM：外踝；Ta：距骨；箭头：距腓前韧带

图17-65　距腓前韧带扫查及标准切面声像图

2）跟腓韧带　探头一端置于外踝中部下缘，另一端向下，长轴与足底垂直。可及带状高回声连于跟骨与腓骨间，其浅方可及腓骨长、短肌腱（图17-66）。

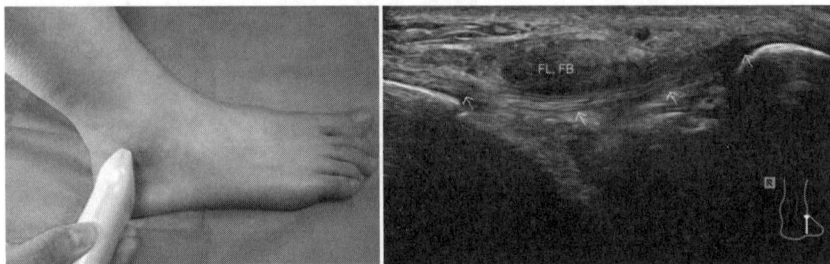

FL：腓骨长肌腱；FB：腓骨短肌腱；箭头：跟腓韧带

图17-66　跟腓韧带扫查及标准切面声像图

4.踝关节后部

【体位选择】

患者俯卧位，足部悬于床沿外，脚尖下垂。

【扫查方法及超声表现】

（1）跟腱　声像图上跟腱纵切面呈条状强回声结构，内部可及细线状回声平行排布。分别对跟腱行长轴（图17-67）与短轴（图17-68）扫查，注意跟腱肌肉移行处及跟腱附着点处。一般在横断面测定跟腱厚度，正常值为5~6mm。

（2）跟骨后滑囊　位于跟腱与跟骨上端间，正常直径≤3mm，内可有少量积液（图17-69）。

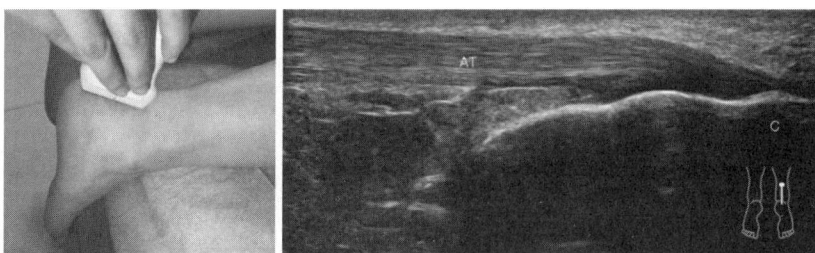

AT：跟腱；C：跟骨

图 17-67　跟腱长轴扫查及标准切面声像图

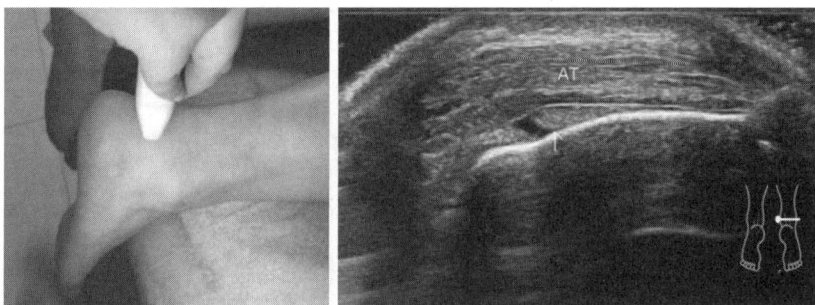

AT：跟腱；箭头：跟骨后滑囊

图 17-68　跟腱短轴扫查及标准切面声像图

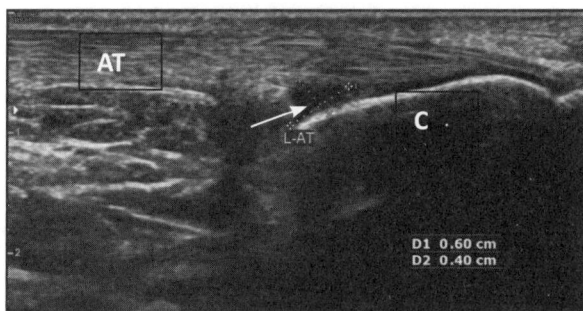

AT：跟腱；C：跟骨；箭头：跟骨后滑囊

图 17-69　跟骨后滑囊扫查及标准切面声像图

5.足底部

【体位选择】

俯卧位，足底垂直于检查床。

【扫查方法及超声表现】

检查足底筋膜时，探头纵向平行于足底与足长轴，显示纤维带状结构，重点检查其跟骨附着点处（图 17-70）。常在纵切面上测量足底筋膜厚度，测定部位在邻近跟骨粗隆附着点处，由于此处较厚，常需增加增益来抵消衰减。

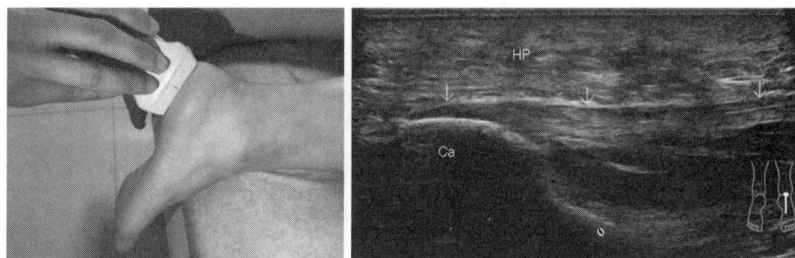

Ca：跟骨；HP：足跟垫；箭头：足底筋膜

图 17-70　足底筋膜扫查及标准切面声像图

6.跖趾关节

【体位选择】

同踝前部及足底部检查体位,分别检查跖趾关节背侧及跖侧。

【扫查方法及超声表现】

探头纵向置于跖趾关节背侧及跖侧,显示各关节结构(图17-71)。

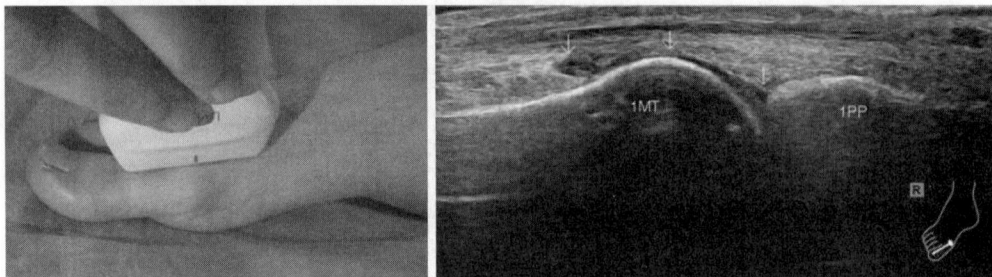

1MT:第1跖骨;1PP:第1近节趾骨;箭头:关节囊

图17-71 第一跖趾关节背侧扫查及标准切面声像图

📖知识拓展   韧带损伤

维持踝关节稳定的韧带包括内踝三角韧带、外踝韧带复合体和下胫腓联合韧带。外踝韧带复合体由距腓前韧带、跟腓韧带和距腓后韧带组成。踝关节外踝韧带较内踝韧带薄弱,故发生过度内翻时距腓前韧带最易受损伤。临床上距腓前韧带损伤多见于年轻人,约占足踝部韧带损伤的70%。损伤较为严重时,可同时伴随跟腓韧带的损伤,发生率为20%~40%,距腓后韧带损伤少见。

超声可以实时、动态地观察损伤部位韧带厚度、纹理的连续性以及周边有无出血、积液情况等,是诊断距腓前韧带损伤的简便可靠的首选方法。韧带损伤时超声声像图可见韧带增厚、回声紊乱,纤维连续性部分或完全中断,有时可显示小的撕脱骨折。完全断裂时可见韧带连续性中断,显示断端位置,前抽屉试验阳性(可见断端分离)。

七、周围神经超声检查方法和正常声像图

(一)仪器条件及受检者准备

1.仪器条件 通常采用频率在10MHz左右的高频线阵探头,如果检查更为表浅、细小的神经,可选择更高频率的探头。

2.受检者准备 受检者一般无须特殊的准备,以充分暴露检查部位为原则。

(二)检查方法和正常声像图

【体位选择】

依据扫查部位的不同,可选择不同的体位。

【扫查方法】

首先找到易识别的解剖学标志,如动脉、骨骼等,在其附近找到相应的神经,沿神经的短轴切面上、下追踪扫查。一般不建议沿长轴进行追踪,因长轴切面上容易丢失目标或与其他组织相混淆。

在检查神经的时候应注意神经的连续性是否完整、回声是否正常、有无减低,周边是否有水肿,与周围组织的关系及位置是否正常、有无脱位等情况。常需双侧对比扫查。

1.臂丛神经 扫查时应先在颈部横切找到前、中斜角肌,臂丛神经干位于其间(图17-72)。再横切或纵切追踪扫查。

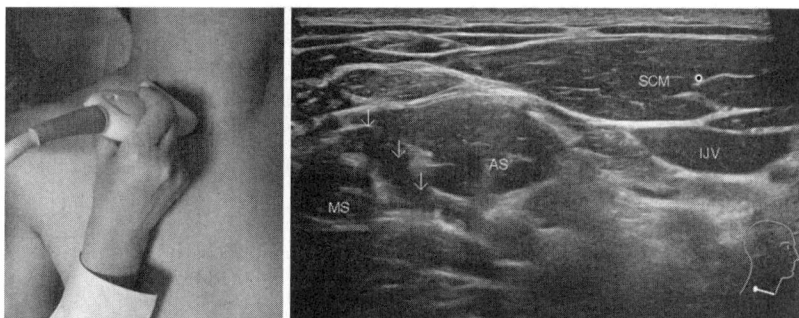

SCM：胸锁乳突肌；AS：前斜角肌；MS：中斜角肌；IJV：颈内静脉；箭头：臂丛神经

图 17-72　臂丛神经扫查及标准切面声像图

2.正中神经　可先在腕管腕横韧带处横切探及正中神经，再沿其短轴切面追踪上下扫查，观察神经的走形、回声及有无卡压等（图 17-31）。

3.尺神经　可先在前臂中远段或腕部找到尺动脉，尺神经位于其旁，沿其走行上下追踪扫查。也可在肘内侧肱骨内上髁与尺骨鹰嘴间近肱骨内上髁处找寻尺神经，再沿其走行进行上下追踪扫查（图 17-73）。

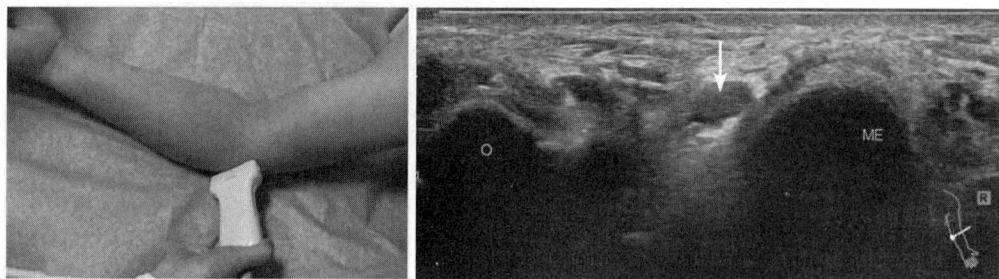

O：尺骨鹰嘴；ME：肱骨内上髁；箭头：尺神经

图 17-73　尺神经扫查及标准切面声像图

4.桡神经　可先在上臂后外侧找到肱骨切面，桡神经位于桡神经沟内，与肱深动脉、静脉伴行（图 17-74），再沿其上下追踪扫查。

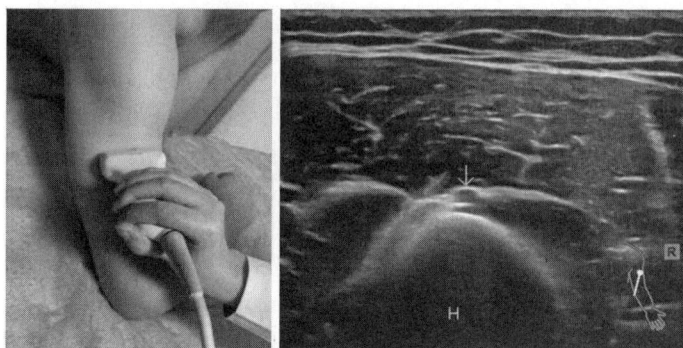

H：肱骨；箭头：桡神经

图 17-74　桡神经扫查及标准切面声像图

5.坐骨神经、胫神经、腓总神经　扫查时可先在腘窝处腘动、静脉旁找到胫神经，向上追踪扫查可找到胫神经与腓总神经汇合处以及坐骨神经（图 17-75、图 17-76）。

【超声表现】

典型的声像图表现为短轴切面呈椭圆形，内呈"筛网状"，周边高回声为神经外膜，内部高回声为神经束膜。长轴切面呈平行排列的条索样回声。

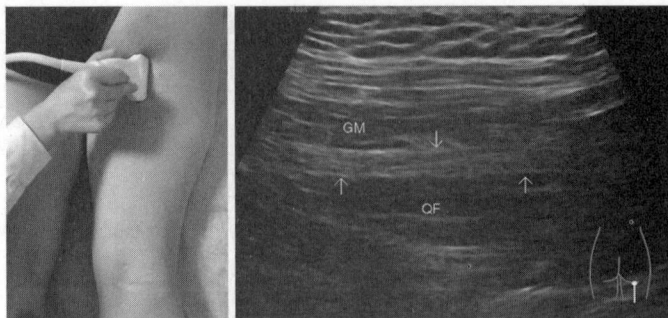

GM：臀中肌；QF：股方肌；箭头：坐骨神经

图 17-75　坐骨神经扫查及标准切面声像图

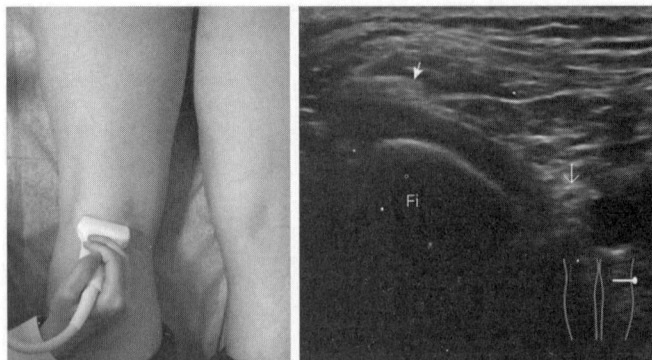

Fi：腓骨；细箭头：胫神经；粗箭头：腓总神经

图 17-76　胫神经及腓总神经声像图

第三节　骨关节疾病超声诊断

案例讨论

案例　患者，女性，45岁，以"多关节疼痛6月余"为主诉就诊。无晨僵、发热、皮疹、口干、眼干、腰背疼痛等，既往史未见明显异常。查体：双手第2、3、4、5近端指间关节及左踝肿胀、疼痛伴局部皮温稍升高，活动稍受限。实验室检查：类风湿关节炎全套：抗环瓜氨酸肽抗体>1600.00RU/mL（0~25RU/mL），类风湿因子IgM型>350.0RU/mL（0~20RU/mL），抗突变型瓜氨酸波形蛋白抗体793.33RU/mL（0~30RU/mL），抗角蛋白抗体阳性，抗核周因子抗体弱阳性，血沉22mm/h（0~26mm/h），C反应蛋白1.75mg/L（0~10mg/L）；结缔组织全套阴性；血常规、生化常及尿常规及传染病常规阴性；HLA-B27阴性。影像学检查：肺部CT未见明显异常；双手及骨盆正位未见明显异常；图17-77至图17-79为患者典型病变处超声声像图。

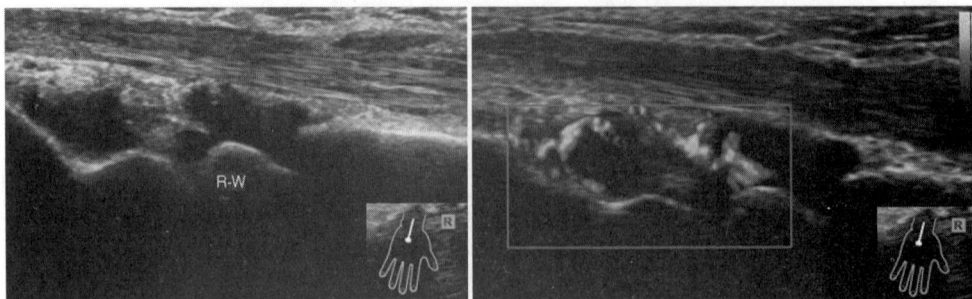

二维超声　　　　　　　　　　　彩色多普勒超声

图 17-77　患者右侧腕关节声像图

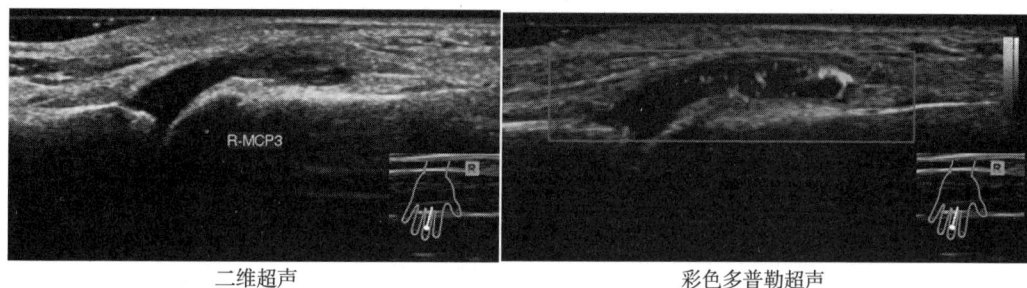

二维超声   彩色多普勒超声

图17-78 患者右侧第三掌指关节声像图

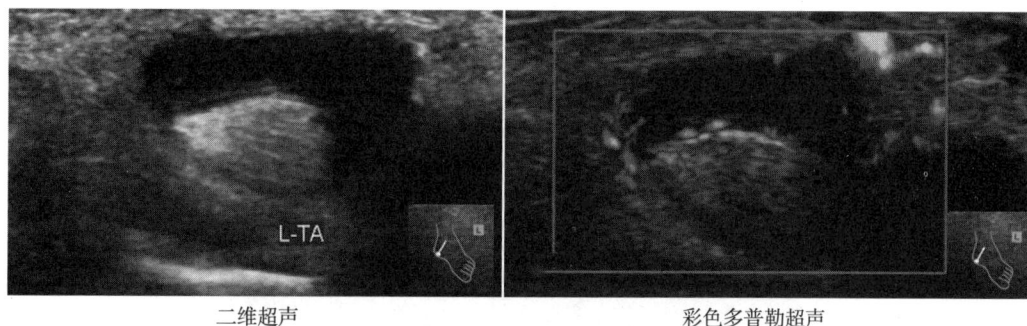

二维超声   彩色多普勒超声

图17-79 患者左侧胫骨后肌腱声像图

讨论 1.观察以上超声图像，描述上述疾病超声声像图表现。

2.结合案例综合分析，超声提示是什么？为什么？

3.与本疾病相关的鉴别诊断有哪些？

一、类风湿关节炎

【病因病理】

类风湿关节炎（RA）是一种以慢性、进行性、侵袭性关节炎为主要表现的全身性自身免疫疾病。滑膜炎性改变为其主要病理特征，活动期主要表现为病变滑膜内微血管形成，致使关节软骨及关节囊破坏。

现已证实遗传与环境因素参与其发病。

准确判断病情状态，早期检测活动性并给予及时治疗，对病情控制及患者预后方面均有很大帮助。

【临床表现】

好发于青壮年女性；双侧对称性小关节受累为主，掌指关节、近端指间关节及腕关节是常见的发病部位；早期起病隐蔽，常反复出现关节肿痛及晨僵等症状，晚期因造成软骨及骨破坏，出现关节融合；可伴有炎症指标升高；受累关节周围可伴发腱鞘炎及滑囊炎。

【超声表现】

常见的超声征象有滑膜炎、关节腔积液、骨侵蚀、腱鞘炎、滑囊炎。膝关节类风湿关节炎可出现腘窝囊肿。

1.滑膜炎 关节腔内异常的低回声，不可移动，难以压缩，可显示多普勒血流信号（图17-80）。RA滑膜炎症的程度与滑膜血管分布密切相关，滑膜炎症越重，在增厚滑膜内探测到的血流越丰富，血流分级越高。

医药大学堂
www.yiyadxt.com

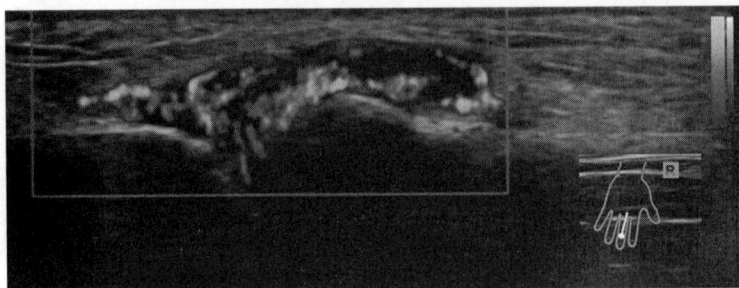

图 17-80　右侧第三掌指关节滑膜炎声像图

2.关节腔积液　关节腔内异常的低回声或无回声；可转移、可压缩；但无多普勒血流信号（图 17-81）。正常的第一掌指关节、第一跖趾关节及膝关节均可存在少量的积液。

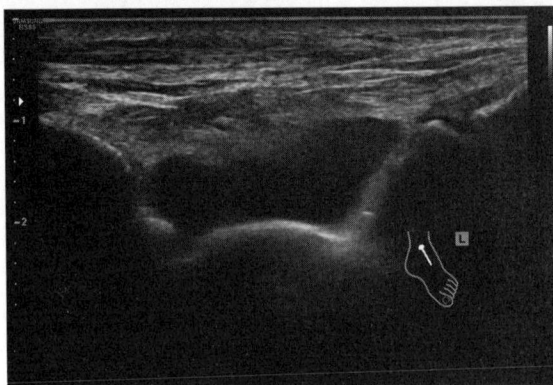

图 17-81　左侧踝关节腔积液声像图

3.骨侵蚀　两个垂直平面的关节腔内骨皮质不连续（图 17-82）。骨侵蚀是 RA 的特征性病理改变，超声检查多见于掌骨桡侧、指间关节基底部。

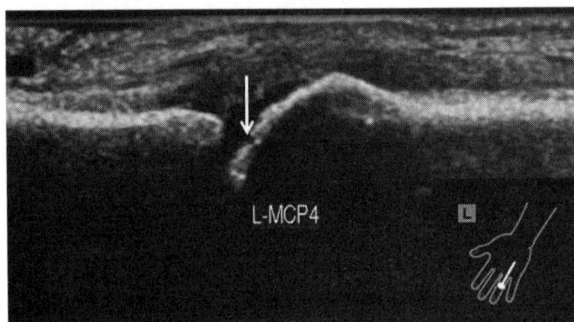

图 17-82　左侧第四掌指关节（MCP4）骨侵蚀（箭头）声像图

4.腱鞘炎　两个垂直平面可见腱鞘内组织增厚，呈低回声或无回声，可伴有多普勒血流信号（图 17-83）。

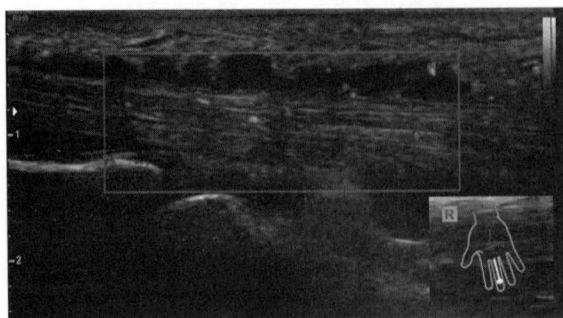

图 17-83　右侧第三屈肌腱腱鞘炎声像图

5.滑囊炎 滑囊内出现异常的无回声,可能有多普勒血流信号(图17-84)。

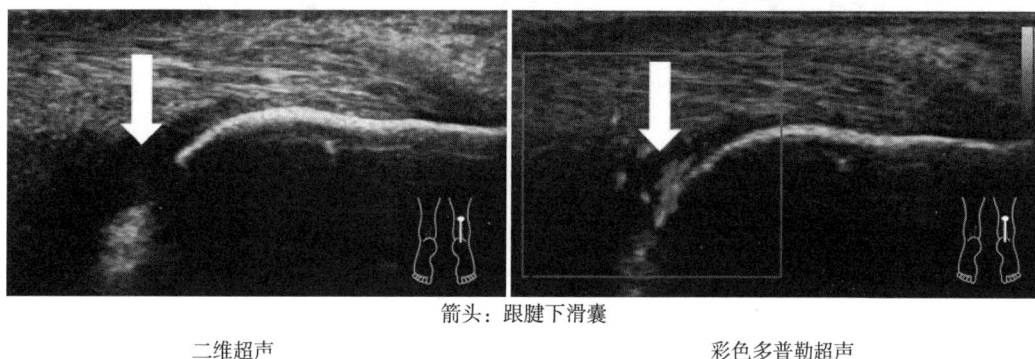

箭头:跟腱下滑囊

二维超声 彩色多普勒超声

图17-84 右侧跟腱下滑囊炎声像图

【鉴别诊断】

1.与骨性关节炎、痛风性关节炎、血清阴性脊柱关节病等鉴别 常需要结合患者症状、体征、实验室检查及影像学检查综合判断。

2.骨侵蚀与掌骨头的"假性骨侵蚀"鉴别 "假性骨侵蚀"位于背侧关节隐窝关节软骨周边骨皮质局部平滑的凹陷处,多见于第2掌骨头背侧,根据其发生部位,局部骨皮质凹陷较浅、平滑及邻近无滑膜增生等特点可进行鉴别。

【临床价值】

高频超声检查能发现早期RA患者关节病变,为RA的早期诊断提供了一种简便、有效的方法;可监测RA疾病活动度及评价治疗效果,预测RA治疗后的复发;同时可超声引导下行关节腔穿刺及滑膜活检。

二、痛风性关节炎

【病因病理】

痛风属于代谢性风湿病范畴,我国痛风患者平均年龄为48.28岁,趋于年轻化,以男性为主。痛风是由于遗传性或获得性病因引起嘌呤代谢紊乱和(或)尿酸排泄减少,导致使患者出现高尿酸血症。特征性病理改变为痛风石形成,痛风石为尿酸盐结晶产生慢性异物反应,周围被上皮细胞、巨噬细胞所包绕形成的异物结节,常出现于关节内及关节周围软组织。

【临床表现】

根据病程常分为以下4期。

1.无症状高尿酸血症期 仅表现为尿酸值升高,一般无临床症状。

2.急性痛风性关节炎期 以夜间发作的急性关节红肿、疼痛为典型表现,首发常见于第一跖趾关节,其次为足背、踝、膝、腕及肘关节。

3.痛风发作间歇期 首次发作后出现间歇期,随病情进展,间歇时间渐缩短,反复发作的晶体沉积致使关节软骨及骨侵蚀,关节出现持续性肿疼,甚至功能丧失。

4.慢性痛风石期 随病情推进,常由单关节演变成多关节发病,尿酸盐晶体反复沉积导致局部纤维组织增生,形成痛风石。

【超声表现】

1.特异超声征象

(1)关节软骨"双轨征" 关节软骨表面可及不规则条带样高回声,可连续或不连续,与骨-软骨交界面所形成的高回声相平行,两条高回声间为回声均匀的透明软骨,两条高回声形似平行铁轨,即"双轨征"(图17-85),是痛风患者尿酸盐沉积关节软骨的特征性征象。

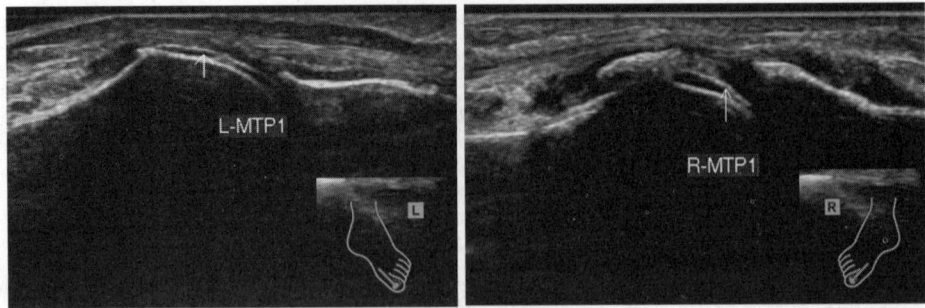

箭头：软骨表面高回声

图 17-85　双侧第一跖趾关节（MTP1）声像图

（2）滑膜增厚伴"暴风雪征"　尿酸盐结晶在关节滑膜内析出沉积，增厚滑膜内可及散在点状强回声，呈"暴风雪征"（图 17-86）。彩色多普勒有助于判断增厚滑膜内血流（图 17-87）。

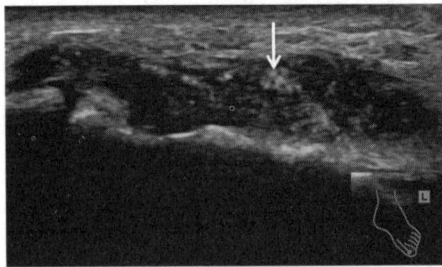

滑膜内多发强回声（箭头）

图 17-86　左侧第一跖趾关节增厚　　　　图 17-87　右侧第一跖趾关节增厚滑膜内血流信号

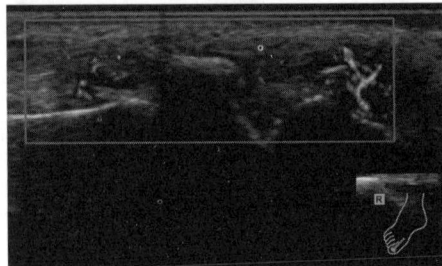

（3）痛风石　超声表现为不均质"云雾状"回声，内部可及簇状强回声，伴或不伴声影，彩色多普勒低回声内常可探及血流信号。是痛风特异性诊断要点之一（图 17-88）。

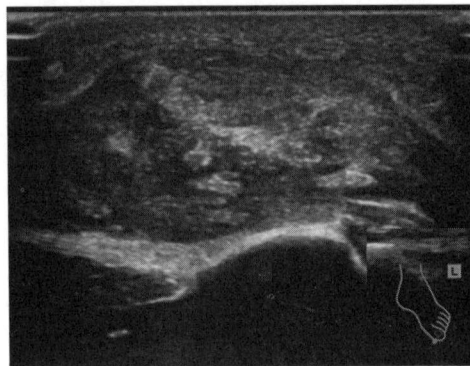

不均质回声内可及散在强回声　　　　　　彩色多普勒可及血流信号

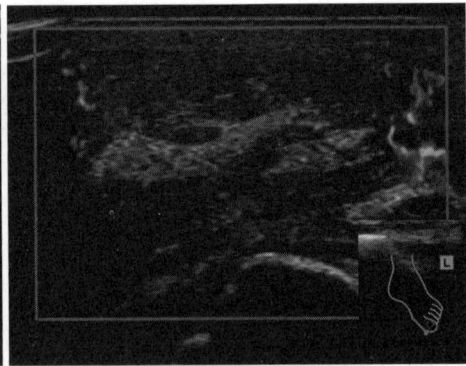

图 17-88　左侧第一跖趾关节内侧痛风石声像图

2.非特异超声征象　包括关节腔积液及骨侵蚀病变。

【鉴别诊断】

1.与类风湿关节炎鉴别　类风湿关节炎多见于中老年女性，关节内高回声少见，受累关节主要为四肢小关节，对称分布，结合病史、实验室检查及影像学检查常可鉴别。

2.与双水焦磷酸钙晶体沉积（假性痛风）鉴别　假性痛风多见于老年人，表现为关节软骨、半月板的钙质沉积，晶体沉积部位在软骨内部，超声声像图显示呈低回声的软骨内部可及点、片状晶体高回声沉积，无痛风石及关节外晶体沉积。

【临床价值】

超声对痛风的诊断具有较高的特异性，超声发现"痛风石"及"双轨征"等特征性征像有助于痛风的诊断及鉴别诊断，超声引导下抽吸滑膜液进行滑膜液分析可有效地对各种晶体性关节炎进行诊断及鉴别诊断。

三、膝关节半月板囊肿

【病因病理】

半月板囊肿多见于20~30岁成人，男性多见，常位于外侧半月板中1/3。致使半月板囊肿形成的主要因素如下：关节腔积液从半月板裂口向关节外集聚；半月板退行性病变。

【临床表现】

最主要的症状为疼痛及局部肿块。多数患者常可在膝关节间隙处触及肿块，肿块大小随关节屈伸运动发生改变。

【超声表现】

（1）半月板囊肿常呈圆形、分叶状或椭圆形低或无回声，囊肿外侧壁完整，内侧缘通过损伤裂隙与关节腔相连，内部回声与积液的黏稠有关，囊内可及分隔及实性回声（图17-89）。

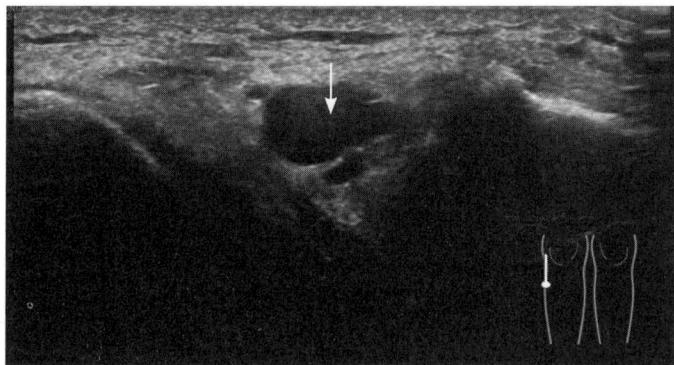

图17-89　右侧膝关节外侧半月板囊肿（箭头）声像图

（2）半月板囊肿紧邻内侧或外侧半月板。外侧半月板囊肿常位于半月板中1/3，向外侧副韧带前方凸起；内侧半月板囊肿多位于半月板后1/3，向内侧副韧带后方凸起。

（3）囊肿体积屈膝时增大，伸膝时减小，囊肿体积随膝关节屈伸改变的特点是与其他囊性肿物鉴别的主要依据。

【鉴别诊断】

膝关节半月板囊肿需与膝部腱鞘囊肿鉴别，膝部腱鞘囊肿多见于肌腱周围，偶见于髌下脂肪垫，与结缔组织黏液变性有关，很少与关节腔相通，与半月板无直接联系。

【临床价值】

超声是诊断膝关节半月板囊肿的重要方法，诊断的敏感性达97%，特异性为94%，有助于与膝关节周围其他囊性肿物进行鉴别。超声可实时动态检查囊肿与半月板关系，为定性诊断提供依据。

四、膝关节半月板损伤

【病因病理】

膝关节半月板损伤为膝关节最常见的运动损伤，以撕裂为主，间接暴力是主要病因。撕裂后半月板失去正常张力，可发生纤维软骨变性。

【临床表现】

半月板损伤主要体征为弹响、交索及关节间隙压痛，可合并膝关节周围肌肉萎缩，查体常有阳性发现。

【超声表现】

半月板撕裂后，出现病理性界面，半月板内出现横向或纵向低回声裂隙，是半月板损伤的重要征象，严重的损伤常合并关节腔积液、局部软组织肿胀、侧副韧带及交叉韧带损伤等（图17-90）。

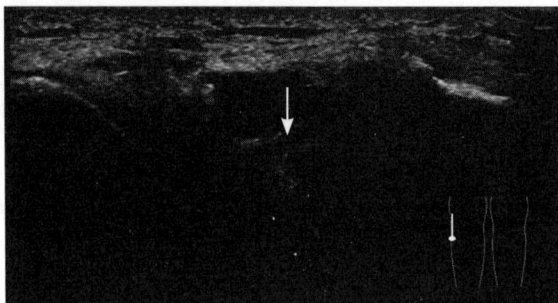

图17-90　右侧膝关节外侧半月板裂隙（箭头）声像图

【鉴别诊断】

1.与膝部有关骨折鉴别　骨折后常出现明显肿痛及活动受限，可出现骨擦音、骨擦感及异常运动，结合其他影响学检查可鉴别。

2.与髌下脂肪垫损伤、侧副韧带损伤、关节滑膜炎等鉴别　上述疾病半月板回声常保持均匀且无损伤征象。

【临床价值】

目前，MRI是明确半月板损伤的可靠检查手段，超声在检查半月板损伤的准确性明显低于MRI，但具备方便、灵活、动态等特点，膝关节的常规超声检查常可发现异常，是筛选的重要手段。

五、胫骨结节骨软骨病

【病因病理】

本病又称胫骨结节骨骺炎或Osgood-Schlatter病，是以胫骨粗隆骨骺部软骨肿大，并发慢性髌腱末端病变为特点的疾病。好发于10~15岁喜欢运动的青少年，以男性为主，单侧受累多见。胫骨上端胫骨粗隆生长区域的反复紧张或牵拉是其发病的主要原因，常表现为髌腱和（或）髌腱胫骨止点处的损伤与炎症反应，可出现止点处的撕脱骨折。

【临床表现】

膝关节前下方疼痛，常活动后加重，休息后缓解，查体可及膝关节前下方胫骨粗隆处明显的骨性包块，压痛明显，急性期局部皮温可升高，但皮肤表面无异常。

【超声表现】

（1）急性活动期，患侧胫骨粗隆处髌腱末端组织及软骨层增厚，回声减低，肌腱内部纤维回声不连续或消失，周围软组织炎性增厚、水肿。

（2）胫骨粗隆骺软骨增宽并隆起，呈低回声，病变后期骨化中心处可及骨碎片。

（3）彩色多普勒病变肌腱或滑囊壁可探及增多血流信号（图17-91）。

【鉴别诊断】

胫骨结节骨软骨病需与单纯性髌下滑囊炎、骨肿瘤及骨膜炎相鉴别。本病具备胫骨结节增大，呈实性且局部无骨破坏及骨膜无增厚等特点，常可与上述疾病进行鉴别。

【临床价值】

超声为胫骨结节骨软骨病的诊断提供了依据，同时有助于与相关疾病的鉴别诊断。

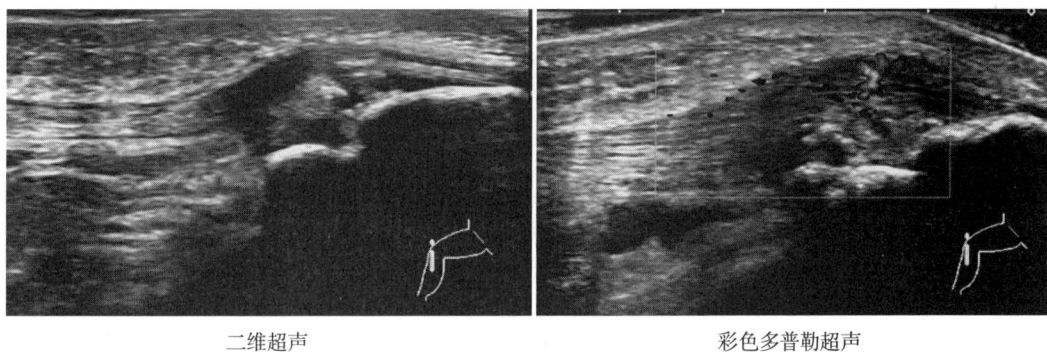

| 二维超声 | 彩色多普勒超声 |

图17-91 右膝胫骨结节骨软骨病声像图

六、血源性骨髓炎

【病因病理】

血源性骨髓炎是指致病菌由身体其他部位的感染性病变，经血液循环播散至骨骼所引起的涉及骨髓、骨及骨膜的炎症病变。致病菌以金黄色葡萄球菌多见。

【临床表现】

急性骨髓炎最典型的全身症状为高热、恶寒、呕吐，呈脓毒症样发作。儿童多见，病变以胫骨上段及股骨下段最多见。

慢性骨髓炎病变可有局部肿胀，皮肤表面粗糙，患肢增粗或变形，不活动时可无临床症状。病情迁延时可出现窦道，伤口长期不愈合，可有死骨排出。

【超声表现】

1.急性骨髓炎

（1）骨膜下可探及呈带状无或低回声区的脓肿，局部骨膜增厚抬高呈拱形，骨皮质表面不光滑，回声增强，可出现骨质破坏。

（2）进展期，病变周围软组织肿胀，可探及与病变骨皮质相连的无回声或低回声区样脓肿。

（3）彩色多普勒可探及病变区域血流信号增多。

2.慢性骨髓炎

（1）骨皮质表面回声带不规则增强，凹凸不平，骨皮质局限性中断或缺损，分离的死骨呈游离的点状、带状或团块状强回声，后方常伴声影。

（2）周围软组织可探及呈低回声或无回声的脓肿。

（3）彩色多普勒显示病变处血流增多（图17-92）。

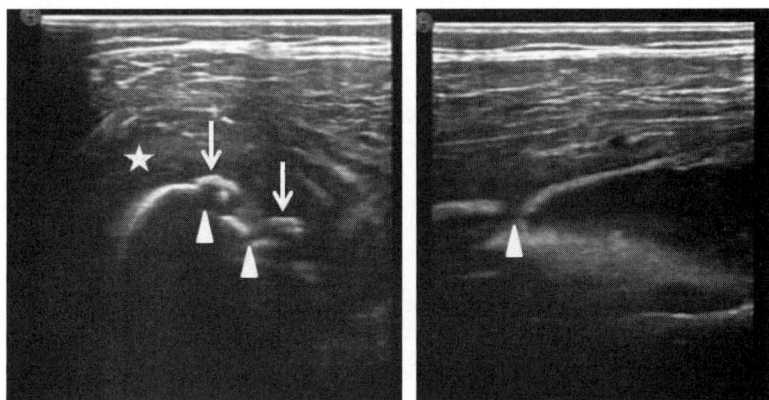

骨皮质局限性缺损（三角形），死骨形成（箭头），周边可探及低回声脓肿（五角星）

| 横切面 | 纵切面 |

图17-92 左侧股骨中下段骨髓炎声像图

【鉴别诊断】

急性血源性骨髓炎有典型临床表现及声像图改变，不难诊断。早期只有局部软组织肿胀时，应与急性蜂窝织炎及单纯软组织炎症鉴别。后者声像图上只有软组织增厚，无骨膜增厚及骨膜下脓肿形成。

【临床价值】

超声下异常发现有助于早期诊断急性血源性骨髓炎，同时可及时精准定位引导及治疗性脓肿穿刺或切开引流。

七、骨折

【病因病理】

骨折是指骨的完整性及连续性中断，根据作用力方式及骨本身的情况，可分为创伤性骨折、疲劳性骨折及病理性骨折。骨折后断端可发生各种形式的位移，出现局部血肿及软组织水肿。

【临床表现】

多数骨折一般只引起局部症状，严重骨折和多发骨折可导致全身反应。全身表现主要是休克及发热，局部表现主要有局部疼痛、肿胀及功能障碍。骨折特有体征为畸形、异常活动、骨擦音或骨擦感。

【超声表现】

超声声像图直接征象为骨折处骨皮质连续性中断，断端移位（可无移位）；间接征象为骨折断端周围及骨膜下低回声或无回声血肿。高频超声对于隐匿性肋骨骨折具有较高的敏感性及特异性，可分辨骨折断端错位>0.5mm的骨折，可作为隐匿性肋骨骨折的常规检查手段（图17-93）。

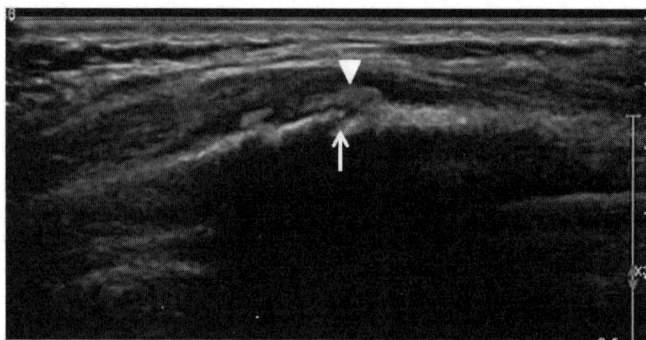

骨折端骨皮质表面可及高回声的骨痂形成（三角形），未见明显错位（箭头）

图17-93　左侧第六肋骨骨折声像图

【鉴别诊断】

结合患者病史、临床表现及相关影像学检查不难诊断。

【临床价值】

超声可以发现并诊断某些骨折，准确地评估骨折合并的软组织损伤，对于X射线不显影的软骨骨折具备独到的优势，同时超声也可评价骨折后骨痂的形成及演变，为早期拆除外固定及功能锻炼提供指导。

八、骨肿瘤及瘤样病变

（一）原发性骨肿瘤、骨肉瘤

【病因病理】

骨肉瘤起源于原始成骨性结缔组织，是最常见的原发性恶性骨肿瘤，以肿瘤细胞能直接产生肿瘤性骨样组织和不成熟的骨组织为特征。肿瘤可呈粉红色、灰色、灰白色"鱼肉样"改变。肿瘤破坏骨质并刺激骨膜致使骨膜反应性增厚，浸润周围组织形成软组织肿物。肿瘤内部血流丰富，易出现坏死及囊性变等。

【临床表现】

好发于青少年长骨的干骺端，以股骨远端及胫骨近端多见。典型症状是固定部位疼痛，局部肿胀并出现软组织肿物。

【超声表现】

（1）骨质破坏　病变骨皮质回声增强、连续性中断，可及微小破损，致使骨表面凹凸不平，在骨质破坏的基础上可及斑块状或点状强回声的肿瘤骨（图17-94）。

（2）骨膜反应　骨膜线状增厚，回声增强，抬高与骨皮质分离，形成三角形结构，与放射学描述的Codman三角相符。横断面可及与骨皮质表面垂直的放射状强回声呈栅栏状排列，与放射学描述的"日光征"一致。

（3）骨破坏周围的软组织肿物　骨破坏的深度及范围增加，肿瘤突破骨膜屏障向周围软组织浸润，局部可形成包绕骨皮质的软组织肿块，肿块回声不一，可呈低回声、高回声或混合回声。

（4）彩色多普勒　肿瘤内血流丰富，新生血管走行紊乱，肿瘤内部探及沿针状瘤骨分布的丰富血流信号（图17-95）。

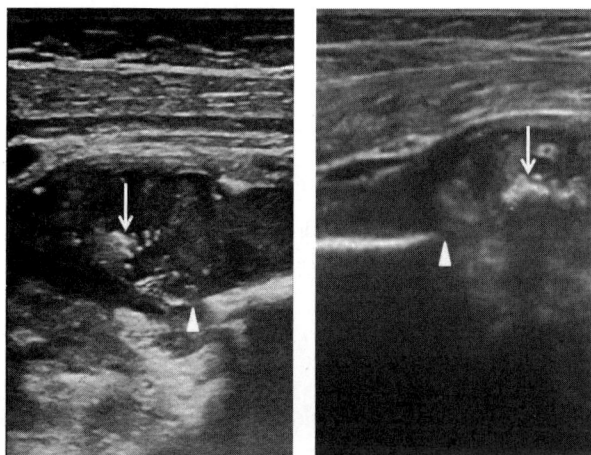

不规则强回声肿瘤骨（箭头），骨质破坏（三角形）

图17-94　左侧胫骨近端骨肉瘤声像图　　　　图17-95　左侧胫骨近端骨肉瘤彩色多普勒超声

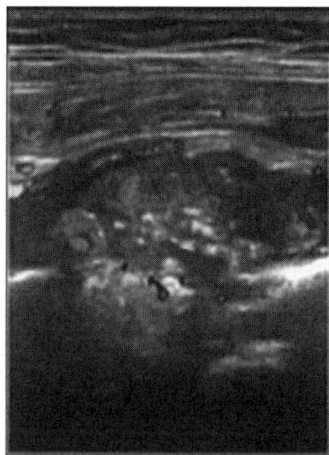

【鉴别诊断】

需与尤因肉瘤及化脓性骨髓炎相鉴别。尤因肉瘤骨膜反应多呈洋葱皮样改变，常呈层状或花边状，内部无肿瘤骨，常需要结合其他检查手段进行鉴别。

【临床价值】

超声检查对术前判定肿瘤大小及肿瘤与周围重要血管的毗邻提供可靠依据，可评估新辅助化疗疗效及监测术后复发，超声引导下肿瘤穿刺活检可避开邻近重要血管。

（二）转移性骨肿瘤

【病因病理】

骨骼是仅次于肺及肝脏的恶性肿瘤转移的好发部位。几乎所有的恶性肿瘤均会发生骨转移，常见的为肺癌、前列腺癌、乳腺癌及肾癌，亦可发生在甲状腺癌、子宫内膜癌、宫颈癌等。

【临床表现】

多见于中老年人，多发生于躯干骨，其次为股骨、胫骨及肱骨。患者有原发器官肿瘤病史，最常见的症状是疼痛，可触及局部包块，出现局部压迫症状。

【超声表现】

超声声像图常探及局限性骨质破坏，骨皮质不连续，常无骨膜反应；肿瘤内部回声多样，多呈较均匀或不均匀低回声；晚期肿瘤突破骨皮质浸润周围软组织后，软组织内出现局限性肿块；转移瘤内可探及不同程度的血流信号（图17-96）。

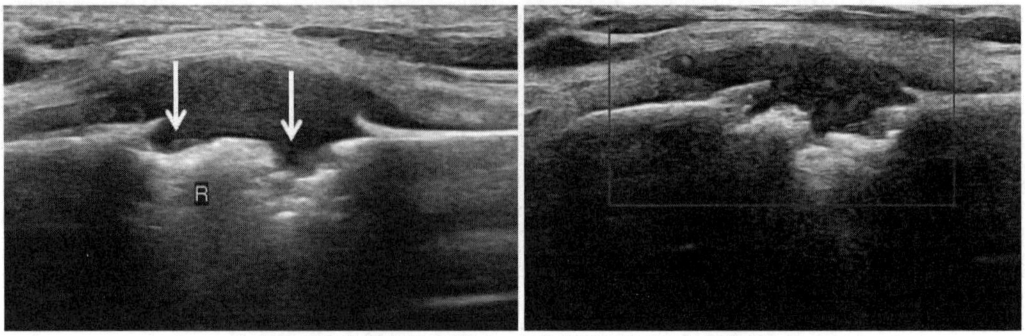

骨皮质连续性中断（箭头），病灶内可探及丰富血流信号

二维超声　　　　　　　　　　　　　　彩色多普勒超声

图17-96　宫颈癌右侧桡骨远端骨转移声像图

【鉴别诊断】

转移性骨肿瘤需与嗜酸性肉芽肿、骨髓瘤及霍奇金淋巴瘤等相鉴别。鉴别时需结合患者病史及其他影像学检查。

【临床价值】

超声可用于病灶的筛查，发现及证实肿瘤的存在及与周围血管神经的关系，动态观察病灶变化，超声引导下穿刺活检，有助于确定其原发肿瘤。

（三）骨软骨瘤

【病因病理】

骨软骨瘤又称外生骨疣，由瘤体和其顶端的透明软骨帽及外层纤维包膜构成。骨骺软骨在生长板异常时，小片内生软骨分离后经化生形成骨软骨瘤可能是其发病的原因。

【临床表现】

骨软骨瘤是最常见的良性骨肿瘤，好发年龄为10~35岁，多见于股骨、肱骨及胫骨的干骺端，可单发，亦可多发，自骨表面向骨外生长，顶端背向关节面，基底部与骨干相连。生长缓慢，常无症状，当肿瘤较大对周围组织造成压迫时可产生相应症状。

【超声表现】

骨软骨瘤呈骨性强回声突起，顶端背向关节面，基底部为正常骨组织。顶端表面的骨软骨帽呈低-无回声，边界清晰。部分骨软骨瘤表面可出现扩张的滑囊。彩色多普勒显示肿瘤本身无血流信号（图17-97）。骨软骨瘤具备典型的X射线图像，结合X射线常可确诊。

【鉴别诊断】

骨软骨瘤需与创伤性关节炎或退行性骨关节病时出现的游离体及剥脱性骨软骨病相鉴别。鉴别时需结合患者病史及其他影像学检查，常不难鉴别。

【临床价值】

超声可以对软骨帽及周围软组织进行显示，评估恶变风险及判断与周围组织的关系，术前可对肿瘤进行标记，以更好地指导手术及术后随访。

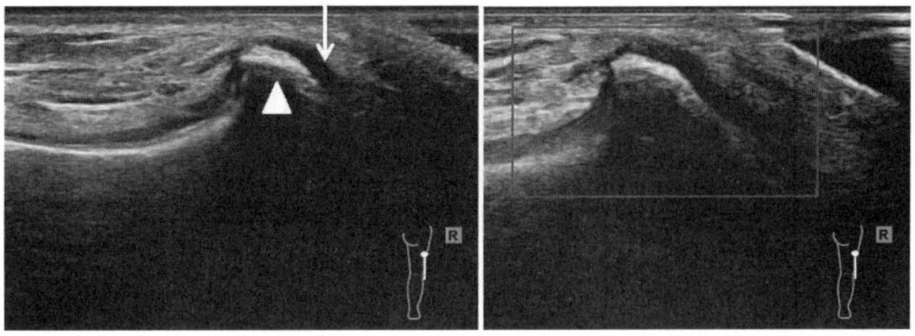

骨皮质表面可及不规则骨性突起（三角形），突起表面可及无回声软骨帽结构（箭头）

二维超声 　　　　　　　　　　　彩色多普勒超声

图17-97　右侧股骨远端骨软骨瘤声像图

（四）软骨瘤

【病因病理】

软骨瘤由分化好的透明软骨组织构成，发生于骨髓腔者称为内生软骨瘤，发生于骨皮质或骨膜下者称为外生软骨瘤。

【临床表现】

软骨瘤在常见的良性肿瘤中发病率仅次于骨软骨瘤，好发于手足部短骨，亦可见于四肢长骨，肿瘤生长缓慢，病程较长，以20~40岁年龄段多见，症状常不明显。

【超声表现】

内生性软骨瘤在骨内呈膨胀性生长，使掌、指或趾骨、跖骨梭形膨大，骨质溶解破坏。声像图可及骨皮质变薄，肿瘤边缘不规则但清晰，内部多为低回声，低回声内常可及散在强回声，内部黏液性变或出血时可及无回声。肿瘤后方一般无声衰减。发生病理性骨折时，可及骨皮质连续性中断及断端移位（图17-98）。

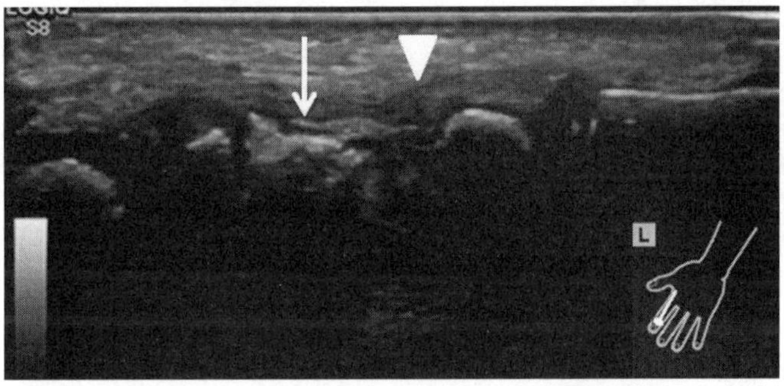

骨皮质连续性中断，未见明显移位（箭头），周围软组织增厚（三角形）

图17-98　左手示指近节指骨内生软骨瘤声像图

【鉴别诊断】

软骨瘤需与骨梗死及高分化软骨肉瘤相鉴别。鉴别时需综合结合患者病史及其他检查。

【临床价值】

超声检查能较好地显示软骨瘤形成的软组织肿块，并可准确引导穿刺定位，对软骨瘤的诊断起到了重要的筛查补充作用。

第四节　软组织疾病超声诊断

一、软组织肿瘤

【病因病理】

软组织肿瘤是指除皮肤及其附件、骨骼及淋巴结以外的肿瘤，多源自中胚层。软组织肿瘤的种类繁多，包括纤维、肌肉、血管、脉管、淋巴管、脂肪、滑膜等多种组织分化的肿瘤。软组织肿瘤有50种以上的组织学类型，性质多样，良性多见。良性肿瘤以脂肪瘤、纤维瘤、血管瘤和神经鞘瘤较多见。恶性者以脂肪肉瘤、横纹肌肉瘤、滑膜肉瘤常见。软组织肉瘤大部分位于四肢，属高度恶性。软组织肿瘤的病理学表现复杂，部分肿瘤需要免疫组化辅助诊断。

【临床表现】

软组织肿瘤表现为相应部位的肿块。较小的肿块可无明显症状，部分恶性肿瘤生长迅速，产生相应的症状。

【超声表现】

超声检查肢体的软组织肿瘤探头频率多为5~14MHz，主要观察肿块的大小、边界、内部回声、血流分布情况及周围组织结构等有无异常。软组织超声检查时不但要求多切面扫查以观察病变组织，同时应对比扫查和动态观察。对比扫查指病变组织和周围正常区域的比较，以及病变侧与健侧的比较；动态扫查包括探头加压病变的可压缩性，改变肢体位置观察病变的变化以及连续性的观察。

1.脂肪瘤　最常见的软组织肿瘤，由分化成熟的脂肪细胞所构成。可发生于任何有脂肪的部分，多数见于四肢，主要在皮下，亦可见于肢体深部肌束内。浅表脂肪瘤一般表现为长轴与皮肤平行的扁平形肿块，内部回声根据脂肪组织和支持组织的不同可为高回声或偏低回声。肿块内部有平行于皮肤的线状稍高回声是特征性表现。肿块的边界一般清楚，可加压变形。深部脂肪瘤一般表现为长轴与肌肉平行的偏高回声肿块，边界清或不清，一般无或少量血流信号（图17-99）。

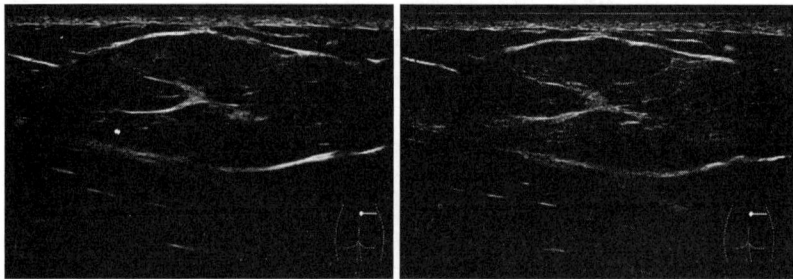

皮下脂肪层肿块，边界尚清晰，呈不均质高回声，内可及点状血流信号

二维超声　　　　　　　　　　　　彩色多普勒超声

图17-99　腰背部脂肪瘤声像图

2.成结缔组织纤维瘤　亦称韧带样纤维瘤，常位于腹壁、肩部和大腿等。属良性，但常呈浸润性生长，易复发。声像图肿瘤呈扁平状或卵圆形，边界通常不清晰，内部呈较低回声，形状不规则，无明显血流信号。弹性成像可提示肿块较硬（图17-100）。

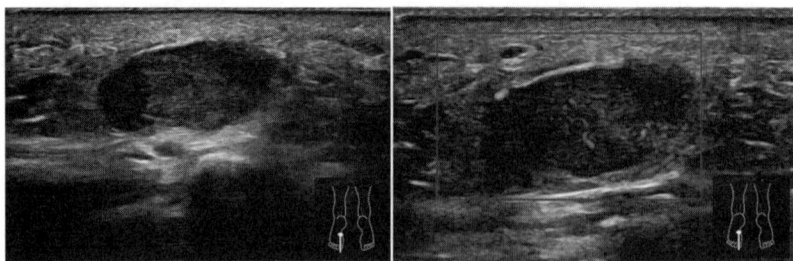

皮下屈肌腱浅层肿块，边界尚清晰，呈不均质回声，内可及血流信号

二维超声　　　　　　　　　　　　彩色多普勒超声

图17-100　左侧拇指屈肌腱纤维瘤声像图

3.血管瘤　可发生于皮肤、皮下组织、肌肉层，甚至累及骨骼。可分为毛细血管瘤、海绵

状血管瘤、蔓状血管瘤和动静脉畸形等。皮下血管瘤一般表现为低回声或无回声，边界清，内部血流信号丰富。肌间血管瘤大多表现为不均质回声肿块，以略高回声居多。大部分血管瘤超声可清晰显示肿块的边界，有时病灶内可见静脉石强回声，可提示诊断（图17-101）。

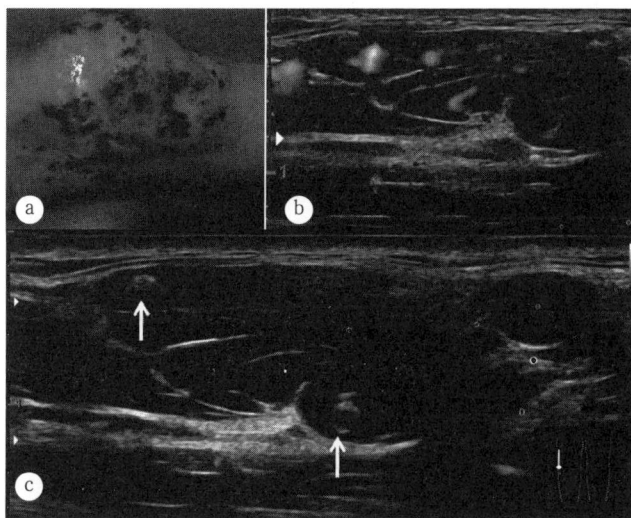

强回声静脉石（箭头），血流信号丰富
a.大体观；b.彩色多普勒超声；c.二维超声

图17-101 右膝关节处海绵状血管瘤声像图

4.软组织恶性肿瘤 以脂肪肉瘤、横纹肌肉瘤、滑膜肉瘤多见。声像图大多表现为低回声实性肿块，有或无包膜，形态多不规则，血供一般较良性病变丰富（图17-102）。

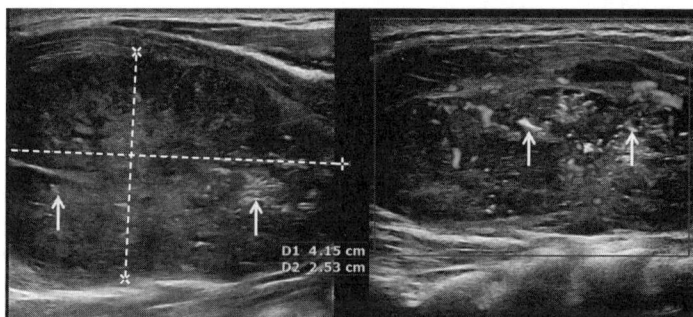

皮下软组织内低回声包块，内可及多发强回声，部分区域呈斑片状（箭头），肿块内丰富血流信号
二维超声　　　　　　彩色多普勒超声

图17-102 左侧颈项部横纹肌肉瘤声像图

【鉴别诊断】

软组织肿瘤需与非肿瘤病变鉴别，如肌肉挫裂伤、腱鞘囊肿、滑膜增生和血肿机化等。由于软组织肿瘤的声像图表现不全具有特异性，因此鉴别时需结合其他检查综合判定。

【临床价值】

超声可确切提供软组织肿瘤的形态学信息，包括病变部位、回声特点、与周围组织的毗邻关系等。尤其对于浅表部位的肿块，高频超声具有一定的优势。另外，超声引导下穿刺活检可获取肿块病理学信息。

二、肌肉病变

【病因病理】

肌肉病变主要是由感染、外伤、运动过度、药物、出血性和遗传性疾病等引起的一系列改变。外伤或炎症的相应的病理表现主要为充血肿胀、肌肉撕裂、肥大、脓肿、坏死等。

【临床表现】

临床表现为疼痛、炎性症状、肿块或功能障碍。

【超声表现】

1. 肌肉血肿 主要由闭合性外伤、肌肉撕裂、小血管破裂所引起，可发生于全身出血性疾病（如血友病）等。超声检查的最佳时间是伤后2~48小时。声像图呈椭圆或圆形，长轴平行于肌束；肌腹间血肿呈梭形或包绕肌腹。新鲜血肿呈高回声，有不规则壁，随后血肿逐渐溶解，回声逐渐减低，受累肌肉肿大增厚。肌束有断裂时，肌肉回声不连续，回缩的断端游离呈高回声，并被低或无回声血肿包绕，常见于小腿，即"网球腿"，多在腓肠肌内侧头与比目鱼肌间形成血肿（图17-103）。

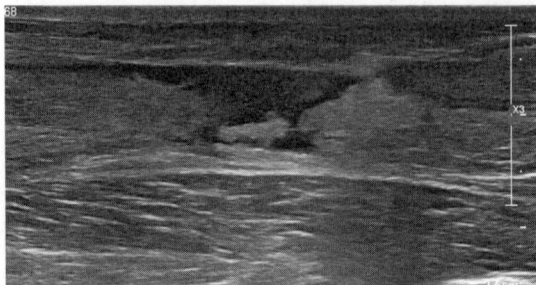

左小腿腓肠肌内侧头外伤后血肿形成，呈混合性回声，肌纤维断裂，见低回声血肿

图17-103　肌肉血肿声像图

2. 骨化性肌炎 多由外伤引起，多发生于肱肌、股中间肌或比目鱼肌等，亦可发生在肌腱及筋膜。声像图表现为肌肉内出现大小不等、表面凸凹不平的强回声，边界较清楚，其后常有声影（图17-104），生长缓慢，病程较长。

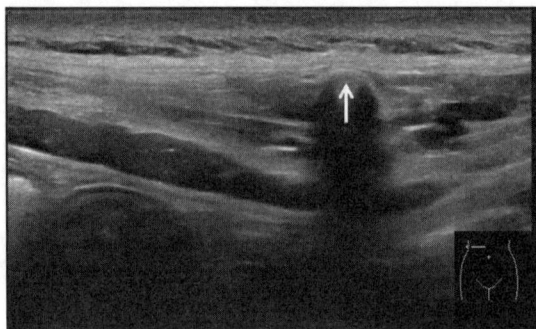

箭头：肌层回声不均匀，内可及弧形强回声，边界较清楚，后伴声影

图17-104　右侧腹直肌骨化性肌炎声像图

3. 肌肉萎缩 声像图表现为肌肉呈较高回声，肌束变薄或消失。肌肉部分萎缩的诊断较难，需要结合双侧对比检查（图17-105）。

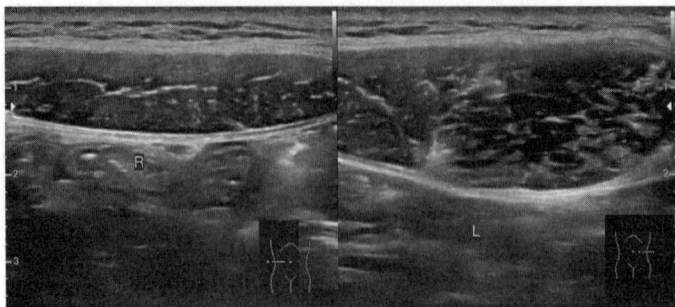

右侧（R）腹直肌肌层回声不均匀，肌束较左侧（L）明显变薄

图17-105　肌肉萎缩声像图

【鉴别诊断】

肌肉病变需与骨外骨肉瘤、滑膜性软骨瘤病等相鉴别。

【临床价值】

高频超声可快速、有效地评估肌肉损伤程度。对临床处理和治疗方式的选择具有重要价值，可行超声引导下穿刺活检、注射药物或血肿的抽液减压。

三、肌腱病变

【病因病理】

外伤和炎症是肌腱病变常见的病因。

【临床表现】

临床表现为相应部位的疼痛或功能障碍。

【超声表现】

1. 肩袖撕裂 常见于冈上肌腱。部分撕裂，肌腱变薄，内回声不均，可见低回声裂隙。完全断裂，断端回缩，肌腱回声中断或消失。间断处可见血肿和渗出呈低或无回声。陈旧性撕裂，肌腱回声不均匀性增强，边缘模糊。发生钙化时，出现点状强回声，常伴有声影（图 17-106）。

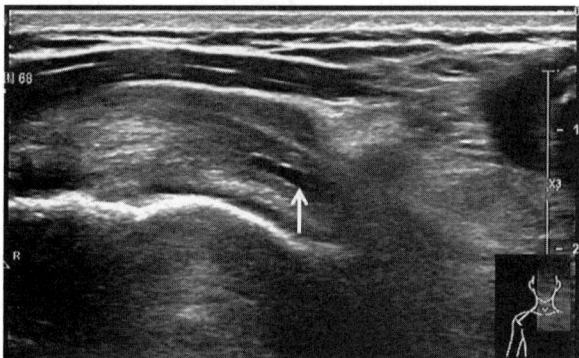

右侧冈上肌内可及部分撕裂，内回声不均，见低回声裂隙（箭头）

图 17-106 肩袖损伤声像图

2. 肌腱外伤 除肩袖外，髌腱及跟腱撕裂多见。主要表现为肌腱创伤性肿胀、肌腱部分性断裂或完全撕裂。肌腱完全性撕裂时，肌腱回声中断，近端回缩，多伴有周围软组织的创伤表现（图 17-107）。超声在肌腱主动或被动运动时检查，有助于发现病变。

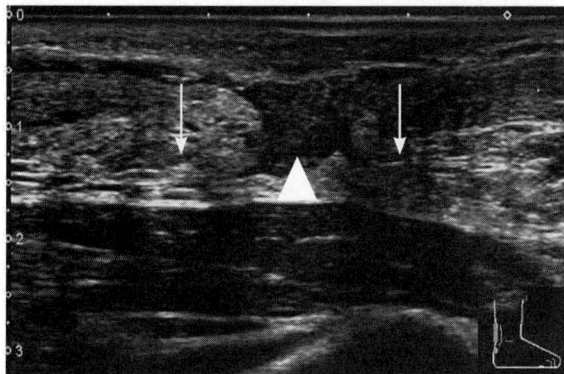

跟腱完全性撕裂，跟腱回声连续性中断（三角形），断端回缩增厚（箭头）

图 17-107 跟腱断裂声像图

3. 肌腱炎 急性肌腱炎表现为肌腱肿胀，内部纤维回声模糊，回声减低，彩色血流信号增多（图 17-108）。慢性肌腱炎表现为肌腱纤维回声紊乱，回声增强，久之肌腱变薄，发生钙化。钙化性肌腱炎指肌腱内不同形状的强回声，后方伴声影（图 17-109）。

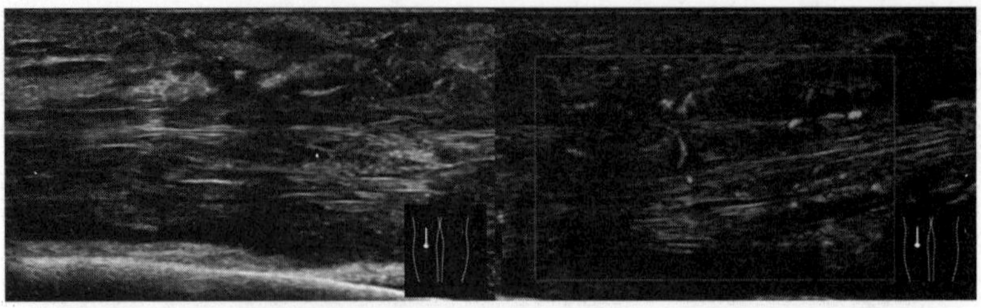

肌腱肿胀增厚，内部纤维回声模糊，回声减低（箭头），肌腱内丰富血流信号

二维超声　　　　　　　　　　　　　彩色多普勒超声

图17-108　右侧髌腱急性肌腱炎声像图

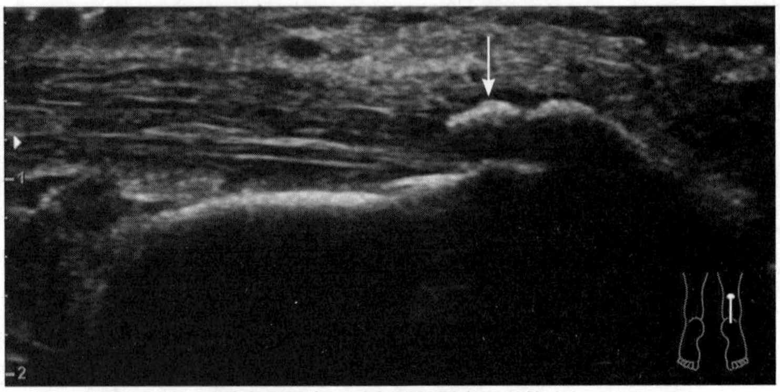

肌腱内强回声，后方可及弱声影（箭头）

图17-109　右侧跟腱钙化性肌腱炎声像图

【鉴别诊断】

肌腱病变多有明确外伤及损伤史，声像图典型，无须鉴别。

【临床价值】

超声在评价肌腱病变中具备动态观察并双侧对比的优势，可发现静态时不易发现的微小病变，是肌骨系统影像学检查中重要的检查手段。

四、滑囊病变

【病因病理】

滑囊疾病以滑囊炎最常见，多由外伤和邻近关节疾病而引起，常见于组织间易产生摩擦的部位。滑囊炎是指滑囊的急性或慢性炎症，病理变化为滑膜充血、渗出或出血，滑液增多，囊壁纤维化等。

【临床表现】

滑囊炎多发生在肩峰下滑囊、肘部鹰嘴滑囊、髌前滑囊及跟腱下滑囊等。主要临床表现为局部肿胀、疼痛或出现肿块等。

【超声表现】

滑囊炎声像图主要表现为相应滑囊的积液，内部可有增厚的滑膜，伴有血流信号增多，滑膜可呈结节状隆起。部分滑囊炎可形成滑液囊肿，囊壁光滑，后方回声增强，慢性者可有囊壁的增厚（图17-110）。

【鉴别诊断】

滑囊病变需与表皮样囊肿、血肿及局限性积液等相鉴别。

【临床价值】

超声可清晰地显示滑囊炎的形态学信息，彩色超声有助于评估炎症的活动性。可行超声引导下抽液、注药治疗等，达到精准化治疗。

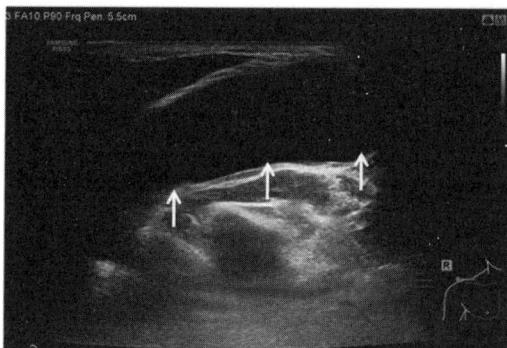

图 17-110　右侧肩峰下-三角肌下滑囊积液（箭头）声像图

五、软组织异物

【病因病理】

软组织异物残留，常由外伤引起，包括弹片、铁屑、穿刺针折断等金属异物和木竹刺伤、玻璃、塑料等非金属异物。异物在软组织内不能自行吸收，常引起局部感染、化学性损失等，对周围组织造成继发损伤。

【临床表现】

主要临床表现为相应部位疼痛、渗液等。

【超声表现】

异物表现为相应部位的强回声，根据异物的形状，可呈点状、片状或块状强回声。金属及表面光滑的玻璃和瓷片等异物，后方多出现"彗星尾征"。其他非金属异物后方常出现声影。异物合并出血、渗液或脓肿时，周围可出现液性暗区或低回声区（图 17-111）。

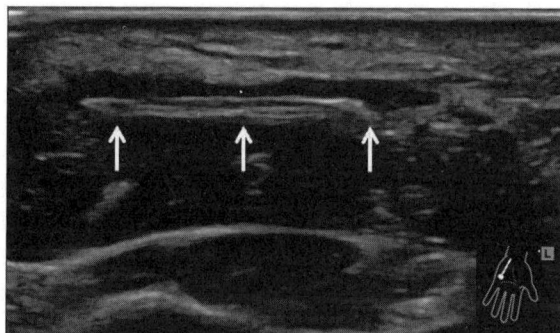

左手小鱼际浅层肌肉内异物强回声（箭头），异物为木楔

图 17-111　软组织异物声像图

【鉴别诊断】

因有明确病史，故无须鉴别诊断。

【临床价值】

超声是一种重要的定位诊断方法，不受异物物理性质的限制，无放射性，易于显示异物与周围组织的关系，可对异物进行准确的定位。

第五节　周围神经疾病超声诊断

一、神经卡压综合征

【病因病理】

神经卡压综合征属骨纤维管、室压迫综合征之一。周围神经行经某处骨纤维管或纤维缘时

受到压迫和慢性损伤引起炎性反应，产生相应神经功能异常。病变多为骨纤维管道等神经通过处的特定解剖部位，如腕管内的正中神经、肘管内的尺神经、踝管内的胫神经等。

【临床表现】

相应神经支配区域疼痛、感觉异常、肌肉萎缩、无力、运动不协调等。如正中神经卡压会引起手掌侧面第1、2、3指和第4指的桡侧半感觉异常及大鱼际肌萎缩。

【超声表现】

（1）卡压处神经突然变细，呈现"切迹征"。

（2）患侧神经回声减低，正常神经结构消失或模糊（图17-112），卡压处近端神经增粗。

（3）彩色多普勒血流声像图示患侧神经内及周边可见增多血流信号。

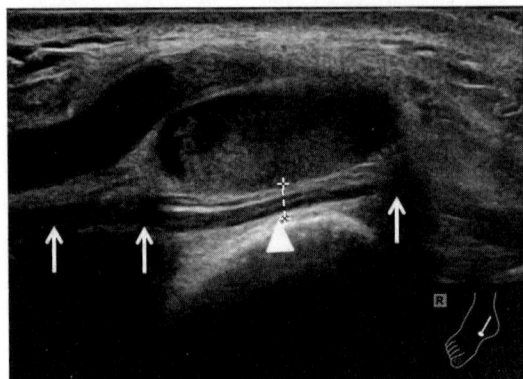

正常走行胫神经（箭头），被踝管内占位压迫，受压处变细（三角形）

图17-112　胫神经卡压综合征声像图

【鉴别诊断】

1.与神经炎症性病变鉴别　神经炎症性病变时神经增粗、回声减低，正常神经结构消失或模糊，但无"切迹征"。

2.与外伤性神经损伤鉴别　外伤性神经损伤时神经连续性中断，多见于切割伤、骨折等。

【临床价值】

高频超声能直观地显示卡压部位，卡压处神经及周边组织回声变化，评估卡压程度，提示卡压可能的病因，为患者的后续治疗提供依据。

二、神经鞘瘤

【病因病理】

神经鞘瘤是周围神经常见肿瘤之一，多见于成人，来源于神经鞘的施万细胞，故又称施万细胞瘤，其病因至今未明。

【临床表现】

神经鞘瘤好发于头、颈及肢体主干处，其次为四肢屈侧。常表现为无痛性软组织肿块，生长缓慢，压迫神经时可引起放射性疼痛等相关症状与体征。

【超声表现】

（1）多为椭圆形或梭形实性低回声包块，边界清晰，多有包膜，内部回声均匀。

（2）一端或两端与神经相连，呈"鼠尾征"（图17-113）。

（3）彩色多普勒肿瘤内可见血流信号。

【鉴别诊断】

神经鞘瘤需与脂肪瘤、血管平滑肌瘤、皮下转移瘤及结节性筋膜炎相鉴别。与神经干相连是神经鞘瘤的重要征象。神经鞘瘤与神经纤维瘤两者在声像图上不易区分，目前超声在两者间的鉴别尚存争议。

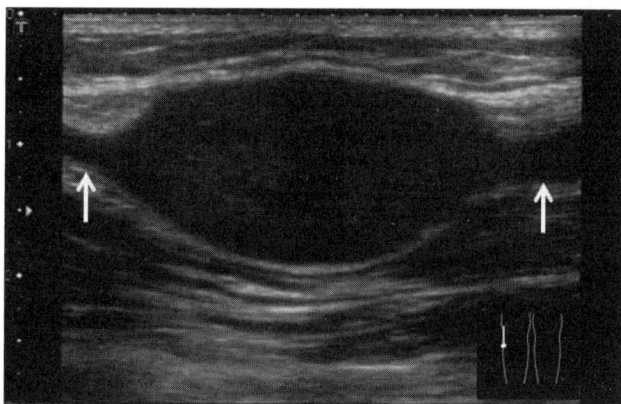

肿块边界清晰，呈低回声，两端与神经相连，呈"鼠尾征"（箭头）

图 17-113　神经鞘瘤声像图

【临床价值】

高频超声可观察神经鞘瘤的位置、形态、大小及其与周围神经的关系，对临床术前准备及手术治疗具有重要的价值。

本章小结

超声作为肌肉骨骼系统的重要检查方法，具备准确性及敏感性等特点，能够对外周关节、周围神经及皮肤软组织进行很好的显像。掌握肌肉骨骼系统的解剖，运用正确的扫查方法是检出常见病变的重要条件。对外周各关节的超声检查有助于自身免疫性疾病，如类风湿疾病的早期诊断及疗效监测，对骨骼病变如隐匿性肋骨骨折、肿瘤性疾病等亦可发挥重要作用。软组织的超声检查不仅有助于病变的早期发现，同时可作为检查及穿刺引导的手段。对外周神经系统的检查为神经病变的诊断及鉴别诊断提供了依据。了解详细病史，掌握被检关节结构及周围组织，充分显示可疑病变将有助于肌骨系统疾病的早期诊断与治疗。

习　题

一、单项选择题

1.以下不构成"肩袖"的是（　　）。

A.肩胛下肌　　　B.冈上肌　　　C.三角肌　　　D.冈下肌　　　E.小圆肌

2.腕管内内容物主要包括（　　）。

A.正中神经　　　　　　　B.拇长屈肌腱

C.指浅屈肌腱　　　　　　D.指深屈肌腱

E.以上都是

3.膝关节积液的超声检查位置为（　　）。

A.屈膝位扫查髌上囊　　　　B.伸膝位扫查髌上囊

C.屈膝位扫查髌下浅囊　　　D.屈膝位扫查髌下深囊

E.伸膝位扫查髌下浅囊

4.类风湿关节炎患者自述右膝关节疼痛，进行超声检查的主要目的是（　　）。

A.确诊类风湿关节炎　　　　B.排除骨关节炎

C.明确有无关节积液及滑膜增生　　D.明确有无肌腱撕裂

E.明确有无关节游离体

习题

5.软组织肿物的超声检查要点包括（ ）。

A.选用高频探头   B.检查过程中不需要加压

C.无须对比扫查   D.无须动态观察

E.无须结合彩色多普勒检查

二、简答题

1.简述腕关节检查常用的扫查方法及标准切面图特点。

2.骨软骨瘤的超声表现是什么？

（王俊魁　韦　星）

第十八章　介入性超声

微课

知识目标

1.**掌握** 介入性超声的含义，超声引导穿刺的技术原则。
2.**熟悉** 常见介入性超声的适应证、禁忌证及临床意义。
3.**了解** 肝脏肿瘤超声引导消融治疗适应证、禁忌证及临床意义。

技能目标

1.**学会** 简单的超声引导穿刺细胞学检查和组织学检查。
2.**具备** 胸、腹腔积液的穿刺置管引流的能力。
具备良好的职业道德、医患沟通能力和团队协作精神。

　　介入性超声是介入性放射学的组成部分，是现代医学的一个分支，包括活检诊断、介入治疗、腔内超声。它是在超声显像的基础上完成各种穿刺活检、造影、抽吸、插管、注射或消融治疗等微创操作，具有灵敏度高、引导精准、实时显示、操作简便，无射线损伤等优点。近年来介入性超声发展迅速，可通过高分辨力实时超声显像、超声造影、计算机融合成像导航及三维影像定位技术，实现了超声引导介入操作的术前评估、术中定位、术后评估的完善体系。

第一节　超声引导穿刺的技术原则

一、介入超声仪器及器具

（一）穿刺探头及导向装置

　　根据满足不同部位穿刺的需求，常用的有安装可拆卸穿刺适配器的普通探头和专用穿刺探头，目前前者较为常见。

　　穿刺适配器又称穿刺导向器，由固定部件、导向部件和不同规格的导针槽三部分构成，它们形状各异但结构基本相同（图18-1）。可以安装在相控阵探头、凸阵探头或线阵探头一侧用于不同部位的穿刺，穿刺适配器可配备不同规格的针槽，可以保证穿刺针沿预定的穿刺线路和深度在实时超声监控下准确刺中靶目标。专用穿刺探头的结构最多见的是在线阵或凸阵探头上制作一个"V"或"一"字形缺口，缺口位置多设置于探头中部或一侧。缺口内固定有穿刺角度调节装置，用于调节穿刺针进入体内的倾斜角度。

PPT

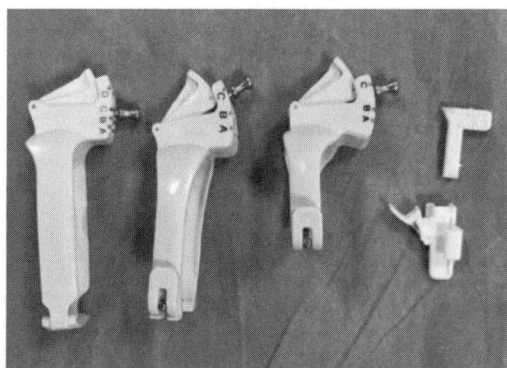

不同规格穿刺适配器　　　　　　　　不同规格针槽

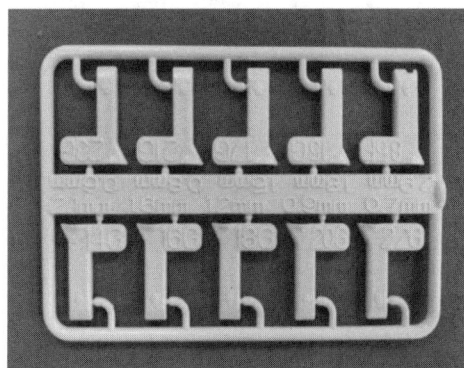

图18-1　穿刺适配器

（二）穿刺针具及引流导管

1.穿刺针具　穿刺针的基本结构包括针芯、针鞘和针柄三个部分。穿刺针的国际标号以"G"表示，标号数字越大，则外径越小，国产穿刺针的标号越大，外径越大。临床根据用途不同分为普通穿刺针、导管针、组织活检针。常用的有细胞抽吸针、PTC针、半自动活检装置、自动活检装置。细胞抽吸针专为细针抽吸细胞学诊断设计，外径细而壁薄，尖端形状制成锐利的斜梯状有利于组织细胞脱落；PTC针由针芯和针鞘配合而成，前端尖锐锋利，常用于抽吸细胞学检查、各种含液病变的抽吸或注药造影及治疗；半自动活检装置由针芯（尖端带凹槽）、套管针（带锐利切割缘）和激发装置等组成，活检时针芯凹槽部分刺入肿块内，扣动扳机击发，使套管针达到针尖，将靶组织切割于凹槽内（图18-2）；自动活检装置包括活检针和活检枪，活检枪内有两组弹簧，分别用来引发活检针针芯和套管，将活检针刺至靶组织前方，扣动触发按钮，带槽针芯、套管先后进入靶组织，自动完成对进入凹槽内的组织切割取材，切割速度非常迅速，增大了切割力，提高了标本质量（图18-3）。

2.引流导管　导管分为管尖、管体和管尾三部分。管尖壁薄而径细，紧贴于穿刺针或导丝上，管体前端根据用途制成不同形状或开侧孔，管尾可连接注射器或引流装置。导管规格依其外径的粗细用"F"标记，因制作材料不同，同一规格导管外径相等但内径相差较大（图18-4）。

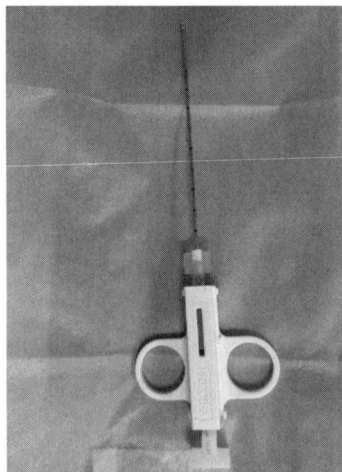
图18-2　半自动活检针

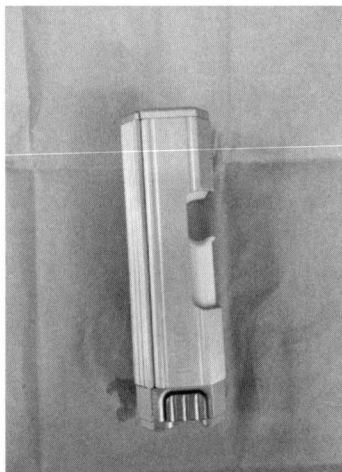
图18-3　全自动活检枪

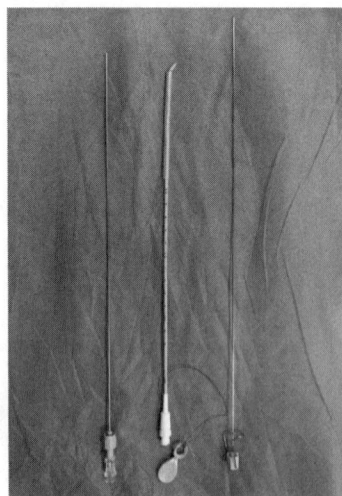
拆分状态

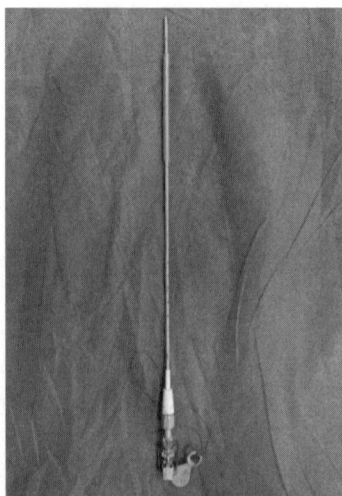
组合状态

图18-4　引流导管

课堂互动

患者，男性，68岁，因颈部扪及包块前来就诊。超声诊断：颈部异常肿大淋巴结回声，建议穿刺活检。

学生思考：请问选取细针穿刺还是组织学检查？

二、介入性超声原则及适应证

（一）原则

1.遵守无菌操作规则　无菌病例在前，感染病例最后，途中发现感染者，应置换穿刺引导器具或经严格消毒后方可进行后者诊疗。严格遵守无菌操作规则，包括医护人员、诊疗空间、仪器设备、穿刺器具等。

2.提高穿刺准确性

（1）选择恰当的穿刺路径能够缩短穿刺距离，提高命中率，降低并发症。以选择最短途径为原则，肝脏靶目标穿刺需经过正常肝组织，而对于肾癌、脾脏占位、胰腺占位不宜经过正常组织；胆囊穿刺时选择经过肝脏胆囊床路径可减少胆汁漏的发生；胃肠道肿瘤细针穿刺活检不会引起局部感染或腹膜炎等并发症，穿刺腹膜后靶目标时难免经过胃、肠，临床实践证明多数无并发症；周围型肺癌及胸膜穿刺一定注意穿刺深度，避免伤到正常肺组织而造成气胸和出血。

（2）选择合适的探头、导向装置、穿刺针具，金属器具需要经过特殊打磨处理，从而提高显示清晰度。为减少针道偏移，穿刺针斜面要与穿刺点切线相垂直，可通过超声造影避开较大肿瘤坏死区域，多部位取灶增加取检成功率，选择靶目标至少应大于6mm，才能保证超声穿刺的准确可靠。穿刺时应注意患者邻近大血管搏动及呼吸对靶目标造成的影响，进针瞬间嘱患者憋气。

3.规范操作　介入性超声开展顺序先简单后复杂，先做囊液类抽吸再做置管引流，先熟练操作各种穿刺诊断再做局部消融治疗。穿刺时避免同一进针点反复穿刺，避开主要脏器及大血管，选择具有代表性的安全的部位进行穿刺，了解并发症发生原因及预防，掌握其临床及影像表现，早期诊断和处置措施，降低风险。

（二）适应证

1.细针穿刺　临床怀疑占位性病变经超声检查证实，包括淋巴结和乳腺、甲状腺、肝脏、贲门、胃肠道外生性肿瘤，以及胆系、胰腺、腹膜后肿瘤的良恶性鉴别诊断，也用于囊性病变及非典型脓肿的进一步确诊。

2.组织学检查　除上述包块各类病变细胞学取检未能明确者，也包括肿块较大、侵犯较广无法手术者，怀疑转移性肿瘤而原发肿瘤不明者，手术活检失败者等。

（三）禁忌证

患者一般情况较差，有严重出血倾向、大量腹水；穿刺路径上难以避开的大血管、动脉瘤及嗜铬细胞瘤；急性胰腺炎、慢性胰腺炎发作期及其他急腹症；较大脾脏内肿瘤；肝脏表面较大血管瘤或肝癌伴坏死等。

三、并发症及预防处理

（一）并发症

随着操作者技术提高及图像分辨率的提高，介入性超声并发症逐渐减少，常见并发症包括出血、感染、邻近脏器损伤等。

1.局部疼痛　属轻微并发症，发生率达30%，不需处理可自行缓解。

医药大学堂

2.出血 最常见的严重并发症。虽然CDFI可清晰显示大血管，可避免穿刺针经过，但是细针反复穿刺能增加出血风险，粗针为获得更多组织亦可增加出血风险。

3.感染 主要是介入性器械污染，特别是经直肠、阴道途径操作时，无菌准备不严格所致。部分感染性肠液或脓液外漏也可以引起腹腔内感染。

4.发热 一般为一过性低于38℃发热，可自行缓解，术后高热可能为继发感染。

5.周围正常组织脏器损伤 多为穿刺时盲目操作或患者突然咳嗽针道改变引起。

6.其他少见并发症 包括针道转移、穿刺抽液或置管失败、引流管脱出，甚至死亡等。

（二）预防处理

（1）介入性操作时遵循无菌原则。

（2）患者在穿刺操作中尽量保持不动，减少咳嗽，胸腹腔穿刺进、出针时应屏气。

（3）局部麻醉应充分，需达到腹膜、胸膜层。

（4）选择合适、安全的穿刺路径，避开重要脏器及大血管。

（5）避免同一进针点反复穿刺。

（6）穿刺过程中需清晰显示针尖，当显示不清时不可盲目进针。

（7）一般轻微并发症无须处理，较大血管损伤时需要密切观察，当血压下降时可静脉输液；感染时进行局部或全身抗感染治疗，损伤周围脏器时可行外科手术修补。

第二节 超声引导穿刺细胞学检查和组织学检查

针吸细胞学病理学始于20世纪60~70年代，细胞病理学样本处理相对简单，诊断便捷、快速，但因样本量少，缺乏组织学结构，诊断有其固有的局限性。粗针穿刺组织学检查已经成为术前诊断各种肿瘤常用的方法，诊断准确率达85%以上，在前列腺及乳腺诊疗中的重要性甚至超过了传统手术切除活检。

一、仪器及器具

（一）仪器及穿刺探头

选用高分辨力实时超声机，可选用腹部、凸阵或线阵穿刺探头配以导向装置。

（二）穿刺针及引导针

1.细胞学检查 原则上采用细针，可选用20~23G，带针芯细针长15cm、18cm和20cm，各有不同。引导针可选用18G，长7cm针，此针只穿刺腹壁，主要保证细针不偏移方向，且可减少针道转移。

2.组织学活检 依粗到细分为16~23G各型，目前选用18G、16G较多，常用Tru-cut型活检针，为无负压的内槽式切割针；另一类为配套抽吸式活检针，其特点是切取组织过程带有负压。活检针配激发装置一起应用，分半自动和自动两种。

二、术前准备

（1）术前查血常规、凝血功能、梅毒、艾滋病和乙肝、丙肝的血清学检查。

（2）了解是否服用抗凝药物。

（3）了解超声检查结果，明确靶目标的位置、大小、数量以及与周围组织的关系，确定穿刺路径。

（4）通过超声造影，对造影可疑区域进行活检。

（5）穿刺物品包括：无菌穿刺包、碘伏、注射器针筒、穿刺针（活检枪）、95%乙醇、载玻片、铅笔、滤纸条（组织学检查用）、无菌探头隔离套、敷贴。

PPT

医药大学堂
www.yiyadxt.com

（6）备好麻醉药品和急救药品。

（7）同患者充分谈话做好沟通，告知手术目的、并发症及处置措施，签署"介入超声知情同意书"。

三、操作方法

（一）超声引导细胞学检查

以甲状腺结节取检为例。

（1）患者取仰卧位，颈肩部垫高，颈部呈过伸位，充分暴露颈前区。操作者坐于患者头侧，面对超声显示屏（图18-5a、图18-5b）。

（2）常规消毒、铺巾，超声探查甲状腺结节和周围组织（18-5c）。

（3）确定穿刺路径，避开重要血管、气管及神经，采用平面内进针法，实时显示进针过程（图18-5d、图18-5e）。

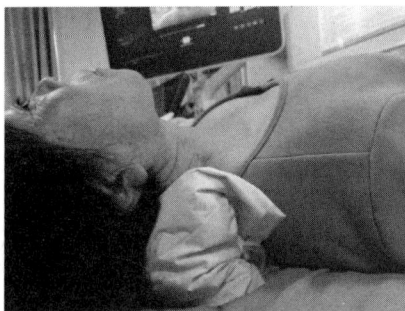

a.仰卧位，颈肩部垫高

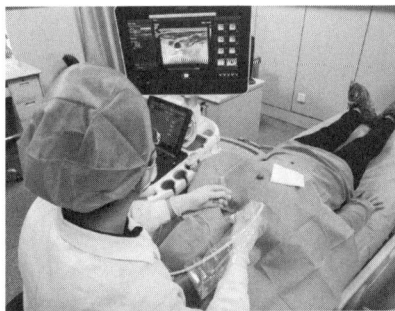

b.坐于患者头侧，面对屏幕

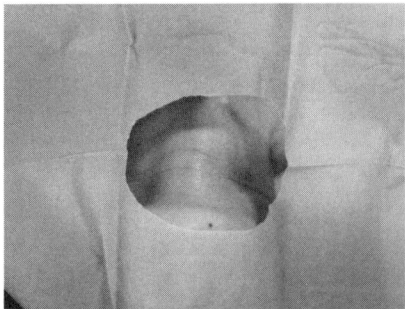

c.消毒，铺巾

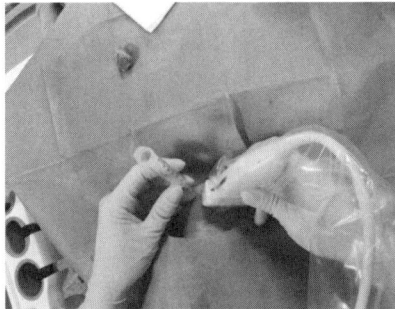

d.一手持探头，一手持针

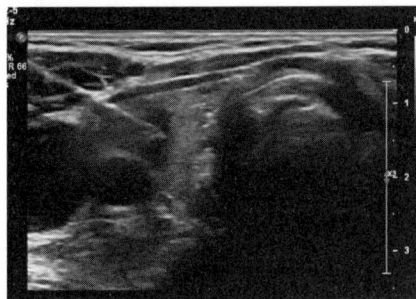

e.超声实时显示进针过程

图18-5　甲状腺结节取检操作方法

（4）穿刺针达到结节中心，在结节内沿不同针道反复提插10次左右，如果细胞量不够可以适当负压吸引，迅速退针，用纱布压迫进针点。每个结节取检三次。

（5）针尖斜面向下对准载玻片，快速推动充满空气的注射器活塞，将吸取物推射到载玻片一端，然后用另一块载玻片将标本均匀抹开，之后立即置于固定液中。

（6）术后压迫穿刺点15分钟，医生示范压迫的力度和位置，并观察患者情况。

（二）超声引导穿刺组织学检查

以淋巴结取检为例。

（1）根据不同部位采取不同的体位，目的为充分暴露病灶。

（2）常规消毒、铺巾，超声确认病灶位置及观察周围组织。

（3）确定穿刺路径，避开皮损及瘢痕区域，尽可能选择最短进针路径。

（4）采用浓度为1%利多卡因局部麻醉，超声引导下逐层麻醉至病灶表面，为保证取材质量应避免在病灶内注射。

（5）皮肤较松弛或增厚坚韧者，可用尖刀在皮肤表面切开2mm左右小口。

（6）根据淋巴结大小选择15mm或22mm的穿刺距离，超声引导下沿设计路线进针，当穿刺针达淋巴结边缘处用针尖固定靶淋巴结。采用半自动穿刺活检针时，手动缓慢推出针芯，时刻观察针芯末端的位置，然后击发；采用全自动活检针时，确定穿刺预设路径及距离无误后，打开保险，击发，确认穿刺针位置后，迅速拔针，完成一次取检（图18-6）。

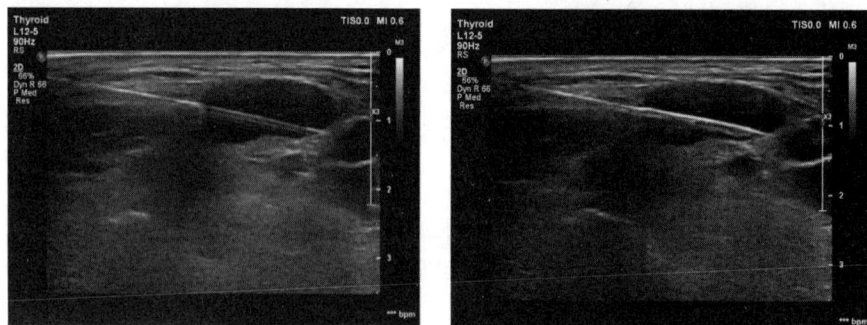

推出针芯　　　　　　　　　　击发

图18-6　淋巴结活检针穿刺操作方法

（7）拉开穿刺针将组织条置于滤纸片上并浸泡于甲醛溶液，观察组织条长度及完整性，确定是否再次取检，同一病灶一般取检2~3次。

（8）术后贴敷料按压15分钟，观察半小时，24小时内保持伤口干燥。

📖知识链接　　　　　　　　　　**前列腺穿刺活检**

1.目的　临床根据患者症状、体征和各种检查提示前列腺癌可能，然后可通过穿刺活检获得病理学诊断。

2.适应证　血清前列腺特异性抗原（PSA）升高不能用其他原因解释者；直肠指检怀疑前列腺占位；影像学检查不除外前列腺癌可疑灶；怀疑原发灶来源于前列腺；非手术疗效评估及治疗方案的选择。

3.操作方法　经直肠法。

（1）左侧卧位。

（2）肛周消毒。

（3）安装穿刺架，套入隔离套。

（4）获得清晰图像，确定穿刺目标。

（5）左右侧底、中、尖部分别多点穿刺，共计6~12针。

（6）将穿刺的标本放在滤纸片上，然后放入有甲醛溶液的标本瓶内固定且标记部位。

（7）送检。

四、临床意义

超声引导穿刺细胞学检查对于良、恶性肿瘤的鉴别诊断是一种简便、安全、有效的方法，一般无假阳性，其敏感性90%，特异性接近100%。尤其在临床诊断的早期应用，可以极大地缩短确诊时间，但不足之处是，对恶性肿瘤，除少数几种外，难以做出确切的组织学分类，对良性病变难以明确其组织病理学诊断。超声引导下组织学活检使80%以上的病例得到了准确的组织病理学诊断，免除了手术的痛苦，可对某些良性病理改变及多数良性肿瘤能做出具体的组织病理诊断。有些病理穿刺组织活检诊断效果优于细胞学检查，有些则不如，两者互补才能进一步提高诊断水平。

第三节　介入性超声的临床应用

案例讨论

　　案例　患者，男性，55岁，右上腹肋下钝痛，能耐受，查体于右上腹可扪及包块。超声显示肝囊肿，最大径约7.5cm，囊壁薄，囊内透声好。

　　讨论　1.肝囊肿的临床治疗有哪些方法？

　　　　　　2.超声引导下肝囊肿硬化治疗有哪些注意事项？

　　　　　　3.腹部还有哪些囊肿适合硬化治疗以及治疗中有哪些注意事项？

一、胸、腹腔积液穿刺置管引流

（一）适应证

（1）用于胸、腹腔积液的性质鉴别。

（2）无论何种原因引起的大量胸、腹腔积液，都需要抽液或引流者。

（3）恶性胸、腹腔积液化疗药物注射。

（4）液、气胸的置管引流。

（二）禁忌证

（1）有严重出血征象。

（2）患者无法配合。

（3）无合适穿刺路径。

（三）仪器及器具

　　超声机、凸阵或线阵探头配以导向装置、长度10~20cm穿刺针（14~18G）、导丝、引流管（常用7~16F一次性中心静脉管或猪尾引流管）、探头隔离套、无菌手套、无菌纱布、扩张器、刀片。

（四）药品准备

　　冲洗或治疗用抗生素、抗肿瘤药物。

（五）术前准备

（1）经腹穿刺空腹8小时。

（2）复习影像资料，超声确定积液范围，观察内部回声及有无分隔。

（3）选择穿刺点及穿刺路径避开重要血管、肺脏、腹部脏器。

（4）备好麻醉药品和急救药品。

（5）和患者充分谈话做好沟通，告知手术目的、并发症及处置措施，签署"知情同意书"。

（六）操作方法

（1）胸腔积液患者可取坐位，重症或不能配合者可采取半卧位或侧卧位，腹腔积液患者取半卧位。

（2）确认穿刺点，选取液体量多、穿刺距离最近的部位。

（3）常规消毒、铺巾。

（4）局麻浸润至胸、腹膜全层。

（5）超声引导下两步法：平面内进针观察穿刺针刺入胸、腹腔，拔出针芯，回抽看到积液后插入导丝，拔出针鞘，用刀片破皮后将扩张器沿导丝扩张针道，退出扩张器，再将引流管沿导丝插入，观察到合适位置时退出导丝，固定引流管，引流管外接引流袋。当胸、腹腔积液深度超过3cm时可采用超声引导下一步法：超声引导下将套管针直接刺入胸、腹腔积液中，退出针芯，回抽出现液体，边退针鞘边进套管，至理想位置时固定引流管，外接引流袋。

（6）根据病情选择抗生素冲洗或肿瘤药物注射（图18-7）。

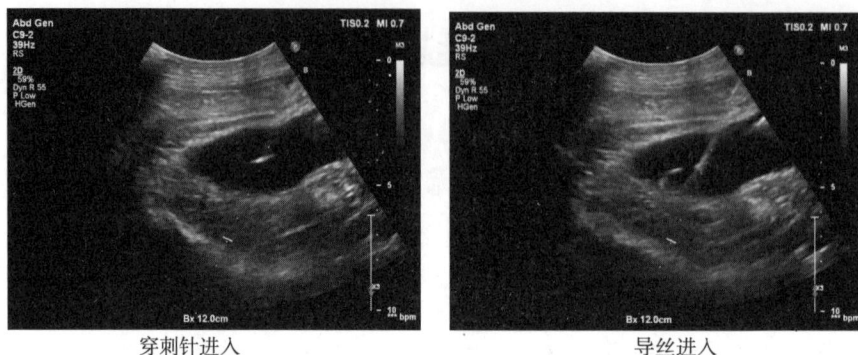

穿刺针进入　　　　　　　　　　导丝进入

图18-7　胸、腹腔积液穿刺置管引流操作方法

（七）临床意义

超声引导下可避开胸、腹壁较粗大血管，不张肺组织，腹腔内漂浮肠管等，选择积液最深处进行精确引流，确保穿刺准确性及安全性。

二、经皮经肝穿刺胆管置管引流

（一）适应证

（1）临床上各种良恶性病变引起胆道梗阻者。

（2）胆道梗阻合并化脓性胆管炎需减压引流，尤其对于不能手术的高危、高龄患者。

（3）胆管诊断性穿刺抽出浑浊或脓性胆汁。

（二）禁忌证

（1）严重凝血功能异常。

（2）大量腹水者。

（3）肝内胆管内径小于4mm，肝外胆管内径小于10mm。

（4）患者无法配合。

（5）无合适穿刺路径。

（三）仪器及器具

超声机、凸阵探头配以导向装置、长度20cm穿刺针（17、18G）、导丝、扩张管、引流管（常用7~9F猪尾引流管）、引流袋、探头隔离套、刀片、无菌穿刺包。

（四）术前准备

（1）常规检查血常规、凝血功能、肝肾功能。

（2）术前禁食6~8小时。

（3）急性化脓性胆管炎通常伴有高热、脱水症状，术前应快速静脉滴注加有抗生素和肾上腺皮质激素的液体，如有低血压应予以纠正。

（4）复习影像学资料，了解胆系情况，确定穿刺点及穿刺路径。

（5）备好麻醉药品和急救药品。

（6）和患者充分谈话做好沟通，告知手术目的、并发症及处置措施，签署"知情同意书"。

（五）操作方法

常规消毒铺无菌巾，超声再次确定穿刺点，浓度1%利多卡因超声引导下局部浸润麻醉至肝被膜下。超声引导下将穿刺针沿穿刺路径进入靶胆管，拔出针芯，回抽见胆汁后插入导丝，拔出针鞘，用刀片破皮后将扩张器沿导丝扩张针道，退出扩张器，再将引流管沿导丝插入至满意位置后退出导丝，固定引流管，外接引流袋（图18-8）。

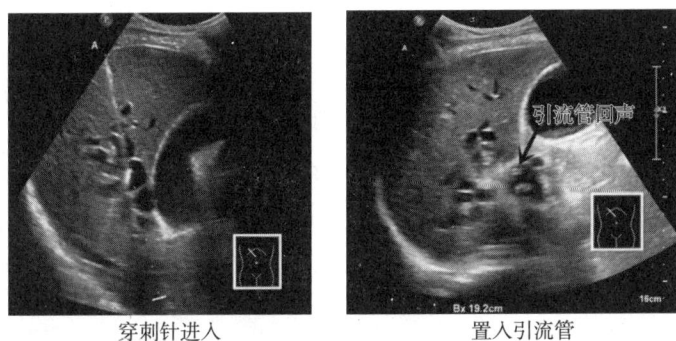

穿刺针进入　　　　　　　　　　置入引流管

图18-8　经皮经肝穿刺胆管置管引流操作方法

（六）临床意义

对于恶性梗阻性黄疸患者临床常采用PTCD进行胆管引流，从而减轻黄疸、改善肝功能，为手术创造条件或改善无法手术患者的生存质量，对于急性梗阻性化脓性胆管炎患者，PTCD可及时对胆道进行引流减压，控制感染。超声引导的PTCD操作简便、手术时间短、创伤小，并发症少，避免X射线辐射，可在床边对危重症患者进行治疗。

三、经皮经肝穿刺胆囊置管引流

（一）适应证

（1）急性胆囊炎不能耐受手术者。

（2）妊娠期胆囊炎。

（3）胆总管下段梗阻。

（二）禁忌证

（1）严重凝血功能异常。

（2）大量腹水者。

（3）胆囊穿孔后萎瘪胆囊腔内大量结石。

（4）患者状况差，无法耐受手术者。

（5）无合适穿刺路径。

（三）仪器及器具

超声机、凸阵探头配以导向装置、长度20cm穿刺针（17、18G）、导丝、扩张管、引流管（常用7~9F猪尾引流管）、引流袋、探头隔离套、刀片、无菌穿刺包。

（四）术前准备

（1）常规检查血常规、凝血功能、肝肾功能。

（2）积极纠正严重的内科并发症。

（3）急性化脓性胆囊炎通常伴有高热、脱水症状，术前应快速静脉滴注加有抗生素和肾上腺皮质激素的液体，如有低血压应予以纠正。

（4）备好麻醉药品和急救药品。

（5）和患者充分谈话做好沟通，告知手术目的、并发症及处置措施，签署"知情同意书"。

（五）操作方法

常规消毒铺无菌巾，超声再次确定穿刺点，浓度1%利多卡因超声引导下局部浸润麻醉至肝被膜下。超声引导下将穿刺针沿穿刺路径进入胆囊，拔出针芯，回抽见胆汁后插入导丝，拔出针鞘，用刀片破皮后将扩张器沿导丝扩张针道，退出扩张器，再将引流管沿导丝插入至满意位置后退出导丝，固定引流管，外接引流袋（图18-9）。

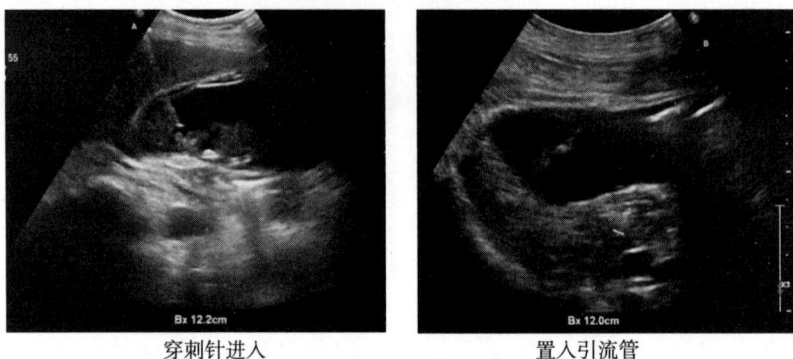

穿刺针进入　　　　　　　　　　置入引流管

图18-9　经皮经肝穿刺胆囊置管引流操作方法

（六）临床意义

PTGD全程在超声引导下完成，成功率高、并发症少，安全有效，常用于高危、高龄而不易进行手术的患者，通过胆囊引流达到控制感染，改善肝功能和全身状况的目的，并可通过留置的导管抽吸胆汁做细胞学或细菌学检查，还可通过导管进行碎石和扩张取石。

四、经皮肾盂造瘘

（一）适应证

（1）急性上尿路梗阻。

（2）外伤、手术所致尿路损伤，尿液外渗或尿瘘形成。

（3）恶性肿瘤或腹膜后纤维化等压迫上尿路。

（4）肾盂积脓进行减压、引流、冲洗、控制感染。

（5）移植肾术后出现积水、积血或积脓等并发症。

（6）药物融石或肿瘤化疗。

（7）出血性膀胱炎。

（8）作为经皮肾镜等进一步的术前准备。

（二）禁忌证

（1）有严重凝血功能异常。

（2）未控制的严重高血压。

（3）严重心肺功能异常，无法耐受手术者。

（4）无合适穿刺路径。

（三）仪器及器具

超声机、凸阵探头配以导向装置、长度20cm穿刺针（18~20G）、导丝、扩张管、引流管（常用6~8F猪尾引流管）、引流袋、探头隔离套、刀片、无菌穿刺包。

（四）术前准备

（1）常规检查血常规、凝血功能、肝肾功能及心电图。

（2）复习影像学资料，明确积水程度及梗阻部位，确定穿刺点及穿刺路径。

（3）高血压、糖尿病患者术前控制血压及血糖水平。

（4）具有感染高危因素的患者，提前预防性使用抗生素。

（5）部分不能配合患者可给予镇静或全麻。

（6）备好麻醉药品和急救药品。

（7）和患者充分谈话做好沟通，告知手术目的、并发症及处置措施，签署"知情同意书"。

（五）操作方法

患者俯卧位或侧卧位，给予软枕垫高获取固定姿势。常规消毒铺无菌巾，超声再次确定穿刺点，浓度1%利多卡因超声引导下局部浸润麻醉至肾被膜下。超声引导下将穿刺针沿穿刺路径进入中下肾盏，拔出针芯，回抽见尿液后插入导丝，拔出针鞘，用刀片破皮后将扩张器沿导丝扩张针道，退出扩张器，再将引流管沿导丝插入至满意位置后退出导丝，固定引流管，外接引流袋（图18-10）。

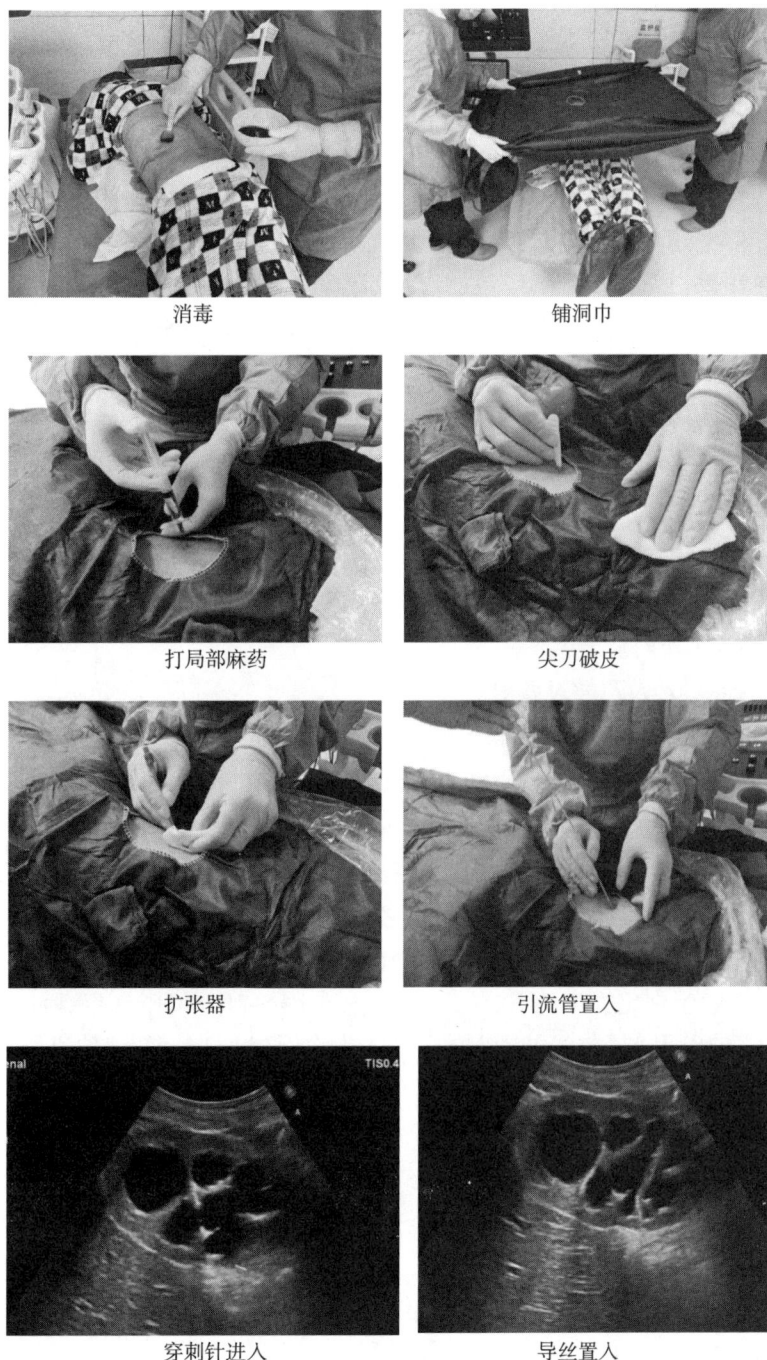

消毒　　　　　　　　　　铺洞巾

打局部麻药　　　　　　　尖刀破皮

扩张器　　　　　　　　　引流管置入

穿刺针进入　　　　　　　导丝置入

图18-10　经皮肾盂造瘘操作方法

（六）临床意义

超声引导下经皮肾盂造瘘（PCN）取代了经膀胱镜逆行输尿管插管引流，能便捷而准确地完成经皮肾盂穿刺、尿液引流。

五、囊肿硬化治疗

腹部囊肿最常见的是肝、肾囊肿，是临床上常见病和多发病，属良性病变。囊肿硬化治疗最常用于肝、肾囊肿，部分出血引起的甲状腺囊肿也可以硬化治疗。

（一）适应证

（1）囊肿引起临床症状者或压迫周围脏器引起继发性并发症者。

（2）肝囊肿直径>5cm，肾囊肿直径>4cm的单发或多发单纯性囊肿。

（3）多囊肝、多囊肾时可对较大囊肿治疗，缓解压迫症状。

（二）禁忌证

（1）有严重凝血功能异常。

（2）囊肿与胆道、肾盂交通者。

（3）严重心肺功能异常，无法耐受手术者。

（4）无合适穿刺路径。

（三）仪器及器具

超声机、凸阵探头配以导向装置、长度20cm穿刺针（21~18G）、16~18G塑料直套管针、6~10F猪尾导管针、探头隔离套、无菌穿刺包。

（四）药品准备

麻醉药、无水乙醇。

（五）术前准备

（1）常规检查血常规、凝血功能、肝肾功能及心电图。

（2）复习影像学资料，明确囊肿大小及位置，确定穿刺点及穿刺路径。

（3）常规禁食4~6小时。

（4）询问是否麻醉药及乙醇过敏史。

（5）备好麻醉药品和急救药品。

（6）和患者充分谈话做好沟通，告知手术目的、并发症及处置措施，签署"知情同意书"。

（六）操作方法

分不插管法和插管法两种，下面主要介绍不插管法：患者俯卧位或侧卧位，给予软枕垫高获取固定姿势。常规消毒铺无菌巾，超声再次确定穿刺点，1%利多卡因超声引导下局部浸润麻醉至肝、肾被膜下。超声引导下将穿刺针沿穿刺路径进入囊肿中心，拔出针芯，尽量抽出囊液（肾囊肿常规做蛋白定性试验），注入2%利多卡因5~10ml麻醉囊壁，注射无水乙醇（为抽出囊液的1/4），抽出无水乙醇，再重复1~3次（末次保留1~3分钟），抽出残余液体，拔出针鞘，贴敷料，加压针眼处20分钟（图18-11）。

（七）临床意义

超声诊断肝、肾囊性病变便捷且敏感，易与实性肿块鉴别。较小囊肿几乎无临床症状而不需要治疗，较大囊肿因占位效应产生压迫症状，引起相应的组织、器官功能受损。囊肿硬化治疗可使囊壁组织变性坏死，早期因为硬化剂的注入引起无菌性炎症反应渗出增多，随着炎症反应消退、渗出液的吸收，囊腔逐渐缩小或闭合，从而减轻和消除相应的临床症状。此方法简便、安全、有效，可代替外科手术。

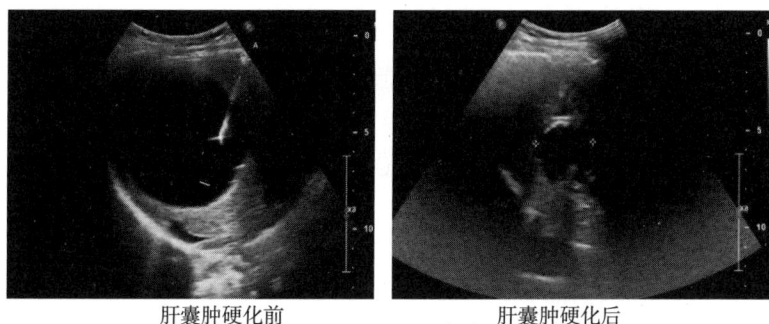

肝囊肿硬化前　　　　　　　　　肝囊肿硬化后

图18-11　囊肿硬化治疗操作方法

六、超声引导消融治疗

局部消融治疗是借助影像技术的引导对肿瘤靶向定位，用物理或化学的方法局部凝固、灭活肿瘤组织，消融方法有：射频消融治疗、微波消融治疗、高强度聚焦超声消融、酒精注射化学消融、激光消融及冷冻消融。其中超声引导下射频、微波、高强度聚焦超声消融在各类良恶性肿瘤中的应用广泛，使治疗效果取得突破性进展，在肝脏肿瘤、肾及肾上腺肿瘤、子宫肌瘤、乳腺肿瘤及甲状腺良性结节、甲状腺微小癌、甲状旁腺肿瘤方面应用广泛。

射频消融原理：射频发生器产生高频交流变化电磁波（频率300~500kHz），通过电路传到电极针裸区，电极针裸区插入肿瘤组织内，引起组织正负离子震荡，并摩擦生热达100℃左右，热能逐渐传导至周围组织，形成一个预定的球形或类球形的消融区，肿瘤局部因高温而发生凝固性坏死。微波消融原理：微波发生器内磁控管产生微波，通过低耗同轴电缆连接天线，天线插入肿瘤组织中，组织中水分子不断翻转，发生剧烈运动摩擦生热而导致细胞凝固坏死，另有部分极化离子在微波电场下不间断碰撞将动能转化为热能。高强度聚焦超声消融原理：将超声换能器发射的超声波聚焦于既定的靶区组织内，产生热效应、空化效应等组织凝固性坏死，同时破坏肿瘤血管。下面以肝脏肿瘤为例介绍。

（一）适应证

（1）直径≤5cm的单发肿瘤和最大径≤3cm数量在5个以内的原发、复发或转移性肝肿瘤。

（2）肿瘤距离周边膈肌、胆总管、胃肠道安全距离0.5cm以上。

（3）化疗疗效不佳的局限性转移性肝癌。

（4）肝转移肿瘤手术切除及局部治疗后复发残留。

（5）部分占位性病灶患者，无法耐受手术或不愿意手术者。

（二）禁忌证

（1）有严重凝血功能异常。

（2）肿瘤直径>5cm，呈多结节浸润状并侵及大血管。

（3）有门静脉主干、一级分支或肝静脉癌栓，不能控制的广泛肝外转移。

（4）病灶周边无正常肝组织，无合适穿刺路径。

（5）严重心肺、肝肾功能异常，无法耐受手术者。

（三）仪器及器具

射频或微波消融仪、消融电极、活检穿刺针、超声机、凸阵探头配以导向装置、消毒手术包、探头隔离套、多功能监护仪、氧气通道、麻醉机、除颤器以及吸引器、

（四）药品准备

麻醉药、镇静药、止血药、激素、抗生素、阿托品、生理盐水、糖盐水、抗生素、强心药、抗心律失常药、降压药、呼吸兴奋剂。

（五）术前准备

（1）常规检查血常规、凝血功能、肝肾功能、生化指标、血型、感染疾病筛查、肿瘤标记物、胸部平片及心电图。

（2）复习影像学资料，明确肿瘤大小及位置，确定穿刺点及穿刺路径。

（3）常规禁食4~6小时、术前排空小便。

（4）询问既往病史、药物过敏史、高血压、糖尿病等慢性病及用药情况。

（5）备好麻醉药品和急救药品。

（6）和患者充分谈话做好沟通，告知手术目的、并发症及处置措施，签署"知情同意书"。

（六）操作方法

根据肿瘤位置和穿刺进针路径，采取仰卧位或45°左侧卧位，连接心电监护仪，检查仪器连接，检查水冷循环及消融参数确定。常规消毒铺无菌巾，超声再次确定穿刺点，浓度1%利多卡因超声引导下局部浸润麻醉至肝被膜下，超声引导下将针沿穿刺路径遵循先深后浅、先难后易的布针法插入。启动消融机，按照计划逐层逐点消融覆盖至肿瘤全部，退针时灼烧针道，防止出血和肿瘤种植，注意勿灼伤皮肤。穿刺点加压贴敷料并且加压20分钟。消融结束后常规超声造影，再次确认病灶是否消融完全，针道有无活动性出血，注意观察腹腔及肝周是否有积液、积血，以便及时处理并发症。

（七）临床意义

超声引导下消融治疗易操作、经济、无放射性、康复快，术后并发症少。治疗直径≤2.0cm的可切除小肝癌5年生存率与手术相同，发现异常时可反复多次治疗。

📖 知识拓展　　　　　　　　　　**房间隔缺损封堵术**

先天性心脏病（CHD）是出生缺陷中最常见的先天畸形，是新生儿死亡的主要原因，其治疗已成为当今重要的公共卫生问题。房间隔缺损（ASD）是最常见的先天性心脏病之一，其发病率约占所有CHD的13%，平均每1000名新生儿中约1.64名患有房间隔缺损。

1.适应证

（1）年龄>3岁，体重>5kg或年龄<3岁，伴有明显的右心负荷加重。

（2）继发孔型ASD满足以下条件：①5mm≤ASD最大直径≤38mm；②缺损边缘至冠状静脉窦、上腔静脉、下腔静脉及肺静脉的距离≥4mm，至房室瓣距离≥7mm；或者近主动脉边缘<4mm，其他边缘>4mm；③房间隔总长>封堵器左心房盘直径。

（3）继发孔型ASD外科修补后残余分流。

（4）经导管介入治疗房间隔穿刺后残余的房水平左向右分流。

（5）不合并必须外科手术治疗的其他心脏畸形。

2.禁忌证

（1）原发孔型ASD。

（2）冠状静脉窦型ASD，筛孔型ASD。

（3）ASD合并部分型或者完全型肺静脉异位引流。

（4）封堵器放置周围有血栓形成，或导管插入路径中有静脉血栓形成。

（5）严重肺动脉高压导致房水平右向左分流。

（6）合并其他需外科手术的畸形。

（7）合并感染性疾病或者出血性疾病，近一个月未能控制。

医药大学堂
WWW.YIYADX7.COM

本章小结

　　介入性超声是介入性放射学的组成部分，是现代医学的一个分支，包括活检诊断、介入治疗、腔内超声。超声引导穿刺细胞学检查对于良、恶性肿瘤的鉴别诊断是一种简便、安全、有效的方法，一般无假阳性，其敏感性90%，特异性接近100%。尤其在临床诊断的早期应用，可以极大地缩短确诊时间，但不足之处是，对恶性肿瘤，除少数几种外，难以做出确切的组织学分类，对良性病变难以明确的组织病理学诊断。常见介入性超声的临床应用有胸、腹腔积液穿刺置管引流、经皮经肝穿刺胆管置管引流、经皮经肝穿刺胆囊置管引流、经皮肾盂造瘘、囊肿硬化治疗超声引导消融治疗等。

习 题

习题

一、单项选择题

　　1.按国际标准，穿刺针型号为16G，G前面的数字16表示穿刺针的（　　）。

　　A.外径　　　　　　B.内径　　　　　　C.长度　　　　　　D.重量　　　　　　E.密度

　　2.引流导管常用8F的规格，"F"表示引流导管的（　　）。

　　A.重量　　　　　　B.密度　　　　　　C.长度　　　　　　D.内径　　　　　　E.外径

　　3.关于超声引导下穿刺路径的选择，正确的描述是（　　）。

　　A.肝病灶进行穿刺应尽量直接进入病灶

　　B.上腹部穿刺进针点位于肺底强回声带以下

　　C.胆囊穿刺应先通过一部分肝组织

　　D.胰腺病灶穿刺应先通过一部分胰腺组织

　　E.肾脏穿刺应先通过一部分肾组织

　　4.以下不适合进行穿刺活检的疾病是（　　）。

　　A.急性胰腺炎　　　　　　　　　　B.急性肾炎

　　C.胆管细胞癌　　　　　　　　　　D.肝左叶实质内占位性病变

　　E.肾脏低回声结节

　　5.患者，女性，43岁，超声体检于右肾下份见一大小约7.6cm×5.8cm的无回声区，边界清楚，形态规则，后方回声增强。CDFI：囊壁及其内未见确切彩色血流信号。该患者最适宜的治疗方法是（　　）。

　　A.超声引导下微波治疗　　　　　　B.超声引导下射频消融

　　C.超声引导下穿刺抽液及硬化治疗　　D.超声引导下细针抽吸

　　E.超声引导下置管引流

二、简答题

　　1.介入性超声常见并发症有哪些?

　　2.简述甲状腺细针穿刺的步骤。

（左　峰　崔勤皓）

微课

PPT

医药大学堂
www.yiyaddxt.com

第十九章　超声图像传输与存档

知识目标

1.**掌握**　超声图像传输与存档的方法及内容。

2.**熟悉**　超声图文工作站内容及临床应用价值。

3.**了解**　医院PACS及HIS的基本概念。

技能目标

1.**学会**　超声图文工作站的使用方法。

2.**具备**　使用超声图文工作站的基本能力。

具备良好的职业道德、医患沟通能力和团队协作精神。

第一节　超声图文工作站简介

一、概述

随着全数字化超声影像学和计算机影像信息处理技术飞速发展，超声影像数字化存储、管理以及医学影像的传输，已成为医院医学影像设备和图文报告普及合理使用的重要工具。

医院信息系统的最终目的就是要全面实现医院各类信息（文字、图像、语音）的现代化管理，满足各类医务人员的需要。在医院种类繁多的信息中，医学图像信息容量最大，约占整个医院信息的80%以上。该类信息的数字化管理和通讯是关键所在，也是医院现代化操作运行的重要标志。医院信息系统主要包括影像存储与传输系统（picture archiving and communication system，PACS）和医院信息系统（hospital information system，HIS），医院各信息系统之间数据的有效传输与整合依赖于医疗卫生系统集成规范（integrating the health enterprise，IHE），它具有特定的技术框架（图19-1）。

影像存储与传输系统（PACS）：通过相关软件和硬件连接医院不同的影像设备，以处理相关医学图像为主，并存储与管理图像；图像库的再利用和后处理，侧重硬件配备。

医院信息管理系统（HIS）：通过相关软件和硬件，以处理医院整体信息管理为主，侧重软件支持。

超声信息系统（ultrasound information system，UIS）是医院信息化过程中的最终产物，是与HIS，特别是与PACS相融合的产物。超声信息系统在超声医学中的应用包括：超声科的内部管理、超声质量控制、超声报告书写、超声图像存储与分析、超声信息共享、超声教学与科研等。UIS是HIS的重要组成部分，同时又与PACS紧密相连，使得超声科产生的信息能与全院共享，而超声科也可以通过HIS和PACS系统获得需要的信息。随着医院之间的网络互联与资源共享，超声信息共享的规模会越来越大。

实现医院信息化能给医院带来诸多好处：引入新思想、新观念；对患者服务更加周到，医患关系更加密切；及时、准确、全面地为临床医生提供患者信息；加强医院质量管理，增强医疗质量意识；更有效地管理和利用资源；信息资源发掘将给医院带来不可估量的财富，并可为临床循证管理决策提供科学数据。

二、超声图像的分类与格式

（一）分类

超声图像分为静态图像和动态图像，DICOM格式属于原始数据，保留图像的真实信息，没

有失真。其他格式因存在不同的压缩形式，可造成信息丢失，但是不影响诊断质量。

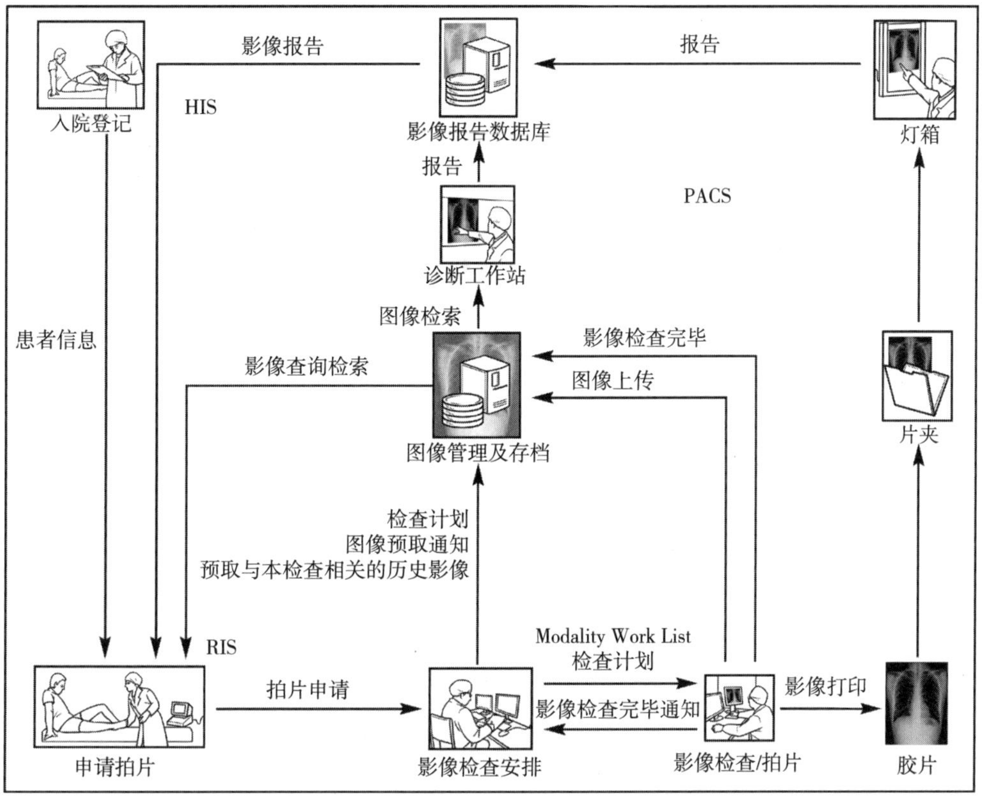

图19-1　IHE规定的技术框架

（二）格式

1.静态图像常用格式　包括：BMP、JPG、TIF和DICOM等。

2.动态图像常用格式　包括：AVI、MPGE4和DICOM等。

三、超声仪器的图像输出接口

传统的超声仪器主要通过视频输出口、S端子或RGB接口输出模拟图像信号。对于模拟信号图像的采集，主要依靠图像采集卡来完成。随着全数字化超声仪器的普及，全数字信号输出接口，即DICOM接口已成为标准数字图像输出接口。利用网线将超声仪器和超声信息系统连接起来，可实现数字图像及相关信息实时传输。

（一）复合端子

复合端子通常被称为AV端子（图19-2），也称为RAC端子。这种端子的图像信号由亮度信号（Y）和色度信号（C）以及包含图像信息的信号所组成，视频信号分类为Y/C复合型（在一条信号线上传输亮度和色度信号）。它是一种混合视频信号，没有经过RF射频信号的调制、放大、检波、解调等过程，信号保真度相对较好。图像品质的受使用的线材影响较大，分辨率一般可达350~450线，不过由于它是模拟接口，当用于数字显示设备时，需要一个模拟转数字的过程，会损失不少信噪比。超声仪器上的复合视频输出接口一般采用BNC接口。

复合端子连接简单方便，但由于Y/C信号在同一信号线上传输，信号间会发生串色等干扰。

（二）S-Video端子

S-Video是Separate Video的缩写，也称为SUPER VIDEO，通常称为S端子（图19-3）。其连接规格是由日本人开发的，S指的是"Separate"（分离），它是将视频数据分成两个单独信号

（光亮度和色度）进行发送的模拟信号，不像复合视频信号（composite video）是将所有信号打包成一个整体进行发送，避免了混合视频讯号输出时亮度和色度的相互干扰。

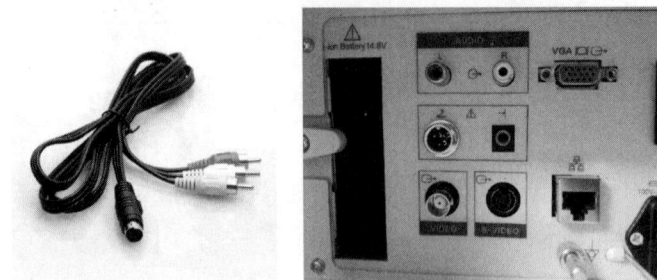

图19-2　AV端子

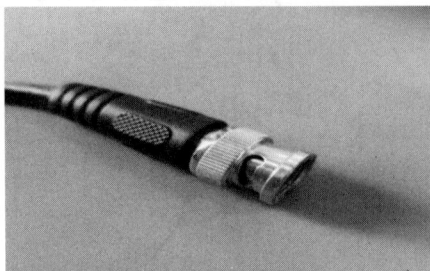

图19-3　S端子

　　S端子实际上是一种五芯接口，由两路视频亮度信号、两路视频色度信号和一路公共屏蔽地线共五条芯线组成。同AV复合端子接口相比，因为它不再进行Y/C混合传输，也就无须再进行亮色分离和解码工作，而且使用各自独立的传输通道在很大程度上避免了视频设备内信号串扰而产生的图像失真，极大地提高了图像的清晰度。但S-Video仍要将两路色差信号（Cr和Cb）混合为一路色度信号C进行传输，然后再在显示设备内解码为Cb和Cr进行处理，这样仍会带来一定信号损失而产生失真（这种失真很小，但在严格的广播级视频设备下进行测试时仍能被发现）。

　　S-Video的缺点主要是不支持高分辨率（HD）规格，以及仍然有微量边缘溢色的情形发生（特别是红色及橘色），而且由于Cr和Cb的混合导致色度信号的带宽也有一定的限制，所以S-Video虽然已经比较优秀，但并不是完美无缺。综合其市场状况和综合成本等因素，它还是应用最普遍的视频接口之一。

（三）RGB分量端子

　　RGB分量端子即三原色端子，使用4根BNC线分别连接RGB三原色和一个同步信号线，可以达到及高级别的图像质量。

（四）DICOM接口

　　输出是全数字信号图像（图19-4），包括原始信息存储，没有任何失真，可以达到最高图像质量。

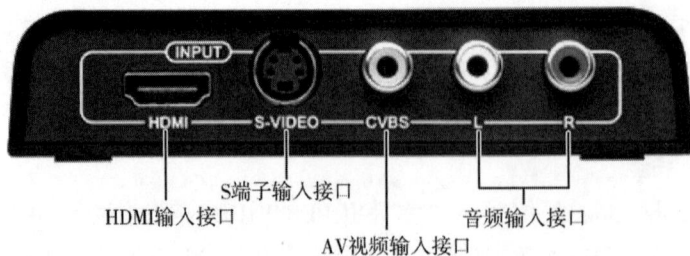

图19-4　DICOM接口

四、在超声图文工作站中接收并浏览图像

（一）DICOM图像存档与传输

超声图文工作站使用DICOM网关的软件部件来实现DICOM图像的接收（图19-5）。DICOM网关常驻系统内存，它使用特定的端口接收来自超声仪器的图像发送请求，并接收存储超声仪发送过来的DICOM图像。

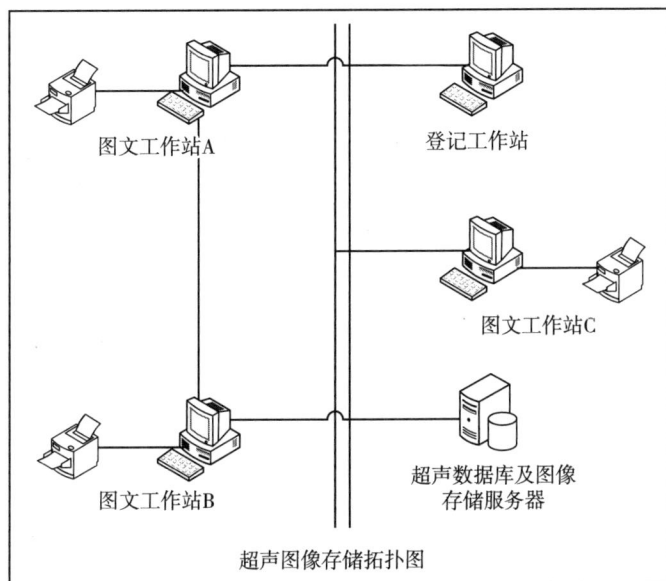

图19-5　超声图文工作站的图像存储及调阅

（二）模拟图像存档与传输

模拟图像是指在超声图文工作站上，使用视频采集卡，通过直接连接超声仪器的图像输出端口，使用视频采集卡的图像抓取功能捕捉到的静态或动态的图像；由于超声仪器图像不同，输出端口的模拟信号精度不同，所抓取的图像质量也有所不同。

（三）模拟图像与DICOM图像的对比

（1）与DICOM图像相比，模拟图像的优点是：①可实现与超声仪器的图像同步显示，抓取的是实时图像；DICOM图像需要通过网络发送到工作站上，为非实时图像。②模拟图像一般使用计算机通用图像格式存储（JPG、BMP），方便后处理和交流；DICOM图像的编辑和后处理都需要专用软件实现。③可以根据业务需要进行视频录像（动态图像），录像时间长度只受到存储空间的限制，而DICOM的动态图像有帧数限制；在采用实时视频压缩技术后，对于现在的硬盘空间而言，模拟图像录像时间几乎可以不受限制。④模拟图像使用的存储空间较小。

（2）与DICOM图像相比，模拟图像的不足之处在于：①模拟图像文件本身并不含有患者的相关信息；②模拟图像的图像质量受到仪器图像输出端子类型的影响，一般情况下模拟图像的质量低于DICOM图像，要达到或接近DICOM图像的质量，需要使用更加高端的图像采集卡，并且要求仪器上提供高精度的视频输出端口，缺一不可；③由于超声仪器输出视频模拟信号的限制，模拟图像的分辨率只能达到768×576的级别；DICOM图像的分辨率由仪器内置的DICOM组件决定，可以达到更高的分辨率。

五、超声图像的存储和备份

根据各医院实际工作需要，理想的超声图像应该存储在超声信息系统控制服务器上，各个超声图文工作站仅仅起到采集、编辑和查阅图像功能。考虑到存储图像的安全性，最好在服务

器上对图像数据存储部分进行双硬盘同步备份存储。由于超声同时存在静态和动态图像存储，而动态图像又占有较大的存储空间。建议定期对存储的动态、静态图像文件进行数据备份迁移。一般采用DVD光盘和移动硬盘备份。每张DVD光盘的容量可达到650M。移动硬盘可达到160~250G。如果医院的超声检查人次很多，存储的图像容量很大，可考虑将所有图像转移存储到医院中央服务器存储器中。

PPT

第二节　超声图文工作站临床应用

实际工作中超声检查的一般流程（图19-6）：首先患者由临床医生进行初诊后开具超声申请单，并到超声科进行患者信息登记，由超声科工作人员告知超声检查前注意事项；当超声医生进行超声扫查时，记录员进行数据的记录、报告编辑、报告打印，由超声医生确认后交付患者报告单。在超声科内的整个工作流程都有超声图文工作站的影子，它占有举足轻重的地位。

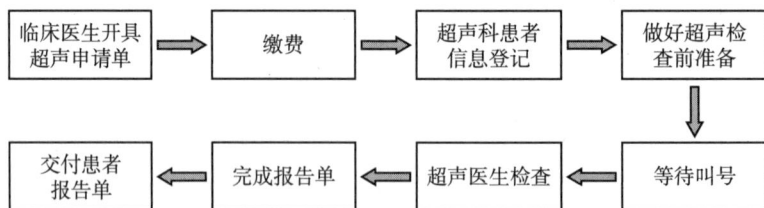

图19-6　超声检查流程图

超声图文工作站是一个基于数据库的应用程序，它支持各种型号的彩色、黑白超声设备，其功能完善，集患者登记、图像采集、诊断编辑、报告打印、图像后处理、病历查询、统计分析、质量控制等功能模块于一体，是超声科室科学管理的得力助手（图19-7）。

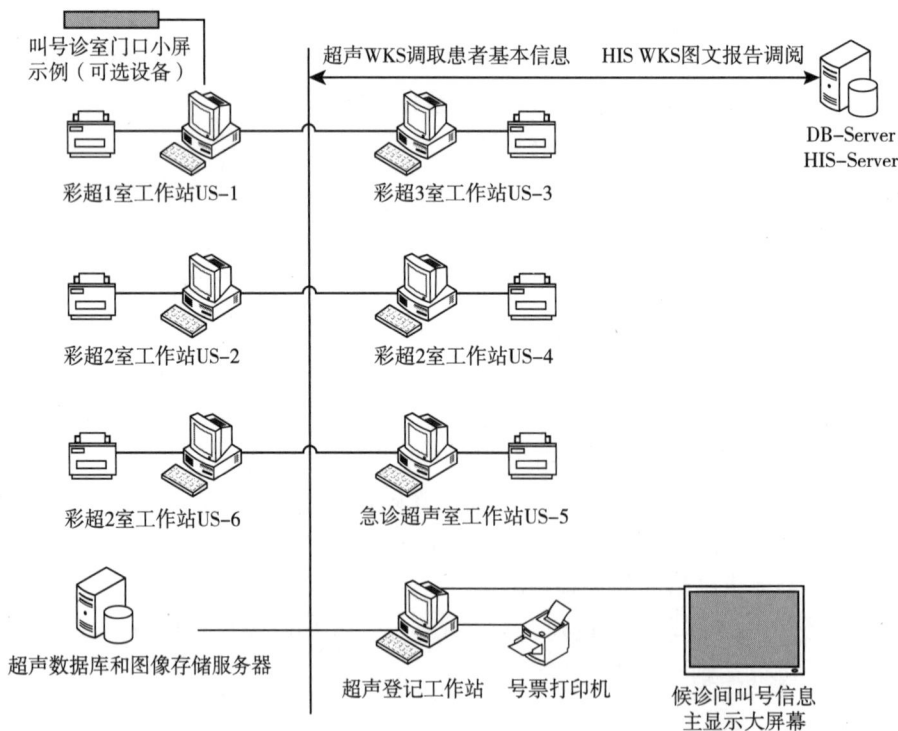

图19-7　超声图文工作站系统与HIS接口及排队叫号系统网络拓扑图

一、患者信息登记

超声图文工作站的患者信息登记过程，就是技术员通过手动输入，或者通过使用HIS接口直接用门诊卡/号，或社保卡/号，或身份证，或住院号调出患者基本信息，并把患者检查项目信息一并保存到超声数据库的过程。

图19-8为超声图文工作站的登记界面，该界面列出了超声登记所必填的患者信息选项，完善相关信息后保存登记信息进入报告书写界面。

超声图文工作站兼具叫号功能，可以根据预先安排的顺序进行叫号。一定程度上减少医生工作量，同时可减少医疗纠纷的发生。

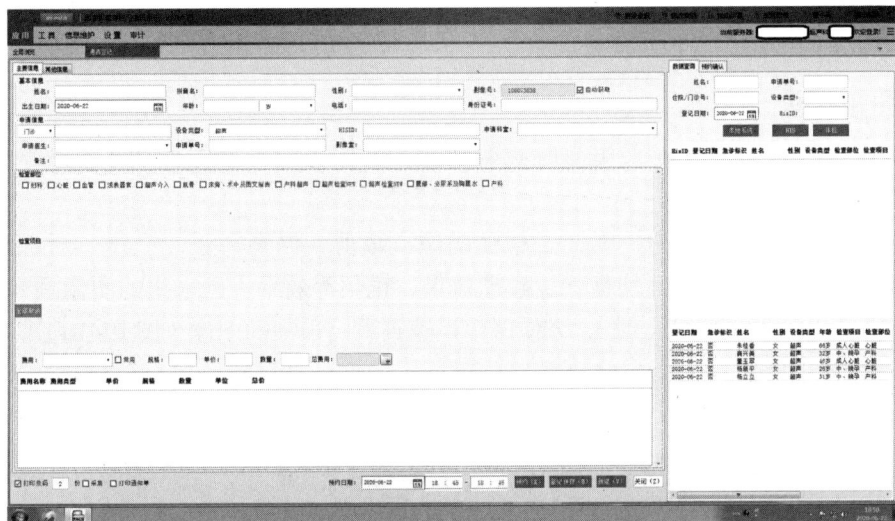

图19-8 超声图文工作站登记界面

二、影像获取

超声图文工作站可以采集、保存图像，并可对所采集的静、动态图像进一步编辑处理。由于动态图像的存储容量要求巨大，一般超声图文工作站的图像采集都需要集成实时编码压缩功能，以减小动态图像所占用的存储空间。

1.模拟图像采集 利用超声图文工作站内置的图像采集卡连接至超声仪器的图像输出接口上进行图像采集、保存并处理的方法。该方法通过超声仪器上的模拟输出口进行采集，得到的图像质量比DICOM低。

视频图像采集系统对动态图像进行实时编码压缩技术，极大减少了动态图像存储空间需求。用户可自行设定动态图像编码方式，获得符合所需求图像质量的视频信息。还可以进行图像参数调节，获得与超声仪器上最接近的图像显示质量。视频采集系统支持静态图像的不同存储格式，常用的为BMP格式和JPG格式等。

2. DICOM图像采集 超声图文工作站通过DICOM网关的部件接收来自超声仪器发送出的DICOM图像，并存储至相应路径。

DICOM网关（UniStore Manager）程序启动后将常驻内存，监听TCP的104端口，随时准备接受由超声仪器TCP104端口发送的DICOM图像数据。DICOM网关可设定监听端口、图像存储路径、DICOM传输语法选项、DICOM图像存储格式选项等。

在检查过程中，大格式视频图像和超声设备同步显示。方便报告人员进行观察并记录相关数据。图文工作站的视频图像冻结/解冻不会对超声设备的影像产生影响。每个病例的采集图像数量可以自定义。对已采集的图像具有删除后恢复功能，防止误删除后无法恢复。

采集图像的方式包括脚踏开关、手拍按钮、功能键采集以及鼠标采集等（图19-9）。

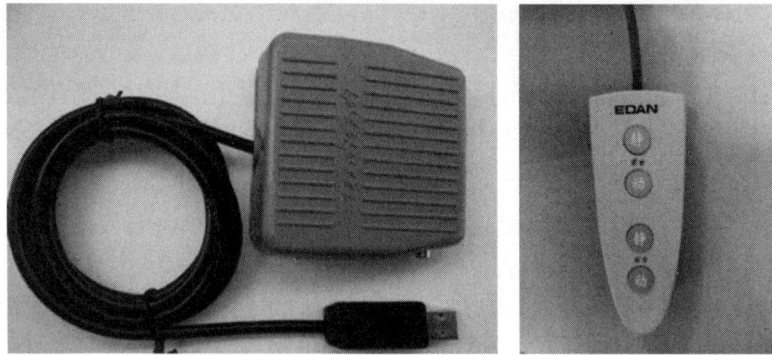

a.图像采集脚踏开关　　　　　b.图像采集手动开关

图19-9　影像获取

三、图像处理

视频采集的图像具有实时采集实时裁剪功能，方便去除有些图像中不需要的部分，如黑边。

图像处理包括放大、缩小、旋转、灰度图像、裁剪、伽马矫正、亮度、对比度、HSV、HSL、RGB、自定义伪彩过滤、均衡化、碰撞效果、锐化等效果。已采集的图像具有动态图像放大功能（当鼠标移动到图像上时），方便医生迅速查看已采集的图像（图19-10）。

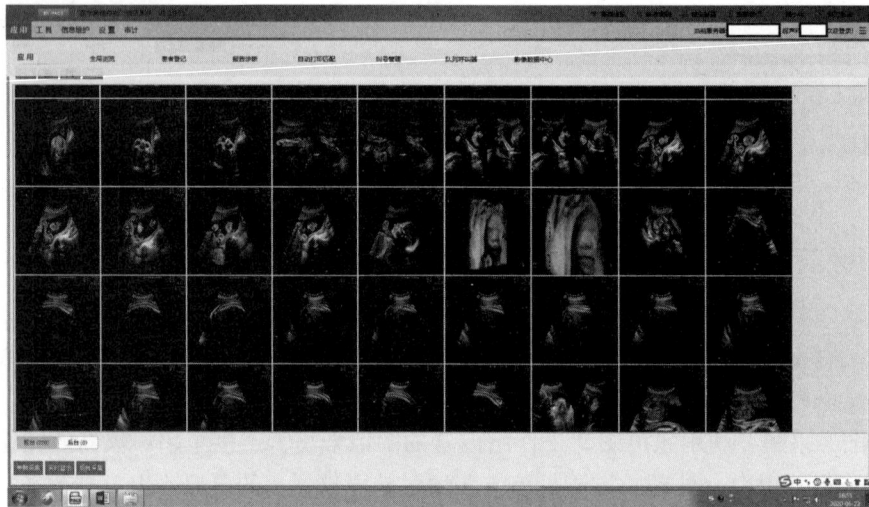

图19-10　图像处理界面

实用的图像后测量，包括距离、角度、周长及面积等，具有图像任意加标注、测量、定标等功能。处理后的图片可方便地插入幻灯片和报告中。

四、诊断编辑

超声医生经过扫查后，根据个人经验、患者临床表现和超声图像，进行超声图文诊断。超声报告医师使用超声图文工作站的模板工具，形成自己的报告描述内容和诊断并输出超声检查报告的过程称为报告输出。在实际工作过程中，超声报告可以用打印机直接打印输出，也可以通过网络直接由临床医师调阅，图19-11为超声的报告编辑界面。

超声报告模板是一套基于超声描述术语库的程序实现方式，便于辅助超声医师进行医学超声检查报告的编辑和输出。超声报告模板分为典型病例模板和向导式综合模板两种。

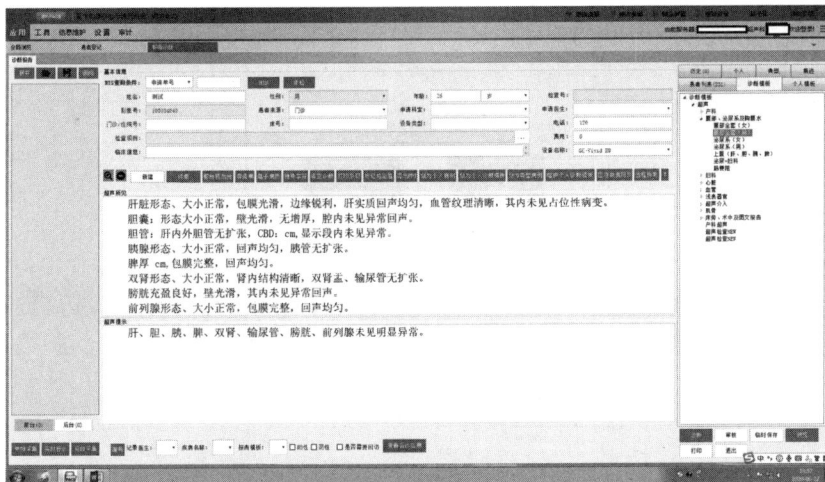

图19-11 诊断编辑界面

1.典型病例模板 根据所诊断疾病名称直接调出特定疾病超声描述术语的模板进行编辑。此模板特点是纯文字模板，使用简单，但是需要超声诊断医师完成超声检查做出诊断后方可开始调用。

2.向导式模板 由一系列的标准脏器模板组成，包括符合超声质控的描述文字、填空框和下拉选项框，它采用向导的方式，引导医生根据超声仪器所见的回声情况和检查步骤逐步填入模板内容，并可以根据所填或所选项调出相应诊断条目，完成速度快。特点是向导式使用，自动调出诊断内容，可极大提高医生的效率。不足之处是前期较典型模板的制作较费时间。

超声图文报告系统为开放式专家知识库，方便医生编辑维护，具备专业术语模板，目前使用的超声模板能自动和该病选择的检查部位相关联，自动调出正常模板生成报告，并具备一些经常变化的词语具有词条选择功能（点选）。还具有丰富规范的典型疾病描述，能快捷生成诊断报告，最大限度地减少医生的录入量，加快报告生成速度，使患者等待时间缩短。

超声图文报告系统还具有表格录入功能，方便医生录入常用的表格数据。能进行历史病历的对比及引用。对已存储的超声诊断报告，应用统计法，对某些疾病或阳性特征进行查询和统计，能直接方便地对某一项感兴趣数据进行医学研究统计，减少输入数据的工作量，缩短统计时间，提高科研效率。

随着医学超声质控标准的不断完善，超声图文工作站中的超声报告模板也趋于成熟、严谨和规范。它的优点可以总结为：规范的检查文字和图像记录；节省成本、减少保存空间；科研和教学工作；为患者提供复查对比资料和法律证据。

五、报告打印

超声图文系统内还包含了超声报告打印部分，报告格式灵活多变，医生可自定义最适合的报告格式，经过系统排版、采用专业规范的报告格式、统一打印，打印报告过程中能自动分页，报告图像数量可根据受检者情况任意调节。更适合超声科工作的图像需求，使医生更专注于诊断。图19-12为报告预览界面，是一张打印好的超声报告单。

六、数据备份和科研教学

传统的图文报告随着保存年份的延长，原有的纸质报告体积庞大，纸张容易产生老化破损等现象。不但保存成本高，且检索、查询困难。超声图文工作站可以对已经存储的患者检查数据备份及恢复，支持硬盘、光盘等多种方式存储备份数据，还支持备份数据离线浏览。极大地降低了存储成本，缩小了存储空间，一张650M内存的光盘可以存储数千张高清晰度的图像。

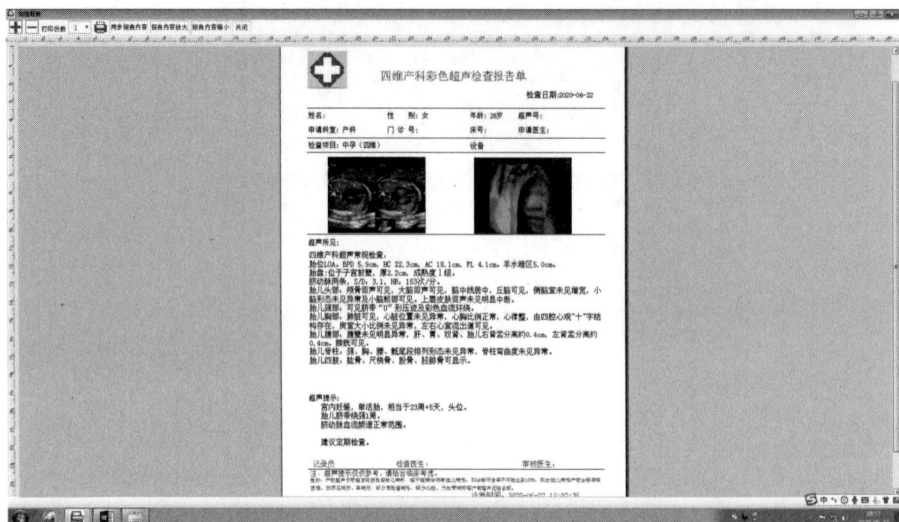

图19-12　报告预览

利用存档数字图文资料，可以方便地进行科内、院内和医院之间的病理讨论；不同医院的诊断报告、图像资源可共享浏览、交流。还可根据需求对存储的图文资料进行查阅和打印。可以方便地制作教学幻灯片，便于学术交流和教学工作，保留的动态视频能更真实地再现检查过程。同时超声图文工作站还可以进行存储报告的统计学分析，便于发表论文和科研著作。

七、科室管理

也可称为科室行政管理工作。主要指超声科室本身的信息管理，包括科室工作量统计、医师工作量统计、患者类型统计、超声及其使用情况统计和检查结果统计、费用统计等，可自动生成多种统计报表和图表，如：工作量、申请单、检查收费等。支持多种预设条件的检索，可对诊断关键字进行查询。若科室需要详细的或者制定的统计表格输出，则可利用自定义表格系统进行统计表格定制输出。

超声图文系统还可体现集中的权限控制，根据实际情况授予用户不同的权限，进行分级管理。

超声图文系统具有随访功能，可查询检验科、放射科等辅助科室的检查结果以备参考和对照。

八、其他功能

超声图文报告系统可设定病历的锁定时间，以保证原始病历数据的客观性。

在某些特殊情况下，可以利用超声工作站和互联网络进行不同医院间的数据传输。边远地区医院的疑难病例可以通过该系统上传DICOM图像到上级医院，申请上级医院的远程会诊，提高诊断准确性，缩短确诊时间，降低患者就诊成本，及时制定有效的治疗方案。

九、超声图文工作站的发展方向

随着科技不断发展，超声检查的应用范围越来越广、使用率越来越高，对超声图文工作站的要求也越来越高。超声医生综合实际工作中各级医院的意见和要求，规划了超声图文工作站的发展方向。

（1）操作系统简单化，报告模板智能化，进一步完善了相关图像编辑程序，减轻了超声医师的劳动强度，提高了工作效率。

（2）工作站集成业务模块、行政管理模块、医学科研模块等。

（3）实现了多语言界面，能够提供并输出多语言报告。

本章小结

　　超声科医师不仅要掌握专业超声诊断和检查操作技术，也有必要了解和掌握医院数字化信息技术基本概念和操作方法。医院数字化信息技术的发展取决于医院HIS和PACS的有机结合和共同发展，而超声信息系统（UIS）是医院信息化过程中的最终产物，即与HIS特别是PACS相融合的产物。随着医院内部以及医院与医院之间的网络发展，超声信息共享的规模会越来越大。UIS的合理应用，不但有效地提高了超声诊断效率和准确性，同时还可以支持超声专业教学与科研等工作。

习　题

习题

一、单项选择题

　　1.以下不是超声图像静态图像格式的是（　　）。

A.BMP　　　　　　　　B.JPG　　　　　　　　C.TIF　　　　　　　D.DICOM　　　　　　E.AVI

　　2.超声仪器的图像输出接口不包括（　　）。

A.JPG端子　　　　　　　　　　　B.复合端子

C.S-Video端子　　　　　　　　　D.DICOM接口

E.RGB分量端子

　　3.超声图文工作站的临床应用不包括（　　）。

A.患者登记　　　　B.图像采集　　　　C.诊断编辑　　　　D.病历编辑　　　　　E.报告打印

　　4.以下描述影像存储与传输系统（PACS）的选项中错误的是（　　）。

A.通过相关软件和硬件连接医院不同的影像设备

B.以处理相关医学图像为主

C.可存储与管理图像

D.侧重软件配备

E.图像库的再利用和后处理

　　5.医院信息管理系统（HIS）是指（　　）。

A.通过相关软件和硬件，以处理医院整体信息管理为主，侧重软件支持

B.通过相关软件和硬件，以处理医院影像信息管理为主

C.通过相关软件和硬件，以处理医院人事信息管理为主

D.通过相关软件，以处理医院整体信息管理为主

E.通过相关软件和硬件，以处理医院整体信息管理为主，侧重硬件支持

二、简答题

　　1.模拟图像与DICOM图像对比有哪些优缺点？
　　2.超声图文工作站的临床应用包含哪些方面？

（杨　蓉）

参考答案

第一章
    1.D 2.A 3.E 4.E 5.C

第二章
    1.C 2.B 3.C 4.E 5.A

第三章
    1.D 2.B 3.C 4.D 5.B

第四章
    1.B 2.C 3.C 4.E 5.A

第五章
    1.B 2.E 3.A 4.B 5.E

第六章
    1.B 2.A 3.D 4.B 5.B

第七章
    1.D 2.C 3.B 4.D 5.E

第八章
    1.B 2.D 3.A 4.B 5.D

第九章
    1.D 2.D 3.B 4.A 5.B

第十章
    1.D 2.A 3.E 4.A 5.E

第十一章
    1.D 2.A 3.D 4.E 5.E

第十二章
    1.C 2.D 3.B 4.C 5.B

第十三章
    1.C 2.C 3.C 4.A 5.D

第十四章
    1.A 2.E 3.C 4.B 5.D

第十五章
    1.D 2.A 3.B 4.B 5.D

第十六章
    1.C 2.B 3.B 4.D 5.E

第十七章
    1.C 2.E 3.A 4.C 5.A

第十八章
    1.A 2.E 3.C 4.A 5.C

第十九章
    1.E 2.A 3.D 4.D 5.A

医药大学堂
www.yiyaoxt.com

参考文献

［1］徐云，姜玉波.超声检查技术［M］.北京：人民卫生出版社，2019.

［2］卢漫，崔立刚，郑元义，等.超声引导下肌骨介入治疗［M］.北京：科学出版社，2017.

［3］龚渭冰，李颖嘉，李学应，等.超声诊断学［M］.3版.北京：科学出版社，2019.

［4］姜玉新，张运.超声医学［M］.北京：人民卫生出版社，2016.

［5］陈孝平，汪建平，赵继宗.外科学［M］.9版.北京：人民卫生出版社，2018.

［6］葛均波，徐永健，王辰.内科学［M］.9版.北京：人民卫生出版社，2018.

［7］张梅.超声标准切面图解［M］.北京：科学出版社，2018.

［8］杜起军，崔立刚.超声正常值测量备忘录［M］.2版.北京：科学出版社，2018.

［9］田家玮，姜玉新.超声检查规范化报告［M］.北京：人民卫生出版社，2015.

［10］段宗文，王金锐.临床超声医学［M］.北京：科学技术文献出版社，2017.

［11］任卫东，常才.超声诊断学［M］.3版.北京：人民卫生出版社，2015.

［12］李胜利，罗国阳.胎儿畸形产前超声诊断学［M］.2版.北京：科学出版社，2017.

［13］徐旭东，邹智荣.人体解剖学［M］.北京：中国医药科技出版社，2016.

［14］马小静，何亚峰，陈鑫.心血管影像解剖图谱［M］.北京：人民卫生出版社，2019.

［15］何怡华.经食管超声心动图学［M］.2版.北京：人民卫生出版社，2019.

［16］王新房，谢明星.超声心动图学［M］.5版.北京：人民卫生出版社，2016.

［17］任卫东，张玉奇，舒先红.心血管畸形胚胎学基础与超声诊断［M］.北京：人民卫生出版社，2016.

［18］何文，唐杰.超声医学［M］.北京：人民卫生出版社，2019.

［19］中国医师协会超声医师分会.中国介入超声临床应用指南［M］.北京：人民卫生出版社，2017.

［20］周进祝，李彩娟.超声诊断学［M］.2版.北京：人民卫生出版社，2014.

［21］郑艳芬，刘红霞.超声医学实训与考核［M］.郑州：郑州大学出版社，2018.

［22］李泉水.浅表器官超声医学［M］.2版.北京：科学出版社，2019.

［23］中国医师协会超声医师分会.中国肌骨超声检查指南［M］.北京：人民卫生出版社，2017.

［24］朱家安，邱逦.肌骨超声诊断学［M］.北京：人民卫生出版社，2018.

［25］王月香.肌骨超声诊断［M］.北京：科学技术文献出版社，2018.

［26］张武.现代超声诊断学［M］.2版.北京：科学技术文献出版社，2019.

［27］郭万学.超声医学［M］.6版.北京：人民军医出版社，2017.

［28］张卓莉.风湿病肌肉骨骼超声基础与实践［M］.北京：科学出版社，2018.

［29］陈敏华，梁萍，王金锐，等.中华介入超声学［M］.北京：人民卫生出版社，2018.